高等医学院校教材

JICHU YIXUE GAILUN
基础医学概论

主编 景学安

中国海洋大学出版社
·青岛·

图书在版编目(CIP)数据

基础医学概论/景学安主编. —青岛:中国海洋大学出版社,2005.9
ISBN 978-7-81067-733-2 (2010.3重印)

Ⅰ.基… Ⅱ.景… Ⅲ.基础医学—概论 Ⅳ.R3

中国版本图书馆 CIP 数据核字(2005)第 076902 号

中国海洋大学出版社出版发行
(青岛市香港东路 23 号 邮政编码:266071)
出版人:王曙光
日照报业印刷有限公司印刷
新华书店经销
*
开本:787 mm×1 092 mm 1/16 印张:20.375 字数:450 千字
2005 年 9 月第 1 版 2010 年 3 月第 2 次印刷
印数:3 001~4 000 定价:35.00 元

编 委 会

主　编　景学安
副主编　于智泉　康颂建　孙建国
编　者　（以姓氏笔画为序）
　　　　于爱莲　于智泉　史玉香　孙建国
　　　　李　跃　吕伯实　苏衍萍　陈秀春
　　　　张凤鸣　宗传龙　赵英会　高慧英
　　　　韩子强　康颂建　商战平　景学安
　　　　潘少波
主　审　王家富　白　波

前　　言

本教材是为了适应对高等医学院校非医学专业学生进行医学知识教育而编写的。为了使"基础医学概论"这门课程有较宽的适应性，编写过程中尽量照顾到基础医学各个学科的知识面，使其内容在书中都有所反映。本教材的编写主要体现了人体的基本构成与功能和疾病的预防与保健两个大的方面。人体的基本构成与功能是以人体解剖学和生理学为核心，同时包括了组织学、病理生理学、病原生物学、免疫学、遗传学及医学分子生物学等有关内容；疾病的预防与保健是以预防医学为核心，同时包括了健康教育与健康促进、社会卫生策略、计划生育、心理卫生及疾病的预防与控制等有关内容，体现了医学模式从生物医学模式转变为生物—心理—社会医学模式的特色。因此，本书适用于医学院校的非医学各专业，如计算机科学与技术、信息管理与信息系统、环境工程、高分子材料、公共事业管理、统计学、市场营销、化学工程与工艺等本科学生，使他们通过对医学知识、疾病与疾病预防知识、健康促进知识的了解，确立整体的健康观，充分认识健康是全社会的共同目标，是人类进步所不可缺少的，从而达到保护健康、促进健康、预防疾病、延长寿命的目的。

随着科学技术的发展，基础医学领域的各个学科中，新知识、新技术不断涌现。要将基础医学诸多内容综合到"基础医学概论"一本书中，确实有许多的困难。无论在课程结构的设计、题材的选择、内容的取舍及插图的配置等诸多方面还需要进一步研究和探讨。因此，编写本书实为一次新的尝试。在本书编写过程中，本着强调人体整体意识、淡化学科界限的原则，力求简明扼要，以便于学生学习掌握。在加强基本理论、基本知识和基本技能的同时，注重知识、能力和素质的综合培养。全书分为9章，共44节。

本教材编写和出版得到了泰山医学院党委书记、院长王家富教授，副院长白波教授及教务处的大力支持和帮助，在此表示衷心的感谢。

限于编者的水平和时间仓促，本书难免存在缺点和错误，欢迎广大读者批评指正，以便使其更趋完善。

景学安

2005 年 7 月

目 录

第一章 绪论 …… 1
第一节 生命活动的基本表现 …… 1
一、新陈代谢 …… 1
二、兴奋性 …… 1
三、生殖 …… 2
第二节 人体与环境 …… 2
一、人体与外环境 …… 2
二、人体的内环境 …… 3
第三节 人体功能活动的调节 …… 4
一、人体功能活动的调节方式 …… 4
二、人体功能活动调节的控制系统 …… 6

第二章 人体的基本构成与功能 …… 8
第一节 细胞 …… 8
一、细胞的结构 …… 8
二、细胞周期 …… 12
第二节 基本组织 …… 14
一、上皮组织 …… 14
二、结缔组织 …… 17
三、肌组织 …… 19
四、神经组织 …… 20
第三节 运动系统 …… 23
一、运动系统的基本构成 …… 23
二、骨与骨连结概论 …… 23
三、肌学概论 …… 29
四、运动卫生与健康 …… 31
第四节 神经系统 …… 32
一、神经系统的基本构成 …… 32
二、中枢神经系统 …… 34
三、周围神经系统 …… 37
四、神经系统的活动方式 …… 40
五、脑的高级神经活动 …… 40

第五节　呼吸系统 … 43
一、呼吸系统的基本结构 … 43
二、肺通气 … 47
三、呼吸气体的交换 … 51
四、气体在血液中的运输 … 53
五、呼吸运动的调节 … 53

第六节　消化系统 … 55
一、消化系统的基本构成 … 55
二、消化 … 58
三、吸收 … 62
四、消化系统活动的调节 … 63

第七节　泌尿系统 … 64
一、泌尿系统的基本构成 … 65
二、尿的生成与排放 … 66
三、肾脏泌尿功能的调节 … 70
四、尿液及排尿反射 … 71

第八节　生殖系统 … 72
一、男性生殖系统 … 72
二、女性生殖系统 … 75
三、遗传与变异 … 83

第九节　脉管系统 … 86
一、心血管系统 … 86
二、血液循环 … 92
三、心血管活动的调节 … 97
四、淋巴系统 … 100

第十节　血液 … 103
一、血液的组成和理化特性 … 103
二、血浆 … 104
三、血细胞 … 106
四、血量和血型 … 110

第十一节　内分泌 … 113
一、内分泌器官 … 113
二、激素及其分类 … 120

第十二节　视听器官 … 122
一、感觉器官概述 … 122
二、视觉器官 … 122
三、位听器 … 129

第三章 能量代谢和体温 133
第一节 能量代谢 133
一、机体能量的来源与去路 133
二、食物的能量转化 134
三、影响能量代谢的因素 134
第二节 体温及其调节 135
一、体温 135
二、机体的产热与散热 136
三、体温调节 137
第三节 发热 138
一、发热的原因与分类 138
二、发热的机制 139
三、发热的经过 141
四、发热时机体的代谢与功能的变化 142

第四章 病原生物学概论 144
第一节 病原生物学概述 144
一、病原微生物 144
二、人体寄生虫 146
第二节 细菌的生物学特征 146
一、细菌的大小与形态 146
二、基本结构与特殊结构 148
三、细菌的理化性状 150
四、细菌的生长繁殖与新陈代谢 151
五、细菌的遗传与变异及实际意义 152
第三节 病毒的生物学特征 153
一、病毒的大小与形态 154
二、病毒的结构与化学组成 155
三、病毒的遗传与变异 156
第四节 人体寄生虫学 158
一、人体寄生虫学的概述 158
二、医学蠕虫 160
三、医学原虫 162
四、医学昆虫 163
第五节 感染与免疫 163
一、感染 163
二、感染的发生和发展 166
三、免疫系统与免疫 168

四、免疫应答 …………………………………………………………… 169
　第六节　消毒与灭菌 …………………………………………………… 171
　　一、物理消毒灭菌法 …………………………………………………… 172
　　二、化学消毒灭菌法 …………………………………………………… 173
　　三、影响消毒灭菌效果的因素 ………………………………………… 175

第五章　健康教育与健康促进 ………………………………………… 177
　第一节　健康教育 ……………………………………………………… 177
　　一、健康的概念与标准 ………………………………………………… 177
　　二、健康教育的概念和意义 …………………………………………… 179
　　三、健康教育的基本内容 ……………………………………………… 181
　　四、健康教育的原则和任务 …………………………………………… 182
　　五、影响健康的因素 …………………………………………………… 184
　　六、健康检查 …………………………………………………………… 190
　　七、大学生心理健康教育 ……………………………………………… 192
　第二节　健康促进 ……………………………………………………… 196
　　一、健康促进的概念 …………………………………………………… 196
　　二、健康促进的作用 …………………………………………………… 196
　　三、健康促进的基本特征 ……………………………………………… 197
　　四、健康促进的领域与基本内容 ……………………………………… 197
　　五、健康促进的策略方法 ……………………………………………… 198
　　六、促进健康相关行为 ………………………………………………… 200
　　七、人生三阶段的健康促进 …………………………………………… 201

第六章　预防保健 ……………………………………………………… 203
　第一节　社会卫生策略 ………………………………………………… 203
　　一、21世纪人人享有卫生保健 ………………………………………… 203
　　二、2010年中国卫生发展的总目标与主要任务 ……………………… 205
　第二节　初级卫生保健 ………………………………………………… 207
　　一、初级卫生保健的概念 ……………………………………………… 207
　　二、初级卫生保健的原则 ……………………………………………… 207
　　三、初级卫生保健的内容和任务 ……………………………………… 208
　　四、我国农村初级卫生保健的目标和任务 …………………………… 208
　第三节　社区卫生服务 ………………………………………………… 209
　　一、社区卫生服务的概念与特点 ……………………………………… 210
　　二、社区卫生服务的原则与内容 ……………………………………… 211
　第四节　人口控制与计划生育 ………………………………………… 212
　　一、世界人口发展过程和特点 ………………………………………… 212

二、我国的人口现状和发展要求 …………………………………… 213
　　三、中国的生育政策和发展趋势 …………………………………… 214
　　四、计划生育与优生优育 …………………………………………… 215
　第五节　特殊人群的预防保健 ………………………………………… 220
　　一、儿童保健 ………………………………………………………… 220
　　二、妇女保健 ………………………………………………………… 221
　　三、老年保健 ………………………………………………………… 222

第七章　疾病概论 …………………………………………………………… 224
　第一节　疾病的原因与发病学 ………………………………………… 224
　　一、疾病发生的原因与条件 ………………………………………… 224
　　二、疾病发生发展的一般规律 ……………………………………… 227
　第二节　疾病的经过与转归 …………………………………………… 229
　　一、潜伏期 …………………………………………………………… 229
　　二、前驱期 …………………………………………………………… 229
　　三、症状明显期 ……………………………………………………… 229
　　四、转归期 …………………………………………………………… 229

第八章　疾病的预防和控制 ………………………………………………… 231
　第一节　传染病的预防与控制 ………………………………………… 231
　　一、传染病的特征 …………………………………………………… 231
　　二、传染病的传播与流行及其影响因素 …………………………… 236
　　三、传染病的预防与控制 …………………………………………… 239
　第二节　心脑血管疾病的预防与控制 ………………………………… 243
　　一、心脑血管疾病的分布和时间趋势 ……………………………… 243
　　二、心脑血管病的主要危险因素 …………………………………… 247
　　三、心脑血管疾病的预防与控制 …………………………………… 253
　第三节　糖尿病的预防与控制 ………………………………………… 255
　　一、糖尿病的流行特征 ……………………………………………… 256
　　二、糖尿病的主要危险因素 ………………………………………… 258
　　三、糖尿病对人体的危害 …………………………………………… 260
　　四、糖尿病的预防与控制 …………………………………………… 260
　第四节　恶性肿瘤的预防与控制 ……………………………………… 262
　　一、恶性肿瘤的流行状况 …………………………………………… 262
　　二、肿瘤的概念和一般特性 ………………………………………… 262
　　三、肿瘤对机体的影响 ……………………………………………… 265
　　四、引起恶性肿瘤的主要危险因素 ………………………………… 266
　　五、恶性肿瘤的预防与控制 ………………………………………… 268

第五节　心身疾病的预防与控制 ·· 270
　一、心身疾病的概念 ·· 270
　二、心身疾病的心理、生理因素 ·· 271
　三、心身疾病的分类 ·· 272
　四、心身疾病的预防与控制 ·· 273
第六节　中毒的预防与控制 ·· 274
　一、中毒概述 ·· 274
　二、毒物对机体的危害 ·· 275
　三、中毒的预防与控制 ·· 276
第七节　性传播疾病的预防与控制 ·· 280
　一、性传播疾病概念 ·· 280
　二、性传播疾病的传播方式 ·· 281
　三、性传播疾病的危害 ·· 281
　四、性传播疾病的预防与控制 ·· 282
　五、我国艾滋病的控制策略 ·· 283

第九章　医学分子生物学基础 ·· 292

第一节　DNA 的生物合成 ·· 292
　一、DNA 复制的特点 ·· 292
　二、DNA 复制的主要步骤 ·· 292
　三、DNA 复制的特殊规律 ·· 293
第二节　RNA 的生物合成 ·· 294
　一、转录的基础 ·· 294
　二、原核生物的转录过程 ·· 295
　三、真核生物与原核生物转录过程的比较 ································ 295
　四、RNA 复制和 RNA 转录 ··· 295
第三节　蛋白质的合成 ·· 296
　一、蛋白质的生物合成 ·· 296
　二、肽链的翻译后加工 ·· 298
第四节　DNA 重组及基因工程 ·· 298
　一、工具酶 ·· 298
　二、载体 ·· 299
　三、重组 DNA 技术的基本过程 ·· 299
　四、克隆基因的表达 ·· 300

附　英汉基础医学概论词汇 ·· 302

参考文献 ·· 312

第一章 绪 论

第一节 生命活动的基本表现

生命(life)与非生命的本质区别是生命科学最基本的问题。从生物的化学元素构成和生物大分子的生物化学成分角度观察,不同生物之间有很大的同一性;无论从生物的基本结构还是生命的基本活动观察,生命都表现出严密的组织性和高度的秩序性;从进化论观点出发,生物又表现出明确的、不断演变和进化的趋势。人类生命活动的基本表现主要包括以下几个方面。

一、新陈代谢

生物系统是开放的系统,生物和周围环境不断进行着物质和能量的交换。机体不断地自我更新,破坏和清除已经衰老的结构,重新构筑新的结构的吐故纳新的过程,称为新陈代谢(metabolism)。新陈代谢包括两个相反相成的过程:①机体从环境中摄取营养物质,合成为自身物质的过程叫做合成代谢(anabolism)。②机体分解其自身成分并将其分解产物排出体外的过程称为分解代谢(catabolism)。物质合成需要摄取和利用能量,而物质分解又需要将蕴藏在化学键内的能量释放出来,用于维持体温和机体各种生理活动的能量来源。物质代谢和能量代谢是新陈代谢过程中两个密不可分的过程。新陈代谢是一切生物体最基本的生命特征,新陈代谢一旦停止,就意味着生命的结束。

人体内各种物质的合成、分解、转化、利用等,都是各种生物分子在水溶液(体液)中进行的一系列生物化学反应。这些反应都是由生物催化剂——酶所催化的。体内绝大多数的酶是蛋白质,酶促反应既服从于一般无机物化学变化的规律,又具有其复杂的特殊表现形式。例如,1 g糖在体内氧化和在体外燃烧所消耗的氧、产生的二氧化碳和释放的能量相同。但是,体内的氧化过程是在生理体温($\pm 37°C$)条件下,通过一系列复杂的酶促反应完成的。由于酶的催化作用对于底物具有高度的特异性,因而,细胞同一部分内可以同时进行多个不同的、互不干扰的反应。从机体内所进行的反应看,生物体内的新陈代谢实际上是一种复杂的物质运动形式,生命活动就是这种高级运动形式的表现。

二、兴奋性

兴奋性(excitability)是指机体感受刺激并产生反应的能力。它是机体生命活动的基本表现之一。生理学中将能够引起机体发生一定反应的内、外环境条件的变化称为刺激(stimulus)。而将刺激引起机体的变化称为反应(reaction)。按照刺激性质的不同可以将刺激划分为：物理性刺激、化学性刺激、生物性刺激和社会心理性刺激等。而机体的反应有两种表现形式，即兴奋（excitation）和抑制（inhibition）。组织和细胞由相对静止状态转化为活动状态或活动状态加强称为兴奋。抑制是指组织和细胞由活动状态转化为相对的静止状态或活动状态减弱的过程。

刺激引起机体反应需要具备三个基本条件，分别是刺激强度、刺激作用的时间和刺激强度-时间变化率。刺激必须达到一定的强度才能引起组织或细胞的兴奋。但是如果刺激作用的时间太短，虽然刺激强度大也不能引起组织的兴奋。因此，刺激作用于可兴奋组织的时间也是引起兴奋的必要条件。除了刺激强度和刺激时间以外，强度-时间变化率是引起组织兴奋必不可少的基本条件之一，没有一定的强度变化率，也不能引起组织兴奋。

需要指出的是，完整机体在生理条件下，对于外界环境变化（刺激）所发生的反应中，需要不断地调整机体内部各部分的功能活动和相互关系，我们把机体的这种功能称为适应性（adaptability）。机体的适应分为行为性适应和生理性适应两种情况。行为性适应是生物界普遍存在的本能。但是人类的行为性适应更具有主动性。生理性适应是指身体内部的协调性反应，以体内各器官、系统的协调活动和功能变化为主。

三、生殖

生命靠生殖（reproduction）得以延续。虽然并非每一个生物体都会留下后代，但是对于每个生物体而言都是其亲本生命的延续。每一个生命的个体终究都会死亡，但是生命永存。

人类生殖是指人体发育到一定阶段后，男性和女性发育成熟的生殖细胞相互结合产生子代个体的功能。生殖是人类繁衍后代，种族延续的基本生命特征之一。

第二节 人体与环境

一、人体与外环境

人体所处的不断变化着的外界环境称为外环境（external environment），包括自然环境和社会环境。人体与外环境之间存在两方面的关系：一方面是外环境的变化对人体的作用，机体能够不断调整自身的功能状态以适应外环境的变化；另一方面是人体的活动对外环境的影响。

自然环境的影响按性质可分为物理因素、化学因素和生物因素。例如，气温、气压、光照、湿度等许多理化因素在不断地变化，构成对人体的刺激，引起人体相应的适应性反应。然而人体对自然环境变化的适应能力是有一定限度的，例如气温极度升高或降低，人体都无法适应。但是人类创造的科学技术，能够改造环境，使之适合于自己的需要。应该引起重视的是，随着人类社会生活的发展，人类赖以生存的自然环境不断受到破坏，例如森林的过度砍伐、大气的污染、臭氧层的破坏、生态平衡的失调等。如果这些问题不解决，将日益严重地威胁人类的健康和生存。

社会环境是影响人体功能的另一个重要方面,社会环境的影响包括社会因素和心理因素。由于心理因素与社会环境是密切联系的,故常称为社会心理因素。它通过神经系统特别是大脑皮层,影响人体的功能活动。常见的社会环境刺激是由人们工作和生活环境的紧张造成的,过度的紧张将引起心理状态失去平衡,从而通过神经系统、内分泌系统和免疫系统引起机体功能的变化。心理障碍也受到社会心理因素的影响,已成为临床上经常遇到的问题。与此同时,目前对人类健康威胁很大的一些疾病,如心脑血管疾病、恶性肿瘤、胃肠溃疡及内分泌紊乱等,也都与社会心理因素有关。总之,由于社会心理因素在医学中的重要作用,人们研究影响人类健康的问题时,已不局限于生物、物理和化学因素,现代医学已突破了生物医学模式,向着生物—心理—社会医学模式转变。如何通过改善社会环境,提高人们的心理素质以增进人类健康,将是21世纪医学的重要课题。

二、人体的内环境

人体内绝大多数细胞是不与外环境直接接触的。机体内部细胞所直接生存的周围环境是细胞外液,医学中常将机体的细胞外液称为内环境(internal environment)。细胞外液主要包括组织液和血浆。而分布在细胞内的液体称为细胞内液。细胞外液和细胞内液共同组成体液,体液总量约占成年男性体重的60%,约占女性的55%,约占新生儿体重的75%,见表1-1。

表1-1 人体内体液分布

体 液	占成年人体重(%)	占新生儿体重(%)
细胞内液	40	40
细胞外液	20	35
其中:血 浆	4	5
组织液	16	30

内环境是细胞进行新陈代谢的场所,细胞代谢所需要的O_2和各种营养物质只能从内环境中摄取,而细胞代谢产生的CO_2和代谢尾产物也需要直接排到细胞外液中。此外,内环境还必须创造一个适宜的环境,为细胞生活和活动提供合适的理化条件。因此,内环境对于细胞的生存以及维持细胞的正常生理功能非常重要。

内环境和外环境明显不同的是机体内环境的各项物理、化学因素(如温度、酸碱度、渗透压、各种离子和营养成分浓度等)保持相对的恒定状态。我们把内环境理化性质相对稳定的状态称为稳态(homeostasis)。一方面内环境稳态是指细胞外液的理化特性在一定范围内保持相对稳定,不随外环境的变化而发生明显的改变。另一方面内环境稳态并不是说内环境的理化因素完全静止不变。相反,由于细胞不断进行新陈代谢,不断和内环境进行物质交换,因此也就不断地破坏或扰乱内环境的相对稳定状态。外界环境的变化也会干扰内环境稳态,例如气温急剧升高或降低能够影响内环境的温度。那么,内环境是如何维持其理化性质相对稳定状态的呢?机体各个系统、器官、组织的作用都是从某一个侧面参与维持内环境的稳态。如呼吸活动可以吸入O_2,排除CO_2,维持细胞外液O_2和CO_2

分压的相对恒定；肾的排泄机能将体内的药物、毒素和各种代谢产物排出体外，维持细胞外液营养物质和代谢产物浓度的相对恒定等等。保持内环境稳态是一个复杂的生理过程，人体的生命活动就是在内环境稳态不断破坏和不断恢复过程中得以进行和保持的动态平衡。如果内环境稳态不能保持，细胞外液的理化特性发生较大变化，当其超出人体最大调节能力时，就会损害机体的正常生理功能，进而发生疾病。

从广泛意义上讲，稳态已不仅指内环境理化特性的动态平衡，也可以泛指从细胞到人体整体各个层次功能状态的相对稳定。

第三节 人体功能活动的调节

当机体内、外环境发生变化时，体内的某些器官、组织的功能活动也发生相应的改变，以维持内环境的稳态。人体这种适应反应的过程，称为人体功能活动的调节。

一、人体功能活动的调节方式

人体功能活动调节的方式有三种，分别为神经调节（nervous regulation）、体液调节（humoral regulation）和自身调节（autoregulation）。

（一）神经调节

神经调节是体内最为普遍的一种调节方式，它是通过神经系统各种活动实现的。神经调节最基本的方式是反射。在中枢神经系统参与下，机体对刺激产生的规律性应答反应叫做反射。反射活动的结构基础是反射弧（reflexarc）。如图1-1所示，反射弧由五个

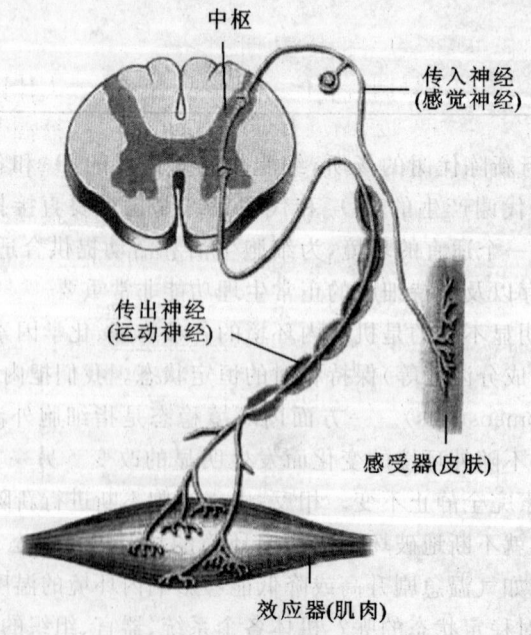

图1-1 反射弧示意图

基本成分组成,即感受器、传入神经纤维、神经中枢、传出神经纤维和效应器。感受器在感受内、外环境变化的刺激后,将各种刺激的能量转化为神经冲动,沿传入神经纤维传向中枢。中枢是反射弧的整合部分,对传入神经信息进行分析、处理、综合,并发出传出信号,沿传出神经纤维到达效应器,改变效应器的功能状态。例如:当肢体皮肤受到外界伤害性刺激时,皮肤感受器将信息通过传入神经到达中枢。中枢经过综合、分析和整合后发出神经冲动沿传出神经纤维到肢体有关肌肉,使屈肌收缩产生逃避反应。只有保证反射弧各部分结构和功能的完整性,反射活动才能完成。反射弧任何一个部分的结构或功能受到破坏,反射活动都不能进行。

前苏联生理学家巴甫洛夫将反射分为条件反射和非条件反射两种。非条件反射是机体固有的、出生后便存在的一系列反射,如吸吮反射、减压反射、逃避反射等。条件反射是人体在生活过程中,在一定条件下通过后天学习产生的。

神经调节的特点是反应快、精细而准确,作用时间短。

(二)体液调节

通过体液中某些化学物质的作用对人体细胞、组织器官的功能活动进行调节的过程称为体液调节。体液调节的化学物质主要是指内分泌细胞分泌的激素,如生长素、肾上腺皮质激素、性激素等。例如,胰岛 B 细胞所分泌的胰岛素能影响组织、细胞的糖和脂肪的新陈代谢,有降低血糖的作用,人体血糖浓度之所以能保持相对稳定,主要依靠这种体液调节。

另一方面人体某些组织、细胞产生一些特殊化学物质或代谢产物,如组胺、细胞因子、CO_2、腺苷等,虽不能随血液到达身体其他部位起作用,但可以在局部的组织内扩散,改变组织细胞的功能活动状态,这种调节称为局部性体液调节,其作用是使局部与全身的功能活动相互配合,协调一致。

体液调节的特点是作用缓慢、广泛、持续时间长等。

事实上,很难将人体内的神经调节和体液调节截然分开。人体的内分泌腺体或内分泌细胞大多是受神经系统的支配和调节。从某种意义上讲,体液调节实际上是神经调节的一个传出环节,是反射传出通路的一种延伸。例如,交感神经兴奋时,一方面直接作用于心脏、血管、胃肠道等功能器官,另一方面又引起肾上腺髓质激素分泌增多。生理学上将这种复合的调节方式称为神经—体液调节(neuro-humoral regulation)。如图 1-2 所示,人体功能的调节多为这种复合式调节。

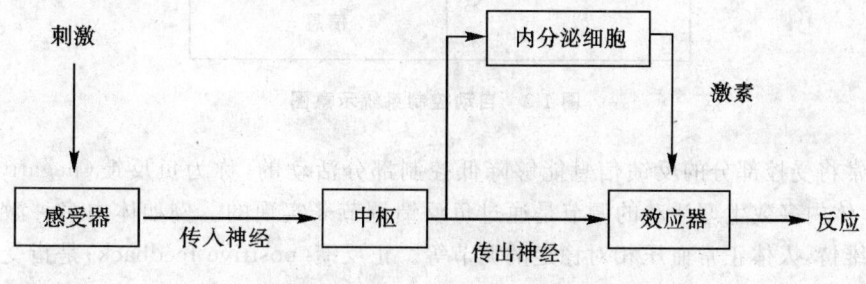

图 1-2　神经-体液调节示意图

(三)自身调节

自身调节是指机体内外环境变化时,细胞和组织器官不依赖于神经调节和体液调节的一种调节方式。它是由于细胞和组织器官自身特性对刺激产生适应性反应的过程。这种调节方式目前只在为数不多的组织和器官内发现。例如,心肌的自身调节和肾血流量的自身调节等。这些具体内容将在以后章节中详细介绍。自身调节在维持某些器官和组织的功能稳定中具有一定的生理学意义。

自身调节的特点是调节幅度小,灵敏度低,影响范围比较局限。

二、人体功能活动调节的控制系统

利用控制论理论来研究、分析人体功能活动的调节,发现人体内从分子、细胞水平到系统、整体功能调节存在各种各样的"控制系统"。控制系统由控制部分和受控部分组成,可以把中枢神经系统和内分泌腺看作控制部分,效应器或靶细胞看作受控部分。多数情况下,控制部分和受控部分之间并不是单向信息联系。按照它们的作用方式和作用机理可以将控制系统分为以下几种不同情况。

(一)非自动控制系统

控制部分发出的信息影响受控部分,而受控部分不能返回信息,控制方式是单向的开环系统,即非自动控制系统。非自动控制系统没有自动控制的特征,在人体功能调节中比较少见。

(二)自动控制系统

自动控制系统又称为反馈控制系统,是指在控制部分发出指令管理受控部分的同时,受控部分又反过来影响控制部分的活动。这种控制方式是一种双向的闭环系统(图 1-3)。在控制系统中,由受控部分发出的能影响控制部分的信息称为反馈信息。受控部分的活动反过来影响控制部分的活动称为反馈(feedback)。

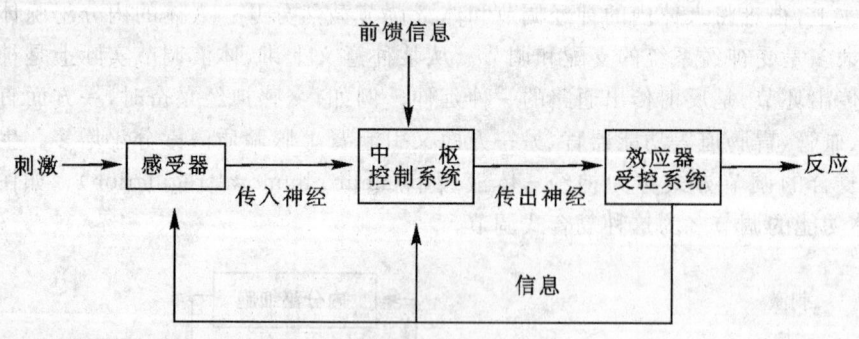

图 1-3 自动控制系统示意图

通常将受控部分的反馈信息能够降低控制部分活动的,称为负反馈(negative feedback)。体内多数生理活动的调节是通过负反馈调节来实现的。例如体内多种激素正常水平的维持,人体正常血压相对稳定的调节等。正反馈(positive feedback)是指受控部分的反馈信息加强控制部分的活动,控制部分进一步增强受控部分的活动。正反馈在体内生理调节过程中比较少见,如血液凝固、排尿反射和分娩等属于正反馈过程。正反馈能使机体某生理活动不断加强，直至完成。

（三）前馈控制系统

正常人体功能调节过程中，除了常见的反馈控制系统外，前馈（feed forward）是另一种形式的调节方式。即在控制部分向受控部分发出信息的同时，通过监测装置对控制部分直接调控，进而向受控部分发出前馈信号，及时调节受控部分的活动，使其更加准确、适时和适度（图1-3）。

前馈控制系统可以使机体的反应具有一定的超前性和预见性。一般说来，反馈控制需要的时间要长些，而前馈控制更为迅速。例如，大脑通过传出神经向骨骼肌（屈肌）发出收缩信号的同时，又通过前馈控制系统制约（抑制）相关肌肉（伸肌）的收缩，使它们的活动适时、适度，从而使肢体活动更加准确、更加协调。某些条件反射也是一种人体调节的前馈控制，如进食前胃液的分泌（胃液分泌头期），胃液分泌的时间比食物进入胃中直接刺激胃黏膜腺体分泌的时间要早得多。

（景学安）

复习思考题

1. 人体功能活动的调节方式有哪些？各有何特点？
2. 内环境稳态的特点是什么？
3. 何为正、负反馈？试举例说明。

第二章 人体的基本构成与功能

第一节 细 胞

细胞是人体结构和功能的基本单位。人体由多种细胞构成,各种细胞在机体调节系统的统一调节下,共同完成生命活动过程,如物质代谢、生殖遗传、生长发育、学习记忆、衰老死亡等。细胞大小差别很大,如血液中的红细胞直径 $7\sim 8~\mu m$,成熟的卵细胞直径可达 $150~\mu m$;细胞形态多样,通常细胞形态与其功能相适应,如:血细胞为球形,能收缩的肌细胞为细长形,能接受刺激传到冲动的神经细胞为多突起形等。虽然细胞大小不一,形态各异,但在结构上都由细胞膜、细胞质和细胞核三部分组成(图 2-1)。

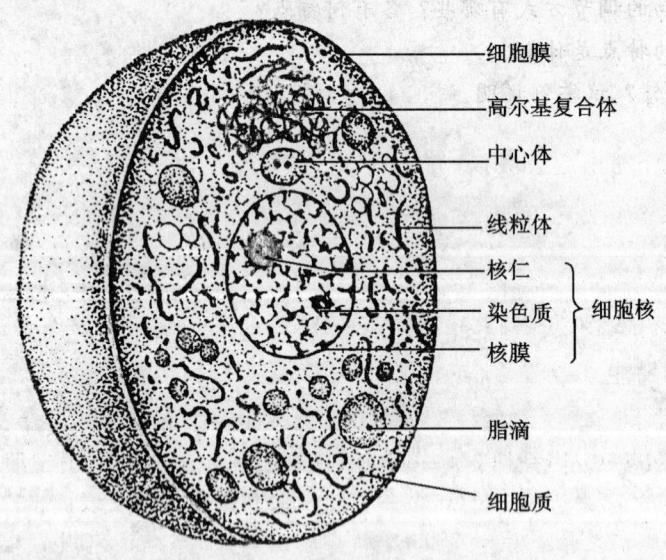

图 2-1 细胞剖面结构模式图

一、细胞的结构

(一)细胞膜(cell membrane)

细胞膜是指包在细胞表面的膜,也称细胞外膜或质膜,它把细胞质和外界环境隔开,为细胞的生命活动提供了一个相对稳定的内环境。细胞内部包绕细胞器的膜,如线粒体膜、内质网膜、核膜等,称为细胞内膜。质膜和细胞内膜统称为生物膜。生物膜具有极其重要的功能,生物体内许多代谢过程都是在生物膜中进行的。

细胞膜主要由脂类、蛋白质和糖类组成,不同类型的细胞其组成成分的比例不同。多数细胞膜内的脂类约占 50%,蛋白质约占 40%～50%,糖类仅占 1%～10%。膜中各种化学成分的排列和组成形式即生物膜的分子结构,目前比较公认的是液态镶嵌模型。这一模型的基本内容是:细胞膜的分子结构是以液态的脂类双分子层为支架,其中镶嵌着具有不同生理功能的球形蛋白质(图 2-2)。

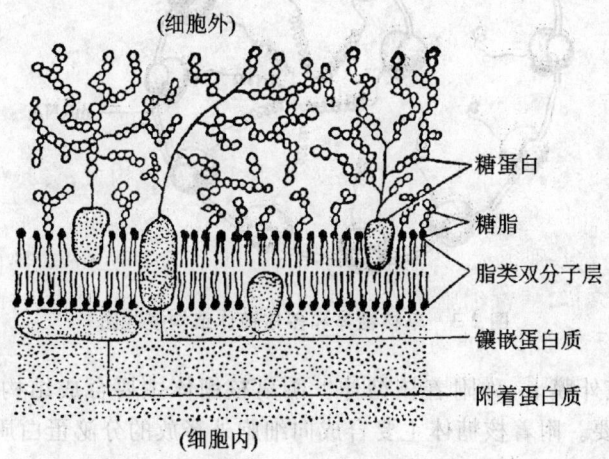

图 2-2 细胞膜液态镶嵌模型示意图

在某些情况下可引起膜破损,如缺氧、中毒(重金属离子 Hg^{2+}、Ca^{2+} 等,化学及生物因子)、异常的免疫反应等,使细胞膜上出现数量不等、大小不一的缺损,从而引起细胞功能障碍甚至细胞死亡。

细胞膜作为界膜,为细胞的生命活动提供了相对稳定的内环境,并参与维持细胞的一定构型、构成细胞屏障、选择性的进行物质交换、构成细胞的支架及细胞粘连、细胞识别、细胞运动等各种功能。

(二)细胞质

细胞质(cytoplasm)由基质、细胞器和内含物组成。基质是无定型的化学物质,主要成分是蛋白质和水,多数水分子紧密结合在蛋白质和其他大分子表面极性部位,形成一种黏稠的胶休。细胞器是指悬浮于细胞基质内具有特定形态结构、执行一定生理功能的结构。光镜下只能看到线粒体、高尔基复合体及中心体等细胞器,但在电镜下除上述细胞器外,还可以观察到核糖体、内质网、溶酶体、微体以及细胞骨架等。内含物是细胞在生命活动中的产物,如分泌颗粒、脂滴、脂褐素等。下面简述细胞器的结构及其功能。

1. 核糖体 核糖体(ribosome)直径约 15～25 nm,结构复杂,主要成分是核糖核酸(RNA)和蛋白质,由大小不等的两个亚基构成,大亚基中央有一条中央管,合成的肽链沿此管释出。单个存在的核糖体为单核糖体,由一条信使 RNA 细丝将单核糖体串联成的串珠状结构,则称多核糖体(图 2-3)。

核糖体以两种形式存在于细胞质中,一种游离于细胞质内,称游离核糖体;另一种

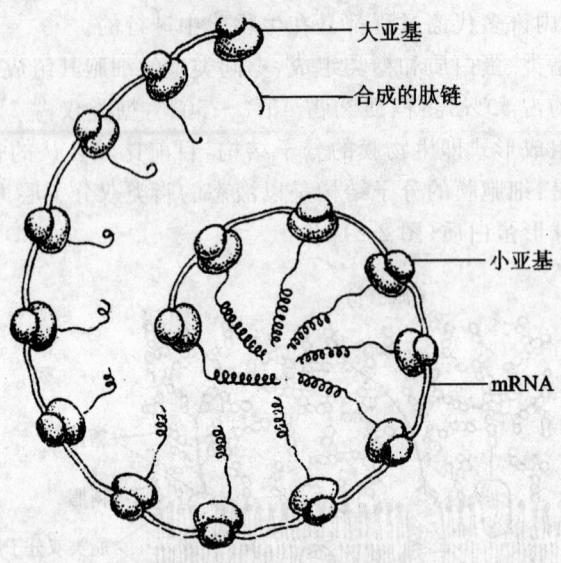

图 2-3　单核糖体和多核糖体结构模式图

附着于内质网和核外膜上,称附着核糖体。游离核糖体主要合成结构蛋白质,供细胞代谢、生长繁殖的需要。附着核糖体主要合成向细胞外释放的分泌蛋白质,核糖体是细胞内惟一能合成蛋白质的细胞器。

2. 内质网　内质网(endoplasmic reticulum)是由一层单位膜围成的囊状、网状的膜系统。它们在细胞质中纵横交错,互相通连成网,这样可在有限空间内扩大面积,有利于复杂功能的进行。

内质网是一种多功能的细胞器,它除参与蛋白质合成、脂类物质合成、糖代谢和解毒功能外,还与物质的运输和交换并与细胞的支持功能有关。

3. 线粒体　线粒体(mitochondria)是一种较大的、重要的细胞器,线粒体通过各种生物氧化酶进行三羧酸循环、电子传递和氧化磷酸化过程产生大量的 ATP,为细胞进行各种生命活动提供能量,细胞的生命活动所需能量的 95% 来自线粒体。由于线粒体结构和功能的复杂性,因此其对细胞内、外环境的改变也特别敏感,线粒体的异常会引起其他细胞器乃至整个细胞的变化。

4. 高尔基复合体　高尔基复合体(Golgi complex)呈网状,故又名内网器。高尔基复合体参与糖蛋白类分泌颗粒及溶酶体的形成,在细胞的生命活动中有着重要的作用。

5. 溶酶体　溶酶体(lysosome)中含有多种酸性水解酶,能对蛋白质、脂肪、糖类、核酸等物质起消化作用。溶酶体被称为细胞内的消化器官,可清除体内的有害物质和衰老变性的结构,保持内环境稳定。在机体缺氧、中毒及创伤时溶酶体膜常常破裂,释放出水解酶引起细胞自溶。近年来证明,溶酶体与肿瘤、类风湿、肝炎和矽肺等疾病的发生有密切关系。

6. 微体　微体(microbody)又称过氧化物体,主要含过氧化物酶和过氧化氢酶。前者可氧化某些有机物质产生 H_2O_2,后者可将 H_2O_2 分解产生氧原子(O)进一步氧化有害物质。微体普遍存在于各种细胞内,在肝细胞内尤为丰富。

7. 细胞骨架　细胞骨架（cytoskeleton）是指存在于细胞内的蛋白纤维网架系统，主要包括微丝、微管、中间丝及核骨架（见细胞核部分）等。

（1）微丝主要成分为肌动蛋白，其除维持细胞的形态外，还参与细胞的收缩和变形运动、胞质流动、细胞分裂及细胞的吞噬、分泌和排泄等功能。

（2）微管主要成分为微管蛋白，具有维持细胞形态的作用，它在细胞分裂时构成纺锤丝，将染色体均匀地拉向两个细胞。微管还构成纤毛和鞭毛，如气管和子宫、输卵管上皮内的纤毛细胞和精子的鞭毛，是参与运输和细胞运动的主要结构。

（3）中间丝介于微丝和微管之间，它与微丝和微管一起参与对细胞的支持和物质的运输等功能。

8. 中心体　中心体（centrosome）由中心粒和中心球构成，中心体是一种具有自我复制能力的细胞器。它不但参与细胞分裂时期纺锤丝形成及染色体的移动，而且是所有动物细胞中主要的微管组织中心。

（三）细胞核

细胞核（nuclear）是细胞中最大的细胞器，也是细胞生命活动的调控中心，它控制着细胞的遗传和代谢、分化和增殖。除成熟的红细胞外，都有细胞核。一个细胞通常只有一个细胞核，但有的细胞可见双核，如肝细胞、软骨细胞等，也有的细胞有十几个乃至几百个细胞核，如破骨细胞、骨骼肌细胞等。细胞核与细胞质之比一般为1∶3，位置多在细胞中央，也有的偏向一侧，如浆细胞、脂肪细胞等。

1. 核膜　核膜（nuclear membrane）是包围在核表面的一层薄膜，由内、外两层单位膜构成，两层膜间的腔隙称核周隙。核膜内的小孔称核孔，是细胞核与细胞质之间进行物质交换的重要通道。核膜包围染色质及核仁，构成核内微环境，保证遗传物质的稳定，有利于细胞核各种生理机能的进行。

2. 核仁　核仁（nucleolus）一般呈圆球形，无膜包绕，在光镜下是一深染的圆形致密结构，其主要化学成分是蛋白质（占80%）和少量RNA。核仁的主要功能是加工和部分装配核糖体亚单位，因此，它是合成核糖体的场所。在细胞核内一般可见1~2个核仁，其大小变化与细胞类型有关，如合成蛋白质旺盛的细胞中核仁多而大。

3. 染色质与染色体　染色质（chromatin）是指细胞间期核内分布不均，呈细丝状、块状或颗粒状，易被碱性染料着色的物质。染色质由染色质细丝构成，主要化学成分是DNA和组蛋白，两者形成颗粒状的结构，称核小体，它是构成染色质的基本结构单位。DNA是遗传物质的载体，是由两条平行的链围绕一个设定的轴形成的双螺旋结构。

染色体的数目是恒定的。人体内成熟的生殖细胞有23条染色体，称为单倍体。体细胞内有46条（23对）染色体，故称双倍体。其中44条男女相同，称常染色体；2条男女不同，称性染色体，在男性为XY，在女性为XX（图2-4）。染色体数目和结构的异常，可形成遗传性疾病。

4. 核基质与核内骨架　细胞核内充满黏稠透明的液体，其主要成分有水、酶类及无机盐等，另外还含有由酸性蛋白质构成的骨架系统，统称核基质。核基质为核内代谢提供了一个适宜的微环境。核内骨架与细胞质骨架紧密相连。细胞骨架纤维可以直接穿越核孔成为核内骨架的组成部分，核内骨架对核孔、核仁及染色质起支持、定位和调整作用。

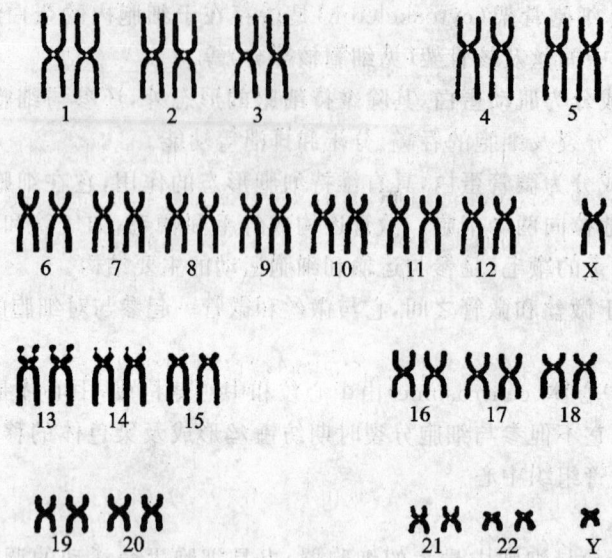

图 2-4 染色体组型示意图

二、细胞周期

细胞增殖不但是机体生长发育的基础,也是组织器官结构更新和补充的基础。细胞的增殖是一个周期性复杂的过程,这个过程称细胞周期。细胞周期是指细胞从前一次细胞分裂结束,直到下一次细胞分裂结束时的一个生命过程,此周期可分为两个阶段,即分裂间期和分裂期(图 2-5)。

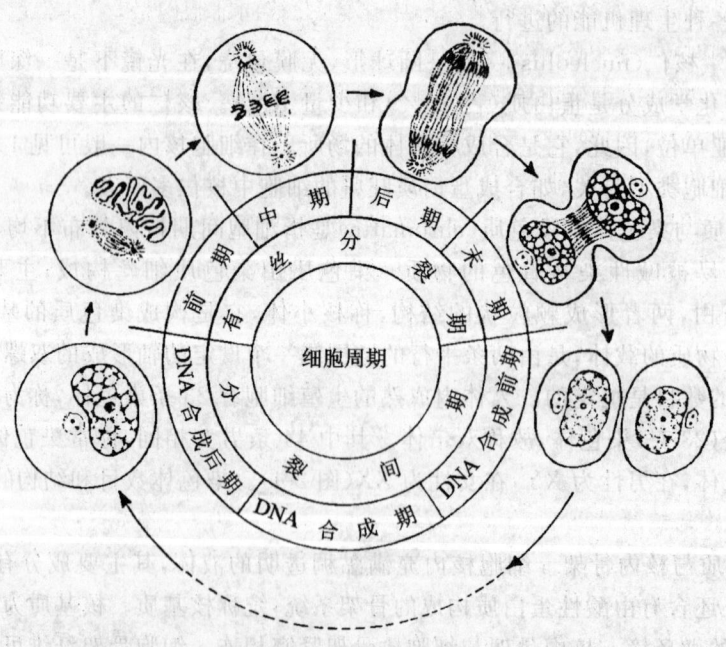

图 2-5 细胞周期示意图

(一)分裂间期

间期又分为三个时期,即 DAN 合成前期(G_1 期)、DNA 合成期(S 期)和 DNA 合成后期(G_2 期)。

1. G_1 期　G_1 期是从上一次细胞周期完成后开始的,此期的细胞体积逐渐增大,物质代谢活跃,迅速合成 RNA 和蛋白质,为 DNA 复制做好物质和能量的准备。

2. S 期　S 期的主要特征是 DNA 复制,使 DNA 含量增加一倍,以保持分裂后子细胞的 DNA 含量不变。处于 S 期的细胞只要 DNA 复制一旦开始,增殖活动就会继续下去,直到分成两个子细胞。

3. G_2 期　G_2 期为有丝分裂作准备,中心粒已复制完毕,还合成 RNA 和微管蛋白等。

(二)分裂期

细胞分裂可分为两大类,即有丝分裂和无丝分裂。无丝分裂在人类很少,过程也很简单。有丝分裂是一个连续变化过程,是细胞分裂的主要形式,主要表现在染色体的形成过程。它可分为前、中、后、末期。

1. 前期　染色质逐渐螺旋化,形成有固定数目和形态的染色体,盘曲在核内。中心体复制成双,每一对中心体分别向细胞两极移动,两对中心粒之间出现成束的微管,形成纺锤体,核膜及核仁逐渐消失。

2. 中期　核膜、核仁完全消失,染色体移到细胞赤道板,每条染色体已纵裂为两条染色单体。每一对中心粒已移到细胞两极,由它发出微管束(纺锤丝)分别与每个染色体的着丝点相连接,构成纺锤体。

3. 后期　纺锤丝收缩,两个染色单体分裂,并移向细胞两极,全部染色体分成相等的两群。与此同时,细胞中部逐渐缩窄。

4. 末期　染色体逐渐解除螺旋化,重新形成染色质,核膜及核仁出现。细胞中央部缩窄加深变细,最后形成两个子细胞。

细胞周期的各个时期都具有不同的生理意义,如分裂间期主要是合成 DNA,复制两套遗传物质,为细胞分裂做准备。而分裂期是通过染色体的形成、纵裂和移动,将两套遗传物质准确地平分给两个子细胞,使子细胞与母细胞的遗传信息完全相同,从而保证遗传的稳定性。

(高慧英　苏俖萍)

复习思考题

1. 说明细胞的光镜结构。
2. 说明各种细胞器的超微结构特点及其功能。
3. 何为染色质和染色体?
4. 有丝分裂分哪几个时期?各期的形态变化特点是什么?
5. 什么是细胞周期?说明周期的变化特点。

第二节 基本组织

形态和功能相似的细胞群及其细胞间质构成组织。根据结构和功能不同将组织分为四种类型，即上皮组织、结缔组织、肌肉组织和神经组织。它们是构成器官的基本原料，故称基本组织。

一、上皮组织

上皮组织(epithelial tissue)简称上皮(epithelium)，由大量排列紧密的细胞和少量细胞间质组成。根据功能不同，主要分为被覆上皮和腺上皮两类。

(一)被覆上皮

1. 被覆上皮的分类　被覆上皮细胞排列成薄膜状，被覆于体表或衬贴于管、腔、囊的内表面。根据细胞的层数和形态，分为单层和复层两类：

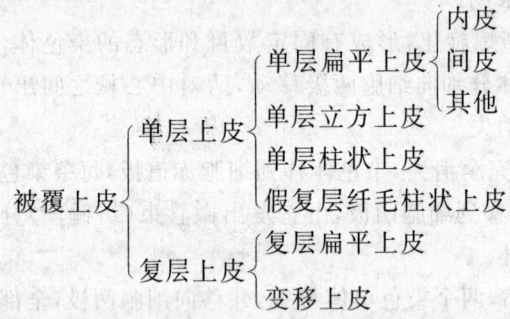

(1)单层上皮　上皮细胞为一层，根据细胞形态不同单层上皮又可分为以下四种类型：

1)单层扁平上皮：由一层扁平上皮组成。细胞为多边形，核扁圆形，位于细胞中央(图2-6)。衬于心脏、血管、淋巴管内表面的单层扁平上皮，称为内皮。内皮很薄，表面非常光滑有利于物质交换和血液、淋巴液的流动。被覆于胸膜、腹膜、心包膜表面的单层扁平上皮称为间皮。间皮表面光滑湿润，可以减少器官运动时的摩擦，有利于器官的活动。

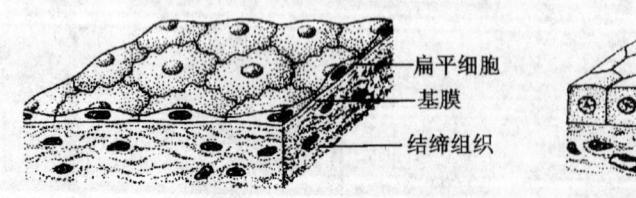
图2-6　单层扁平上皮示意图

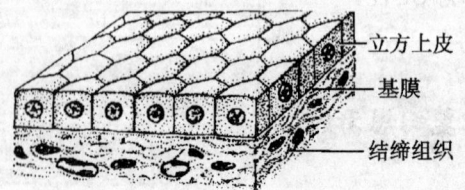
图2-7　单层立方上皮示意图

2)单层立方上皮：由一层立方形细胞组成。细胞表面呈多边形，侧面呈正方形，核圆形位于细胞中央(图2-7)。主要分布于甲状腺和肾小管等处，具有吸收和分泌的功能。

3) 单层柱状上皮：上皮细胞呈柱状，核椭圆形，位于细胞基底部（图 2-8）。这种上皮有明显极性，细胞游离面常有微绒毛，与分泌或吸收功能有关。

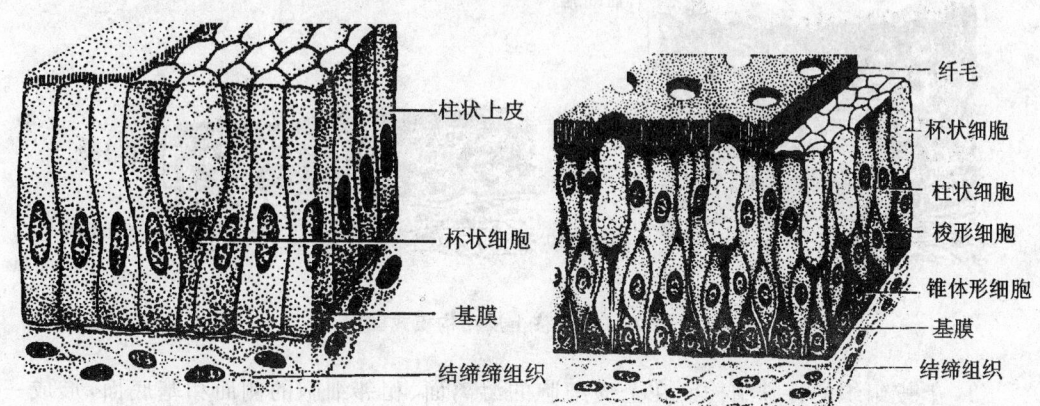

图 2-8　单层柱状上皮示意图　　　　图 2-9　假复层纤毛柱状上皮示意图

4) 假复层纤毛柱状上皮：由形状不同、高矮不等的一层细胞组成，细胞形状可为柱状、梭形及锥体形不等。柱状细胞游离面可达上皮游离面，表面有纤毛（图 2-9）。所有细胞都附着在基膜上。这种上皮主要衬贴于呼吸管道内表面。

（2）复层上皮　由多层上皮细胞组成，根据表层细胞形态不同，复层上皮主要分两类。

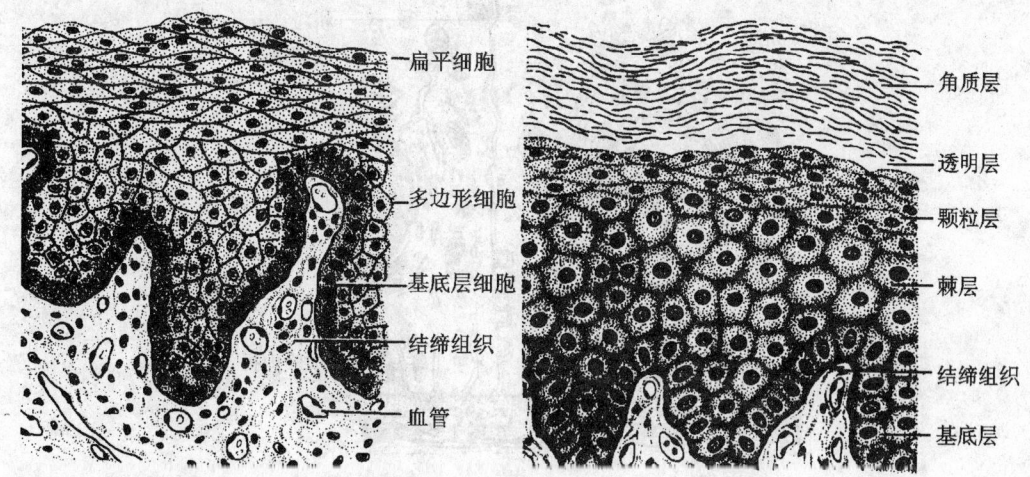

图 2-10　复层扁平上皮示意图

1) 复层扁平上皮：表层细胞扁平如鱼鳞，故又称复层鳞状上皮。上皮的底层为一层立方或矮柱状细胞，胞质嗜碱性，具分裂能力。覆盖于皮肤表面的为角化的复层扁平上皮，衬贴于口腔、食管及阴道处的为非角化的复层扁平上皮（图 2-10）。复层扁平上皮的主要功能是抗摩擦、抵御异物侵害和防止水分蒸发等。

2) 变移上皮：有多层细胞组成，但细胞的形状和层数可随器官收缩或扩张而发生变化。表层细胞大呈梨形，称盖细胞，常覆盖其深面的几个细胞（图 2-11），有防止尿液浸蚀的作用。变移上皮分布在肾盏、肾盂、输尿管、膀胱及尿道近段。

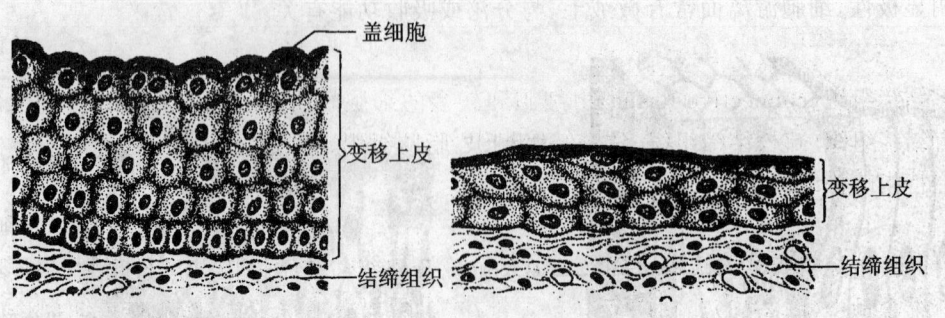

图 2-11 变移上皮结构模式图

2. 上皮组织的特殊结构 在上皮细胞的游离面、相邻细胞的侧面和基底面,形成一些特殊结构,以适应上皮组织的功能(图 2-12)。

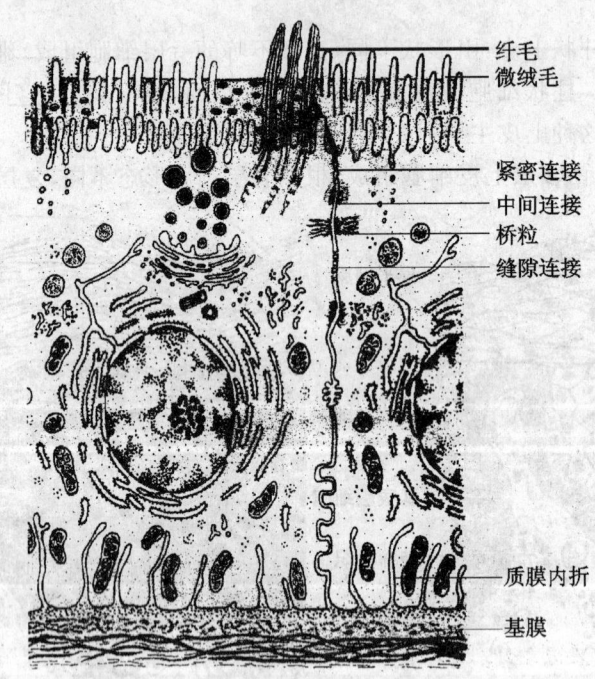

图 2-12 上皮细胞特殊结构模式图

(二)腺上皮和腺

专司分泌功能的细胞叫腺细胞。由腺细胞构成的上皮叫腺上皮。由腺上皮为主要成分组成的器官叫腺。

1. 外分泌腺 腺的分泌物有导管输送的,叫做外分泌腺(exocrine gland),如汗腺、唾液腺等。外分泌腺由腺泡(分泌部)和导管(排泄部)组成。

2. 内分泌腺 腺的分泌物没有导管输送的,叫做内分泌腺(endocrine gland),腺细胞的分泌物统称激素,腺内有丰富的毛细血管,激素经血液输送,如甲状腺、肾上腺等。

二、结缔组织

结缔组织(connective tissue)由细胞和较多的细胞间质组成。广义的结缔组织包括固有结缔组织(疏松结缔组织、致密结缔组织、脂肪组织、网状组织)、软骨、骨和血液。狭义上特指疏松结缔组织。

(一)疏松结缔组织

疏松结缔组织结构疏松、呈蜂窝状,又称蜂窝组织。其结构特点是基质含量多,细胞和纤维含量少(图2-13)。它广泛分布于机体各处,起着连接支持、防御保护和创伤修复等功能。

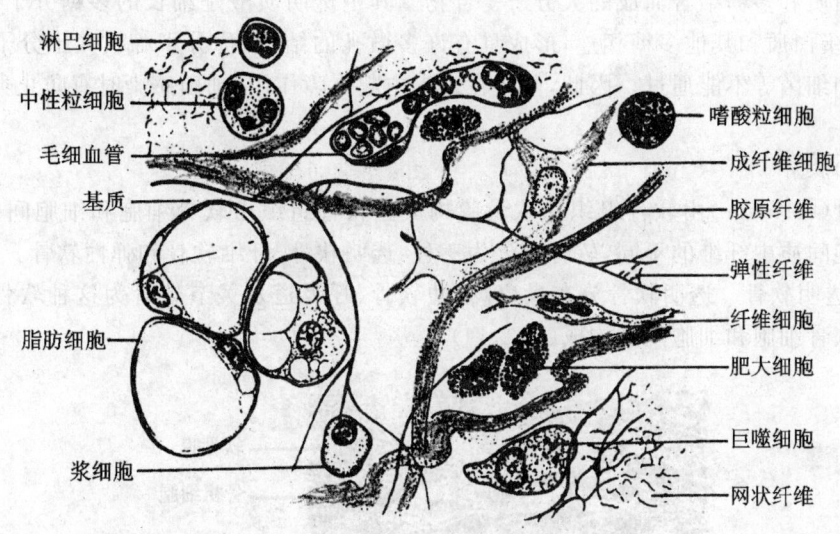

图 2-13 疏松结缔组织铺片示意图

1. 细胞

(1)成纤维细胞　是疏松结缔组织中数量最多的细胞,常贴附在胶原纤维上。具有合成纤维和基质的功能。

(2)巨噬细胞　又称组织细胞,由血液中的单核细胞进入结缔组织后分化而成。在疏松结缔组织内数量多,分布广泛。主要功能有:①吞噬异物和细菌;②参与免疫反应;③分泌多种生物活性物质等。

(3)肥大细胞　常成群或散在分布于小血管周围。胞质内充满粗大的异染性颗粒,颗粒内含有肝素、组胺及嗜酸性粒细胞趋化因子等物质,胞质内含有慢反应物质(即白三烯)。若肥大细胞脱颗粒,释放颗粒内容物,有时会引起过敏反应。

(4)浆细胞　多分布在淋巴器官、消化管和呼吸管道黏膜的结缔组织内,慢性炎症病灶周围明显增多。浆细胞能合成和分泌免疫球蛋白(抗体),参与体液免疫。浆细胞由B淋巴细胞增殖、分化而成。

(5)脂肪细胞　胞体较大,呈球形,胞质内有大量的脂滴将胞质和胞核挤向细胞一侧。

脂肪细胞具有合成和贮存脂肪的功能。

(6)未分化的间充质细胞 在成人体内结缔组织中存留一部分具有分化潜能的原始、幼稚细胞,其形态类似于成纤维细胞,需要时可分化为成纤维细胞、脂肪细胞、平滑肌细胞等。

另外,在疏松结缔组织中还可见游走的白细胞,如淋巴细胞、中性粒细胞等。

2. 细胞间质

(1)纤维 ①胶原纤维:新鲜时呈白色,故又称白纤维,韧性大,抗拉力强,弹性较差。②弹性纤维:新鲜时呈黄色,故又称黄纤维,有很强的弹性。③网状纤维:纤维细而有分支,交织成网状,在骨髓、淋巴器官和肝内网状纤维非常丰富。

(2)基质 基质是充填于细胞和纤维之间的胶状物质。基质的化学成分为蛋白多糖,它是蛋白质和多糖结合而成的大分子复合物。其中透明质酸是细长的多糖分子,它曲折盘绕,借蛋白质和其他多糖相连,形成具有许多微孔的结构,称分子筛。大于分子筛孔径的物质如细菌等不能通过。因此,基质在组织内起屏障作用,细菌感染时有防止炎症扩散的作用。

(二)软骨

软骨(cartilage)由软骨组织和软骨膜构成。软骨组织由软骨细胞和细胞间质组成。根据细胞间质中纤维的不同,软骨可分为三种:透明软骨、纤维软骨和弹性软骨。

1. 透明软骨 透明软骨分布最广,如肋软骨、呼吸道及关节软骨为这种软骨。软骨组织由软骨细胞和细胞间质构成(图2-14)。

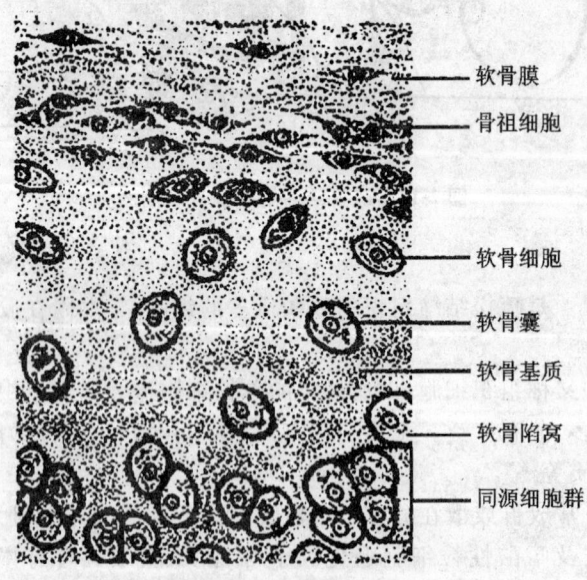

图2-14 透明软骨示意图

2. 纤维软骨 纤维软骨分布在椎间盘、关节盂、关节盘、耻骨联合和关节软骨上肌腱附着的部分,与其相连续的致密结缔组织之间没有明显界限。其细胞间质内含有成束的胶原纤维,软骨细胞散在于纤维束之间。

3. 弹性软骨 弹性软骨分布在耳廓、外耳道、咽鼓管、会厌和喉等处。其细胞间质内含有大量的弹性纤维,因而软骨呈黄色。

(三)骨

骨(bone)是坚硬的结缔组织,构成机体的支架,并对心脏、肺、脑等重要器官起保护作用。体内99%的钙以羟基磷灰石的形式储存于骨组织内,因而骨是体内最大的钙库,参与机体的钙磷代谢。骨由骨膜、骨组织和骨髓构成。

1. 骨膜

(1)骨外膜 是被覆在骨外表面(关节面除外)的结缔组织,分二层,外层较致密;内层薄而疏松,富含血管和神经,在贴近骨质表面,骨原细胞常排列成一层,当成骨活跃时能分裂转化为成骨细胞。

(2)骨内膜 分布于骨髓腔面、骨小梁和中央管表面,其纤维细而少,富含血管和神经。

2. 骨组织

(1)细胞间质 骨组织的细胞间质钙化称骨质。骨质由有机成分和无机成分构成。

有机成分约占成人骨干重的35%,主要由大量的胶原纤维及少量基质组成,胶原纤维又称骨胶纤维。基质呈凝胶状,其化学成分为蛋白多糖,对胶原纤维起粘合作用。

无机成分约占成人骨干重的65%,为羟基磷灰石结晶,又称骨盐。若骨质中的骨盐成分不足,在儿童易造成骨发育不良性疾病(如佝偻病)。

(2)细胞 ①成骨细胞位于骨组织表面,有合成类骨质的作用;②骨细胞的胞体位于骨板内或骨板间的小腔内,有一定的溶骨和成骨作用;③破骨细胞散在于骨组织边缘,有很强的溶骨作用。

3. 骨髓 血液中的各种血细胞都有一定的寿命,这样就需要大量新生的血细胞不断更新补充,才能维持血液中血细胞数量的相对恒定。

胚胎早期肝、脾造血。胚胎后期至生后,红骨髓成为人体终生的主要造血器官,可产生红细胞、白细胞和血小板。

骨髓(bone marrow)约占体重的4%~6%,是人体内最大的造血器官。骨髓分为红骨髓和黄骨髓两类。红骨髓由网状组织构成支架,网眼内充满不同分化阶段的血细胞及少量造血干细胞、巨噬细胞、脂肪细胞和间充质细胞等,并含有丰富的血窦。发育成熟的血细胞经血窦进入血循环。大约从5岁开始,长骨骨髓腔内的红骨髓内逐渐出现脂肪组织,并随着年龄的增长而增多,主要由脂肪细胞组成,新鲜时呈黄色,称作黄骨髓。虽然黄骨髓已失去造血能力,但保持造血的潜能,在某些病理情况下,可转变为红骨髓恢复造血功能。

三、肌组织

肌组织(muscle tissue)由具有收缩功能的肌细胞构成,肌细胞之间有少量的结缔组织,内含血管、淋巴管和神经等。由于肌细胞呈细长的纤维状,故又称为肌纤维。肌细胞的细胞膜称肌膜,细胞质则称肌浆,肌浆中的滑面内质网称为肌浆网。

根据肌纤维形态结构和功能的不同,可分为三种类型:骨骼肌、心肌和平滑肌。前两种肌纤维上可见明暗相间的横纹,统称为横纹肌(striated muscle)。骨骼肌的舒缩受意识支配,为随意肌;而心肌和平滑肌的活动不受意识支配,为不随意肌。

(一)骨骼肌

骨骼肌(skeletal muscle)纤维一般呈长圆柱形,长 1~40 mm,直径 10~100 μm,其两端钝圆,与肌腱相连。肌纤维细胞核多、小,位于肌细胞膜下方。细胞浆内含大量与细胞长轴平行排列、直径约为 1~2 μm 的肌原纤维。

(二)心肌

心肌(cardiac muscle)纤维呈短圆柱形,分支多并相互连接成网。心肌纤维长约 85~100 μm,直径约 15 μm,多数为一个细胞核,位居细胞中央。肌浆较丰富,多聚集在核的两端。肌原纤维结构与骨骼肌纤维相似。在心肌纤维端端相接处称闰盘,此处有丰富的缝隙连接。

(三)平滑肌

平滑肌(smooth muscle)纤维多成层排列。肌纤维为长梭形,无横纹,一般长 100~200 μm,直径 8 μm,胞核呈长椭圆形或杆状,位于中央,纤维内无肌原纤维。

四、神经组织

神经组织(nerve tissue)是构成神经系统的主要成分,由神经细胞和神经胶质细胞组成。神经细胞(nerve cell)又称神经元(neuron),具有感受机体内、外刺激和传导神经冲动的功能。神经胶质细胞对神经元起支持、营养、保护和绝缘作用。

(一)神经元

神经元是一种有较长突起的细胞,故每个神经元都可分胞体和突起两部分(图 2-15)。神经元的膜在接受刺激和传导神经冲动过程中起重要作用。

1. 胞体　胞体是神经元的营养和代谢中心,主要位于大脑、小脑的皮质和脊髓的灰质以及神经节内。

(1)核周质　神经细胞核周围的细胞质称核周质,其中除含有线粒体、高尔基复合体、中心体、溶酶体等细胞器和小脂滴、糖原外,还含有尼氏体和神经原纤维两种神经元特有的结构。

(2)细胞核　神经细胞的核一般大而圆,位于细胞中央。核内异染色质少,故着色浅或呈空泡状。核膜清楚,核仁大而明显。

2. 突起　突起由神经元的胞体发出,可分树突和轴突两种。

(1)树突(dendrite)　每个神经元有一条或数条较短而粗的树枝状突起,称树突,其内部结构与核周质相似。树突表面有许多棘状的小突起,称树突棘,它是形成突触的主要部位。树突表面通常有受体,一般具有接受刺激并将冲动传向胞体的功能。

(2)轴突(axon)　每个神经元仅有一条轴突。轴突细而长,表面光滑,且粗细均匀。主干分支较少,常行走一定距离后才分出与主干垂直的短侧

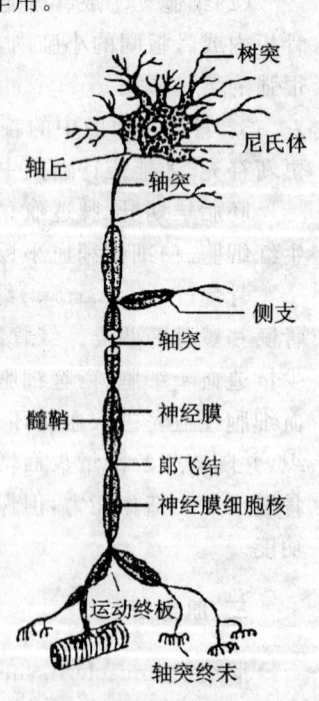

图 2-15　神经元结构模式图

支。轴突内无尼氏体,起始部显现出圆锥形的浅染区称轴丘。其末端分支较多,形成轴突终末,与其他神经元构成突触。轴突的主要功能是将神经冲动从胞体传至其他神经元或效应器。

(二)神经元的分类

人体内约有 10^{11} 个神经元,其形态功能各不相同,根据神经元树突的数目不同,将神经元分为:

(1)假单极神经元　从胞体只发出一个突起,但离胞体不远处即分为两支,一支为中枢突(相当于轴突),进入中枢神经系统。另一支为周围突,进入周围组织或器官的感受器。

(2)双极神经元　有一个轴突和一个树突。

(3)多极神经元　有一个轴突,多个树突。

根据神经元的功能不同,将神经元分为:

(1)感觉(传入)神经元　感觉神经元接受内、外环境的刺激,将冲动传入中枢。此类神经元多为假单极或双极类型。

(2)运动(传出)神经元　运动神经元将信息传入肌细胞、腺细胞等效应器。此类神经元主要为多极神经元。

(3)联络(中间)神经元　联络神经元位于上述两种神经元之间,起联络作用。在人类,99%的神经元为联络神经元。此类神经元可有多种形态。

(三)突触

突触(synapse)是神经元与神经元之间或神经元与非神经元之间形成的一种特化的连接结构。在神经元间突触可为轴—树型,轴—体型,体—树型等。通过这种方式神经元之间形成复杂的网络,进行信息的传递。(图 2-16)。

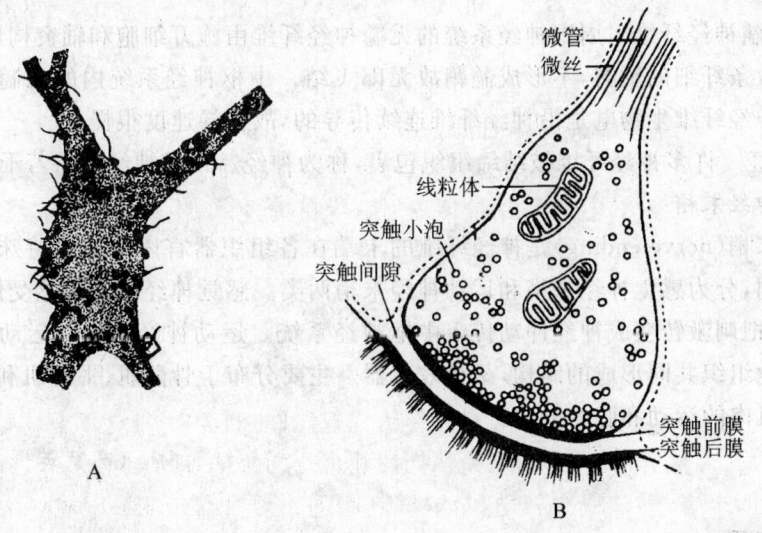

图 2-16　突触结构模式图(B 为 A 图方框内的放大)

当神经冲动传导至突触前膜时,突触小泡向着突触前膜运动,与前膜接触后,释放神经递质到突触间隙。递质与突触后膜相应的受体结合,从而改变突触后膜对离子的通透性,引起突触后膜电位变化,引起下一神经元兴奋或抑制。

（四）神经胶质细胞

神经胶质细胞也是一种有突起的细胞,但无轴突和树突之分。神经胶质细胞的数目很多,约为神经元的 10～50 倍,它广泛分布于神经系统中。

（五）神经纤维与神经

1. 神经纤维　神经纤维(nerve fiber)由轴突与包绕在它外面的神经胶质细胞构成。根据有无髓鞘,神经纤维可分为有髓神经纤维和无髓神经纤维。

（1）有髓神经纤维　周围神经系统的有髓神经纤维由轴突和施万细胞构成。光镜下,轴突位于中心,外包髓鞘和神经膜。髓鞘由类脂质(占 60%)和蛋白质(占 40%)组成。髓鞘和神经膜呈藕节状包绕轴突,狭窄处称郎飞结,此处轴膜裸露,便于轴膜内、外离子交换(图 2-17)。相邻两个郎飞结之间的一段神经纤维称结间体,由一个施万细胞包卷而成。有髓神经纤维的神经冲动呈跳跃式传导,故传导速度快。

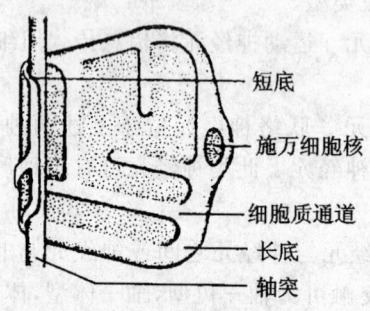

图 2-17　施万细胞与有髓神经纤维模式图

（2）无髓神经纤维　周围神经系统的无髓神经纤维由施万细胞和轴突构成,一个施万细胞包围数条纤细的轴突,不形成髓鞘故无郎飞结。中枢神经系统内的无髓神经纤维裸露。无髓神经纤维生物电是沿神经纤维连续传导的,故传导速度很慢。

2. 神经　许多神经纤维被结缔组织包裹,称为神经。每条神经包括若干神经束。

（六）神经末梢

神经末梢(nerve ending)是神经纤维的末端在各组织器官内形成的特殊结构。根据其功能不同,分为感觉神经末梢和运动神经末梢两类。感觉神经末梢能感受体内、外的各种刺激,并把刺激转变成神经冲动传入中枢神经系统。运动神经末梢是运动神经元轴突终末与其他组织共同形成的结构,又称效应器。主要分布于骨骼肌、平滑肌和腺内。其功能是支配肌肉的运动和腺的分泌。

（高慧英　苏衍萍）

复习思考题

1. 说明各种被覆上皮的形态特点、功能及分布。
2. 何谓腺上皮？分哪两类？

3. 广义的结缔组织包括哪些类型？与上皮组织比较结缔组织有哪些特点？
4. 说明疏松结缔组织中细胞间质和六种细胞的形态特点及功能。
5. 说明软骨的分类及各自的结构特点。
6. 骨组织中有哪些细胞，各自的形态和功能是什么？
7. 说明软骨膜和骨膜的结构特点及其在各自的生长和修复中的作用。
8. 简述骨髓的结构。
9. 比较骨骼肌、心肌和平滑肌纤维的光镜结构异同。

第三节 运动系统

一、运动系统的基本构成

运动系统(locomotor system)由骨、骨连结和骨骼肌组成。全身各骨借骨连结连接成骨骼(skeleton)，骨骼肌附着于骨，它们共同构成人体支架和基本轮廓，形成了颅腔、胸腔和腹腔等，对脑、心、肺、肝、脾和肠等器官具有支持和保护作用。在神经系统的支配调节和其他系统的配合下，骨骼肌收缩，牵引骨以关节为枢纽进行运动。骨骼肌是运动的动力器官，是运动的主动部分，而骨和骨连结是被动部分。此外，骨组织中有大量的钙盐和磷酸盐沉积，是钙、磷的储存库，参与体内钙与磷的代谢，骨髓具有造血功能。

二、骨与骨连结概论

(一)概述

1. 骨的形态　骨(bone)是一种器官，具有一定形态和构造，有丰富的血管、神经及淋巴管，不断地进行新陈代谢和生长发育，并有修复、再生和改建的能力。

成人有206块骨(见图2-18)，根据部位可分为颅骨、躯干骨和附肢骨三类；依据形态可分为长骨、短骨、扁骨和不规则骨。长骨多位于四肢，呈管状，分一体两端，内部的空腔称骨髓腔，两端有不同形状的光滑的关节面，如肱骨、股骨等。短骨较短小，近似立方形，位于连结牢固并运动灵活的部位，如手部的腕骨和足部的跗骨。扁骨呈板状，参与颅腔、胸腔等的构成，如胸骨、肋骨等。不规则骨形状各异，功能多样，主要位于颅部和脊柱，如椎骨、蝶骨等。

2. 骨的构造　骨由骨质、骨膜、骨髓与血管和神经等构成。

(1)骨质(bony substance)　分骨密质和骨松质两类。骨密质分布于骨的表面，质地坚硬，耐压性、抗扭曲力强。骨松质位于骨的内部，结构疏松，呈海绵状，弹性较大。

(2)骨膜(periosteum)　新鲜时呈淡红色，薄而坚韧。覆盖于骨的表面，含有丰富的血管、神经、成骨细胞和破骨细胞，对骨的营养、感觉、生长和修复起重要作用。

(3)骨髓(bone marrow)　位于骨髓腔和骨松质的间隙内，分为红骨髓和黄骨髓两种。胎儿及婴幼儿期均为红骨髓，有造血功能。约5岁后，长骨骨髓腔内的红骨髓逐渐被脂肪组织替代转为黄骨髓，失去造血功能。但短骨、扁骨和不规则骨等的骨松质内终生是红骨髓。

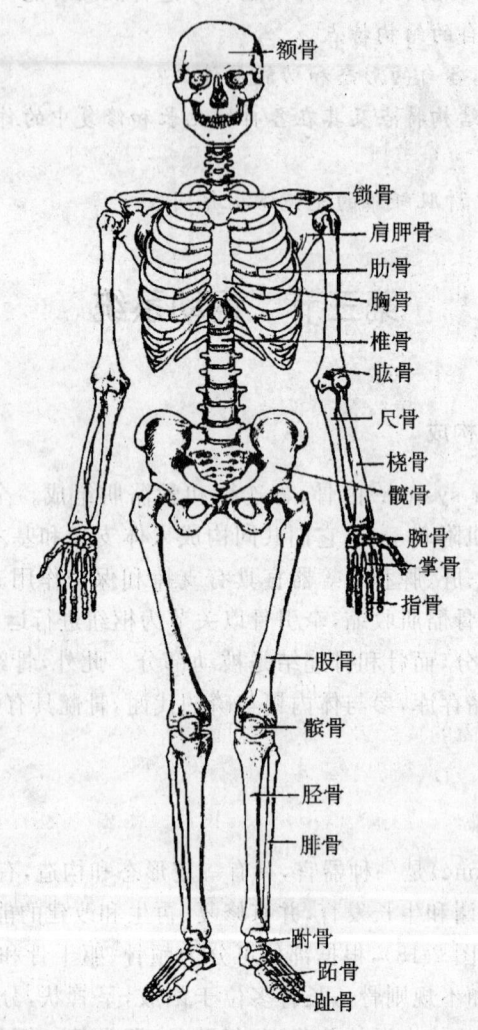

图 2-18　全身骨骼示意图

3. 骨的化学成分和物理特性　骨由无机物和有机物构成。有机物主要是骨胶原纤维和黏多糖蛋白,使骨具有弹性和韧性。无机物主要是钙盐,使骨具有硬度和脆性。这两种成分的比例,随年龄的增大而变化。从幼年到老年,无机物的比例逐渐增高。因此,幼年时骨的柔韧性大,也易变性;年长者易发生骨折。

4. 骨连结　骨与骨之间的连接装置称骨连结,分为直接连结和间接连结两类。

直接连结　指骨与骨之间借纤维结缔组织、软骨或骨连接在一起,相连结的骨面之间无间隙,活动少或不动。如颅顶诸骨间的缝,椎骨间的椎间盘。

间接连结　又称滑膜关节(synovial joint)。是骨与骨之间借其周围的结缔组织囊相连,相关节的骨面间具有充以滑液的腔隙,可进行各种形式的运动。

(1)关节的构造　包括基本结构和辅助结构(图 2-19)。

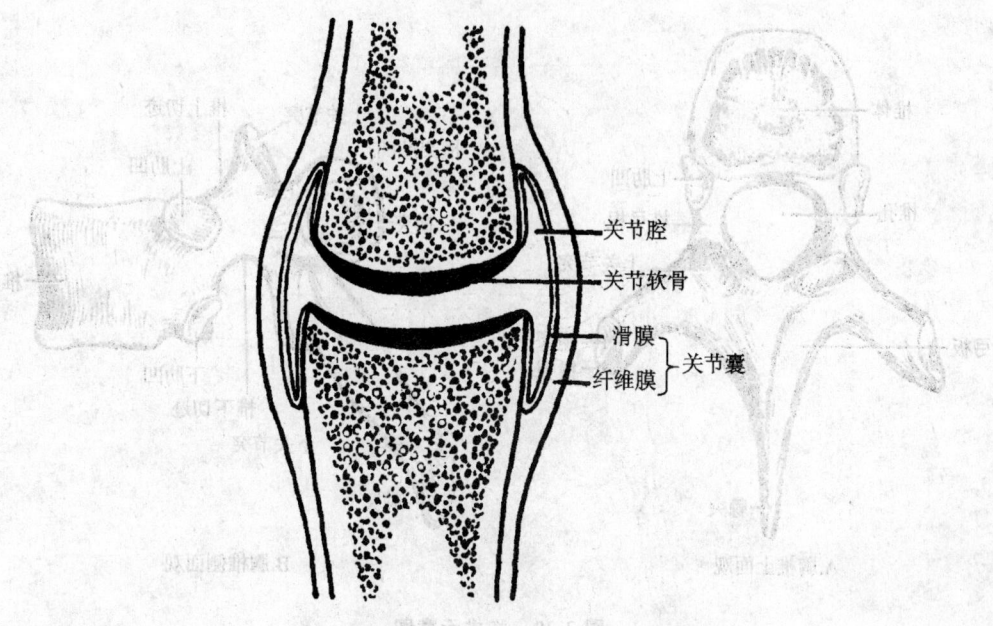

图 2-19　滑膜关节构造模式图

关节的基本构造有关节面、关节囊和关节腔。关节面的形状常为一凸一凹,分别称关节头和关节窝,表面覆以光滑而有弹性的关节软骨,可减少摩擦,缓冲震荡。关节囊由结缔组织构成,附着于关节面的周缘及其附近骨面上,分内、外两层,外层为纤维膜,厚而坚韧,有丰富的血管和神经;内层为滑膜,可产生滑液,减少运动中的摩擦并营养关节软骨。关节腔是关节囊滑膜层与关节软骨共同围成的密闭性腔隙,腔内呈负压,可增强关节的稳固性,有少量滑液,减少运动中的摩擦。

关节还具有韧带、关节盘、关节唇等辅助结构。每一关节所具有的辅助结构的形式和数量各不相同。

(2)关节的运动　在肌的作用下,关节可围绕着一定的轴进行屈、伸、内收、外展、旋转运动。关节的运动形式主要取决于关节面的形状,不同形状的关节可进行不同形式的运动。

(二)躯干骨及其连结

躯干骨包括椎骨、肋骨和胸骨。它们之间借骨连结形成脊柱和胸廓。

1. 脊柱　脊柱(vertebral column)由 7 块颈椎、12 块胸椎、5 块腰椎、1 块骶骨和 1 块尾骨共同组成。

椎骨(vertebrae)的形态,一般由位于前方的椎体和后方的椎弓构成,椎弓与椎体围成椎孔,全部椎孔连成容纳脊髓的椎管。椎弓与椎体相连接的部分较细称椎弓根,相邻椎骨的椎弓根之间围成椎间孔,有脊神经和血管通过。椎弓上有七个突起:1 对横突伸向两侧,1 个棘突伸向后方或后下方,上关节突和下关节突各一对,在椎弓根与椎弓板结合处分别向上、下方突起(图 2-20)。

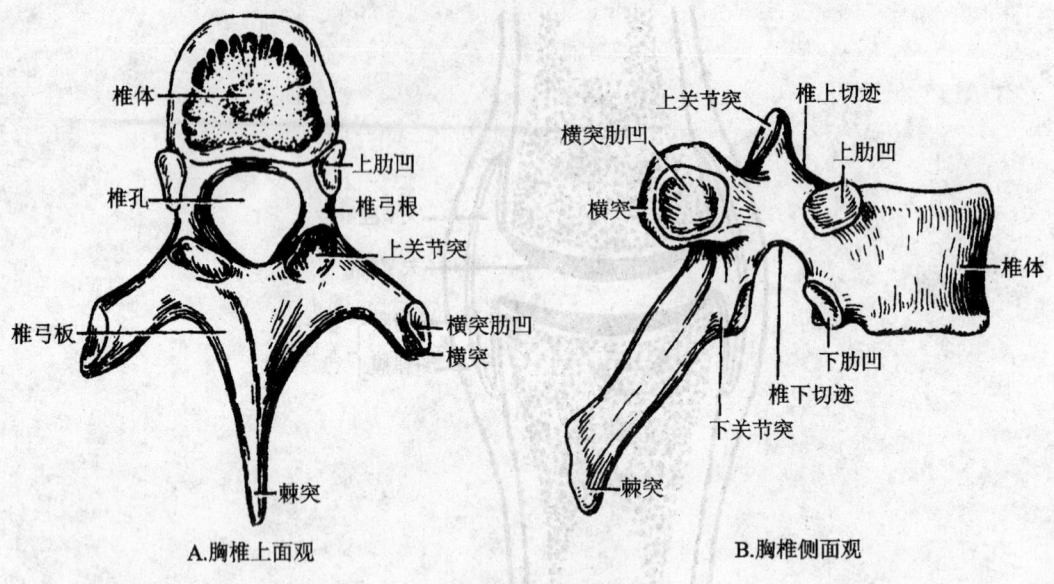

图 2-20 胸椎示意图

各椎骨间借椎间盘、韧带和关节相连结形成脊柱。

椎间盘(intervertebral disc)连结相邻椎骨的椎体。它由外部的纤维环和中央的髓核组成(图 2-21),坚韧而有弹性,除对椎骨的连接作用外,还可缓冲震荡。椎间盘的后外侧部较薄弱,损伤可造成纤维环破裂,髓核突向椎管或椎间孔,压迫脊髓或脊神经。椎体的前方和后方分别有自上而下的前纵韧带与后纵韧带加强椎体间的连结。

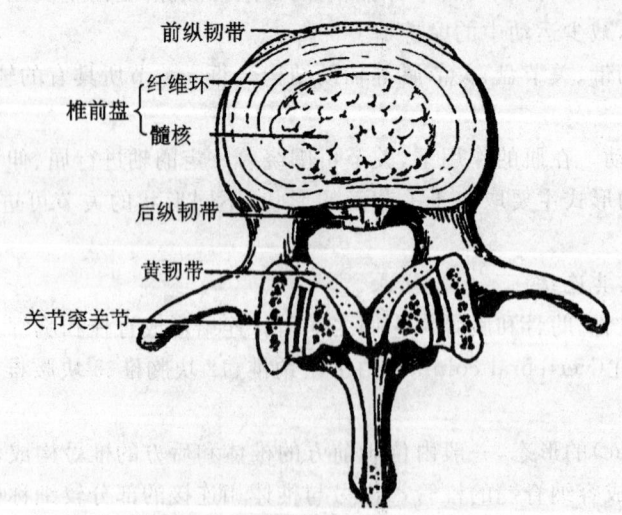

图 2-21 椎间盘与关节突关节示意图

从侧面观察,脊柱全长有颈、胸、腰、骶四个生理性弯曲,颈曲和腰曲凸向前,胸曲和骶曲凸向后。这些弯曲是在个体发育过程中,随着抬头、坐、站立、行走逐渐出现形成的,它可缓冲震荡,保护中枢神经系统,同时对维持人体的直立姿势起重要作用。

脊柱上承头颅,下接下肢,参与胸腔、腹腔和盆腔的构成,具有支持体重、传递重力、保护、容纳脏器及脊髓的功能。脊柱可进行前屈、后伸、侧屈、旋转、环转多种运动形式。

2. 胸廓　胸廓(thorax)由全部胸椎、12 对肋、胸骨及其间的骨连结共同构成。

胸骨(sternum)位于胸前壁正中,自上而下分胸骨柄、胸骨体及剑突三部分。胸骨的两侧缘有与锁骨及肋骨相连结的关节面。

肋由肋骨(ribs)和肋软骨构成。

成人的胸廓呈前后略扁的圆锥体形,上窄下宽,有上、下两口。胸廓对心、肺、肝等器官起支持和保护作用,胸廓的运动主要表现在呼吸运动。

(三)上肢骨及其连结

上肢骨共 64 块,各骨体积较纤小,其关节囊松弛,运动灵活,适于作灵活精细的运动。

1. 上肢骨　上肢骨包括锁骨、肩胛骨、肱骨、桡骨、尺骨各 1 块和手骨 27 块。

锁骨(clavicle)为一"～"形长骨,横架于胸廓前上方。肩胛骨(scapula)为三角形的扁骨,位于胸廓背面外上方。肱骨(humerus)位于臂部,桡骨(radius)位于前臂外侧,尺骨(ulna)位于前臂内侧。手部有腕骨 8 块,分别是手舟骨、月骨、三角骨、豌豆骨、大多角骨、小多角骨、头状骨和钩骨。掌骨从外侧向内侧依次排列为第 1～5 掌骨。指骨 14 块,除拇指为两节外,其余为三节。

2. 上肢的关节　锁骨内侧端与胸骨间形成胸锁关节,锁骨外侧端与肩胛骨间形成肩锁关节。

(1)肩关节(shoulder joint)　由肱骨上端与肩胛骨之间形成,关节囊松弛,运动幅度大,是全身最灵活的关节,可作屈、伸、内收、外展、旋转和环转运动。

(2)肘关节(elbow joint)　由肱骨下端与桡骨、尺骨的上端共同形成。肘关节囊的前后壁薄而松弛,两侧有韧带加强,可作大幅度的屈、伸运动。

此外,上肢骨间还有桡腕关节、腕骨间关节、腕掌关节、掌骨间关节、掌指关节和指骨间关节等,可使手部进行各种复杂而精细的运动。

(四)下肢骨及其连结

下肢骨共 62 块。下肢骨较上肢骨粗壮,其关节结构稳固,适应下肢支持体重、行走和跳跃的功能。

1. 下肢骨　下肢骨有髋骨、股骨、胫骨、腓骨、髌骨各 1 块和足骨 26 块。

髋骨(hip bone)由髂骨、耻骨和坐骨组成,15 岁后逐渐融合为一骨。股骨(femur)位于大腿,胫骨(tibia)位于小腿内侧,腓骨(fibula)位于小腿外侧。髌骨(patella)位于膝部。足骨包括 7 块跗骨(tarsal bones),它们是距骨、足舟骨、内侧楔骨、中间楔骨、外侧楔骨、骰骨和跟骨;5 块跖骨(metatarsal bones),相当于手的掌骨;14 块趾骨(phalanges of toes)。

2. 下肢的骨连结　骨盆(pelvis)由两侧的髋骨、骶骨和尾骨借骨连结形成。可分为前上方的大骨盆和后下方的小骨盆。骨盆具有承受传递重力、容纳和保护盆腔内器官的作用。女性骨盆还是胎儿娩出的产道,因此,男、女性骨盆有着明显的性别差。

髋关节(hip joint)由股骨上端与髋骨形成。髋关节囊坚韧结实,周围有许多韧带加强。髋关节可作屈、伸、内收、外展、旋内、旋外和环转运动,但运动幅度不及肩关节。髋关节除运动功能外,还承担重力传递,维持人体的直立姿势等功能。

膝关节(knee joint)由股骨下端、胫骨上端和髌骨构成,这是全身最复杂的关节。膝关节腔内有内、外侧半月板,有前、后交叉韧带将股骨与胫骨连结在一起;关节囊松弛并有韧带加强。膝关节主要可进行屈和伸运动,半屈膝时可轻度旋内和旋外。

下肢骨间的关节还有踝关节、跗骨间关节、跗跖关节、跖骨间关节、跖趾关节和趾间关节等。

足的跗骨和跖骨借骨连结形成凸向上的弓,称为足弓。足弓使足成为有弹性的三角支架,保证直立时足底着地的稳固性,在行走和跳跃时可缓冲震荡,并有保护足底血管和神经的功能。

(五)颅骨及其连结

1. 颅骨 颅骨(skull)共23块(图2-22),大多为不规则骨,据位置和功能可分为脑颅

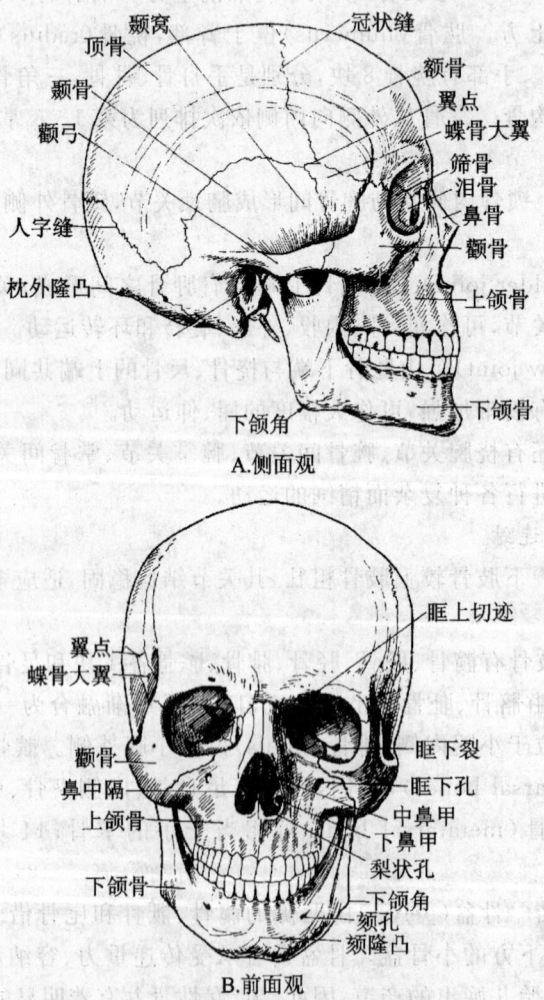

图 2-22 颅骨示意图

和面颅两部分。脑颅骨 8 块,包括顶骨(parietal bone)、颞骨(temporal bone)各两块,额骨(frontal bone)、筛骨(ethmoid bone)、蝶骨(sphenoid bone)、枕骨(occipital bone)各一块,主要形成颅腔,容纳脑。面颅骨 15 块,有泪骨(lacrimal bone)、鼻骨(nasal bone)、颧骨(zygomatic bone)、上颌骨(maxilla)、下鼻甲骨(inferior nasal concha)、腭骨(palatine bone)各两块及犁骨(vomer)、下颌骨(mandible)、舌骨(hyoid bone)各一块,形成颜面部支架和骨性眶腔、骨性鼻腔、骨性口腔等。

眶(orbit)为一对四棱锥体形深腔,容纳眼球及其附属结构。

骨性鼻腔(bony nasal cavity)位于面颅中央,由鼻中隔分为左右两半。

鼻旁窦(paranasal sinuses)是鼻腔周围颅骨内的含气空腔,依据所在骨分别称为额窦、筛窦、上颌窦和蝶窦,各对鼻旁窦分别开口于不同的鼻道。通常认为鼻旁窦对发音起共鸣作用,并能对吸入的空气有温暖和湿润作用。

2. 颞下颌关节　是颅骨连结中惟一的滑膜关节,由颞骨和下颌骨构成,主要完成张口、闭口、研磨等运动。

三、肌学概论

人体的肌(muscle)依据组织结构的不同分心肌、平滑肌和骨骼肌三类。平滑肌主要分布于血管壁和内脏空腔器官的壁,心肌分布于心壁。平滑肌和心肌受内脏神经调节,不受意志支配,属于不随意肌。骨骼肌受躯体神经支配,受人意志控制,称随意肌。全身骨骼肌大约有 600 多块,约占体重的 40%。每块肌是一个器官,有一定的形态、位置、结构和辅助装置,有丰富的血管、神经和淋巴管分布,受神经支配,完成一定的功能。

(一)概述

1. 肌的形态　按肌的形态,可将其分为长肌、短肌、阔肌和轮匝肌四类。长肌多布于四肢,收缩时长度显著缩短,能产生大幅度的运动。短肌多见于躯干部的深层,具有明显的节段性,收缩幅度小。阔肌呈片状,多分布于胸、腹壁,除运动功能外,还保护体腔内的脏器。轮匝肌呈环形,位于孔裂周围,收缩时使孔裂缩小或关闭。

2. 肌的构造　每块肌都是由肌腹(muscle belly)和肌腱(tendon)构成。肌腹红色柔软,主要由肌纤维构成,具有收缩和舒张能力;肌腱色白坚韧,由致密结缔组织构成,无收缩能力,能抵抗强大的张力。肌借肌腱附着于骨。长肌的腱多为条索状,阔肌的腱呈薄膜状。

3. 肌的辅助结构　肌周围有筋膜、腱鞘、滑液囊等辅助结构,协助肌的运动并对肌有支持和保护作用。

4. 肌的配布　骨骼肌跨越一个或多个关节附着于骨。肌的配布与关节的运动形式有关,在一个运动轴的相对侧配布有作用相反的肌或肌群,关节的运动形式越复杂,其周围配布的肌越多。在神经系统的支配下,各部骨骼肌间协调运动,共同完成其功能。

骨骼肌根据位置可分为头肌、躯干肌、四肢肌(图 2-23)。

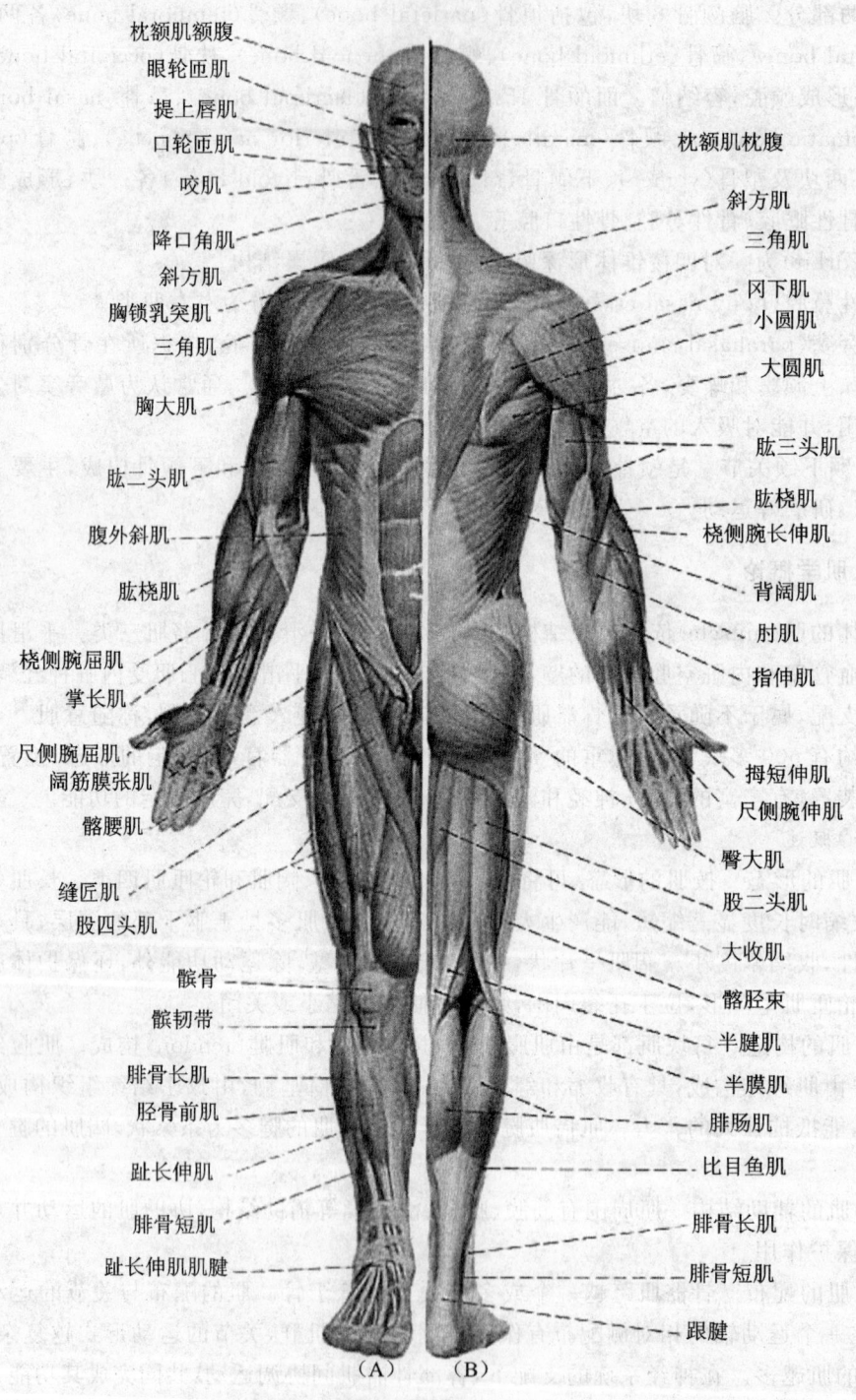

图 2-23 全身肌肉示意图（A 前面观　B 后面观）

（二）头肌

头肌分为面肌和咀嚼肌。

1. 面肌　面肌又称为表情肌,分布于面部孔裂的周围,有闭合或开大孔裂的作用,同时可牵动面部的皮肤运动,产生喜、怒、哀、乐等各种表情。

2. 咀嚼肌　咀嚼肌位于颞下颌关节的周围,可使下颌骨进行前后、左右、上下方向的运动,完成咀嚼功能。

(三)躯干肌

躯干肌包括颈肌、背肌、胸肌、膈肌、腹肌和会阴肌。

1. 颈肌　颈部的肌主要使颈部作屈、伸、侧屈及旋转运动。

2. 背肌　背肌主要有位于浅层的斜方肌、背阔肌和深层的竖脊肌等。斜方肌、背阔肌可运动上肢等,竖脊肌位于脊柱两侧,十分强大,可伸脊柱、仰头等。

3. 胸肌　胸肌主要有胸大肌、胸小肌、肋间肌等。胸大肌主要功能是运动上肢,肋间肌主要参与呼吸运动,提肋或降肋。

4. 膈肌　膈肌是穹隆状凸向胸腔的扁肌,位于胸、腹腔之间。膈有三个裂孔,分别有主动脉、食管、下腔静脉等重要结构通过。膈是重要的呼吸肌,收缩时圆顶下降,胸腔容积扩大,引起吸气,松弛时相反,引起呼气。

5. 腹肌　腹肌主要有位于腹前正中线两侧的腹直肌和腹外斜肌等,具有支持、保护腹腔器官的作用。它与膈共同收缩,可增加腹压,以助排便、排尿、呕吐、分娩和呼吸。

6. 会阴肌　会阴肌是封闭小骨盆下口诸肌的总称。会阴肌具有承托、保护盆腔器官的作用。

(四)四肢肌

1. 上肢肌　上肢肌以长肌为主,数量多,这与上肢进行精巧的运动机能相适应。包括肩肌、臂肌、前臂肌、手肌。

(1)肩肌　位于肩关节周围,运动肩关节。

(2)臂肌　位于臂部的肱骨周围,分前、后两群,如前群的肱二头肌、后群的肱三头肌等,主要功能为屈、伸肘关节。

(3)前臂肌　位于桡、尺骨的周围,分前、后两群,多为长肌,腱细长,通过肘、腕、掌、指各关节,主要功能是使前臂旋转,并运动手部各关节。

(4)手肌　手肌主要位于手掌侧面,肌数目多,且短小,适于手的精细动作,主要功能是运动手指。

2. 下肢肌　相对于上肢肌,下肢肌数量少,较粗壮,这对于维持人体的直立姿势和稳定起着重要作用。下肢肌分为髋肌、大腿肌、小腿肌和足肌。

(1)髋肌　位于骨盆壁的周围,并跨越髋关节,如臀大肌、髂腰肌等。

(2)大腿肌　位于股骨周围,起自髋骨,止于股骨或小腿骨,可运动髋关节和膝关节。如股四头肌主要伸膝关节,股二头肌等主要伸髋关节及屈膝关节。

(3)小腿肌　位于小腿骨的周围,主要运动踝关节和足部各种关节,如小腿三头肌等。

(4)足肌　足肌分布于足背和足底。主要功能是运动足趾、维持足弓。

四、运动卫生与健康

健康与运动同行!古希腊有三句名言:你想变得健康吗?你就跑步吧;你想变得聪明

吗？你就跑步吧；你想变得美丽吗？你就跑步吧。如今，越来越多的人崇尚健康，运动健身蔚然成风。

运动和体育锻炼可以改善血液循环功能，能使机体各部获得充足的营养，骨骼、肌肉的营养也得以改善。骨骼的物质代谢增强，使骨骼的弹性及韧性增加，防止骨质疏松，延缓骨的老化和骨关节退行性改变。运动可以提高肌肉的收缩与舒张能力，肌纤维变粗，肌力增强。运动使各关节保持较大的活动范围，关节内不断分泌滑液，关节软骨受力均匀，韧带强而有力，增强关节的稳固性。反复的肌肉活动训练，使神经系统兴奋和抑制的调节能力更趋完善，从而调节大脑皮层的功能。运动对内分泌系统，特别是对调节新陈代谢起重要作用的垂体——肾上腺系统以及胰腺等消化腺功能的影响更大，往往获得显著的改善。体育运动可以调动人体免疫系统的应激能力，增强免疫功能。

不运动的人，肌肉血液供应不足，往往造成肌肉营养缺乏而萎缩，力量减退，肌肉的弹性下降，而且容易发生损伤。缺乏运动的人，其高血压、动脉硬化、心脏病等心血管系统疾病的发生率大大高于经常参加体育锻炼的人。长时间缺乏运动，机体的免疫系统功能偏低，缺少抵御病菌和病毒的能力。另外，现代人伴随高节奏、高效率的工作方式，产生的以焦虑、忧郁等一系列情绪改变为主的心身疾病，更是与缺乏运动有着十分密切的关系。

要改善和提高健康素质，首先要建立运动促进健康的意识，要自觉地、有目标、有计划地开展健身运动。运动要把握适合、适时、适度的原则。每个人要根据自身的年龄、体质选择适当的运动方式、运动时间和运动强度。若有条件，通过对个人的体质素质进行测定和评价，在专业人员的科学指导下进行体育锻炼更有益于健康。

（张凤鸣）

复习思考题

1. 试述骨的构造和各部功能。
2. 说出上、下肢骨的名称和位置。
3. 试述关节的基本结构和辅助结构。
4. 关节的运动形式有哪些？决定关节运动形式的主要因素是什么？

第四节　神经系统

一、神经系统的基本构成

神经系统包括脑和脊髓，以及与脑和脊髓相连接并分布于全身各处的周围神经。神经系统是机体内主要的功能调节系统，它参与控制和调节其他各功能系统的活动，使机体成为一个有机的整体，以适应不断变化着的环境。可以说神经系统是机体的主导系统。神经系统在控制和调节机体的活动过程中，首先是借助感受器接受内、外环境中的各种刺激，这些刺激经传入神经传至脑和脊髓的各级中枢，在此对这些刺激进行分析、整合，然后

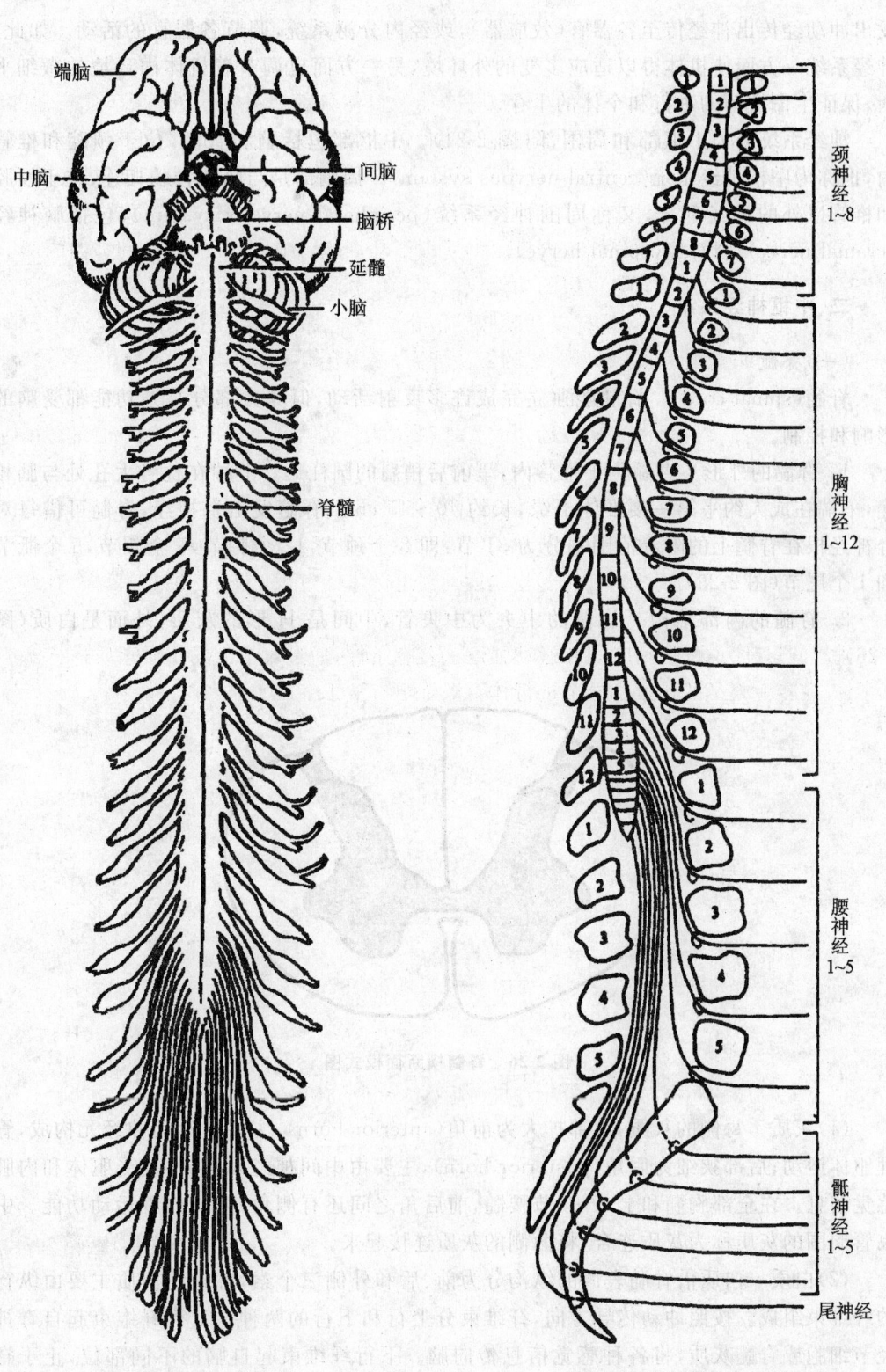

图 2-24 神经系统概述　　　　　图 2-25 脊髓节段与脊神经

发出冲动经传出神经传至各器官（效应器），或经内分泌系统，调节各器官的活动。如此，神经系统一方面使机体得以适应多变的外环境，另一方面也调节着机体内环境的微细平衡，保证生命活动的进行和个体的生存。

神经系统分为中枢部和周围部（图 2-24）。中枢部包括脑和脊髓，位于颅腔和椎管内，也称为中枢神经系统（central nervous system）。周围部是与脑和脊髓相连、位于颅腔和椎管以外的神经部分，又称周围神经系统（peripheral nervous system），包括脑神经（cranial nerve）、脊神经（spinal nerve）。

二、中枢神经系统

（一）脊髓

脊髓（spinal cord） 脊髓能独立完成许多反射活动，但其大部分复杂功能都受脑的影响和控制。

1. 脊髓的外形 脊髓位于椎管内，呈前后稍扁的圆柱形。上端在枕骨大孔处与脑相连，下端在成人约平第一腰椎体下缘，长约 40~45 cm。脊髓发出脊神经，脊髓可借每对脊神经根在脊髓上的附着范围划分为 31 节：即 8 个颈节，12 个胸节，5 个腰节，5 个骶节和 1 个尾节（图 2-25）。

2. 脊髓的内部结构 脊髓的中央为中央管，中间是 H 形的灰质，外面是白质（图 2-26）。

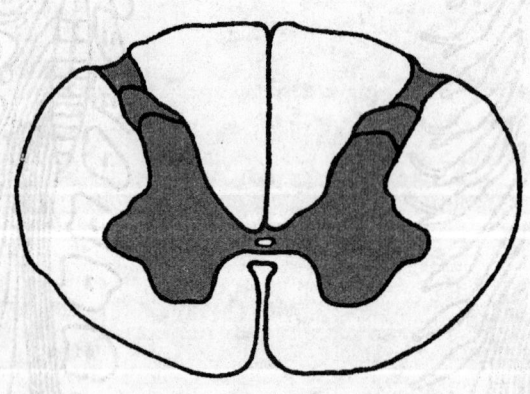

图 2-26 脊髓横断面模式图

(1) 灰质 每侧的灰质，前部扩大为前角（anterior horn），主要由运动神经元构成，管理躯体运动；后部狭细为后角（posterior horn），主要由中间神经元构成，接受躯体和内脏感觉信息。在全部胸髓和上 2~3 节腰髓，前后角之间还有侧角，主司内脏运动功能。中央管周围的灰质称为灰质连合，将两侧的灰质连接起来。

(2) 白质 白质借脊髓表面的纵沟分为前、后和外侧三个索，各索的白质主要由纵行的纤维束组成。按照冲动传导方向，纤维束分上行和下行的两种。上行纤维束起自脊神经节细胞或脊髓灰质，将各种感觉信息传向脑。下行纤维束起自脑的不同部位，止于脊髓。

前索内主要有下行的皮质脊髓前束,管理躯干肌的运动。

后索内主要有上行的薄束和楔束,传导躯干四肢的深感觉(位置觉、运动觉、震动觉和精细触觉)。

外侧索内有上行的脊髓丘脑束,传导躯干四肢的浅感觉(痛、温、触、压觉);下行的皮质脊髓侧束,管理四肢肌的运动。

(3)脊髓的功能　主要可分为传导和反射两个方面。前者主要借白质内的上、下行纤维束完成;后者主要通过灰质与周围神经的联系实现。

(二)脑

脑位于颅腔内,包括端脑、间脑、小脑、中脑、脑桥和延髓六部分。通常把中脑、脑桥、延髓三部分合称脑干(图2-27)。

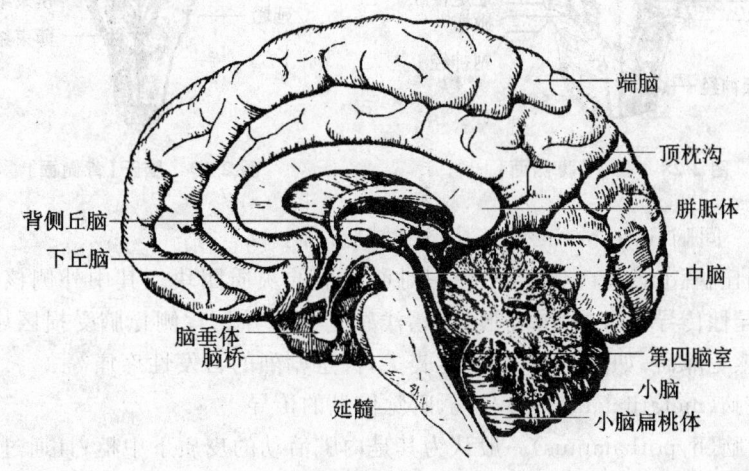

图 2-27　脑的矢状切面

1. 脑干　脑干(brain stem)上接间脑,下续脊髓,后连小脑,由延髓(medulla oblongata)、脑桥和中脑组成。脑干的内部结构远比脊髓复杂,其结构主要改变是:①灰质不再连贯成细胞柱,而变成断续的核团。有的是脑神经的发起或终止核,称脑神经核;有的是脑与脊髓和小脑间的传导中继核。②很多白质纤维束在脑干内交叉传导,打乱了本应像脊髓那样的灰、白质的界限。③延髓上部中央管向后敞开成为菱形窝,使原来脊髓前角和后角的腹背关系,变成内、外侧关系,即内侧为运动神经核,外侧是感觉神经核。④脑干中央区出现较大范围的灰、白质混杂的区域,称为网状结构。(如图2-28,图2-29)

2. 小脑　小脑(cerebellum)位于颅后窝内,以三个粗大的纤维束(小脑上、中、下脚)与脑干相连,上面隔小脑幕与大脑半球相邻。小脑由两侧的小脑半球和中部的小脑蚓组成。半球下面的最突出部位称为小脑扁桃体,当颅内高压时,可挤入枕骨大孔形成脑疝。小脑内部结构与脊髓、脑干不同。其大量的灰质位于表层,称小脑皮质,深面为白质构成的髓体,在髓体中包埋着数对灰质团块,即小脑核。

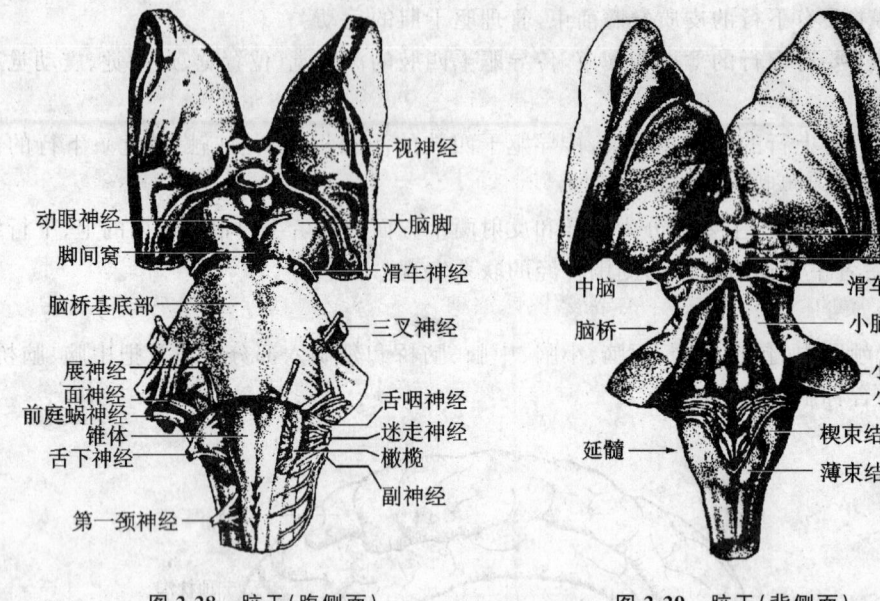

图 2-28　脑干(腹侧面)　　　　图 2-29　脑干(背侧面)

3. 间脑　间脑(interbrain)位于中脑和端脑之间。

(1)背侧丘脑(dorsal thalamus)为一对卵圆形的灰质团块。其中外侧核群的腹后核是重要的特异性传导中继核,参与肢体深、浅感觉的传导。背侧丘脑受损区域的不同,可出现不同的感觉障碍,如感觉过敏、感觉丧失,甚至剧烈的自发性疼痛等。

(2)后丘脑(metathalamus)参与视、听觉信息的传导。

(3)下丘脑(hypothalamus)一般认为其是内脏活动的皮质下中枢;且通过与脑垂体的密切联系,将神经、体液调节融为一体;同时,对体温、摄食、生殖、水盐代谢等起着重要的调节作用;也参与睡眠和情绪反应的调节。

4. 端脑　端脑(cerebrum)包括左、右两个大脑半球,笼罩着间脑,后方覆盖着中脑和小脑,为中枢神经结构最复杂、体积最大的部分,见图 2-27。

(1)大脑半球的外形、分叶

大脑半球有三个面,即朝向颅顶的上外侧面,两半球相对的内侧面和俯于颅底的下面。半球表面布满沟裂,称大脑沟(cerebral sulcus),沟与沟之间隆起的部分叫大脑回(cerebral gyrus)。各叶均有许多重要的沟、回,如额叶的中央前回、顶叶的中央后回、颞叶的颞横回等(图 2-30)。

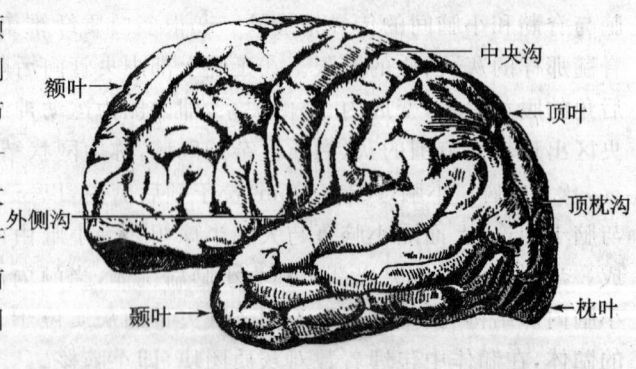

图 2-30　端脑上外侧面

(2)端脑的内部结构

大脑半球由浅入深由大脑皮质、髓质、基底核及侧脑室四部分构成。

1) 大脑髓质：每侧大脑半球的皮质深面，髓质中的纤维结构复杂，可分为三类：联系本侧半球的联络纤维，连接两侧半球的连合纤维和往返于端脑与其他脑及脊髓的投射纤维。其中以经过背侧丘脑、尾状核和豆状核之间的内囊（internal capsule）最为重要。内囊是半球内投射纤维出入大脑的门户，所以此处病灶即使不大，也可造成严重的后果。临床上的"脑溢血"大多发生在内囊附近。因血肿阻断了投射纤维，患者可出现对侧半身浅、深感觉丧失；对侧半身痉挛性瘫痪；两眼对侧视野偏盲，称"三偏症"。

2) 大脑皮质功能定位：大脑皮质是神经系统的最高级中枢。各种感觉信息传向大脑皮质后，经皮质的整合，或产生特定的意识性感觉、或贮存记忆、或产生运动冲动下传调控机体的活动。这就需要大脑皮质广泛的区域参加。但不同的功能相对集中在某些特定的皮质区，从事对一定机能的分析综合，是为皮质功能定位，通常称为"中枢"。如中央前回为躯体运动中枢，中央后回为躯体感觉中枢，颞横回为听觉中枢等。

三、周围神经系统

（一）脊神经

脊神经（spinal nerves）共 31 对。根据部位可划分为：颈神经 8 对，胸神经 12 对，腰神经 5 对，骶神经 5 对及尾神经 1 对。每对脊神经都是由连于脊髓的前根（anterior root）和后根（posterior root）在椎间孔处合并而成。前根的纤维主要来自脊髓灰质的前角和侧角，为运动性；后根在近椎间孔处有一由假单极神经元胞体聚集而成的椭圆形膨大，称脊神经节，其纤维由节发出，故为感觉性。因此，脊神经都是混合性神经。

（二）脑神经

脑神经（cranial nerves）：是连于脑的神经，共 12 对，常依罗马数字将其排序，且每对脑神经内所含神经纤维的种类不同。其基本情况见表 2-1 所示：

表 2-1 脑神经概况

序号	名称	性质	连脑部位	基本分布
Ⅰ	嗅神经	感觉	端脑	分布于鼻腔的嗅黏膜。
Ⅱ	视神经	感觉	间脑	分布于眼球的视网膜。
Ⅲ	动眼神经	运动	中脑	支配眼外肌（上、下、内直肌，下斜肌，上睑提肌）和眼内肌（瞳孔括约肌、睫状肌）。
Ⅳ	滑车神经	运动	中脑	支配眼外肌（上斜肌）。
Ⅴ	三叉神经	混合	脑桥	感觉纤维分布于头面部的皮肤、黏膜；运动纤维支配咀嚼肌。
Ⅵ	展神经	运动	脑桥	支配眼外肌（外直肌）。
Ⅶ	面神经	混合	脑桥	感觉纤维分布于舌前 2/3 黏膜上的味蕾；运动纤维支配表情肌的运动和唾液腺分泌。
Ⅷ	前庭蜗神经	感觉	脑桥	分布于内耳的位置觉和听觉感受器。
Ⅸ	舌咽神经	混合	延髓	感觉纤维分布于舌、咽、鼓室黏膜；运动纤维支配咽肌运动及唾液腺分泌。

(续表)

序号	名称	性质	连脑部位	基本分布
Ⅹ	迷走神经	混合	延髓	感觉纤维分布于咽、喉部及胸、腹腔脏器；运动纤维支配咽、喉肌，胸、腹腔脏器的心肌、平滑肌和腺体。
Ⅺ	副神经	运动	延髓	支配胸锁乳突肌、斜方肌。
Ⅻ	舌下神经	运动	延髓	支配舌肌。

(三) 内脏神经

内脏神经(visceral nerves)是周围神经系统的一个组成部分，主要分布于内脏、心血管和腺体。内脏神经和躯体神经一样，也含有感觉和运动两种纤维成分。

内脏运动神经调节内脏、心血管的运动和腺体的分泌，通常不受人的意志直接控制，故有人将内脏运动神经称为自主神经(autonomic nerve)；又因它主要是控制和调节动、植物共有的物质代谢活动，而不支配动物所特有的骨骼肌，所以也称之为植物神经(vegetative nerve)。

内脏感觉神经如同躯体感觉神经，其初级感觉神经元也位于脑神经和脊神经的神经节内，周围突则分布于内脏和心血管等处的内感觉器，把感受到的刺激传递到各级中枢，也可到达大脑皮质。内脏感觉神经传来的信息经中枢整合后，通过内脏运动神经调节这些器官的活动，从而在维持机体内、外环境的动态平衡，保持机体正常生命活动中，发挥重要作用。

1. 内脏运动神经 根据形态、机能的差异和药理学上的特点，内脏运动神经可分为交感神经和副交感神经两部分，分别归纳介绍如下。

(1) 交感神经

1) 低级中枢：交感神经(sympathetic nerve)的低级中枢位于脊髓胸1至腰3节段的侧角(中间外侧核)。

2) 周围部：交感神经的周围部包括交感神经节，以及由节发出的分支和交感神经丛等。

节后纤维按其走行方式的不同归纳为三种去向：

自椎旁节发出后返回脊神经，随脊神经至全身的血管、汗腺、竖毛肌等效应器。此部分纤维构成了灰交通支。31对脊神经内均有此类纤维。

攀附在部分动脉的外膜内的节后纤维形成神经丛(如颈内动脉丛、颈外动脉丛、腹腔丛、肠系膜上丛等)，随动脉分布到所支配的器官。

由内脏神经节直接分支到支配的脏器(图2-31)。

(2) 副交感神经

1) 低级中枢：副交感神经(parasympathetic nerve)的低级中枢是位于脑干内的四对内脏运动核和第2~4骶脊髓节段的骶副交感核。

2) 周围部：也由神经节和神经纤维构成。

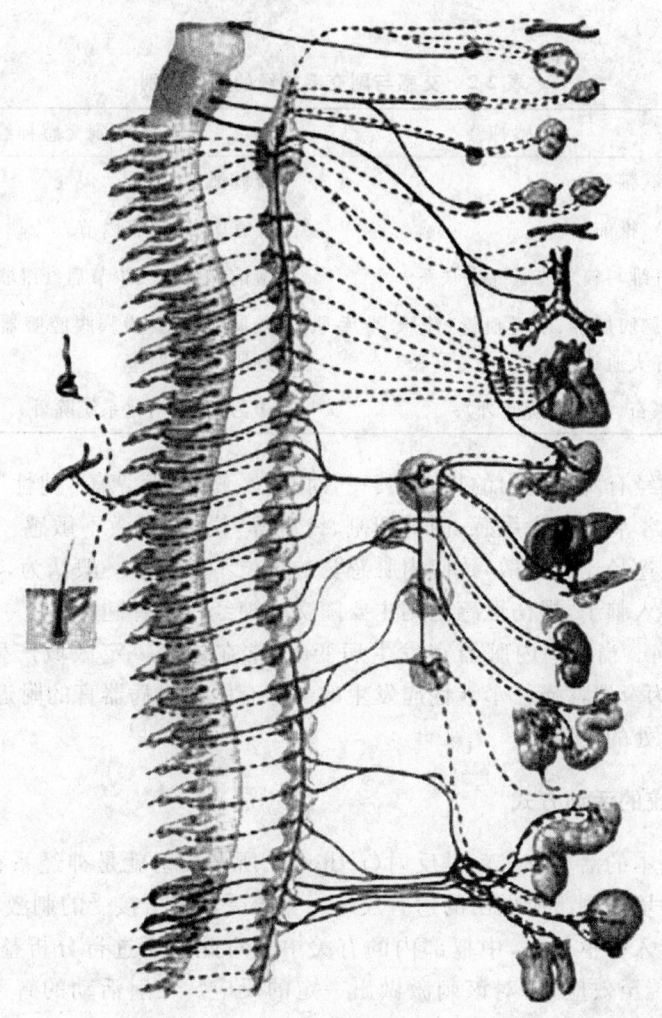

图 2-31 交感神经走行

神经节：依据其与所支配的器官的关系，分为器官旁节和器官内节两类。前者位于其支配的器官附近；后者是指位于其支配的器官内部的、较为分散的簇状神经元集合。

神经纤维：也有节前、节后之分。节前纤维系指自脑干的四对副交感核或骶副交感核发出的纤维。其随相应的神经（动眼神经、面神经、舌咽神经、迷走神经和骶神经）终止于相应的神经节。节后纤维系指自副交感节发出至其效应器（瞳孔括约肌、唾液腺、泪腺和胸腔、腹腔、盆腔的器官等）的纤维。

(3)交感与副交感神经的主要区别 交感神经和副交感神经同属内脏运动神经，对某些器官的支配相互协调，形成对立统一。但彼此又有若干明显的差别，见表 2-2。

2. 内脏感觉神经 内脏感觉神经(visceral sensory nerve)在脊神经，其胞体位于 31 对脊神经后根上的脊神经节中；周围突随交感、副交感神经分布至内脏器官；中枢突经脊神经后根进入脊髓，终于灰质后角。在脑神经，其胞体分别位于面神经、舌咽神经和迷走神经的内脏感觉神经节内；周围突随此三神经分布至相应器官；中枢突均终于脑干内的内脏感觉核（孤束核）。

表 2-2 交感与副交感神经的主要区别

	交感神经	副交感神经
低级中枢	脊髓胸、腰部。	脊髓骶部、脑干。
神经节	椎旁节、椎前节。	器官旁节、器官内节。
前后比例	节前纤维与较多节后纤维联系。	节前纤维与较少节后纤维联系。
分布范围	较广（胸腹脏器、全身血管、汗腺、竖毛肌、瞳孔开大肌等）。	较局限（主要为胸腹腔脏器、唾液腺、瞳孔括约肌、睫状肌等）。
协调管理	多为兴奋（消化系统除外）。	多为抑制（消化系统除外）。

内脏感觉神经有两个突出的特点：其一，对牵拉、膨胀、痉挛等"钝性"刺激和缺血、代谢产物积聚等化学刺激较为敏感；而对切割、针刺等"锐性"刺激不敏感。其二，由于内脏感觉神经的传入途径比较弥散，致使内脏感觉的定位不准确。一般认为，功能性感觉多随副交感神经传导入脑干，损伤性感觉则主要随交感神经传入脊髓。

3. 牵涉性痛　当某些内脏器官发生病变时，常在体表一定区域产生感觉过敏或痛觉，这种现象称为牵涉性痛。牵涉性痛发生的部位有的在患病器官的附近，有的则发生在距相应内脏较远处的皮肤。

四、神经系统的活动方式

神经系统基本的活动方式就是反射（reflex）。所谓反射就是神经系在调节机体的活动中，对内、外环境的刺激所做出的适宜反应。当感受器将所接受的刺激转变为神经冲动并经感觉神经传入中枢部时，中枢部内的有关中枢对此刺激进行分析整合，自此发出冲动，经运动神经传至效应器，对该刺激做出一定的反应。反射活动的解剖基础是反射弧（reflex arc）：感受器→感觉神经→中枢部→运动神经→效应器。

反射的分类方法较多。按反射中感受器的位置来分，临床上最常用的是浅反射和深反射。浅反射如角膜反射（以棉球轻触角膜，引起眨眼），接受刺激的感觉器位置浅表；深反射如膝反射（叩击膑韧带，伸小腿），接受刺激的感受器在深部的肌或腱中。若按反射弧中包括突触的多寡来分，可分为单突触反射和多突触反射。前者中枢过程简单，只经一次突触，后者中枢内要经多个突触。例如，对问题的解答即是一种复杂的多突触反射。依据反射建立的方式可分为先天性的非条件反射和后天获得的条件反射，后者使人类和高等动物能够更精确地积极地适应环境变化。在疾患状态，还可出现病理反射，如Babinski征等。

五、脑的高级神经活动

（一）条件反射

1. 条件反射　条件反射（conditioned reflect）的形成　在动物实验中，给狗吃食物，会引起唾液分泌，这是非条件反射。若在狗进食前，先给铃声刺激，再让它进食。如此多次反复，狗听到铃声会引起唾液分泌，条件反射形成。可见，条件反射的建立是无关刺激（食物）与非条件刺激（铃声）在时间上的多次结合，这个过程称强化。条件反射建立后，若失去强化，会逐渐减弱，最后不再出现，这称为条件反射的消退。

2. 条件反射的意义　条件反射与非条件反射有本质的区别。非条件反射是先天的本能行为，比较恒定，很少变化或者不变，而且数量有限；条件反射是后天获得的，是在非条件反射的基础上建立起来的比较复杂的行为，条件反射的数量几乎是无限的，而且具有极大的易变性，可以新建、消退、分化或改造。因此，机体在生命过程中，仅具备非条件反射将无法适应多变的环境。只有条件反射活动才能使机体具有更大的主动性、灵活性和对环境的高度完善的适应性。

3. 人类的条件反射　人类与动物在大脑皮质形成条件反射的功能存在本质的差别，表现在人类具备两个信号系统。巴甫洛夫把现实具体的信号称为第一信号，如铃声、灯光等，而把相应的词语称第二信号。大脑皮质对第一信号及第二信号发生反应的功能系统分别称为第一信号系统和第二信号系统，前者是人类与动物共有的，而后者是人类区别于动物的主要特征。因此，人类具有更复杂的条件反射活动。人类借助语言来表达思想，对一切现实事物和现象进行抽象概括，形成概念并进行推理，不断扩大认识能力，更深刻地认识和改造客观世界。

（二）学习和记忆

学习和记忆是脑的高级功能之一，学习是指人和动物依赖于经验来改变自身行为以适应环境的神经活动过程。记忆则是将学习到的信息贮存和读出的神经活动过程。

1. 学习和记忆的脑功能定位　关于学习和记忆的脑功能定位，目前有两种不同观点：一是认为脑内没有专一的部位损伤可以使学习和记忆功能永远丧失，损伤对学习和记忆的影响，仅与脑损伤的范围大小有关。学习和记忆是许多神经元集体活动的结果；二是认为记忆在脑内各部分分别加工、贮存，因而可以区别出不同种类的记忆。目前已知与记忆功能密切相关的结构有大脑皮质联络区、海马及邻近结构、丘脑和脑干网状结构等。

大脑皮质联络区是指感觉区、运动区以外的广大皮质区，它们之间有广泛的纤维联系，可以集中各方面的信息，并进行加工、处理，成为记忆痕迹的最后贮存区域。破坏联络区的不同区域可引起各种选择性的遗忘症（包括各种失语症和失用症）。

2. 遗忘　遗忘（amnesia）是指部分或完全失去回忆和再认的能力。遗忘是一种正常的生理现象。遗忘在学习后就开始，最初的遗忘速度非常快，以后逐渐减慢。例如，在学习20分钟后，遗忘可达到41.8%，可经过一个月后，遗忘也不过达到了78.9%。遗忘并不意味着记忆痕迹的消失，因为复习已经遗忘的材料总比学习新材料容易。引起遗忘的原因，一是条件刺激久不予强化，久不复习所引起的消退和抑制；二是后来信息的干扰。临床上将疾病情况下发生的遗忘称为记忆障碍，分为顺行性遗忘症和逆行性遗忘症两类，前者表现为不能保留新近获得的信息，多见于慢性酒精中毒；后者表现为不能回忆脑功能发生障碍前一段时间内的经历，多见于脑震荡。

（三）大脑皮质的语言中枢

语言是人类特有的功能，管理这些功能的中枢通常位于一侧大脑皮质。具有语言中枢的半球称优势半球，90%以上的人语言中枢位于左侧半球，这与人类大多数使用右手占优势密切有关。大脑皮质的不同部位损伤可引起不同的语言障碍:①运动性失语症(motor aphasia),由额下回的后部受损所致。病人不会说话,不能用词语来口头表达自己的思想,但能看懂文字并听懂别人讲话;②感觉性失语症(sensory aphasia),损伤颞上回后部所致。患者可以说话、阅读和书写,能听到声音,但听不懂别人讲话的含义;③失写症(agraphia),因损伤额中回后部所致。病人可以说话、阅读、听懂别人讲话,但不会书写,手本身的运动功能是正常的;④失读症(alexia),损伤角回可引起。患者视觉正常,但看不懂文字的含义。其他听、说、书写功能正常。以上各区域的功能密切相关,严重的失语症可同时出现以上四种语言功能活动的障碍。

研究指出,右侧半球皮质在非语词性的认知功能上占优势。如对空间辨认、深度知觉、触觉认识、音乐欣赏分辨等。右侧皮质顶叶损伤的病人,由于非语词性认知能力的障碍,常表现为穿衣失用症。

(四)运动系统损害的定位

1. 上运动神经元损害

(1)皮质 皮质运动中枢的局限性病变常表现为单个肢体(或面部)的中枢性瘫痪,称为单瘫。刺激性病变常引起对侧肢体某部的局限性抽搐。

(2)内囊 由于此处上、下神经传导纤维集中,一旦受损,常有对侧肢体中枢性瘫痪,并伴对侧偏身感觉障碍和双眼同向偏盲,称"三偏"征。

(3)脑干 一侧脑干病变,常累及病侧的脑神经运动核和尚未交叉至对侧的皮质脊髓束,常有病侧脑神经的下运动神经元瘫痪和对侧肢体上运动神经元瘫痪。称交叉瘫。

(4)脊髓 颈膨大以上损害,表现为四肢瘫;颈膨大以下损害,表现为截瘫。

2. 下运动神经元损害

(1)脊髓前角运动细胞 常表现为受损节段支配区的周围性瘫痪,肌肉萎缩,肌束震颤,无感觉障碍。

(2)前根 与前角相似,但因多伴有后根受累,故可出现根痛和节段性感觉障碍。

(3)周围神经 周围神经为混合性神经,受损后常有该神经分布区域的肌肉萎缩和感觉障碍。

3. 肌力的分级 肌力分为六级:0级,全瘫痪。一级,可见肌肉收缩,但无肢体运动。二级,有肢体运动,但不能克服地心引力,即肢体能在床上轻微水平活动,但不能抬离床面。三级,能克服地心引力而做主动运动,即肢体能抬离床面,但不能对抗阻力。四级,能对抗较弱的阻力,但不能对抗较大阻力。五级,正常肌力。

(李 跃 于智泉)

复习思考题

1. 简述端脑的外形分叶及内部结构的基本构成。
2. 交感神经与副交感神经有什么异同点?
3. 何谓条件反射和非条件反射?
4. 上运动神经元损害和下运动神经元损害在临床表现上有何不同?

第五节 呼吸系统

呼吸系统(respiratory system)的主要功能是从外界吸入氧气,呼出二氧化碳,进行气体交换。这种机体与外环境之间进行的气体交换过程,称为呼吸(respiration)。呼吸的生理意义在于维持机体内环境氧气和二氧化碳含量的相对稳定,保证组织细胞新陈代谢的正常进行。人体的呼吸全过程由三个相互衔接并同时进行的环节组成(如图2-32所示)。①外呼吸,包括肺通气(pulmonary ventilation),即肺与外界环境之间的气体交换过程;肺换气,即肺泡气与肺毛细血管之间的气体交换过程;②气体运输,即通过血液循环把氧由肺运送到组织,把二氧化碳由组织运送到肺的过程;③组织换气,即血液与组织细胞之间的气体交换过程。组织换气又称为内呼吸。其中肺通气是整个呼吸过程的基础,动力来源于呼吸运动,故狭义的呼吸通常仅指呼吸运动。此外,呼吸系统还有嗅觉功能、发音功能、肺的内分泌功能。

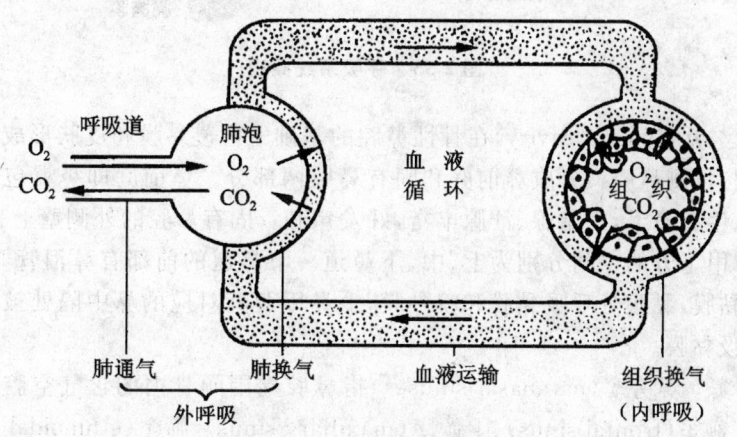

图2-32 呼吸全过程示意图

一、呼吸系统的基本结构

呼吸系统由呼吸道和肺组成。呼吸道包括鼻、咽、喉、气管和各级支气管;肺由肺内各级支气管、肺泡和肺间质构成。临床上把鼻、咽、喉称为上呼吸道,气管及各级支气管称为下呼吸道(图2-33)。

(一)鼻

鼻(nose)由外鼻、鼻腔和鼻旁窦三部分组成。鼻既是呼吸管道又是嗅觉器官。

1. 外鼻 外鼻(external nose)以骨和软骨为支架,覆以肌肉和皮肤构成。形态自上而下为鼻根、鼻背、鼻尖及两侧的鼻翼。

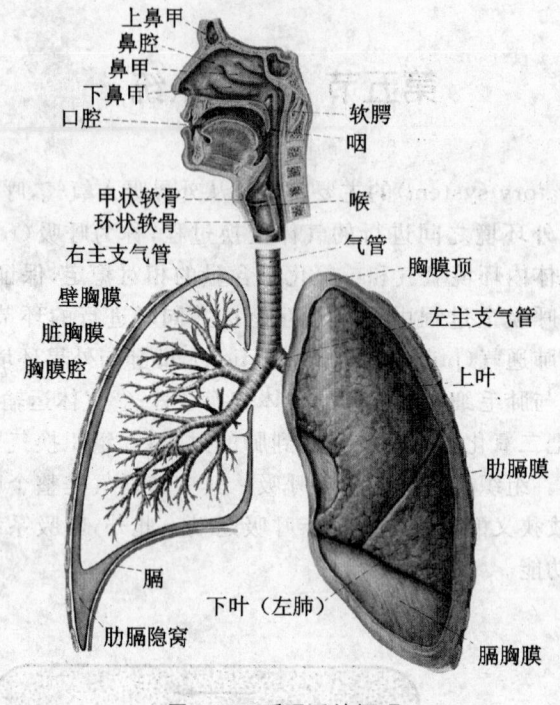

图 2-33 呼吸系统概观

2. 鼻腔　鼻腔(nasal cavity)在骨性鼻腔的基础上衬覆黏膜和皮肤形成，被鼻中隔分为左、右两侧，每侧鼻腔又分成鼻前庭和固有鼻腔两部分。鼻前庭即鼻翼包围的空间，内面衬以皮肤，生有鼻毛，皮脂腺、汗腺丰富，好发疖肿。固有鼻腔的外侧壁上有上、中、下三对鼻甲，各鼻甲下方的空间分别为上、中、下鼻道。下鼻道的前部有鼻泪管开口。鼻腔内侧面衬覆有黏膜，黏膜分呼吸黏膜和嗅黏膜，上鼻甲及其对应的鼻中隔处被覆嗅黏膜，其余部位为呼吸黏膜。

3. 鼻旁窦　鼻旁窦(paranasal sinuses)指鼻腔周围颅骨内的含气空腔，根据窦腔所在骨命名，有额窦(frontal sinus)、上颌窦(maxillary sinus)、筛窦(ethmoidal sinus)和蝶窦(sphenoidal sinus)四对。鼻旁窦均与鼻腔相通，鼻旁窦内衬覆黏膜，并与鼻腔黏膜相延续，故鼻腔炎症易引起鼻旁窦发炎。鼻旁窦可调节吸入气体的温度和湿度，还对发音起共鸣作用。

(二)咽

咽(pharynx)是呼吸系统与消化系统共用的管道。是前后略扁的漏斗形肌性管道。上起颅底，下端在第 6 颈椎体下缘与食管相延续。咽前壁不完整，分别与鼻腔、口腔和喉腔相通，据此毗邻关系，把咽腔分为鼻咽、口咽和喉咽三部分。

1. 鼻咽部　鼻咽部(nasopharynx)位于鼻腔后方，向前经鼻后孔与鼻腔相通。侧壁上有咽鼓管咽口，顶壁后部黏膜内有淋巴组织称咽扁桃体。

2. 口咽部　口咽部(oropharynx)位于口腔的后方，介于软腭与会厌上缘之间，上通鼻咽，下续喉咽，向前通口腔。侧壁有腭扁桃体窝，内容腭扁桃体。

3. 喉咽部　喉咽部(laryngopharynx)位于喉的后方，向前经喉口通喉腔。

(三) 喉

喉既是呼吸管道又是发音器官。

1. **喉的位置** 喉(larynx)位于颈前部中份,上经喉口与喉咽部相通,下端接续气管。喉两侧有颈部的大血管、神经及甲状腺侧叶。

2. **喉的构造** 喉以软骨为支架,以关节、韧带和肌肉连结,内面衬覆黏膜。

3. **喉腔** 喉腔(laryngeal cavity)内侧面衬覆有黏膜,并与咽和气管的黏膜相延续。声门裂是喉腔最狭窄的部位,声带(vocal cord)是由声襞及其襞内的声韧带和声带肌构成。声襞至环状软骨下缘的部分为声门下腔,此处黏膜下组织较疏松,炎症时易发生水肿,若在婴幼儿,则导致呼吸困难。

(四) 气管与主支气管

均是输送气体的管道。

1. **气管** 气管(trachea)由14～17个"C"形的气管软骨环、平滑肌和结缔组织构成。内侧面衬覆黏膜,气管软骨环的缺口向后,缺口处由气管膜壁封闭,膜壁由弹力纤维和平滑肌纤维构成。气管位于食管前方,上端平第六颈椎体下缘续于喉,经颈前部正中,向下进入胸腔,在胸骨角平面分为左、右主支气管,分杈处称气管杈。

2. **主支气管** 支气管(bronchi)是由气管分出的各级分支,其中一级分支为左、右主支气管。主支气管在肺门处分为肺叶支气管,进入肺叶。右主支气管短而粗,长约2～3cm,走行方向近乎垂直,与气管延长线之间形成22°～25°的角;左主支气管细而长,长约4～5cm,走行方向较倾斜,与气管延长线之间形成35°～36°的角,故误入气管的异物较易坠入右主支气管(图2-34)。

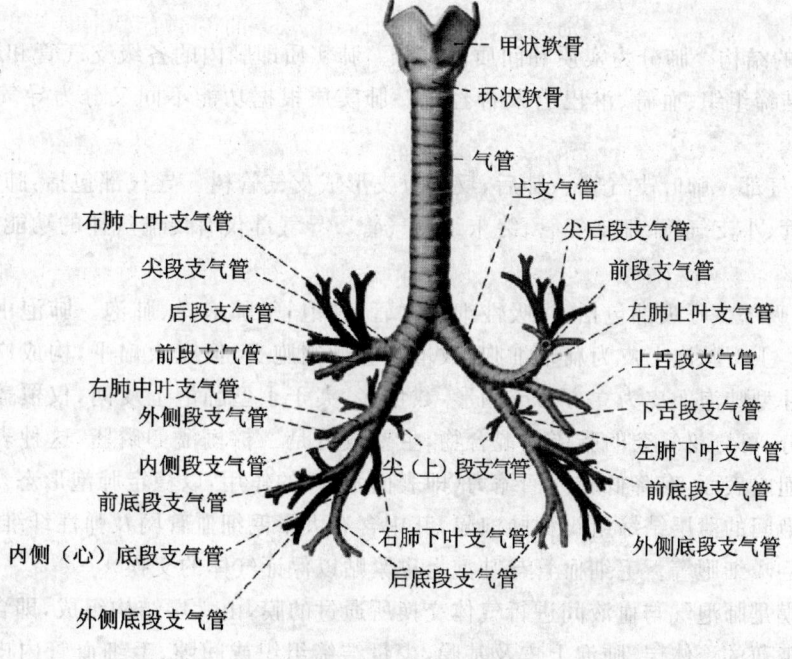

图2-34 气管、支气管模式图

(五)肺

肺(lung)是气体交换的场所。

1. 肺的位置和形态 肺左、右各一,位于胸腔内,纵隔的两侧。左肺狭长,分两叶;右肺短粗,分三叶。每侧肺的形态似半个圆锥体。肺上端圆钝称肺尖(apex of lung),突入颈根部,高出锁骨内侧 1/3 段上方 2~3 cm。下端凹陷称肺底(base of lung),与膈相邻。外侧面与肋毗邻称肋面(costal surface)。内侧面为纵隔面(mediastinal surface),其中央凹陷称肺门(hilum of lung),是肺的血管、支气管、神经和淋巴管出入的部位。进出肺门的结构被结缔组织包裹,构成肺根(root of lung)(图 2-35)。

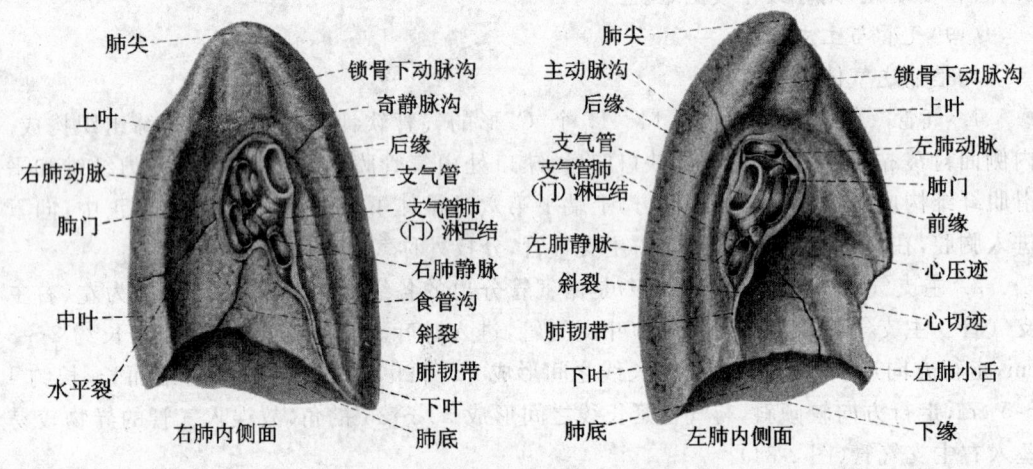

图 2-35 左右肺内侧面示意图

2. 肺的结构 肺分为实质和间质两部分。肺实质即肺内的各级支气管和肺泡,间质指肺内的结缔组织、血管、淋巴管及神经等。肺实质根据功能不同又分为导气部和呼吸部。

(1)导气部 肺叶支气管入肺后,反复分支形成支气管树。导气部包括:肺叶支气管、肺段支气管、小支气管、细支气管、终末细支气管。导气部仅有传输气体的功能,不能进行气体交换。

(2)呼吸部 呼吸部包括:呼吸性细支气管、肺泡管、肺泡囊、肺泡。肺泡由两型肺泡上皮组成。Ⅰ型肺泡上皮为扁平细胞,数量较Ⅱ型细胞少,但宽大扁平,构成广阔的气体交换面。Ⅱ型肺泡上皮为立方形或圆形,数量多,夹于Ⅰ型肺泡上皮间,仅覆盖肺泡表面的一小部分,可分泌复杂的脂蛋白混合物,主要成分是二棕榈酰卵磷脂,这种表面活性物质布于肺泡内表面,有降低肺泡回缩力(即表面张力)的作用,以稳定肺泡形态。

两肺泡间的薄层结缔组织称肺泡隔,其中含有大量毛细血管网及弹性纤维,还有成纤维细胞和巨噬细胞等。毛细血管与肺泡上皮紧贴以保证气体的交换。

呼吸膜是肺泡气与血液间进行气体交换所通过的膜,由六层结构组成,即含肺表面活性物质的极薄的液体层、肺泡上皮及基膜,少量结缔组织或间隙、毛细血管内皮及基膜共同形成。这也是毛细血管内血液与肺泡内气体间进行交换的屏障,故也称气-血屏障。

3. 肺的血管　肺有两套血管系统。一是肺行使功能进行气体交换的肺动脉和肺静脉系统,二是营养肺组织的支气管动脉和支气管静脉。肺动脉入肺后,随支气管的分支而分支,形成肺泡壁毛细血管网,经气体交换后,汇集成小静脉,逐级汇集,最后形成肺静脉,出肺。支气管动脉入肺后,与支气管伴行,沿途分支形成毛细血管网,营养各级支气管管壁和胸膜,最后汇集成小静脉,其中一部分注入肺静脉,另一部分合成支气管静脉出肺。

(六)胸腔、胸膜和胸膜腔

1. 胸腔　胸腔(thorax)由胸廓与膈围成,上经胸廓上口与颈部相连通,下界借膈与腹腔分隔。胸腔分为三部,即左、右两侧为胸膜腔和肺,中间为纵隔。

2. 胸膜　胸膜(pleura)为浆膜,分脏胸膜和壁胸膜两部分。脏胸膜覆盖于肺表面,并深入肺裂。壁胸膜依据其部位分为:①胸膜顶,突入颈根部,覆盖肺尖;②肋胸膜,衬覆于胸壁内面;③膈胸膜,覆盖于膈上面;④纵隔胸膜,覆盖于纵隔两侧(图 2-36)。

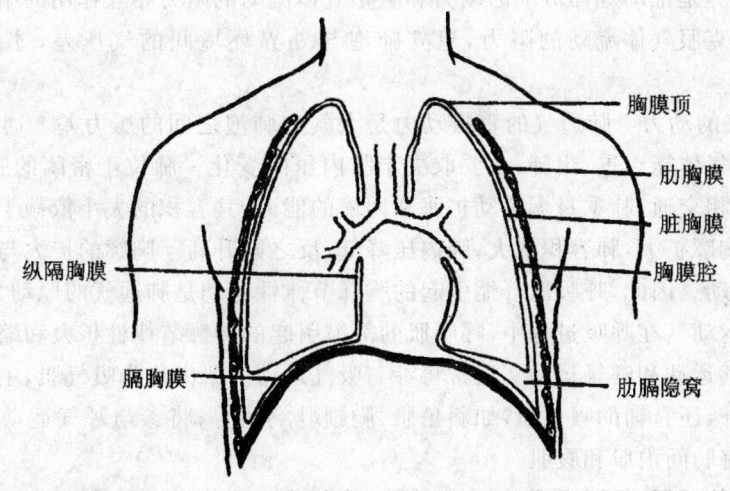

图 2-36　胸膜与胸膜腔模式图

3. 胸膜腔　脏、壁胸膜在肺根处相互移行形成一潜在的密闭腔隙称胸膜腔(pleural cavity)。胸膜腔左、右各一,互不相通,腔内为负压,含少量滑液,起润滑作用。在肋胸膜和膈胸膜移行处,形成半环形腔称肋膈隐窝,即使在肺深吸气时肺下缘也不能伸入此空间,这也是胸膜腔的最低部位,易积存液体。

(七)纵隔

纵隔(mediastinum)是两侧纵隔胸膜之间所有器官和组织的总称。纵隔介于胸廓上口和膈之间。前界是胸骨,后界是脊柱,两侧是纵隔胸膜,纵隔内有重要器官。

二、肺通气

肺通气(pulmonary ventilation)是指肺与外环境之间进行气体交换的过程。

实现肺通气的结构:呼吸道、肺和胸廓等。呼吸道是沟通肺泡与外界环境的气体通道,肺泡是实现肺泡与血液气体交换的场所;胸廓的节律性呼吸运动则是实现肺通气的动力。

肺泡是由上皮细胞构成的半球形小囊泡,人的两肺约有三亿多个肺泡,且每个肺泡周围约有数百条毛细血管包绕;肺泡内气体和血液中气体的交换是通过肺泡和血管之间的组织,即呼吸膜进行的;所以,肺泡是实现肺泡与血液气体交换的场所。

胸廓由脊柱、肋骨、胸骨以及肋间肌等胸壁软组织共同构成,底部由富有弹性的膈肌封闭,膈肌呈圆顶状,其凸隆向上朝向胸腔;当膈肌收缩时,其圆顶下降,使胸廓的上下径增大。肋间外肌起自上一肋骨的下缘,斜向前下方走行,止于下一肋骨的上缘。当肋间外肌收缩时,上提肋骨和胸骨,肋骨下缘向外侧偏转,使胸廓的前后径和左右径增大。肋间外肌和膈肌的节律性舒缩是引起胸廓扩大和缩小而产生呼吸的主要肌肉,故称之为呼吸肌。此外,用力呼吸时还有肋间内肌、斜角肌、胸锁乳突肌和腹肌等肌肉参与;这些肌肉统称为辅助呼吸肌。

(一)肺通气原理

气体进出肺是推动气体流动的动力和阻止气体流动的阻力相互作用的结果。只有气体流动的动力克服气体流动的阻力,建立肺泡与外界环境间的气压差,才能实现肺通气。

1. 肺通气的动力　肺通气的直接动力是大气与肺泡之间的压力差。通常大气压是个常数,因此,气体能否进、出肺,主要取决于肺内压的变化。肺位于密闭的胸廓中,通过呼吸道与外界相交通;肺本身无主动扩张和回缩的能力,其容积的大小依赖于胸廓容积的改变而变化;胸廓扩大,肺容积增大,肺内压降低;反之则升高。胸廓的扩大与回缩又取决于呼吸肌的活动。因此,呼吸肌舒缩引起的胸廓节律性运动是肺通气的原动力。

(1)呼吸运动　在呼吸过程中,呼吸肌的舒缩引起的胸廓节律性扩大和缩小称为呼吸运动,包括吸气运动和呼气运动。通常将参与吸气运动的肌肉称为吸气肌,主要有膈肌和肋间外肌,此外,还有辅助吸气肌,如斜角肌、胸锁乳突肌等;将参与呼气运动的肌肉称为呼气肌,主要有肋间内肌和腹肌。

呼吸运动的过程,根据呼吸的深度不同,可将呼吸运动分为平静呼吸和用力呼吸两种:①平静呼吸:是指在安静状态下的呼吸。吸气运动是由膈肌和肋间外肌收缩引起胸廓扩大,肺随之扩张,肺容积增大,肺内压降低,当肺内压低于大气压时,气体经呼吸道入肺,完成吸气活动。膈肌和肋间外肌舒张时,膈肌、肋骨和胸骨回位,使胸廓和肺相继回缩,肺容积减小,肺内压升高,当肺内压高于大气压时,气体经呼吸道出肺,完成呼气活动。因此,平静呼吸时,吸气是耗能的,为主动过程,呼气则是被动的。②用力呼吸:用力吸气时,除膈肌、肋间外肌收缩外,胸锁乳突肌、斜角肌等辅助吸气肌也参与收缩,使胸廓和肺的容积进一步扩大,肺内压进一步降低,以增加吸气量。用力呼气时,除吸气肌舒张外,还有肋间内肌、腹肌的收缩,使胸廓和肺的容积进一步缩小,肺内压进一步升高,以增加呼气量。因此,用力呼吸时,吸气和呼气运动都有呼吸肌参与,故都是主动的过程。

根据呼吸运动的形式,除分为上述平静呼吸和用力呼吸外,又可将呼吸运动分为腹式呼吸和胸式呼吸。膈肌舒缩引起腹内压的降低或升高,伴随腹壁的起伏,因此,将主要以膈肌舒缩为主的呼吸运动称为腹式呼吸。肋间外肌舒缩伴随胸壁的起伏,因此,将主要以肋间外肌舒缩为主的呼吸运动称为胸式呼吸。正常成年人,呈腹式和胸式混合式呼吸。只有在腹部和胸部活动受限时才表现出以某一种呼吸型式为主。如妊娠、腹水或腹部肿瘤等情况下,膈肌活动受到限制,明显表现为胸式呼吸。而胸膜炎、胸膜腔积液患者,胸廓活动受限,明显表现为腹式呼吸。

(2) 肺内压(intrapulmonary pressure) 是指肺泡内的压力,可随呼吸运动发生周期性的变化。在平静呼吸过程中,吸气初,肺容量增大,肺内压降低,约低于大气压 1～2 mmHg(0.13～0.27 kPa),气体入肺。随着肺泡内气体的增加,肺内压逐渐升高,至吸气末,肺内压与大气压相等,吸气停止。呼气初,肺容量减小,肺内压升高,约高于大气压 1～2 mmHg(0.13～0.27 kPa),气体出肺。随着肺泡内气体的减少,肺内压逐渐降低,至呼气末,肺内压与大气压相等,呼气停止。

(3) 胸膜腔内压 胸膜腔内的压力称为胸膜腔内压(intrapleural pressure)。肺之所以能随胸廓运动,是因为在肺和胸廓之间存在着一个密闭、潜在的胸膜腔和肺本身具有弹性。胸膜腔由脏层和壁层两层连续的胸膜构成,胸膜腔内没有气体,仅有少量浆液。浆液作用:一是在两层胸膜间起润滑作用,二是浆液分子的内聚力使两层胸膜互相贴附在一起,不易分开,故肺可以随着胸廓的运动而运动。

胸膜腔内压通常比大气压低,如以大气压为 0 时,胸膜腔则为负压。胸膜腔内负压的形成与作用于胸膜腔的两种力有关:一是肺内压,使肺泡扩张;二是肺的回缩产生的力,使肺泡缩小。胸膜腔内的压力是这两种方向相反力的代数和,即:胸膜腔内压＝肺内压－肺回缩压。在吸气末或呼气末,肺内压等于大气压,因而胸膜腔内压＝大气压－肺回缩压。若以大气压为 0,则胸膜腔内压＝－肺回缩压。因此,胸膜腔内负压实际是由肺的回缩造成的。在正常呼吸时,不论吸气还是呼气,胸内压都是负压。

胸膜腔负压具有重要生理意义:①胸膜腔负压作用于肺,有利于肺的扩张;②胸膜腔负压作用于胸腔内的腔静脉和胸导管,促进静脉血及淋巴液的回流。如气胸时,对肺通气和静脉血及淋巴液的回流将产生严重影响。

2. 肺通气的阻力 呼吸运动产生的动力,克服了肺通气的阻力后才能实现肺通气的功能。肺通气的阻力包括弹性阻力和非弹性阻力。前者是平静呼吸时的主要阻力,约占总阻力的 70%;后者约占总阻力的 30%。

(1) 弹性阻力 弹性阻力是指弹性组织在外力作用下变形时所产生的对抗变形的力。肺和胸廓都是弹性体,对呼吸运动都具有阻力,称为弹性阻力。肺弹性阻力包括肺泡内表面液-气界面形成的表面张力和肺弹性纤维的回缩力。前者约占肺弹性阻力的 2/3,后者约占肺弹性阻力 1/3。胸廓弹性阻力,即胸廓的弹性组织的回位力。

(2) 非弹性阻力 非弹性阻力指的是弹性阻力以外的阻力,包括气道阻力和黏滞阻力。黏滞阻力来自呼吸时组织相对位移发生的摩擦。气道阻力是指气体通过呼吸道时,气体分子之间以及气体与气道壁之间的摩擦力。正常情况下气道阻力约占非弹性阻力的 80%～90%,是非弹性阻力的主要成分。

(二) 肺容量

肺容量是指肺容纳的气体量。在肺通气过程中,肺容量随着出入肺的气体量而变化(如图 2-37)。

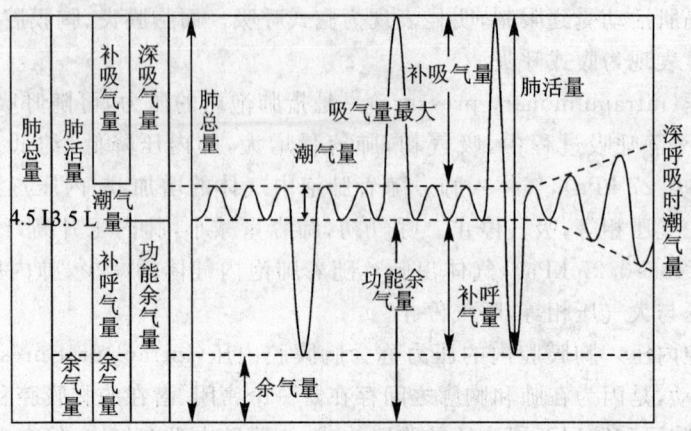

图 2-37 肺容积和肺容量示意图

1. 潮气量 平静呼吸时,每次吸入或呼出的气体量称为潮气量,正常成人约为400~600 mL,平均约500 mL。

2. 补吸气量和深吸气量 平静吸气末再尽力吸气所能吸入的气量称补吸气量。正常成人约为1 500~2 000 mL。补吸气量与潮气量之和,称深吸气量。

3. 补呼气量 平静呼气末再尽力呼气所能呼出的气量称补呼气量。正常成人约为900~1 200 mL。

4. 肺活量和用力呼气量 做一次最大吸气后,再尽力呼出的气量称为肺活量。它是潮气量、补吸气量与补呼气量三者之和。正常成年男性约为3 500 mL,女性约为2 500 mL。肺活量作为肺通气功能指标,有其不足之处,如肺组织弹性降低或呼吸道狭窄的患者,通气功能已有损害,但通过延长呼气时间,肺活量仍可达正常范围。所以,通常测定用力呼气量作为衡量肺通气功能的指标。用力呼气量又称时间肺活量,是指最大吸气后,以最大的力量最快的速度将气呼出,测定前三秒呼出的气体量所占肺活量的百分比。正常人第1,2,3秒末的用力呼气量分别为83%,96%,99%。其中第1秒用力呼气量最有意义。肺弹性降低或阻塞性肺疾患,用力呼气量可明显降低。因此,用力呼气量可反映肺的动态呼吸功能。

5. 余气量和功能余气量 最大呼气后,肺内仍保留不能呼出的气量称余气量。正常成年男性为1 500 mL,女性为1 000 mL。平静呼气末,肺内存留的气量称功能余气量。它等于余气量和补呼气量之和。

6. 肺总量 肺所能容纳的最大气体量为肺总量。它是肺活量和残气量之和。各人的肺总量因性别、年龄、身材、运动锻炼情况和体质改变而异,正常成年男性约为5 000 mL,女性约为3 500 mL。

(三)肺通气量和肺泡通气量

1. 每分通气量与最大通气量 平静呼吸时,每分钟吸入或呼出的气体量称为每分通气量,其计算公式为:每分通气量=潮气量×呼吸频率。

平静呼吸时,正常成年人呼吸频率为12~18次/分钟,潮气量500 mL,则每分通气量约为 6～8 L。每分通气量随性别、年龄、身材和活动量的不同而有差异。尽最大努力作深快呼吸时，每分钟所能吸入或呼出的气量称为最大肺通气量（亦称最大随意通气量）。它反映单位时间内充分发挥全部通气能力所能达到的通气量，是估计个体能进行多大运动量的生理指标之一。正常成年男性约为 100～120 L，女性约为 70～80 L。

2. 肺泡通气量　每次吸气时，只有进入肺泡的气体才能与血液进行气体交换。而在呼吸过程中，每次吸气总有一部分气体留在没有气体交换功能的呼吸道内，故将这部分呼吸道容积称为解剖无效腔，其容积约为 150 mL。进入肺泡的气体，也可因血流在肺内分布不均而未能与血液进行气体交换，未能发生交换的这一部分肺泡容量称肺泡无效腔。解剖无效腔与肺泡无效腔合称生理无效腔。正常人的肺泡无效腔接近于零，因此，生理无效腔与解剖无效腔基本相等。为了计算真正有效的气体交换量，应以肺泡通气量为准。每分钟吸入肺泡与血液进行气体交换的新鲜空气量称为肺泡通气量。其计算公式如下：

肺泡通气量＝（潮气量－解剖无效腔气量）×呼吸频率

表 2-3　每分肺泡通气量（mL）与呼吸深度和频率的关系

呼吸形式	每分钟通气量	肺泡通气量
平静呼吸	500×12=6000	(500-150)×12=4200
浅快呼吸	250×24=6000	(250-150)×24=2400
深慢呼吸	1000×6=6000	(1000-150)×6=5100

安静时，正常成人潮气量 500 mL，解剖无效腔气量为 150 mL，呼吸频率为 12 次/min，则肺泡通气量约为 4 200 mL/min，相当于每分通气量 70%。如果潮气量减少一半（250 mL），呼吸频率增加一倍（24 次/min），此时每分通气量不变，但肺泡通气量则明显减少（2 400 mL/min）。因此，从气体交换的角度考虑，在一定范围内，深而慢的呼吸比浅而快的呼吸效率要高。在某些缺氧情况下要鼓励采用深而慢的呼吸。

三、呼吸气体的交换

呼吸气体的交换是指肺泡与血液之间以及血液与组织细胞之间进行的 O_2 和 CO_2 的交换过程。包括肺换气和组织换气。尽管换气的部位不同，但换气的原理基本相同，O_2 和 CO_2 的交换都是顺自己的分压差以扩散的方式通过呼吸膜实现的。分压差越大，气体扩散的速率越快。混合气体中某一种气体所占的压力称该气体的分压。可用混合气体的总压力乘以该气体所占容积的百分比求得。

气体的扩散速率还受到气体分子量和溶解度等的影响。在相同条件下，气体扩散速率与气体分子量的平方根成反比，如果扩散发生在液-气相之间，则气体的扩散速率与气体的溶解度成正比。气体扩散速率与诸影响因素的关系如下：

$$气体扩散速率(D) = \frac{分压差 \times 扩散面积 \times 液体温度 \times 溶解度}{扩散距离 \times \sqrt{分子量}}$$

（一）肺换气

O_2 和 CO_2 的扩散都极为迅速，仅需约 0.3 s 即可完成。通常情况下，血液流经肺毛细血管的时间约 0.7 s。所以，肺的换气功能有很大的时间储备（如图 2-38）。

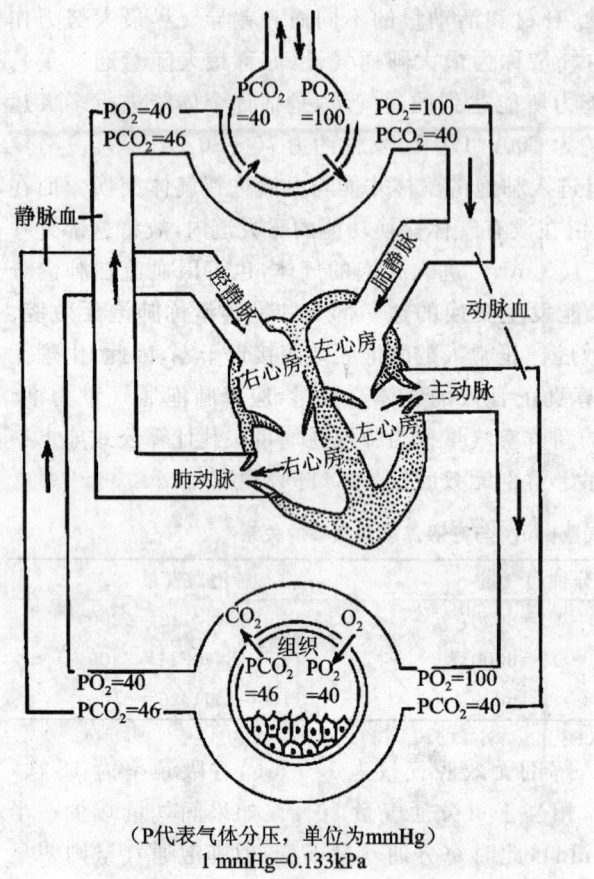

图 2-38 肺泡与组织气体交换示意图　　图 2-39 呼吸膜结构示意图

1. **肺换气的过程**　当静脉血流经肺时,由于肺泡 PO_2 高于静脉血的 PO_2,肺泡气 PCO_2 低于静脉血的 PCO_2。因此,在分压差的驱动下,O_2 由肺泡向血液扩散,CO_2 则由血液向肺泡扩散,这一交换的结果使静脉血变成动脉血。

2. **影响肺换气的因素**　肺换气除主要受气体分压差影响外,还受呼吸膜的厚度和面积及通气/血流比值的影响。

(1) 呼吸膜的厚度和面积　呼吸膜指的是肺泡与毛细血管血液之间进行气体交换的结构。气体扩散量与呼吸膜的厚度成反比,与呼吸膜的面积成正比。正常呼吸膜由毛细血管内皮、基膜、间质、肺泡上皮、肺泡内表面的薄液体层、肺泡表面活性物质六层结构组成(如图 2-39 所示),平均厚度约为 $0.6\ \mu m$,有利于气体分子通过。正常成人约有 3 亿多个肺泡,肺泡膜的总面积约为 $50\sim 100\ m^2$。在安静状态下,气体交换的面积约为 $40\ m^2$,故肺有相当大的呼吸面积储备。在病理情况下,呼吸膜的厚度增加(如肺纤维化、肺水肿等)和/或呼吸面积的减少(肺不张、肺实变、肺气肿等)均可使肺换气量降低。

(2) 通气/血流比值　每分钟肺泡通气量(V_A)与每分肺血流量(Q)的比值,称为通气/血流比值。正常成人安静时,肺泡通气量约为 $4.2L/min$,每分肺血流量约为 $5\ L/min$,V_A/Q 为 0.84。此时通气量与血流量配比最适合,肺换气效率最高。V_A/Q 比值增大或减小均可使肺换气效率降低。

(二) 组织换气

由于细胞在代谢过程中要不断地消耗 O_2 和产生 CO_2。当动脉血流经组织时,由于组织中 PO_2 低于动脉血的 PO_2,PCO_2 高于动脉血的 PCO_2。因此,在分压差的驱动下,O_2 由动脉血向组织扩散,CO_2 则由组织向血液扩散,这一交换的结果使动脉血变成静脉血。

四、气体在血液中的运输

O_2 和 CO_2 在血液中的运输有物理溶解和化学结合两种形式,其中以化学结合为主。物理溶解的气体量虽然很少,但是一个重要的环节,因为,气体必须通过物理溶解才能通过化学结合方式运输,也只有溶解的气体才能进行气体交换。

(一) 氧的运输

1. 物理溶解　血液中氧的溶解度极低,在动脉血 PO_2 13.3 kPa (100 mmHg),100 mL 血液中 O_2 的溶解量不超过 0.3 mL。约占血液运输 O_2 总量的 1.5%。

2. 化学结合　是指 O_2 与红细胞内血红蛋白 (Hb) 的结合成为氧合血红蛋白 (HbO_2) 的形式。正常成人每 100 mL 动脉血中 Hb 结合的 O_2 约为 19.5 mL,约占血液运输 O_2 总量的 98.5%。O_2 与 Hb 的结合是种疏松的氧和,不是氧化,故这一过程是可逆的,即 O_2 与 Hb 能迅速结合,也能迅速解离。在肺部,由于 PO_2 高,Hb 与 O_2 结合成 HbO_2,而在组织中 PO_2 低,则 HbO_2 解离出 O_2,转变成去氧血红蛋白,这样 Hb 将 O_2 由肺运输到组织。

氧合血红蛋白呈鲜红色,去氧血红蛋白呈暗红色。故动脉血含氧合血红蛋白多,血液呈鲜红色。静脉血含去氧血红蛋白多,血液呈暗红色。如果毛细血管床血液含去氧血红蛋白达 50 g/L 时,则皮肤、甲床或黏膜出现紫蓝色,称为紫绀。紫绀一般标志着机体缺 O_2。此外,在 CO 中毒时,CO 与 Hb 结合,生成一氧化碳血红蛋白 (HbCO),呈樱桃红色。由于 CO 与 Hb 结合的能力是 O_2 的 250 倍,故在 CO 增多时,O_2 很难与 Hb 结合,引起缺氧。

(二) 二氧化碳的运输

1. 物理溶解　血液中 CO_2 的溶解量约占血液运输总量的 5%。

2. 化学结合　血液中 CO_2 的化学结合量占运输总量 95%,有两种结合的形式,一是形成碳酸氢盐,约占 CO_2 运输总量 88%,是 CO_2 运输的主要形式;二是 CO_2 和 Hb 结合,形成氨基甲酸血红蛋白的形式,约占运输总量的 7%。以氨基甲酸血红蛋白形式的运输仅占 CO_2 运输总量的 7%,但其释放出的 CO_2 占肺 CO_2 排出总量的 20%。说明这种运输形式的效率较高。

五、呼吸运动的调节

呼吸运动是一种节律性的活动,其深度和频率随体内、外环境的改变而改变。例如在劳动或运动时,呼吸运动加深加快,肺通气量增大,吸入更多的 O_2,排出更多的 CO_2,以适应机体的代谢需要。呼吸运动在一定范围内受意识的控制。呼吸的深度和频率能随环境改变而变化是有赖于机体完善的调节机制。

(一)呼吸中枢

呼吸中枢是指在中枢神经系统中产生和调节呼吸运动的神经细胞群。这些细胞群广泛分布于大脑皮质、间脑、脑桥、延髓和脊髓等部位。脑的各级部位在呼吸节律的产生和调节中所起的作用不同,正常呼吸有赖于它们之间的相互配合。

产生节律性呼吸的基本中枢在延髓,在脑桥存在着完善正常呼吸节律的呼吸调整中枢,正常的呼吸节律是延髓和脑桥呼吸中枢共同作用的结果。

1. 脊髓 脊髓只是联系脑和呼吸肌的中继站和整合某些呼吸反射的初级中枢。
2. 延髓 延髓是产生呼吸节律的基本中枢所在部位。
3. 脑桥 脑桥的呼吸神经元具有调整呼吸节律性活动的作用,称为呼吸调整中枢。与延髓呼吸中枢之间有双向联系,主要作用是抑制延髓吸气神经元,使吸气动作向呼气动作转换,防止吸气过长过深。因此,脑桥和延髓是产生正常呼吸节律的基本中枢所在部位。
4. 高位中枢 大脑皮层可控制呼吸运动神经元的活动以保证其他重要活动的进行。例如:说话、唱歌、吹奏乐器、哭笑等等情况下,呼吸活动受到大脑皮层的随意控制;又如,在一定限度内的随意屏气或呼吸加深加快也是靠大脑皮层的控制实现的。大脑皮层对呼吸的调节是随意的。

(二)呼吸运动的反射性调节

呼吸运动可受来自呼吸器官本身以及血液循环等其他器官系统感受器传入冲动的反射性调节。

1. 肺牵张反射 由肺的扩大或缩小引起的反射性呼吸变化,称为肺牵张反射(pulmonary stretch reflex),又称黑—伯(Hering-breuer)反射。包括肺扩张反射和肺缩小反射。

(1)肺扩张反射 肺扩张反射的感受器主要分布在支气管和细支气管的平滑肌中,称为肺牵张感受器。吸气时,由于肺扩张,肺牵张感受器受到牵张刺激而兴奋,其冲动沿迷走神经传入纤维传至延髓,抑制吸气中枢的活动,促进吸气向呼气转化。肺扩张反射是一种负反馈调节机制,其生理意义是使吸气不致过长、过深,促使吸气及时转为呼气。它与脑桥呼吸调整中枢共同调节呼吸的频率和深度。

(2)肺缩小反射 一般认为,呼气时,肺缩小,对感受器牵张刺激减弱,传入冲动减少,解除了对吸气中枢活动的抑制,再次产生吸气,进入另一个新的呼吸周期。这一反射在平静呼吸时的意义不大,只有在较强的肺缩小时才出现,对阻止吸气过深可能起到一定作用。

2. 化学感受性反射 化学因素(主要是 CO_2,O_2,H^+)对呼吸运动的调节也是一种反射性调节。这些化学因素可通过化学感受器反射性地引起呼吸运动的改变,影响肺通气量,以维持内环境中这些因素的相对稳定。

(1)CO_2 对呼吸运动的影响 CO_2 是调节呼吸最重要的生理性化学因素,CO_2 浓度在一定范围内增加时,可使呼吸加强。如:当吸入的气体中 CO_2 的含量增加到1%时,肺通气量开始增加;若吸入气体中 CO_2 增加到4%时,肺通气量就明显增加;但是,当吸入的气体中 CO_2 的含量超过7%时,肺通气量不再增加,甚至下降,体内堆积,可出现呼吸困难、头昏、头痛、昏迷,甚至呼吸中枢麻痹导致呼吸停止。

(2)H^+ 对呼吸的影响 由于 H^+ 不易透过血脑屏障,所以 H^+ 对呼吸运动的影响主要是通过刺激外周化学感受器实现的。当血液中 H^+ 浓度增高时,兴奋外周化学感受器,神经冲动经传入神经传至延髓兴奋呼吸中枢,反射性引起呼吸运动加强。相反,血液中 H^+ 浓度降低时,呼吸运动减弱。

(3) 缺 O_2 对呼吸的影响　吸入气中 O_2 含量降低时,呼吸加深加快,肺通气量增加。缺 O_2 对呼吸运动的影响是通过刺激外周化学感受器所实现的。缺 O_2 对呼吸中枢的直接作用是抑制。所以,轻度缺 O_2 可以通过对外周化学感受器的刺激而兴奋呼吸中枢,在一定程度上对抗缺 O_2 对呼吸中枢的直接抑制作用。但当严重缺 O_2($P_{O_2}<5$ kPa)时,来自外周化学感受器的刺激作用不足以对抗缺 O_2 对呼吸中枢的抑制作用,因而使呼吸运动减弱,甚至呼吸停止。

(康颂建　于智泉)

复习思考题

1. 简述肺通气的动力与阻力。
2. 肺通气量与肺泡通气量有什么不同?
3. 什么是通气/血流比值?其增大或减小会造成哪些后果?
4. CO_2 与 O_2 在血液中的运输形式如何?
5. 影响肺部气体交换的因素有哪些?
6. 什么是肺牵张反射?有何生理意义?
7. 胸膜腔内负压是如何形成的?有什么特点?其生理意义是什么?
8. 血中 CO_2 增多、低 O_2 和 pH 值降低对呼吸有何影响?作用途径及机制如何?

第六节　消化系统

人类食物中的主要营养物质是糖、脂肪和蛋白质。这些大分子物质必须经过消化系统消化转变成小分子物质,才能被机体吸收和利用。食物在消化管道内被加工、分解为小分子物质的过程,称为消化(digestion)。通过消化管的运动,将食物磨碎,使食物与消化液充分混合,同时将其向消化管远端推送的过程,称为机械性消化。通过消化液中各种消化酶的作用将食物分解为可吸收小分子物质的过程,称为化学性消化。食物经消化后,透过消化管黏膜,进入血液和淋巴循环的过程,称为吸收(absorption)。消化和吸收是两个既密切联系又相辅相成的过程,共同将食物分成精华和糟粕,通过吸收取其精华,最后将糟粕以粪便的形式排出体外。

一、消化系统的基本构成

消化系统由消化管(alimentary canal)和消化腺(alimentary gland)组成(如图2-40)。消化管包括口腔、咽、食管、胃、小肠和大肠。消化腺包括口腔大唾液腺、肝、胰及消化管壁内的小腺体,如胃腺、肠腺等。消化腺分大消化腺和小消化腺两种。大消化腺位于消化管壁外,成为一独立的器官,所分泌的消化液经导管流入消化管腔内,如唾液腺、肝和胰。小消化腺分布于消化管壁内,位于黏膜层或黏膜下层,如唇腺、颊腺、舌腺、食管腺、胃腺和肠腺等。

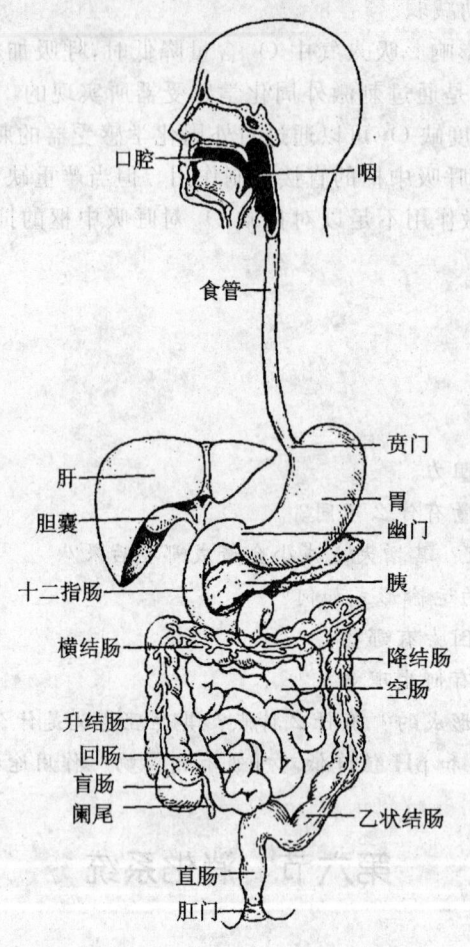

图 2-40 消化系统示意图

(一)消化管

1. 口腔　口腔是消化管的起始部。其前壁是舌,两则部是颊,底部为软组织和舌,上壁为腭(前 2/3 为硬腭,后 1/3 为软腭),软腭后缘正中有乳头突起,称腭垂,其两则各有两条弓形黏膜皱襞,前后两皱襞间的凹陷内有卵圆形的腭扁桃体。由腭垂、两侧的腭舌弓及舌根共同围成咽峡,为口腔和咽的连接处。

牙(teeth)　口腔内有牙齿嵌于上、下颌骨的牙槽内,人的一生有两套牙发生。一套为乳牙,共 20 颗,约在 6 个月左右萌出,3 岁出齐,6 岁开始脱落。第二套称恒牙,共 32 颗,约在 6~7 岁萌出,逐渐替换乳牙,约 13~14 岁出齐,其中第 3 磨牙萌出较晚,或终生不萌出。每个牙在外形上可分为牙冠、牙颈和牙根三部分。暴露在口腔内的称牙冠,嵌于牙槽内的称牙根,牙冠与牙根交界部分为牙颈。每个牙根有牙根尖孔通过牙根管与牙冠腔相通。牙根管和牙冠腔合称为牙腔或髓腔。根据牙的形态,牙可分为切牙,牙冠呈凿形;尖牙,牙冠呈锥形;前磨牙,牙冠呈方圆形;磨牙,牙冠大且呈方形。牙是最坚硬的对食物进行机械加工的器官,对语言、发音亦有辅助作用。

舌位于口腔底部,是被黏膜覆盖的肌性器官,具有协助咀嚼、吞咽、发音和感受味觉的作用。在舌背和侧缘有不同形状的舌乳头;在一些较大的乳头的黏膜上皮中含有味蕾,是味觉感受器。

口腔腺又称唾液腺(salivary gland),是开口于口腔腺体的总称,分泌唾液。分大小两类。小唾液腺有唇腺、颊腺、舌腺等,数量多,位于口腔黏膜内。大唾液腺有腮腺(parotid gland)、下颌下腺(submandibular gland)和舌下腺(sublingual gland)三对,位于口腔周围。借导管开口于口腔黏膜。其中最大的腮腺位于耳垂前下方,导管开口于平对上颌第2磨牙的颊黏膜上。

2. 咽　咽是一个垂直的肌性管道,略呈漏斗形,位于鼻腔、口腔的后方,其下方与食管相连。咽自上而下与鼻腔、口腔和喉相通,可分为鼻咽部、口咽部和喉咽部。鼻咽的侧壁上左右各有一个与中耳室相通的咽鼓管。

3. 食管　食管是一前后扁窄的肌性管道,为消化管最狭窄的部分。上端在第六颈椎下缘续咽,向下穿过膈肌进入腹腔,与胃的贲门连接,全长约 25 cm。食管全长有三处生理性狭窄,分别位于食管起始处、与左主支气管交叉处和穿膈处。这些狭窄是异物滞留、炎症与肿瘤好发的部位。

4. 胃　胃为消化管最膨大的部分,有前、后两壁。上缘为凹缘,较短且朝向右上方,称胃小弯;下缘为凸缘,较长且朝向左下方,称胃大弯。胃与食道连接处的入口为贲门,胃的下端与十二指肠连接处的出口称幽门;幽门处的环形肌特别发达,形成幽门括约肌。胃可分为四部分:近贲门的部分称贲门部;自贲门向左上方突出的部分称为胃底;自角切迹右侧至幽门部分称为幽门部;胃底和幽门之间的部分称为胃体。

5. 小肠　小肠是消化管最长的一段,上端起自幽门,下端与盲肠相连。成人的小肠全长约为 5~7 m,分为十二指肠、空肠和回肠三部分。

6. 大肠　大肠是消化管的末端,长约 1.5 m,起自右髂窝,止于肛门,包括盲肠、阑尾、结肠(升结肠、横结肠、降结肠和乙状结肠)和直肠。回肠末端突入盲肠处形成上下两个半月形皱襞,叫回盲瓣。

(二)消化腺

消化腺是分泌消化液的器官,属外分泌腺,主要有唾液腺、胃腺、肠腺、肝和胰等。其中肝和胰腺是位于消化管之外的外分泌腺体。

1. 肝　是人体最大的腺体,成人的肝重约 1500 g,主要位于腹上部和右季肋区,大部为肋骨覆盖。肝由韧带分为左右两叶,右叶大而厚,左叶小而薄。肝下面凹凸不平为脏面,中间的横沟是肝门,有肝管、肝固有动脉、肝门静脉、淋巴管和神经出入。

肝具有肝固有动脉和肝门静脉双重血液供给。肝固有动脉向肝提供由肺和其他组织分别运来的充足的氧和代谢产物;肝门静脉运来消化道吸收的各种营养物质和腐败产物。这就为肝内多种代谢途径的进行准备了物质基础。

肝内有丰富的血窦。血窦中血流缓慢,肝细胞与血液接触面积大,肝细胞的通透性强,这使得肝细胞和血液之间可进行充分的物质交换。

肝有肝静脉和胆道系统组成的两条输出通路。通过肝静脉和体循环相联系,使肝与身体各部间的物质代谢沟通,同时又可将肝的部分代谢终产物输送到肾随尿排出体外。

胆道系统和肠道相通,使肝细胞不断分泌的与消化有关的活性物质和代谢产物随胆汁分泌而进入肠道,其中的代谢产物随粪便排出。

2. 胰　胰呈长条形,位于胃的后方,横于腹后壁,分头、体、尾三部。胰内部结构分为外分泌部和内分泌部。外分泌部占大部分,由腺泡和导管组成,可分泌胰液,腺泡的导管汇入一条横贯全腺的胰管,经胰头穿出,与胆总管汇合开口于十二指肠大乳头顶端,胰液由此流入十二指肠。内分泌部是散在于腺泡中的大小不等的内分泌细胞团,称为胰岛,能分泌胰岛素、胰高血糖素等激素。

(三)消化道的神经支配

胃肠受内在神经系统(intrinsic nervous system)和外来神经系统(extrinsic nervous system)的双重支配,两者相互协调,共同调节胃肠道功能。

胃肠的内在神经是指壁内神经丛(intramural plexus),存在于胃肠壁内,分为黏膜下神经丛(submucosal plexus)和肌间神经丛(myenteric plexus)两部分,二者可以完成局部反射。黏膜下神经丛主要调节腺细胞和上皮细胞功能。在整体内,内在神经系统的活动接受外来神经纤维支配。外来神经系统包括自主神经和躯体神经。口、咽、食管上端和肛门外括约肌受躯体神经支配,消化管其余部分由自主神经支配,交感神经支配胃肠运动,支配胃肠的副交感神经调节胃肠运动和腺体的分泌。

二、消化

(一)口腔内消化

1. 唾液及其作用　唾液(saliva)是由腮腺、颌下腺和舌下腺及小唾液腺分泌的混合液。

(1)唾液的性质和成分　唾液是无色无味的低渗液,近于中性(pH 值 6.6~7.1)。分泌量约为 1~1.5 L/d,其成分主要是水分,约占 99%,其余的为有机物主要为黏蛋白、唾液淀粉酶(salivary amylase)、球蛋白和溶菌酶等;无机物有 Na^+、K^+、HCO_3^-、Cl^- 和一些气体分子等。

(2)唾液的作用　主要作用:①湿润口腔和食物,便于咀嚼、吞咽和引起味觉;②清洁和保护口腔:清除口腔中的食物残渣,冲淡和中和进入口腔的有害物质,溶菌酶和免疫球蛋白还具有杀灭细菌和病毒的作用;③排泄功能:进入体内的有些物质如铅、汞等部分可随唾液排出;④消化淀粉:唾液淀粉酶可将淀粉水解为麦芽糖。

(3)唾液分泌的调节　唾液分泌的调节完全是神经反射性调节,包括非条件反射和条件反射。唾液分泌的基本中枢在延髓,在下丘脑和大脑皮质还存在高级中枢。食物对口腔黏膜的刺激可引起口腔黏膜和舌的感受器兴奋,经传入神经到达唾液分泌中枢,反射性的引起唾液腺分泌,这为非条件反射。食物的颜色、形状、气味和进食的环境,以及有关的语言、文字等均可引起条件反射性的唾液分泌。支配唾液腺的传出神经以副交感神经为主,其次是交感神经,这两种神经都能引起唾液分泌。

2. 咀嚼与吞咽　咀嚼是咀嚼肌顺序收缩引起的复杂的活动,其作用是配合牙齿将食物进行切割、磨碎并与唾液充分混合形成食团,便于吞咽入胃;使食物与唾液淀粉酶接触,对淀粉进行化学性消化;并可反射性的引起胃、胰、肝和胆的消化活动。

咀嚼后形成的食团,由口腔经咽部反射性地通过食管入胃内的过程叫吞咽(deglutition)。吞咽动作可分为三期:第一期由口腔到咽,是种随意动作,舌尖和舌后部依次上举抵触上腭,随之舌后缩,把食团推入咽。第二期由咽到食管上端,是通过一系列反射活动实现的。第三期是食团沿食管下移到胃,由食管肌肉的顺序收缩,即蠕动来完成的。吞咽反射的基本中枢位于延髓。

(二)胃内消化

胃的主要功能是暂时贮存食物和初步消化食物,成人胃的容量约 1~2 L。

1. 胃液的性质、成分和作用　胃液主要由胃壁腺体分泌,包括贲门腺分泌黏液;泌酸腺分泌盐酸、内因子、胃蛋白酶原和黏液;幽门腺分泌碱性黏液。纯净的胃液是无色透明的酸性液体,pH 值为 0.9~1.5。除水外,主要成分和作用如下:

(1)盐酸　又称胃酸,由胃腺的壁细胞分泌。主要生理作用:①激活胃蛋白酶原,使其转变为有活性的胃蛋白酶;并为其提供适宜的酸性环境;②使食物中的蛋白质变性,易于分解;③杀死进入胃内的细菌;④盐酸进入小肠后,促进胰液和胆汁的分泌;⑤进入小肠后促进铁和钙的吸收。

(2)胃蛋白酶原(pepsinogen)　由胃腺的主细胞分泌。在盐酸的作用下胃蛋白酶原转变成有活性的胃蛋白酶(pepsin)。胃蛋白酶可分解蛋白质成为䏡、胨以及少量的多肽和氨基酸。

(3)黏液和碳酸氢盐　黏液是由胃黏膜表面上皮细胞、泌酸腺的颈黏液细胞、贲门腺和幽门腺共同分泌的。主要成分是糖蛋白,覆盖在胃黏膜表面,形成厚约 500 μm 的凝胶保护层,其作用可减少粗糙食物对胃黏膜的机械性损伤。单独的黏液和碳酸氢盐二者联合作用则可构成黏液-碳酸氢盐屏障(mucus-bicarbonate barrier),能有效地保护胃黏膜,避免酸对黏膜的侵蚀和胃蛋白酶对黏膜细胞的损伤。

(4)内因子(intrinsic factor)　由壁细胞分泌的一种糖蛋白。它能与食物中的维生素 B_{12} 结合形成复合物,保护和促进回肠对维生素 B_{12} 的吸收。

2. 胃的运动　胃底和胃体的前部运动较弱,主要是容纳食物。胃体远端和胃窦区运动较强,主要功能是进行机械性消化并逐步将食糜排入十二指肠。

(1)胃运动的主要形式

1)紧张性收缩:胃壁平滑肌经常处于一定程度的持续收缩状态,称为紧张性收缩(tonic centration)。生理意义在于维持胃的正常位置和形态以及促进化学性消化。

2)容受性舒张:当咀嚼和吞咽时,食物刺激了口、咽和食管等处感受器反射性地引起头区胃壁肌肉的舒张,胃的容积增大,称为容受性舒张(receptive relaxation),它能使胃容纳大量食物而胃内压并无明显变化,以完成贮食的功能。

3)蠕动:蠕动是食物入胃后 5 分钟左右开始的,蠕动波起始于胃的中部,约每分钟 3 次,1 分钟左右到达幽门。在向幽门传播过程中蠕动的幅度逐渐加大,收缩力逐渐加强,传播速度逐渐加快。生理作用是:①磨碎固体食物;②搅拌食物,使之与胃液充分混合,以利于化学性消化;③推送食糜通过幽门进入十二指肠。

(2) 胃排空及其控制　食糜由胃排入十二指肠的过程称为胃排空(gastric emptying)。食物入胃后5分钟左右开始排入十二指肠。胃排空的速度与食糜的理化性状和化学组成有关。一般来说,稀的、液体的食糜比稠的、固体的排空快;颗粒小的比大块的排空快;等渗溶液比非等渗液体快。在三种主要食物中,糖类最快,蛋白质次之,脂肪类最慢。混合食物由胃完全排空约需4~6小时。胃排空的动力是胃的运动造成的胃幽门部与十二指肠之间的压力差。

胃排空是间断的,是促进和抑制排空两种作用相互制约的结果,其意义在于使胃排空的速度与小肠消化和吸收的速度相适应。

(四)小肠内消化

小肠内消化是整个消化过程中最重要的阶段。小肠内有三种消化液,即胰液、胆汁和小肠液,对食物进行了充分的化学性消化。

1. 胰液的成分和作用　胰液(pancreatic juice)由胰腺的腺泡细胞和小导管壁上皮细胞分泌。是无色的碱性液体,pH值为7.8~8.4。分泌量约为1.5 L/d。

(1)胰液的无机物和作用　胰液中HCO_3^-的含量为血浆HCO_3^-浓度的4倍,其主要作用是中和进入十二指肠的胃酸,保护肠黏膜免受酸的侵蚀;另一方面为小肠内的多种消化酶提供适宜的pH环境。

(2)胰液的有机物和作用　有机物主要是消化酶,胰液中含有三种主要营养物质的消化酶,因此,是所有消化液中消化食物最全面、消化力最强的消化液。

1)胰淀粉酶(pancreatic amylase):是一种α-淀粉酶,可将淀粉水解为麦芽糖。

2)胰脂肪酶(pancreatic lipase):将甘油三酯分解为脂肪酸、甘油一酯和甘油。

3)蛋白水解酶:主要有胰蛋白酶原(trypsinogen)、糜蛋白酶原(chymotrypsinogen)两种。胰蛋白酶与糜蛋白酶两者共同作用时,能将蛋白质分解成小分子的多肽和氨基酸。

2. 胆汁的分泌和排出　胆汁是由肝细胞分泌的,在消化期间经肝管、胆总管直接排入十二指肠;在非消化期间,胆汁经胆囊管进入胆囊储存。

(1)胆汁的性质和成分　胆汁(bile)是较黏稠且苦味的有色液体。肝脏分泌的胆汁称肝胆汁,为金黄色,pH值为7.4;胆囊贮存的胆汁称胆囊胆汁,因被浓缩颜色变深,呈弱酸性(pH值为6.8)。

胆汁的成分较为复杂,除水和无机成分外,有机成分主要是胆盐和胆色素,以及胆固醇、卵磷脂等,不含消化酶。胆盐(bile salt)是胆汁参与消化和吸收的主要成分。胆色素是血红蛋白的分解产物,胆色素决定了胆汁的颜色。胆汁中的胆盐、胆固醇和卵磷脂三者保持适当比例是维持胆固醇呈溶解状态的必要条件。当胆固醇分泌过多,或胆盐、卵磷脂合成减少时,胆固醇可沉积下来,这是形成胆结石的原因之一。

(2)胆汁的作用　胆汁的作用主要是胆盐、磷脂和胆固醇的作用:①乳化脂肪:胆盐、胆固醇和卵磷脂可作为乳化剂,降低脂肪表面张力,使脂肪乳化成微滴,从而增加脂肪酶的作用面积,加速脂肪的分解;②促进脂肪吸收:胆盐与脂肪酸、甘油一酯、胆固醇等结合形成水溶性复合物,将不溶于水的甘油一酯、长链脂肪酸等分解产物运送到肠黏膜表面,促进肠黏膜对分解产物的吸收;③促进了脂溶性维生素A、D、E、K的吸收。

(3)胆汁的分泌和排出　在消化道内的食物是引起胆汁分泌和排出的自然刺激物。

高蛋白膳食引起的胆汁排出最多,高脂肪或混合食物次之,糖类作用最小。在胆汁的排出过程中,胆囊和十二指肠 Oddi 括约肌的活动具有相互协调关系,即胆囊收缩,Oddi 括约肌舒张;反之则相反。

3. 小肠液的分泌　小肠内有两种腺体,即十二指肠腺和小肠腺。十二指肠腺分泌碱性液体,内含黏蛋白,黏稠度很高,防止胃酸对十二指肠上皮的侵蚀。小肠腺的分泌物构成了小肠液的主要部分。

(1)小肠液的性质、成分和作用　小肠液是弱碱性液体,pH 值约为 7.6,渗透压和血浆相等。分泌量约为 1～3 L/d,其成分除水和无机盐外,还有肠激活酶和黏蛋白。小肠液的主要作用是:①保护十二指肠黏膜免受胃酸的侵蚀;②可稀释消化产物,降低肠内容物渗透压,有利于小肠内的水及营养物质的吸收;③肠激活酶可激活胰液中的胰蛋白酶原,有利于蛋白质的消化。小肠液中除肠激活酶外,并不含有其他消化酶,但在小肠上皮细胞的刷状缘或细胞内存在着多种寡糖酶和肽酶,这些酶可随脱落的肠上皮细胞入肠腔内,但它们对肠腔内化学性消化作用的意义不大。

(2)小肠液的分泌　小肠液的分泌在不同条件下,分泌量有较大变化。食糜对肠黏膜的机械和化学刺激可引起分泌,尤其对机械性扩张刺激敏感,食糜量越大,分泌越多。

4. 小肠的运动

(1)紧张性收缩　紧张性收缩是小肠进行其他运动形式的基础。它在进餐后收缩增强,有利于肠内容物的混合与推进,也有利于吸收的进行。

(2)分节运动　分节运动(segmentation contraction)是以环形肌为主的节律性收缩和舒张运动。在食糜所在的一段肠管上环形肌在许多点同时收缩,把食糜分割成许多节段,随后,原来收缩处舒张,而舒张处收缩,使原来的每一节段食糜分割为两半,而邻近的两半则合拢为一个新节段。如此反复进行,可使食糜与消化液不断地分开,又不断地混合(图 2-41)。分节运动的作用是:①将食糜与消化液充分混合,以便消化酶对食物进行消化;②增加食糜与肠壁紧密接触,为吸收创造有利条件;③挤压肠壁促进血液和淋巴回流,以利吸收。

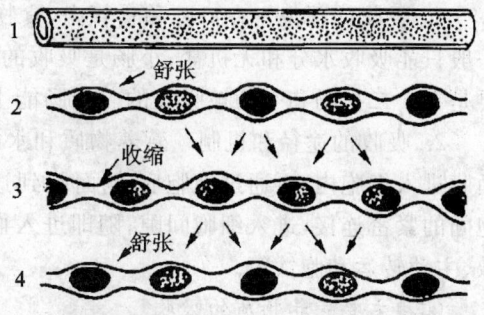

1:肠管表面观　2、3、4:肠管纵切面表示不同阶段的食糜节段;分割与合拢情况

图 2-41　小肠分节运动模式图

(3)蠕动　小肠的任何部位均可发生蠕动,可将食糜向大肠方向推进,其速度约为 0.5～2.0 cm/s。小肠蠕动波很弱,通常只进行约数厘米后即消失。蠕动的意义在于使分节运动作用后的食糜向前推进,到达一个新的节段后再开始分节运动。

(五)大肠的功能

人类的大肠内没有重要的消化活动。大肠的主要作用是吸收水和电解质;吸收由结肠内微生物产生的维生素 B 和 K;完成对食物残渣的加工,形成并暂时贮存粪便。

1. 大肠液的分泌　大肠液是由大肠腺和大肠黏膜杯状细胞分泌的。大肠液的主要成分是黏液和碳酸氢盐,pH 值为 8.3～8.4。大肠液的主要作用在于其中的黏蛋白,它能保护肠黏膜和润滑粪便。

2. 排便　食物残渣在大肠内形成粪便。粪便由肠的蠕动推入直肠,对直肠壁内的感受器产生刺激,当达到一定强度后,冲动沿盆神经和腹下神经中的传入纤维,传至脊髓腰骶部的初级排便中枢,同时上传到大脑皮质,引起便意和排便反射。

正常人的直肠对粪便的压力刺激具有一定的阈值,当达到此阈值时,会引起便意而排便。如果经常有意地抑制排便,就使直肠对粪便的压力刺激变得不敏感,阈值升高,使粪便在直肠内停留时间延长,水分吸收过多而变得干燥,导致便秘。

3. 大肠内细菌的活动　大肠内的细菌主要来自食物和空气,粪便中的细菌约占粪便固体重量的20%～30%。大肠内的细菌可以利用肠内较为简单的物质合成维生素B复合物和维生素K。细菌对糖及脂肪的分解称为发酵,能产生乳酸、醋酸、CO_2、沼气等。细菌对蛋白质的分解称为腐败,能产生氨、硫化氢、组胺、吲哚等,其中有的成分由肠壁吸收后到肝进行解毒。

4. 食物中纤维素对胃肠功能的主要影响　纤维素能与水结合形成凝胶,从而限制水的吸收,并使肠内容物容积增加;能刺激肠运动,缩短粪便在直肠停留时间,增加粪便体积,促进排便;能降低食物中热量比率,减少含能物质的摄取,有助于纠正异常肥胖。

三、吸收

(一)概述

1. 吸收的部位　在口腔和食管内,食物不被吸收;胃仅能吸收酒精和少量水分;大肠一般只能吸收水分和无机盐;小肠是吸收的主要部位。糖类、蛋白质和脂肪的消化产物主要是在十二指肠和空肠被吸收的。回肠能主动吸收胆盐和维生素B_{12}。

2. 吸收的途径和机制　营养物质和水的吸收途径:一是通过绒毛柱状上皮细胞的腔面膜进入细胞内,再通过细胞底-侧面膜到达细胞间液转而进入血液或淋巴;二是通过细胞间的紧密连接,进入细胞间隙,随即进入血液或淋巴。转运机制包括单纯扩散、易化扩散、主动转运和胞饮等。

(二)主要营养物质的吸收

1. 糖的吸收　糖类只有单糖才能被吸收。各种单糖中,葡萄糖、半乳糖吸收快,果糖＞甘露糖,戊糖吸收最慢。单糖的吸收主要在小肠,糖被吸收入血液循环。

2. 蛋白质的吸收　蛋白质在小肠内被分解为氨基酸与小分子多肽后再被吸收入血液循环。

3. 脂肪的吸收　脂肪的分解产物脂肪酸、甘油一酯、胆固醇等受胆盐的作用,成为水溶性物质后,顺浓度梯度扩散入细胞,在肠上皮细胞,形成乳糜微粒,出胞后进入毛细淋巴管,最后经胸导管进入血液循环。脂肪的吸收途径以淋巴循环为主。

4. 无机盐的吸收　无机盐和水能被直接吸收,盐类的吸收主要在小肠,大肠也可吸收一小部分盐类。正常人体每日吸收约1mg的铁,仅为食物中所含铁的1/10。亚铁才能被吸收,吸收的主要部位是十二指肠和空肠上段。胃酸有利于铁的溶解,维生素C能将高价铁还原为亚铁,因而能促进铁的吸收。

5. 维生素的吸收　水溶性维生素以简单扩散方式在小肠上部被吸收,维生素B_{12}与内因子结合,在回肠被吸收;脂溶性维生素 A,D,E,K 以与脂肪相同的方式在小肠上部被吸收。

四、消化系统活动的调节

(一)神经调节

除口腔、咽、食管上段肌和肛门外括约肌受躯体神经支配外,其余消化器官主要接受交感神经和副交感神经双重支配。副交感神经兴奋,增强胃肠的紧张性,使蠕动加强、加快,因而胃的排空和肠内容物的推进加速;使胆囊收缩,胆汁排出,同时促使唾液、胃肠液、胰液等的分泌,促进消化和吸收。当交感神经兴奋时,抑制胃肠和胆囊的运动,胃排空延缓,肠内容物推进减缓,但使括约肌紧张性加强。

此外,消化器官还有反射性调节,如食物的形状、颜色、气味、进食的环境和语言等都能反射性引起胃肠运动和消化腺的分泌。反射调节中枢在延髓、丘脑下部和大脑皮质等处。

(二)体液调节

目前已发现胃肠黏膜中的内分泌细胞分泌的激素和肽类有 20 多种,其中已被确定为胃肠激素的有促胃液素、缩胆囊素、促胰液素和糖依赖性胰岛素释放肽等。胃肠激素的作用:调节消化腺的分泌和消化道的运动;影响其他激素的释放;刺激消化道黏膜或腺体的生长(营养作用)。

(三)社会、心理因素对消化功能的影响

社会、心理因素对消化功能具有较明显的影响。一些不良因素引起的心理刺激,如个人、家庭、人际关系等产生的精神压力,情绪的波动以及一些环境污染等有害因素,均能影响胃肠道的运动功能和消化腺的分泌。例如,人在发怒时,唾液分泌黏稠量少而出现口干;胃肠黏膜会充血变红,微循环障碍,胃黏液分泌减少,胃黏膜保护作用降低,诱发或加重胃肠溃疡,有时可发生胃肠痉挛,引起腹痛。人在过度悲伤、失望和恐惧时,消化液分泌抑制可出现厌食、恶心甚至呕吐。另外,由于沮丧、忧虑的心情会导致十二指肠结肠反射受抑制,减少食团蠕动,会引起便秘的发生。相反,人心情舒畅,情绪稳定,精神乐观,消化器官活动旺盛,从而促进食欲,身心健康。近代心身医学的研究证明,社会心理因素是通过中枢神经、内分泌系统、免疫系统的作用而影响消化功能的。

(康颂建)

复习思考题

1. 唾液有哪些生理作用?
2. 简述消化道的神经支配及其生理作用?
3. 简述胆汁的主要成分及其在消化吸收中的作用。
4. 为什么说小肠是吸收的主要部位?
5. 何谓胃排空?是如何进行调节的?
6. 小肠有几种运动形式?各有什么作用?
7. 胰液中有哪些主要成分?有何生理作用?

8. 胃的运动形式有几种?各有何生理作用?
9. 试述胃液的主要成分和作用。
10. 消化期胃液分泌是如何调节的?

第七节 泌尿系统

泌尿系统(urinary system)由肾、输尿管、膀胱和尿道组成(图 2-42)。泌尿系统的主要功能是排泄。物质代谢过程中产生的终产物以及不需要或过剩的物质,经血液循环由排泄器官向体外输送的过程称排泄。

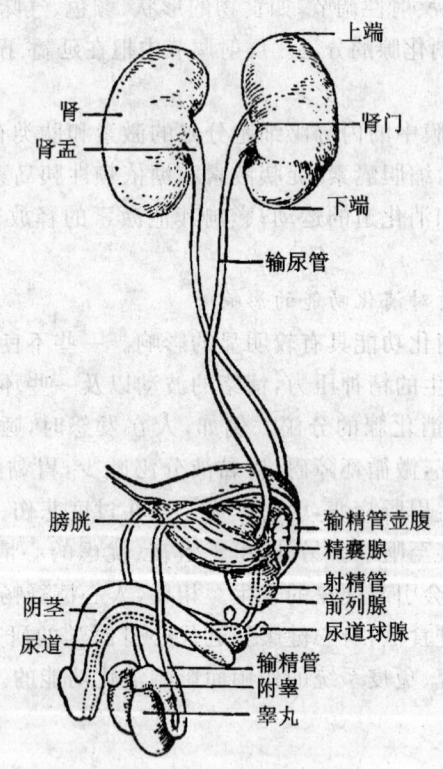

图 2-42 男性泌尿生殖系统示意图

人体具有排泄功能的器官有消化道、肾、肺、皮肤等。

表 2-4 人体排泄器官和排泄物

排泄器官	排泄物
消化道	无机盐、胆色素、毒物等。
肾	水、尿素、肌酐、无机盐、色素、氨、药物、毒物等。
肺	CO_2、水、挥发性药物等。
皮肤、汗腺	水、盐类、少量尿素、乳酸等。

一、泌尿系统的基本构成

肾脏是机体重要的排泄器官,以尿的生成和排出将机体新陈代谢产生的终产物,多余的水分以及进入体内的异物(如药物、毒物)等排出体外;从而调节了机体水、电解质和酸碱平衡。

此外,肾脏还有内分泌功能,能分泌肾素、前列腺素、促红细胞生成素、激肽等和1,25-二羟胆钙化醇的生物转化功能。

(一)肾脏的结构特点

1. 肾的形态、位置和构造　肾是实质性器官,位于腹后壁,脊柱两侧,左右各一,形似蚕豆。肾的内侧缘中部凹陷为肾门,肾门向肾内部凹陷成一个较大的腔隙称肾窦。窦内含有肾动脉、肾静脉的主要分支、肾小盏、肾大盏、肾盂及淋巴管和神经等结构。在肾的额状切面上(图2-43),肾的外围呈褐色部分为肾皮质,中央色较淡部分为肾髓质。肾皮质富有血管而呈褐色。肾髓质有许多小管组成而色淡。在肾窦内约有7~8个呈漏斗状的肾小盏,2~3个肾小盏合成一个肾大盏,肾大盏再集合成漏斗状的肾盂,肾盂出肾门后下行,逐渐变细移行为输尿管。

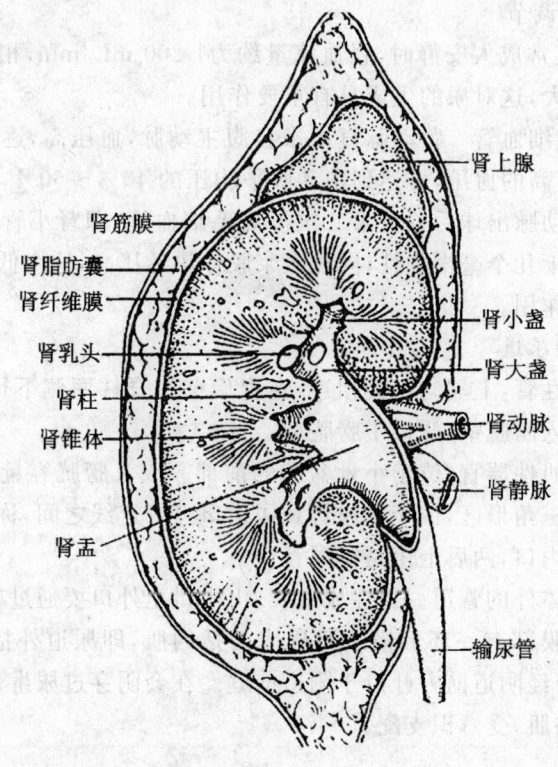

图2-43　肾的切面和被膜

2. 肾的微细结构——肾单位和集合管　肾单位是肾脏的基本结构和功能单位,它与集合管一起,共同完成尿的生成过程。肾单位由以下各部分组成:

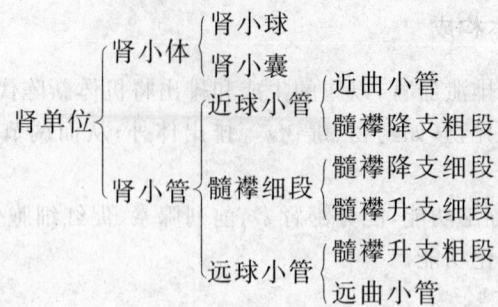

集合管虽不包括在肾单位内,但在结构上与远球小管相连。在尿的生成过程中,特别在尿浓缩稀释过程中起着重要作用。

3．两种类型的肾单位　肾单位按其所在部位不同,可分皮质肾单位和近髓肾单位。

(1)皮质肾单位　主要分布在肾外皮质层。人体肾脏的皮质肾单位约占肾单位总数的85%～90%,与尿的生成、肾素的产生关系较大。

(2)近髓肾单位　分布在靠近肾髓质的内皮质层,在人体近髓肾单位约占肾单位总数的10%～15%。近髓肾单位和直小血管在尿的浓缩、稀释过程中起重要作用。

4．肾血液循环及其调节

(1)肾血流量大　正常成人安静时,肾血流量约为1 200 mL/min,相当于心输出量的20%～25%。肾血流量大,这对尿的生成具有重要作用。

(2)肾脏中有两套毛细血管　肾动脉直接来自腹主动脉,血压高,逐渐分支至肾小球毛细血管时,仍保持相当高的血压,可达到主动脉平均压的40%～60%,这有利于肾小球的滤过作用。而出球小动脉出球后分支第二次形成毛细血管,即肾小管周围的毛细血管网,其特点是血压低,仅十几个毫米汞柱,同时血浆胶体渗透压高,这个低压系统又有利于肾小管对物质的重吸收作用。

(二)输尿管、膀胱和尿道

输尿管是细长的肌性管,上端与肾盂相连,在腹后壁沿脊柱两侧下行进入骨盆,下端在膀胱的外上方斜行插入膀胱壁,开口于膀胱。

膀胱为锥体形囊状肌性器官,位于小骨盆腔的前部。成人膀胱容量为300～500 mL尿液。膀胱底的内面有三角形区,位于输尿管和尿道口三者连线之间,称为膀胱三角。膀胱三角的前下角有尿道内口,两后上角是输尿管口。

尿道是从膀胱通向体外的管道。男性尿道长,由内口至外口要通过前列腺部、膜部和阴茎海绵体部。在尿道膜部有一环形横纹肌构成的括约肌,即尿道外括约肌,受意识支配。女性尿道短,由内口经阴道前方开口于阴道前庭。在会阴穿过尿生殖膈时,有尿道阴道括约肌环绕,亦为骨骼肌,受意识支配。

二、尿的生成与排放

尿的生成包括三个相连续的过程:肾小球的滤过功能;肾小管与集合管的重吸收和分泌与排泄功能。

(一)肾小球的滤过功能

肾小球的结构类似滤过器,当循环血液流经肾小球毛细血管时,在有效滤过压的推动下,血浆中的水和小分子溶质通过滤过膜滤入肾小囊内,形成肾小球的滤过液。滤过液除了不含大分子的蛋白质外,其他成分基本与血浆一致,故又称为超滤液。

1. 滤过膜及其通透性　肾小球滤过膜是由肾小球毛细血管内皮细胞、基膜和肾小囊上皮细胞(肾小囊脏层)三层结构组成(图2-44)。各层都有微细小孔和裂孔,具有一定的通透性,它允许分子量小于69 000的小分子物质通过。分子量大于69 000的物质,如球蛋白等则不能通过滤过膜,这称为机械屏障。在滤过膜各层含有许多带负电荷的糖蛋白形成了负电场,这限制带负电荷的物质的滤过,成为滤过的电学屏障。

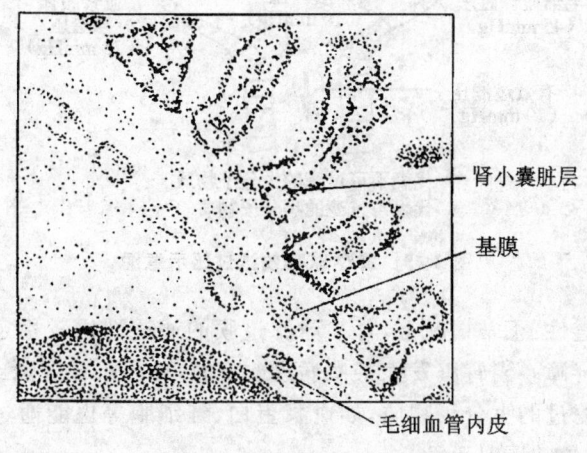

图2-44　肾小球滤过膜示意图

2. 肾小球滤过的动力——有效滤过压　肾小球有效滤过压=滤出的动力(肾小球毛细血管血压+囊内胶体渗透压)-滤出的阻力(血浆胶体渗透压+肾小囊内压)(图2-45)。由于肾小囊内超滤液中的蛋白质浓度极低,其胶体渗透压可忽略不计。因此,有效滤过压=肾小球毛细血管血压-(血浆胶体渗透压+肾小囊内压)。用微穿刺法测得大鼠肾小球毛细血管血压平均值为6 kPa(45 mmHg),肾小囊内压约1.33 kPa(10 mmHg),肾小球毛细血管入球端的血浆胶体渗透压约为3.33 kPa(25 mmHg),因此在肾小球毛细血管的入球端,有效滤过压为45-(25+10)=10 mmHg(1.33 kPa)。但是当血液流经肾小球毛细血管时,由于水不断滤出,致使血浆蛋白浓度逐渐增加,血浆胶体渗透压也随之升高,有效滤过压因此而逐渐下降,当有效滤过压下降到零时,滤过便停止,这种情况称为滤过压平衡状态。因此,只有入球小动脉端的毛细血管才具有滤过作用。

肾小球滤过的能力可用滤过率来衡量,即单位时间内(每分钟)两肾生成的超滤液量称为肾小球滤过率(glumerular filtration rate,GFR)。正常成年人每分钟肾小球滤过率为125 mL/min。推测,24小时从肾小球滤出的血浆量约为180 L。

3. 影响肾小球滤过的因素

(1)肾小球滤过膜的改变　包括滤过膜的通透性和有效滤过面积两个方面。

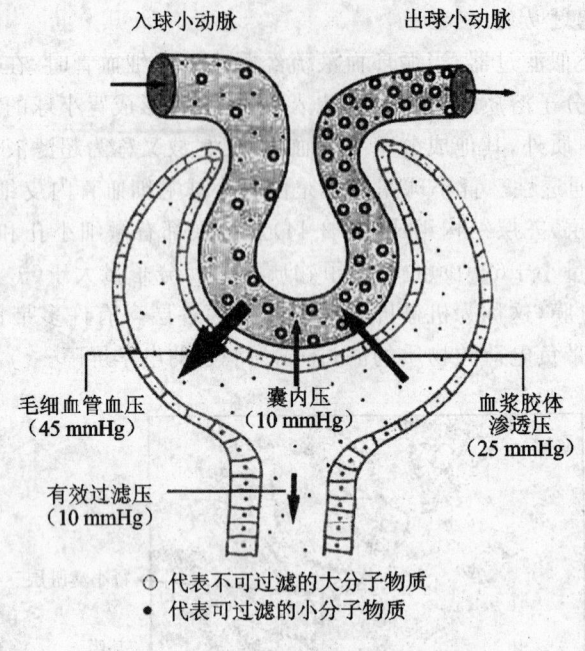

图 2-45 肾小球有效滤过压示意图

1)滤过膜的通透性：正常情况下，肾小球滤过膜的通透性比较稳定，是因为滤过膜具有机械屏障和电学屏障。当肾脏发生某些病理改变时，可因机械屏障或电学屏障被破坏，导致一些本来不能滤过的大分子物质，如血浆蛋白、红细胞等也能通过滤过膜，从而出现蛋白尿、血尿等尿的异常情况。

2)滤过膜的面积：正常人体两侧肾脏全部肾小球毛细血管总面积约 1.5 m² 以上，这样大的滤过面积有利于血浆的滤过。当肾脏发生病变，如急性肾小球肾炎，由于肾小球毛细血管管腔狭窄或完全阻塞，导致有效滤过面积减少，肾小球滤过率降低，病人可出现少尿，甚至无尿。

(2)肾小球毛细血管血压　正常情况下，当人体动脉血压波动在 10.67～24.00 kPa（80～180 mmHg）范围内时，由于肾血流量的自身调节，肾血流量保持稳定，对肾小球毛细血管血压的影响不大。但在某些疾病如休克、大出血，引起动脉血压显著下降，超出了肾血流量自身调节的范围时，肾小球毛细血管血压才相应降低，导致有效滤过压下降，肾小球滤过率减少，病人可出现少尿或无尿。

(3)血浆胶体渗透压　正常情况下，血浆胶体渗透压不会有很大变动。但当血浆蛋白减少时，血浆胶体渗透压降低，有效滤过压随之升高，尿量增多。如由静脉输入大量生理盐水，由于血液被稀释，血浆胶体渗透压降低，使有效滤过压升高，肾小球滤过率增加，尿量增多。

(4)肾小囊内压　正常情况下，肾小囊内压是比较稳定的。只有在病理情况下，当肾盂或输尿管结石、肿瘤压迫等原因引起输尿管梗阻，可导致囊内压升高，致使有效滤过压降低，滤过率也因此而减少。

(5)肾血浆流量的改变　肾血浆流量改变被认为是影响肾小球滤过的最主要因素。

当肾血浆流量加大,肾小球毛细血管内血浆胶体渗透压的上升速度减慢,以致肾小球毛细血管很长的一段都有滤液生成,肾小球的滤过率将增加;反之肾小球滤过率将减少。

(二)肾小管、集合管的重吸收功能

重吸收是指肾小管和集合管上皮细胞将小管液中的水分和某些溶质重新转运回血液的过程。成人每天生成的原尿量为 180 L,而由尿道排出体外的终尿仅 1.5 L,经肾小球的滤过进入肾小囊腔的超滤液,在流经肾小管和集合管过程中,其中水和溶质中绝大多数成分将全部或部分地被肾小管上皮细胞重吸收回血液,故将进入肾小管内的液体称为小管液(表2-5)。

表2-5 体重 70 kg 的人血浆、滤过液和终尿中的几种物质浓度比较(平均值)

物质	血浆浓度 (mmol/L)	超滤液 (mmol/24h)	终尿 (mmol/24h)
Na^+	140	25 200	103
K^+	4	720	100
Cl^-	105	18 900	103
HCO_3^-	25	4 500	2
尿素	5	900	360
葡萄糖	5	900	0
水	—	180(L/24h)	1.5(L/24h)

肾小管上皮细胞对物质的重吸收有选择性。葡萄糖、氨基酸被全部吸收,水和电解质(Na^+、K^+、Cl^- 等)被大部分吸收,尿素仅小部分被吸收,肌酐则完全不被重吸收。肾小管不同部分的重吸收能力不同,其中以近端小管重吸收的物质种类多、数量大,是最重要的重吸收部位。

(三)肾小管、集合管的分泌和排泄功能

肾小管和集合管的分泌功能是指小管上皮细胞通过新陈代谢,将所产生的物质分泌到小管液中的过程;排泄功能是指小管上皮细胞将血液中的某些物质直接排入小管液中的过程。分泌和排泄都是通过小管细胞进行的,且形成的分泌物和排泄物都向小管液方向转运,故一般不作严格区分,统称为分泌。由肾小管排泄的主要物质有 H^+,K^+,NH_3,以调节体内的酸碱平衡。此外,还分泌排泄肌酐、对氨基马尿酸、青霉素等。

(四)尿液的浓缩和稀释

肾脏具有浓缩和稀释尿液的功能。尿液的浓缩和稀释是与血浆渗透压相比较而确定的。尿渗透压比血浆高,称为高渗尿,表示尿液被浓缩;尿的渗透压比血浆渗透压低,称为低渗尿,表示尿被稀释。如尿的渗透压与血浆渗透压几乎相等,称为等渗尿。肾脏的浓缩和稀释功能,在维持体液平衡和渗透压恒定中起着重要的作用。

肾脏稀释和浓缩尿的功能与肾髓质具有的高渗压梯度有关。实验表明,肾髓质的组织液中,主要的溶质是 NaCl 和尿素形成了肾髓质的高渗压区,并且由肾髓质外层到内层存在很大的渗透压梯度,即越向内髓深部,渗透压越高。由于远曲小管、集合管置于高渗区内,且进入远曲小管内的小管液经各段肾小管的重吸收,已成为低渗液,当集合管内的低渗液向内髓深部流动时,管内外形成了很大的渗透压差,且越向髓质深部渗透压差越大。在肾髓质高渗压梯度的前提下,抗利尿激素(ADH)对水的重吸收起着重要调节作用。当机体缺水时,体内 ADH 分泌增多,远球小管、集合管对水的通透性增加,水重吸收增多,使尿量减少,尿渗透压升高,尿液被浓缩;反之,ADH 分泌减少,水重吸收减少,形成大量低渗尿,尿液被稀释。

三、肾脏泌尿功能的调节

关于肾小球的滤过作用的调节已在前文叙述,本节主要论述对肾小管和集合管液泌尿功能的调节,包括在神经和体液调节和自身调节。

(一)自身调节

1. **小管液中溶质的浓度** 因水的吸收靠的是渗透压梯度,故小管液中溶质所形成的渗透压可对抗水的重吸收。当小管液中某溶质浓度增高时,渗透压增高,水的重吸收减少,从而使尿量增多。例如,糖尿病病人出现多尿症状,就是由于病人血糖超过肾糖阈值时,肾小管就不能将小管液中糖全部重吸收,导致小管液渗透压升高,致使尿量增多。以增加肾小管液中溶质的浓度对抗水的重吸收引起的利尿,称为渗透性利尿。

2. **球—管平衡** 近球小管的重吸收率与肾小球滤过率之间有一定的平衡关系,即近球小管的重吸收量始终占滤过率的 65%~70%,这一现象称为球—管平衡。其生理意义在于使尿的排出量不会因肾小球滤过率增减而出现大的变动。

(二)神经和体液调节

1. **肾交感神经的作用** 肾交感神经兴奋可通过①降低肾小球滤过率;②刺激近球细胞释放肾素,导致血中血管紧张素Ⅱ和醛固酮含量增加,增加肾小管对 NaCl 和水的重吸收;③增加近球小管和髓襻上皮细胞对 Na^+,Cl^-,H_2O 的重吸收,来影响尿的生成。

2. **抗利尿激素的作用** 抗利尿激素也称血管升压素(VP),是由下丘脑视上核和室旁核等部位的神经元分泌,其生理作用是增加远曲小管和集合管对水的通透性,以促进水的重吸收。在临床上,由于下丘脑或下丘脑—垂体束发生病变,引起抗利尿激素释放障碍,可出现多尿,病人每日尿量可达 10 升以上,称为尿崩症。

3. **肾素-血管紧张素-醛固酮系统** 醛固酮是肾上腺皮质球状带分泌的一种激素。其主要作用是促进肾远球小管和集合管对 Na^+ 的主动重吸收和促进 K^+ 的排出。由于 Na^+ 的重吸收同时伴有 Cl^- 和水的重吸收,所以,醛固酮有保 Na^+ 保水排 K^+ 的作用。

肾素主要是由近球细胞分泌。它是一种蛋白水解酶,能催化血浆中的血管紧张素原,生成血管紧张素Ⅰ(十肽)。后者在血管紧张素转换酶作用下降解,生成血管紧张素Ⅱ(八肽)。血管紧张素Ⅱ可刺激肾上腺皮质球状带合成和分泌醛固酮。由于肾素、血管紧张素和醛固酮之间有着密切的功能联系,因此被称为肾素-血管紧张素-醛固酮系统。

4. **心房钠尿肽** 心房钠尿肽(atrial natriuretic peptide,ANP)是心房肌细胞合成的一种激素。它主要作用是使血管平滑肌舒张和抑制集合管对 NaCl 的重吸收,具有明显的促进 NaCl 和水排出的作用。

四、尿液及排尿反射

1. **尿量** 尿量是指进入膀胱内的终尿量。正常成人每24小时排尿量约为1 000～2 000 mL，但与饮水多少有关，即大量饮水，尿量增多；大量出汗、饮水少则尿量减少。若24小时尿量持续超过2 500 mL以上，称为多尿；尿量介于100～500 mL范围内，称为少尿；不足100 mL，称为无尿。多尿、少尿和无尿均属异常。少尿和无尿可造成代谢产物（尿素氮、肌酐等）在体内堆积。正常人每天可产生35 g固体代谢产物，它们在尿中溶解度为7%，故至少需500 mL尿量，才能将其从肾脏排出。因此，少尿，特别是无尿，在临床被视为严重的病症。

2. **排尿反射** 肾脏生成尿是个连续不断的过程，经过输尿管送入膀胱并贮存。当尿液达到一定量时，通过反射性排尿动作，尿液被排放到体外。

排尿反射中枢 初级排尿中枢位于脊髓骶2～4节段，故排尿反射是一种脊髓反射，但受大脑皮层的高级中枢控制，因此，排尿受意识支配。

生理情况下，当尿液在膀胱内充盈到一定程度时，膀胱壁的牵张感受器受到刺激而兴奋。冲动沿盆神经传入，到达脊髓骶段排尿反射初级中枢；同时，冲动也传导到大脑皮层，产生尿意。通常膀胱内尿液的容量达到约150 mL时，开始产生尿意；当尿液容量达到约400 mL时，可产生较强的尿意。若环境条件允许，中枢的传出冲动通过盆神经到达膀胱，使膀胱逼尿肌收缩，尿道内括约肌松弛，尿液进入后尿道，刺激后尿道壁上感受器，通过正反馈，再进一步加强膀胱逼尿肌收缩和反射性抑制阴部神经使尿道外括约肌松弛，尿液排出体外。在排尿过程中，有意识地通过加强腹部肌肉的收缩，对排尿也有促进作用（图2-46）。

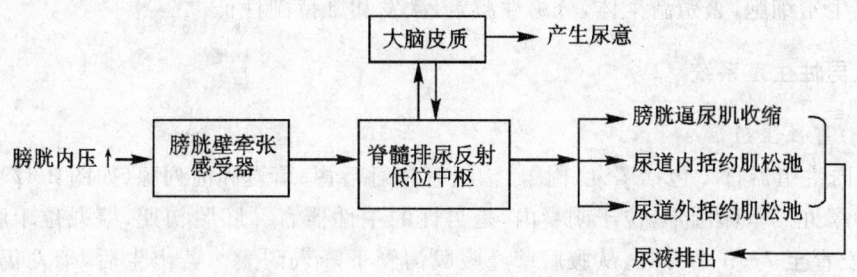

图2－46 排尿反射示意图

小儿因大脑皮层发育尚未完善，对脊髓低位排尿中枢的抑制能力较弱，所以小儿排尿次数多，且易发生遗尿。

在临床，有些疾病可出现排尿异常。常见的有尿频、尿急、尿痛、尿潴留和尿失禁等。若排尿次数过多，称为尿频；若一有尿意即要排尿，并常伴有主观上控制不住的感觉称为尿急；若排尿时膀胱区和尿道有疼痛或灼热感称为尿痛，常见于尿路感染。当膀胱充满尿液而不能排出时，称为尿潴留，常见支配膀胱的盆神经或脊髓骶段低位排尿中枢受损。当骶段上方的脊髓损伤，使初级排尿中枢失去大脑皮层控制，或处于昏迷状态的病人，可出现尿失禁现象。

（康颂建）

复习思考题

1. 简述肾的功能。
2. 肾的血液循环特征有哪些？何谓肾血流的自身调节？有何特点？
3. 何谓肾小球滤过率？
4. 为什么血浆晶体渗透压对原尿生成无影响？
5. 何谓肾糖阈及葡萄糖吸收极限量？正常数值各是多少？
6. 大量饮清水后，尿量会发生什么变化？为什么？
7. 大量出汗后，尿量会发生什么变化？为什么？
8. 临床上利用甘露醇或山梨醇给病人脱水的原理是什么？
9. 简述尿生成的过程。
10. 试用泵-漏模式解释近球小管对 Na^+ 的重吸收。

第八节　生殖系统

生物体生长发育成熟后，能够产生与自己相似的子代个体，这种功能称为生殖(reproduction)，它是维持生物绵延和种系繁殖的重要生命活动。高等动物的生殖过程，包括生殖细胞(精子和卵子)的形成、交配、受精、胚胎发育和分娩等环节。生殖系统的功能是：产生生殖细胞，繁殖新个体，分泌性激素，激发和维持副性征。

一、男性生殖系统

(一) 男性生殖器

1. 内生殖器官　包括睾丸、附睾、输精管和射精管、精囊和前列腺(如图2-47)。

(1) 睾丸　呈卵圆形，位于阴囊内，是男性的主性器官。胚胎初期，睾丸位于腹腔内，随胚胎发育至7~9个月时，从腹后壁经腹股沟管下降入阴囊。若出生后，睾丸仍未降入阴囊内，称为隐睾。隐睾为男性不育原因之一。睾丸表面有一层坚厚的纤维膜称为白膜，白膜在背侧增厚形成睾丸纵隔，从纵隔发出许多结缔组织小隔，呈放射状将睾丸实质分成许多睾丸小叶，睾丸小叶由曲精小管盘曲而成。曲细精管的上皮有产生精子的功能。小管之间的间质细胞有分泌雄性激素的功能，以促进男性生殖器的发育和第二性征的出现。

(2) 附睾　主要有附睾管盘曲而成，附睾管长约4 m，能储存精子和分泌液体供给精子营养，并促进精子继续发育成熟。

(3) 输精管和射精管　输精管(ductus deferens)是附睾管的直接延续，长度约50 cm，管壁较厚，肌层较发达而管腔细小。两侧输精管在膀胱底的后面逐渐接近，并膨大成输精管壶腹。输精管末端变细，与精囊的排泄管汇合成射精管。射精管(ejaculatory duct)长约2 cm，向前下穿前列腺实质，开口于尿道的前列腺部。

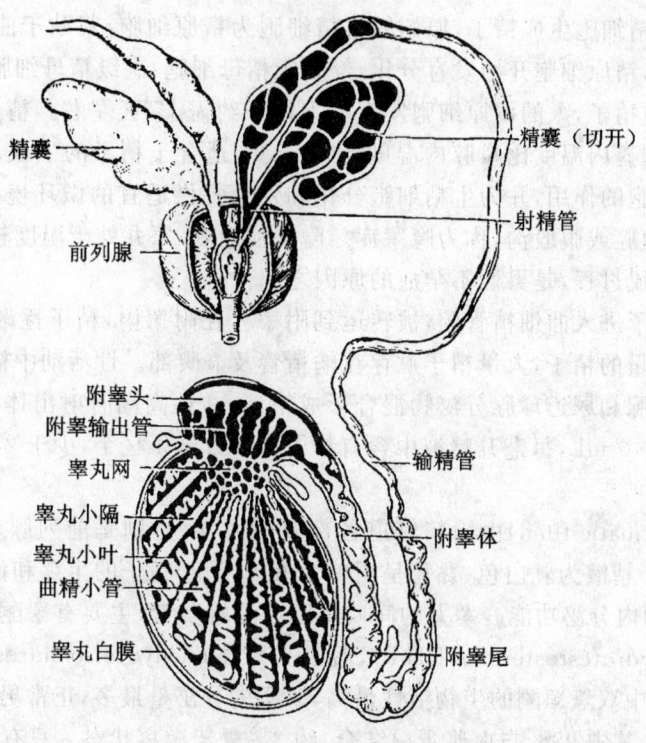

图 2-47 男性内生殖器官示意图

(4)精囊 为囊状腺体,左右各一,贴膀胱底的后面;其排泄管与输精管壶腹合并成射精管。精囊腺分泌黄色黏稠的液体,参与精液组成。

(5)前列腺与尿道球腺 前列腺(prostate)位于膀胱下方,包绕尿道起始部,形状与栗子相似。前列腺分泌乳白色的液体,参与组成精液。前列腺后面紧贴直肠,临床上常经直肠指诊来检查前列腺。小儿前列腺小,其后随性的发育而增长,到24岁达高峰,以后维持在一稳定状态,到老年又逐渐退化;老年前列腺腺组织萎缩,若结缔组织增生而肥大是病理现象,肥大的前列腺压迫尿道,造成排尿困难,严重者可引起尿潴留。尿道球腺(bulbourethral gland)仅豌豆大小,左右各一,其排泄管细长,开口于尿道球部。尿道球腺的分泌物参与精液的组成,有利于精子的活动。

2. 男性外生殖器官 包括阴囊和阴茎。

(1)阴囊(scrotum) 是外阴部皮肤囊袋,颜色较暗,柔软,阴囊皮肤生有稀疏阴毛,皮脂腺很多,但汗腺很少,阴囊内部有阴囊中隔,将阴囊分为左、右二腔,每腔容纳睾丸、附睾及输精管起始部。阴囊皮下为肉膜,缺少脂肪;肉膜内含有平滑肌,故阴囊有很大的舒缩性,以调节阴囊温度,以利于睾丸内精子的生成。

(2)阴茎(penis) 为男性的性交器官,可分为头、体和根三部分,阴茎前端膨大,称阴茎头,头的尖端有较狭窄的尿道外口。

(二)男性的生殖功能

主要包括睾丸的生精功能和内分泌功能。

1. 睾丸的生精功能 精子是在曲细精管内生成的,曲细精管上皮由生精细胞和支持细胞构成。生精细胞生成精子,原始的生精细胞为精原细胞,紧贴于曲细精管的基膜上。从青春期开始,精原细胞开始发育分化,经初级精母细胞、次级精母细胞、精子细胞等几个阶段,最后形成精子,人的精原细胞发育成为精子约需 75 天左右。精子的生成还需要有适宜的温度,阴囊内温度比腹腔内温度低 1~8℃,适合于精子的生成。支持细胞有支持和营养生精细胞的作用,并为生精细胞分化和发育提供适宜的微环境。如睾丸不在阴囊内,而滞留于腹腔或腹股沟,称为隐睾症。隐睾症患者,睾丸处于温度较阴囊高的位置,会影响精子的生成过程,是男性不孕症的原因之一。

新生成精子进入曲细精管腔,被转运到附睾。在附睾内,精子逐渐获得运动能力,附睾内可贮存小量的精子,大量精子贮存在输精管及壶腹部。性活动中被运送至尿道,与附睾、精囊、前列腺和尿道球腺分泌物混合形成精液,在性高潮时射出体外。正常男子每次射出精液约 3~6 mL,每毫升精液中含有精子 2 千万至 4 亿个,少于 2 千万个则不易使卵子受精。

精液(spermatic fluid)由输精管道各部及附属腺,特别是前列腺和精囊的分泌物组成,内含精子。精液为乳白色、黏稠呈弱碱性液体,适于精子的生存和活动。

2. 睾丸的内分泌功能　睾丸的间质细胞分泌雄激素,主要有睾酮(testosterone,T)、双氢睾酮(dihydrotestosterone,DHT)、脱氢异雄酮(dehydroisoandrosterone,DHTA)和雄烯二酮。其中双氢睾酮的生物活性最高,睾酮的分泌量最多,正常男子的睾丸每天分泌睾酮 4~9 mg,其中 98% 与血浆蛋白结合,约 2% 处于游离状态。只有游离的睾酮才能发挥生物学作用。

(1)睾酮的生理作用有:

1)促进精子生成:睾酮自间质细胞分泌后,可经支持细胞进入曲细精管,与生精细胞相应的受体结合,促进精子的生成过程。

2)促进附性生殖器官的生长发育:睾酮能刺激前列腺、阴茎、阴囊、尿道等附性器官的生长和发育。

3)促进副性征的出现并维持其正常状态:男性在青春期后出现生长胡须,嗓音低沉,喉结突出,腹部、胸部和面部毛发生长、骨骼粗壮、肌肉发达等一系列区别于女性的特征,称为男性副性征或第二性征,是在睾丸酮刺激下产生并依靠它维持正常状态。

4)促进蛋白质合成及红细胞生成:促进体内肌肉、骨骼等器官内的蛋白质的合成,还可刺激红细胞的生成,使体内红细胞量增高。

5)维持正常的性欲。

(2)抑制素　支持细胞分泌抑制素(inhibin),抑制素是一种糖蛋白,对腺垂体促卵泡激素(FSH)的分泌有很强的抑制作用,而生理剂量对黄体生成素(LH)的分泌却无明显影响。

3. 睾丸功能的调节　睾丸无论是生精功能还是睾酮分泌均受下丘脑—腺垂体的调节。下丘脑分泌的促性腺激素释放激素(GnRH)经垂体门静脉系统到达腺垂体,促进腺垂体合成和分泌促卵泡激素(FSH)和黄体生成素。下丘脑、腺垂体和睾丸在功能上密切联系,互相影响,构成了下丘脑—腺垂体—睾丸轴调节环路,保证了睾丸精子生成和激素分泌的正常进行。

(1)睾丸内分泌功能的调节　下丘脑分泌 GnRH,经垂体门静脉到达腺垂体,GnRH 与靶细胞膜受体结合,进而促进腺垂体分泌 LH 和 FSH,LH 经血液运输到达睾丸后,可促进间质细胞分泌睾酮。血液中睾酮浓度反过来对下丘脑和腺垂体产生负反馈作用,抑制 GnRH 和 LH 的分泌,致使血液中睾酮的浓度保持在一个相对稳定的水平,保证睾丸生精功能的正常进行。

(2)睾丸生精功能的调节　腺垂体分泌的 LH 和 FSH 对睾丸的生精过程都有调节作用,LH 通过促进间质细胞分泌睾酮间接发挥作用。FSH 对生精过程有启动作用,睾酮则能维持生精效应,两者相互配合,共同调节生精过程。另外,FSH 可促进支持细胞分泌抑制素,抑制素可通过负反馈作用抑制腺垂体分泌 FSH,从而使 FSH 的分泌稳定在一定水平,保证睾丸生精功能的正常进行。

二、女性生殖系统

女性生殖功能主要包括产生卵子和分泌激素、妊娠与分娩等。

(一)女性生殖器官

1. 内生殖器　包括卵巢、子宫、输卵管和阴道。

(1)卵巢(ovary)　是成对的器官,是女性的主性器官,位于盆腔髂总动脉分叉处,呈扁卵圆形。质韧硬,色深灰红,性成熟前卵巢表面光滑,性成熟后,因屡经排卵修复过程,表面显现凹凸不平。卵巢一般在 35~40 岁后,开始逐渐缩小,到 40~50 岁,随着月经停止,卵巢走向萎缩。其功能是产生生殖细胞和分泌性激素(雌激素和孕激素)。

(2)输卵管(uterine tube)　是一对弯曲的长喇叭形管,位于子宫底的两侧,子宫阔韧带的上缘内,内侧端以输卵管子宫口与子宫腔相通,外侧端以输卵管腹腔口开口于腹膜腔。输卵管全长分四段,由内侧向外侧为输卵管子宫部、输卵管峡、输卵管壶腹、输卵管漏斗。

(3)子宫　为壁厚的肌性器官,胎儿在此发育生长。子宫位于骨盆中央,膀胱与直肠之间,下端接阴道。两侧有输卵管和卵巢,临床上统称子宫附件,附件炎即指输卵管炎和卵巢炎。成人未孕子宫呈前后略扁,倒置的梨形,长约 7~9 cm,最宽径约 4~5 cm,厚约 2~3 cm,呈轻度的前倾前屈位。子宫分为底、体、颈三部:子宫底为输卵管子宫口以上的部分,宽而圆凸。子宫颈为下端较窄而呈圆柱状的部分,成人的长约 2.5~3.0 cm,由突入阴道的子宫颈阴道部和阴道以上的子宫颈阴道上部组成,子宫底与子宫颈之间的部分为子宫体。

子宫内的腔隙较为狭窄,可分为两部:上部在子宫体内,称子宫腔,呈底在上、前后略扁的三角形。底的两端为输卵管子宫口,尖朝下,通子宫颈管。下部在子宫颈内,呈梭形,称子宫颈管。子宫颈管上端通子宫腔,下口通阴道称子宫口,未产妇的子宫口呈圆形,边缘光滑整齐;经产妇的,则为横裂状。

子宫壁分三层:外膜为浆膜,为腹膜的脏层;中层为较厚的肌层,由平滑肌组成;内层为黏膜,称子宫内膜。子宫腔的内膜随着月经周期而有增生和脱落的变化。脱落的内膜由阴道流出成为月经,约 28 天为一个月经周期(见图 2-48)。

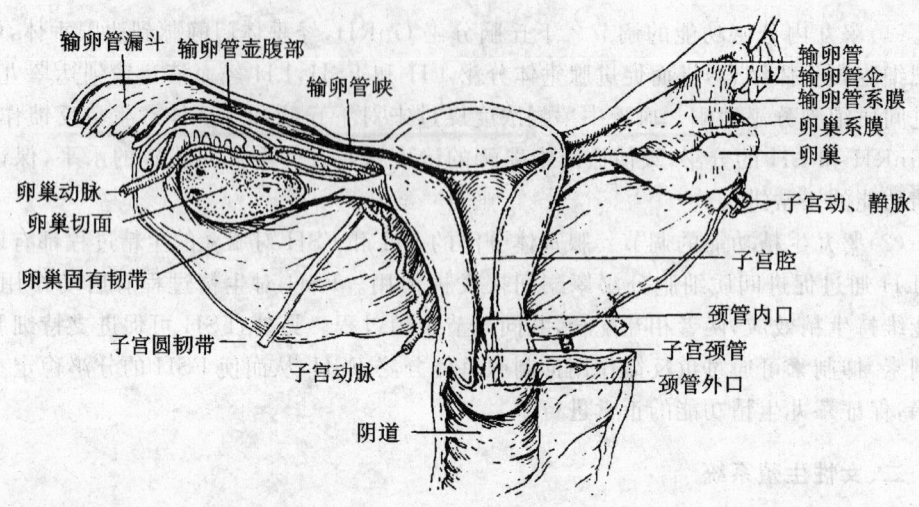

图 2-48　女性内生殖器官

(4)阴道(vagina)　为连接子宫和外生殖器的肌性管道,是女性的性交器官,也是排出月经和娩出胎儿的管道,由黏膜、肌层和外膜组成,富于伸展性。阴道有前壁、后壁和侧壁,前、后壁互相贴近。阴道的长轴由后上方伸向前下方,下部较窄,下端以阴道口开口于阴道前庭。阴道上皮可随月经周期而起变化,因此,将阴道黏液作成涂片,检查阴道脱落的上皮细胞的形态及类型,对某些妇科疾病的诊断和治疗有一定价值。

(5)前庭大腺(greater vestibular gland)　又称 Bartholin 腺,形如豌豆,位于前庭球后端的深面,其导管向内侧开口于阴道前庭,阴道口的两侧。该腺相当于男性的尿道球腺,分泌物有润滑阴道口的作用。

2. 女性外生殖器　女性外生殖器又称外阴,包括阴阜、大阴唇、小阴唇、阴蒂和阴道前庭。

(1)阴阜(mons pubis)　位于耻骨联合前下方的皮肤隆起,皮下有丰富的脂肪。性成熟期以后,生有阴毛。

(2)大阴唇(greater lips of pudendum)　为一对纵行隆起的皮肤皱襞。大阴唇的前端和后端左右互相联合,形成唇前联合和唇后联合。前接阴阜,后连会阴。

(3)小阴唇(lesser lips of pudendum)　是大阴唇内侧的一对薄的皮肤皱襞,表面光滑无毛。其前端延伸为阴蒂包皮和阴蒂系带,后端两侧互相会合,形成阴唇系带。

(4)阴蒂(clitoris)　位于尿道外口的上方,阴蒂脚埋于会阴浅隙内,附着于耻骨下支和坐骨支,向前与对侧的结合成阴蒂体,表面有阴蒂包皮包绕;阴蒂头露于表面,含有丰富的神经末梢,感觉敏锐。

(5)阴道前庭(vaginal vestibule)　是位于两侧小阴唇之间的裂隙,其前部有较小的尿道口,后部有较大的阴道口,阴道口两侧各有一个前庭大腺导管的开口。处女的阴道口周缘有处女膜附着,处女膜可呈环形、半月形、伞状或筛状,处女膜破裂后成为处女膜痕。

(6)前庭球(bulb of vestibule)　相当于男性的尿道海绵体,呈蹄铁形,分为较细小的中间部和较大的外侧部。中间部位于尿道外口与阴蒂体之间的皮下,外侧部位于大阴唇的皮下。

3. 乳房与会阴

(1)乳房(mamma,breast)　为人类和哺乳动物特有的结构。男性乳房不发达,但乳头的位置较为固定,多位于第4肋间隙,或第4及第5肋骨水平,常作为定位标志。女性乳房于青春期后开始发育生长,妊娠和哺乳期有分泌活动。

成年未产妇女的乳房呈半球形,紧张而富有弹性。乳房中央有乳头,其位置因发育程度和年龄而异,通常在第4肋间隙或第5肋与锁骨中线相交处。乳头顶端有输乳管的开口,乳头周围的皮肤色素较多,形成乳晕,表面有许多小隆起,其深面为乳晕腺,可分泌脂性物质滑润乳头。乳头和乳晕的皮肤较薄,易受损伤而感染。妊娠和哺乳期,乳腺增生,乳房增大;停止哺乳后,乳腺萎缩,乳房变小;老年时,乳房萎缩而下垂。

乳房由皮肤、皮下脂肪、纤维组织和乳腺构成。纤维组织主要包绕乳腺,形成不完整的囊,并嵌入乳腺内,将腺体分割成15~20个乳腺叶,叶又分为若干乳腺小叶。一个乳腺叶有一个排泄管,称为输乳管,行向乳头,在近乳头处膨大为输乳管窦,其末端变细,开口于乳头。输乳管均以乳头为中心呈放射状排列,乳腺手术时宜作放射状切口,以减少对乳腺叶和输乳管的损伤。

(2)会阴(perineum)　有广义、狭义之分,广义的会阴是指封闭小骨盆下口的所有软组织,呈菱形,前为耻骨联合下缘、后为尾骨尖,两侧为耻骨下支、坐骨支、坐骨结节和骶结节韧带。狭义的会阴即产科会阴,是指肛门与外生殖器之间狭小区域的软组织。由于分娩时此区承受的压力较大,容易引起撕裂,故助产时应注意保护会阴,以免损伤。

(二)卵巢的生卵功能

1. 卵泡的发育　卵子是由卵巢内的原始卵泡逐渐发育而成的,女性出生后,两侧卵巢中有30万~40万个原始卵泡,每个原始卵泡内含有一个初级卵细胞,周围被一层卵泡细胞包绕。青春期后,在腺垂体促性腺激素的作用下,部分静止的原始卵泡开始发育,一般每月有15~20个卵泡开始生长发育,但一般只有一个原始卵泡经初级卵泡、次级卵泡阶段发育成熟,其余的卵泡退化为闭锁卵泡(见图2-49)。

2. 排卵与黄体的形成和萎缩　随着卵泡的发育,卵母细胞逐渐增大,卵泡细胞不断增殖,由单层变为多层的颗粒细胞层,出现卵泡腔和卵泡液。卵泡周围的间质细胞环绕在颗粒细胞外,分化增殖为内、外膜细胞。卵泡液含有高浓度的雌激素。卵泡成熟后破裂,卵细胞和它周围的放射冠等一起排入腹腔,这个过程称为排卵(ovulation)。

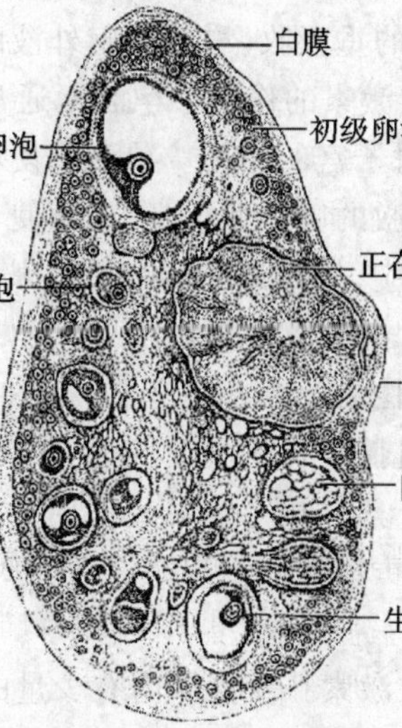

排卵后,卵泡壁内陷,颗粒细胞增生肥大,成行排列,胞浆中积聚黄褐色脂肪颗粒而形成黄体,叫月经黄体。黄体细胞能分泌大量的孕激素,同时也分泌雌激素。排卵后的7~8天,

图2-49　卵泡发育模式图

黄体发育到顶峰,如果排卵后未妊娠,黄体可维持14天,随后发生退化;黄体中的颗粒细胞和膜细胞退化由结缔组织所代替,最后形成无血管的瘢痕——白体,女性一生中只有400~500个卵泡成熟排卵,平均每月一个,其余几十万个卵泡萎缩闭锁,若排出的卵受精,在人绒毛膜促性腺激素的作用下,黄体继续长大并维持一定时间,称为妊娠黄体。

(三)卵巢的内分泌功能

卵巢可以合成并分泌雌激素、孕激素和少量雄激素。雌激素主要为雌二醇,孕激素主要为孕酮。卵巢在排卵前由卵泡的颗粒细胞和内膜细胞分泌雌激素;在排卵后由黄体细胞分泌孕激素和雌激素。雌二醇和孕酮主要在肝降解,代谢产物以葡萄糖醛酸盐或硫酸盐的形式,随尿粪排出体外。

1. 雌激素的作用

(1)对生殖器官的作用

1)子宫:促进子宫肌的增生,促使子宫内膜发生增殖期的变化,内膜逐渐增厚,血管和腺体增生,但不分泌;还可使子宫颈分泌大量清亮和稀薄的黏液。在雌激素作用下,宫颈黏液的黏液丝排列规则,有利于精子穿行。

2)阴道:使阴道黏膜上皮细胞增生、角化,并使细胞内的糖原含量增加。糖原含量增加,阴道分泌物呈酸性,从而抑制致病菌的生长,增强阴道的抵抗力。

3)输卵管:促进输卵管上皮细胞增生、分泌与输卵管运动,有利于精子与卵子的运行。

4)乳腺:雌激素刺激乳腺导管和结缔组织增生,促进乳腺发育。

(2)促进副性征的出现 在青春期,雌激素促使出现并维持女性副性征。

如使脂肪沉积于乳腺、臀部等部位,产生乳晕,毛发呈女性分布,音调变高,骨盆宽大等女性特征。

(3)对代谢的作用 雌激素对人新陈代谢的作用比较广泛,如促进蛋白质合成,促进生长发育;促进生殖器官的细胞增殖与分化;增强成骨细胞的活动和钙、磷代谢,加速骨骼的生长,促进骨骺的愈合。因此,在青春早期女孩的生长一般较男孩快,雌激素可促进肾对水和钠的重吸收,增加细胞外液的量,有利于水和钠在体内保留。

2. 孕激素的作用 孕激素通常要在雌激素作用基础上发挥作用。

(1)对子宫的作用 孕激素使增生期的子宫内膜进一步增厚而进入分泌期;使子宫肌对各种刺激的敏感性下降,从而使子宫处于安静状态;抑制母体的免疫反应,防止对胎儿的排斥反应;从而为受精卵的着床和生存提供适宜的环境。

另外,孕激素还可减少子宫颈黏液的分泌量,使黏液变稠,不利于精子的穿透,抑制输卵管节律性肌收缩。

(2)乳腺 促进乳腺腺泡和导管的发育,为分娩后泌乳创造条件。

(3)产热作用 在月经周期中,排卵后,卵巢黄体分泌的大量孕激素可作用于体温调节中枢使黄体期体温提高0.3~0.6℃。临床上有时把这一基础体温的改变作为判断排卵日期的一种标志。

3. 雄激素 女性体内有少量的雄激素,主要有卵泡内膜细胞和肾上腺皮质球状带产生。如分泌过多可出现女性男性化。

(四)月经周期

1. 月经周期的概念　女性自青春期起,在卵巢激素的作用下,除妊娠外,每月一次子宫内膜发生周期性脱落、出血,这种周期性经阴道流血的现象称为月经(menstruation)。女性在生育年龄,卵泡的生长发育、排卵与黄体形成呈现周期性变化,这种现象称为生殖周期。因此,女性的生殖周期称为月经周期(menstrual cycle)。

月经周期的长短,因人而异,约为20~40天,平均为28天。但每个妇女自己的月经周期是比较稳定的。一般女性12~14岁左右出现第一次月经,称为初潮,初潮后的一段时间内,月经周期可能不规律,一般1~2年后便逐渐规则起来。50岁左右,月经周期停止,称为绝经。

2. 月经周期中卵巢和子宫内膜的变化　月经周期中卵巢和子宫内膜都出现一系列形态和功能的变化。根据子宫内膜的变化,可将月经周期分为三期:

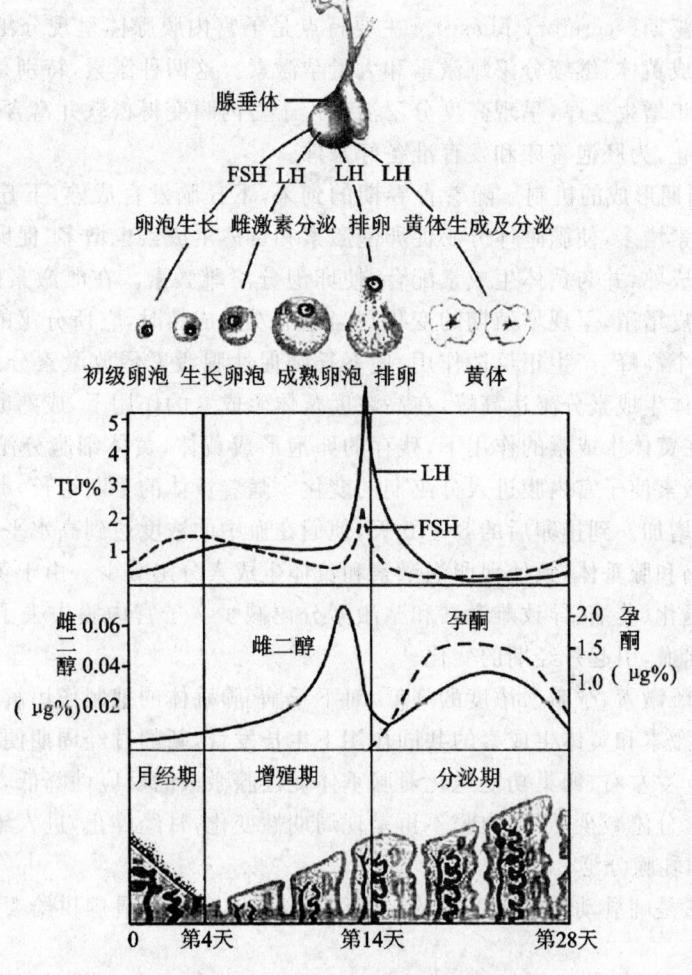

图2-50　月经周期形成原理示意图

(1) 月经期 从月经开始至出血停止,一般持续 3~4 天,称为月经期,为月经周期的开始。若排出的卵子未受精,黄体于排卵后 8~10 天开始退化、萎缩,孕激素、雌激素分泌迅速减少。子宫内膜由于失去这两种激素的支持,使子宫内膜血管痉挛,导致内膜缺血、坏死、脱落和出血,即月经来潮,出血量约为 50~100 mL,剥脱的子宫内膜混于月经血中。由于子宫内膜组织中含有较丰富的纤溶酶原激活物,使经血中的纤溶酶原被激活成纤溶酶,故经血不凝固。

若排出的卵子受精,黄体则生长发育形成妊娠黄体,继续分泌孕激素和雌激素,从而使子宫内膜不但不脱落,而且继续增厚,故怀孕后不来月经。

(2) 增殖期(排卵前期) 从月经停止到排卵为止,即月经周期第 5~14 天,这段时间称为增殖期,也称卵泡期。在此期内,卵巢中的卵泡处于发育和成熟阶段并分泌雌激素。雌激素促使子宫内膜增生变厚,其中的血管、腺体增生而进入增殖期。此期末卵巢中的卵泡发育成熟开始排卵(见图 2-50)。

(3) 分泌期(排卵后期) 从排卵后到下次月经前,相当于月经周期的第 15~28 天,这段时间称为分泌期(secretory phase)。主要特点是子宫内膜腺体呈现分泌现象。排卵后的残余卵泡形成黄体,继续分泌雌激素和大量孕激素。这两种激素,特别是孕激素能促使子宫内膜进一步增生变厚,呈现高度分泌活动。子宫内膜变得松软并富含营养物质,子宫平滑肌相对静止,为胚泡着床和发育准备好条件。

3. 月经周期形成的机制 随着青春期的到来,下丘脑发育成熟,下丘脑分泌的促性腺激素释放激素增多,使腺垂体分泌促卵泡激素和黄体生成素也增多,促卵泡激素可促使卵泡生长发育成熟,并与黄体生成素配合,使卵泡分泌雌激素。在雌激素的作用下,子宫内膜腺体和上皮增殖,呈现增殖期的变化。当卵泡发育成熟时,它所分泌的大量雌激素在排卵前形成一个高峰,产生正反馈作用,使下丘脑促性腺激素释放激素分泌进一步增加,促使腺垂体黄体生成素分泌达高峰,在高浓度黄体生成素的作用下,成熟卵泡破裂,排卵。

排卵后,在黄体生成素的作用下,残存的卵泡形成黄体,黄体细胞分泌大量的雌激素和孕激素,孕激素使子宫内膜进入分泌期的变化。随着黄体的不断增长,雌激素和孕激素的分泌也不断增加。到排卵后的 8~10 天,他们在血中的浓度达到高水平,产生负反馈效应,抑制下丘脑和腺垂体,致使促卵泡激素和黄体生成素分泌减少。由于黄体生成素的减少,黄体开始退化、萎缩、导致雌激素和孕激素分泌减少。子宫内膜失去了这两种激素的支持,便脱落出血,引起月经期的变化。

随着血中雌激素、孕激素浓度的降低,对下丘脑、腺垂体的抑制作用解除,卵巢中的卵泡又在促卵泡激素和黄体生成素的共同作用下生长发育,新的月经周期便又重新开始。

妇女到 50 岁左右,卵巢功能退化对腺垂体促性腺激素的反应性降低,卵泡停止发育,雌激素、孕激素分泌减少,子宫内膜不再呈现周期性变化,月经停止,进入绝经期。

4. 乳腺和乳腺分泌

(1) 乳腺 是哺乳动物生殖系统的一个组成部分。直接由乳腺供给婴儿乳汁的过程,称为授乳。

到青春期,乳腺发育主要是由于雌激素的作用,使导管延长并分支,腺泡发育不明显。乳腺间隔脂肪沉着,结缔组织增生,是青春期乳房增大的主要原因。妊娠后,催乳素、雌激素、孕激素使乳腺导管分支增多，腺泡增生发育。妊娠末期乳腺发育成熟，具备泌乳能力，但不泌乳。原因是，此时血中雌激素、孕激素浓度过高，能抑制催乳素泌乳的效力。

(2)乳腺分泌　母体在婴儿娩出后 24 小时，乳腺可分泌富含蛋白质的初乳，蛋白质含量 2%～3%，主要是酪蛋白、乳白蛋白和乳球蛋白，此外还含有 7% 的乳糖和 3.5% 脂肪，乳汁的卡价为 70 kcal/100 mL。分娩后 1 周乳汁量为 500 mL/d，最高可达 2000 mL/d。

母乳喂养对婴儿正常发育是非常重要的。母乳共含有 160 种营养物质，其中免疫球蛋白可增强婴儿的免疫力，而各种蛋白激素和生长因子既可直接作用于胃肠道，促进消化系统的生长发育，也可被吸收进入血液循环作用于其他组织器官。婴儿的哺乳期约为 6～12 个月。

在催乳素的作用下，乳腺腺泡细胞将蛋白质、乳糖、Ca^{2+} 和 HPO_4^{2-} 包装成囊泡，而免疫球蛋白可经囊泡膜受体介导进入囊泡。腺泡细胞将囊泡内含物释放至腺泡腔。婴儿吸吮乳头或要求性哭喊，经传入神经到达中枢神经系统的孤束核，后者分泌催乳素促进腺泡腔上皮细胞和乳腺导管平滑肌的收缩，将乳汁经乳头排至婴儿口内。泌乳是乳汁在正压下主动排出，不是婴儿吸吮乳头产生负压吸引的结果。

由哺乳引起的高浓度催乳素，对促性腺激素的分泌具有抑制作用。因此，在哺乳期间可出现月经暂停，一般为 4～6 个月，它能起到自然调节生育间隔的作用。但其中也有部分妇女，在激素作用下，卵泡又开始发育并排卵，此时也可能不出现月经，但仍有受孕的可能，这种现象在计划生育工作中应予以注意。

(五)妊娠与分娩

1. 妊娠　妊娠(pregnancy)是指在母体内胚胎的形成及胎儿的生长发育过程。包括受精与着床，妊娠的维持，胎儿的生长发育及分娩。

(1)受精与着床　受精(fertilization)是精子和卵子结合的过程。精子射出后，通过阴道、宫颈、宫腔到达输卵管，当精子与卵子都能适时地到达输卵管的壶腹部，受精过程才有可能顺利实现。

1)精子的运行：精子在女性生殖道内运行的过程较为复杂，需要穿过子宫颈管和子宫腔，并沿输卵管运行，才能到达受精部位。精子运行的动力一方面依靠其自身尾部鞭毛的摆动，另一方面借助于女性生殖道平滑肌的运动和输卵管纤毛的摆动。一次射出的精液中一般含有数亿个精子，但能到达受精部位的只有不足 200 个。这是因为精子在向受精部位运行的过程中，要受到多种因素的影响。如宫颈黏液的黏度、阴道内的酸性液体(pH 值为 4)等都对精子的运动有一定的影响。精子从阴道运行到受精部位大约需要 30～90 分钟。

2)精子的获能：人类和多数哺乳动物的精子必须在雌性生殖道内停留几个小时，才能获得使卵子受精的能力，称为精子获能(capacitation)。精子经过在附睾中的发育，已经具备了受精的能力，但由于在附睾与精浆中存在一种去能因子(可能是一种糖蛋白)，它与精子结合后，妨碍精子与卵子的结合，阻止顶体反应的发生，精卵不能结合，从而使精子失去受精的能力，这就是精子去能。精子进入女性生殖道后，去能因子可被去除而使精子获能。获能的本质就是暴露精子表面与卵子识别的位点，解除对顶体反应的抑制，使精子得以进入卵内完成受精过程。发生获能的主要部位是子宫腔，其次是输卵管。

3)受精过程:卵子由卵泡排出后,很快便进入输卵管的伞端,依靠输卵管平滑肌的运动和上皮细胞纤毛的摆动将卵子运送到受精部位。精子与卵子在女性生殖道中保持受精能力的时间很短,精子约为1~2天,卵子仅为6~24小时。受精过程是一种复杂的生物学变化过程。当精子与卵子在输卵管壶腹部相遇后尚不能立即结合,精子的顶体外膜与头部的细胞膜首先融合,继之破裂,形成许多小孔,释出顶体酶,以溶解卵子外围的放射冠及透明带,这一过程称为顶体反应。顶体酶包含多种蛋白水解酶,透明带为糖蛋白,在顶体蛋白酶的作用下,透明带发生部分水解,精子即能突破透明带后,与卵细胞膜接触,激发卵细胞发生反应,释放某些物质,作用于透明带,可能起封锁透明带的作用,从而使其他精子难以再穿越透明带进入卵细胞内。因此,到达受精部位的精子虽有数十个,但一般只有一个精子能与卵子结合。

4)着床:受精卵在运行至子宫腔的途中,一面移动,一面继续进行细胞分裂。大约在排卵后的第4天抵达子宫腔,此时,受精卵已经形成胚泡。进入宫腔后,开始时处于游离状态。大约在排卵后的第8天,胚泡吸附在子宫内膜上,并通过与子宫内膜的相互作用而逐渐进入子宫内膜,于排卵后10~13天,胚泡完全被埋入子宫内膜中。这种胚泡植入子宫内膜的过程,称为着床(nidation),经过定位、黏着和穿透三个阶段。着床必须具备的条件有:①透明带必须消失;②胚泡的滋养层细胞迅速增殖分化,形成合体滋养层细胞;③胚泡与子宫内膜必须同步发育与相互配合;④体内必须有足够数量的孕激素,并在雌激素配合下,使子宫出现一个极短的敏感期,才能接受胚泡着床。

(2)胎盘激素与妊娠的维持 胚泡着床后,其最外层的一部分细胞发育为滋养层,其他大部分细胞则发育成为胎儿。滋养层细胞发育很快,不久就形成绒毛膜,其绒毛突起可吸收母体血液中的营养成分以供给胎儿。与此同时子宫内膜也增生成为蜕膜。这样,属于母体的蜕膜和属于子体的绒毛膜相结合而成为胎盘。通过胎盘,既可以实现母体与胎儿之间的物质交换,又可以起到屏障作用,同时,胎盘还可提供维持妊娠所必需的一些激素。胎盘是妊娠期重要的内分泌器官,它能分泌大量的蛋白质激素、肽类激素和类固醇激素,以适应妊娠的需要和促进胎儿的生长发育。

1)人绒毛膜促性腺激素(human chorionic gonadotropin,HCG):该激素是由胎盘绒毛组织的合体滋养层细胞分泌的一种糖蛋白激素,在受精后第8~10天就出现在母体血中,随后其浓度迅速升高,至妊娠2个月左右到顶峰,然后又迅速下降,在妊娠20周左右降至较低水平,并一直维持至分娩。

由于HCG在妊娠早期即可出现在母体血中,并由尿排出,因此,测定血中或尿中的HCG,可作为诊断早孕的准确指标。

其生理作用主要有:①与黄体生成素的作用相似,在妊娠早期刺激母体的月经黄体转变为妊娠黄体,并使其继续分泌大量雌激素和孕激素,以维持妊娠过程的顺利进行;②可以抑制淋巴细胞的活力,防止母体产生对胎儿的排斥反应,具有"安胎"的效应。

2)雌激素和孕激素:胎盘和卵巢的黄体一样,能够分泌雌激素和孕激素。在妊娠两个月左右,人绒毛膜促性腺激素的分泌达到顶峰,此后开始减少,妊娠黄体逐渐萎缩,由妊娠黄体分泌的雌激素和孕激素也减少。此时胎盘所分泌的雌激素和孕激素逐渐增加,可接替黄体的功能以维持妊娠,直到分娩。

在整个妊娠期内,孕妇血液中雌激素和孕激素都保持在高水平,对下丘脑——腺垂体系统起着负反馈作用,因此,卵巢内没有卵泡发育、成熟和排卵,故妊娠期不来月经。胎盘所分泌的雌激素中,主要成分为雌三醇,其前体主要来自胎儿。如果在妊娠期间胎儿死于子宫内,孕妇的血液和尿中雌三醇会突然减少,因此,检验孕妇血液和尿中雌三醇的水平,有助于判断是否发生死胎。

3) 人绒毛膜生长素:该激素也是一种糖蛋白,最初的动物实验表明,它具有催乳作用,所以曾被称为人胎盘催乳素(human placental lactogen,HPL),但后来的研究发现,它的化学结构、生理作用、生物活性以及免疫特性均与生长素相似,故在国际会议上被定名为人绒毛膜生长素(HCS)。HCS的主要作用是调节母体与胎儿的物质代谢过程,包括糖、脂肪和蛋白的代谢,从而促进胎儿的生长。

2. 分娩　分娩(parturition)是妊娠的结果,是指成熟的胎儿及其附属物从子宫娩出体外的过程。人类的孕期约为280天。妊娠末期,子宫平滑肌的兴奋性渐渐提高,最后引起强烈而有节律的收缩,驱使胎儿离开母体。分娩过程是一个正反馈过程,分娩时,子宫颈受刺激可反射性地引起催产素的释放,催产素可加强子宫肌的收缩,使宫颈受到更强的刺激,如此,直至分娩过程完成为止。子宫节律性收缩是将胎儿及其附属物从子宫内逼出的主要力量。催产素、雌激素及前列腺素等是调节子宫肌肉收缩的重要因素,临产发动的机制尚不清楚。妊娠后,由于胎盘的娩出,雌激素和孕激素的浓度大大降低,对催乳素的抑制作用解除,于是,乳腺开始泌乳。在哺乳过程中,婴儿吸吮乳头,可引起排乳反射,促使乳汁排出。

三、遗传与变异

遗传(heredity)与变异(variation)是生命的最基本物质特征之一,它通过生物一代又一代的繁殖表现出来。遗传和变异的基础是细胞核内的染色体和基因。

(一) 遗传

遗传是生命物质运动过程的特点之一,遗传物质是指脱氧核糖核酸(DNA),DNA指导着细胞中蛋白质酶的合成,控制着细胞代谢、增殖和分化。

1. 染色体　染色体(chromosome)是基因的载体,是细胞中遗传物质的存在形式,染色体数目和形态结构相当稳定。

每个细胞中染色体所含的DNA构成两个基因组(genome),每个基因组的DNA约含$3.2×10^9$个碱基对。每条染色体都是由一条DNA分子盘绕折叠构成,32亿个碱基对分布在23条染色体上,平均每条染色体的DNA含$1.3×10^8$个碱基对。一个基因组DNA总长约110 cm,每条染色体上的DNA的总长度为5 cm,通过一个复杂的包装过程将DNA装入细胞核的染色体中,即染色体由无数个重复的结构单位构成,这些结构单位称核小体,由DNA围绕组蛋白构成,核小体为直径11 nm的细丝,核小体进一步螺旋化,形成直径为30 nm的螺旋管,螺旋管再盘曲折叠形成100~300 nm宽的环状结构,进而构成染色单体,两条染色单体构成直径为1 400 nm的染色体。

人类每个细胞都有23对染色体,其中2个为性染色体(sex chromosome),即X和Y(男性为XY,女性为XX);其余22对为常染色体(autosome)。按国际染色体统一的分类命名法,可将常染色体按长短顺序、着丝粒位置及有无随体(染色体一端突出的一个球形小体),编为1~22对,分为7组(群),即A,B,C,D,E,F,G组。性染色体不分组,仍沿用X,Y,按形态和大小,X属C组,Y属G组。人类的体细胞中有两个染色体组,各由23条染色体构成,据估计,人有50 000~60 000对结构基因,因此,每条染色体都有上千个基因。

2. 基因 基因的化学本质是DNA。在原核生物中,DNA分子中约1000个碱基对相当于一个基因,这些基因连续编码。病毒的DNA长约几万个碱基对,可构成几十个基因,细菌的DNA长约几百万个碱基对,构成几千个基因。

(1)结构基因 高等真核生物的结构基因多为断裂基因(split gene),被一个个不编码的间隔顺序隔开,这些间隔顺序叫内含子(intron)。不同结构基因的结构复杂程度不同,如人血红蛋白β珠蛋白基因有3个外显因子和2个内含子,全长约1 700个碱基对,编码β珠蛋白含有146个氨基酸。人类第Ⅷ因子基因有26个外显因子和25个内含子,全长约186 000个碱基对,编码的第Ⅷ因子共有2 552个氨基酸。

(2)结构基因的表达 结构基因的表达包括转录和翻译两步。

1)转录:断裂基因的转录是在核中,从转录起始点开始,以DNA的反编码链为模板,经碱基互补的方式,合成一个RNA分子。这种RNA叫不均一核RNA(hnRNA)。hnRNA要经过剪接,"戴帽"和"加尾"等加工过程,才能形成成熟的mRNA。

2)翻译:翻译过程实质上就是以mRNA为模板,合成蛋白质多肽链的过程。

(3)基因的复制 基因的复制是以DNA复制为基础的,在高等真核生物中,DNA构成细胞核中的染色体,每条染色体由一个DNA分子构成,每条染色体上都有多数复制单位,叫复制子(replicon)。每条染色体都有一个起点,从这里开始复制。每个复制子约30 000~300 000个碱基对,所以,一个人类基因组中可能有10 000个复制子。

复制后的两个DNA分子中的碱基对顺序与复制前DNA分子相同,而且每一个DNA分子含有一条旧链和一条新合成的链。所以,DNA的复制是半保留复制。

(4)基因突变 在生物整个生命过程中,内、外环境的有些因素不可避免地会对DNA分子或基因造成损伤,如果这种损伤不是致死性的,而又未得到修复或难以修复,结构异常的DNA通过复制把变异遗传到子代,造成子代生物性状改变称为基因突变(gene mutation)。

基因突变(gene mutation)普遍存在于自然界中,从病毒、细菌到人类,都在不断地发生基因突变。突变可以发生在生殖细胞中,在这种情况下,必将引起后代中遗传变化。基因突变大多是有害的,各种致病基因最初都是由正常基因突变而来。

(二)基因遗传病

遗传性疾病主要是由于合成蛋白质和酶的质和量的异常引起。据1981年统计为3 303种,其中常染色体显性遗传病1 784种,隐性遗传病1 283种,X伴性遗传病236种

1. 单基因病 单基因病是单个基因突变所引起的疾病。许多物理因素(电离辐射、高温、激光、超声波、化学因素(约多于2 000种的化学制剂,致癌剂和致畸剂中许多也都是诱变剂),生物因素(主要是病毒)都可以在一定剂量下引起突变。自然突变,是自然出现的,按一定频率发生的一种突变。例如血友病的突变率为每代每100万配子中有20~30

次突变产生血友病基因。

2. 多基因病　多基因遗传病指病理性状由多个突变基因控制,经累积效应来表现。一般情况下,多基因组合的累积效应达到一个"危险阈值",环境因素将决定疾病是否发生及其表现程度,因此,多基因遗传病中,环境因素有重要作用。

(三)染色体异常与疾病

染色体上按一定顺序排列着一定数量的基因,如果由于某种外界原因,染色体数目结构发生改变而引起的疾病,叫染色体病(chromosome disease)。

在正常人中,染色体数目都是46(二倍体)。染色体数目变化中,如果是染色体数目整组地增加,就将形成三倍体(tripoid)或四倍体(tetraploid)等,凡是三倍体以上的,就叫多倍体(polyploid)。

1. 染色体数目异常所致的疾病

(1)唐氏综合征(Down's syndrome)　这是一种最常见的染色体病,染色体分析表明,细胞中多了一条21号染色体。患儿呈特殊的呆滞面容,眼裂小而向外上方牵拉,眼间距宽、鼻根低平、颌小、腭狭、舌大并常常伸出口外。患儿生长迟缓,体力和智力发育均有障碍,男性患儿常有隐睾,所以生育力低下。

(2)先天性睾丸发育不全症(klinefelter's syndrome)　患者X染色质阳性,Y染色质也是阳性,核型为47,XXY。患者在儿童期无任何症状,青春期出现临床症状,患者外观男性,身材较高,约25%有男子女性型乳房,睾丸小且发育不全,生精小管不能产生精子,无生育能力。患者体毛稀少,男性副性征发育不良,约25%患者有中轻度智力障碍。

2. 染色体结构畸变及所致的疾病

(1)5P-综合征(猫叫综合征 cat cry syndrome)　本病常见,核型分析表明,患儿的一条5号染色体的短臂缺失。患儿脸圆,眼裂下倾,眼间距宽,耳低位,下颌小,哭声如猫叫,因而得名,患儿肌张力低下,智力低下。

(2)14/21易位型先天愚型　核型中少了一条14号染色体,多了一条14号和21号染色体形成的易位染色体。患者有唐氏综合症的典型表现。

(康颂建　于智泉)

复习思考题

1. 简述睾酮的生理作用。
2. 雌激素有哪些生理作用?
3. 孕酮有哪些生理作用?
4. 简述月经周期中子宫内膜的变化及特点。
5. 简述LH峰与排卵的关系。
6. 简述女性乳房的发育和乳汁的分泌受哪些因素的影响。
7. 胎盘可分泌哪些激素?主要作用有哪些?
8. 何谓遗传病?有哪些特征?
9. 遗传病有哪些种类?

第九节 脉管系统

脉管系统(angiology)是封闭的管道系统,分布于人体各部,包括心血管系统(the cardiovascular system)和淋巴系统(The lymphatic system)。主要功能是物质运输,即将营养物质和氧运送到全身器官的组织和细胞,同时将组织和细胞的代谢产物及二氧化碳等运送到肾、肺、皮肤,排出体外,以保证身体新陈代谢的不断进行。

一、心血管系统

心血管系统由心、动脉、毛细血管和静脉组成。

心(heart):主要由心肌构成的空腔器官,心被房室间隔分为左、右心房和左、右心室四个腔,腔内充满血液,心脏是血液循环的动力部分。

动脉(arteries):是导血离心的管道。根据管径的大小分大、中、小三种,最后移行为毛细血管。

毛细血管(capillaries):是连于最小动、静脉之间的微细管道。数量大,分布广,是血液循环的基本单位。血液在毛细血管内流动慢,有利于组织、细胞之间进行物质交换。

静脉(veins):是导血回心脏的管道。根据管径的大小也分大、中、小三种,由连接毛细血管的小静脉,逐渐汇合管径变粗,最后以大静脉连于心房。

血液循环:血液循环可分为相互连续的两部分,即体循环(system circulation)和肺循环(pulmonary circulation)。体循环:当左心室收缩时,将含氧较高和营养丰富的血液,射入主动脉,沿主动脉各级分支到达身体各处的毛细血管。在毛细血管处血液与组织、细胞进行交换,把氧和营养物质释放给组织;又把组织中经过代谢所产生的废物和二氧化碳收纳入血。然后汇入小静脉,再经各级静脉回流至右心房,流入右心室进入肺循环。肺循环:当右心室收缩时,将暗红血射入肺动脉干,经肺动脉各级分支到达肺泡毛细血管网进行气体交换,释放二氧化碳和吸收氧,经各级肺静脉最后流入左心房,后入左心室,开始体循环(图2-51)。

(一)心

1. **心脏的位置及外形** 心脏位于胸腔的中纵隔内,外包裹以心包(见图2-52)。2/3位于前正中线左侧,1/3在右侧。心脏似前后略扁倒置的圆锥体,重约260 g。心底朝向右后上方,有出入心脏的大血管。心尖朝向左前下方,平左第5肋间隙,锁骨中线内侧1~2 cm处,活体于此处可触到心尖的搏动。

2. **心腔** 心脏被心间隔分为左、右两半心脏,左、右两半心脏各分成左、右心房和左、右心室4个腔,同侧心房和心室借房室口相通。

(1)右心房 位于心脏的右上部,向左前方突出的部分称右心耳。右心房入口为上方的上腔静脉口,下方的下腔静脉口;出口为右房室口,位于右心房前下方,通向右心室。房间隔较薄,其下部有一浅窝,称卵圆窝(fossa ovalis),是胎儿卵圆孔闭锁后的遗迹。

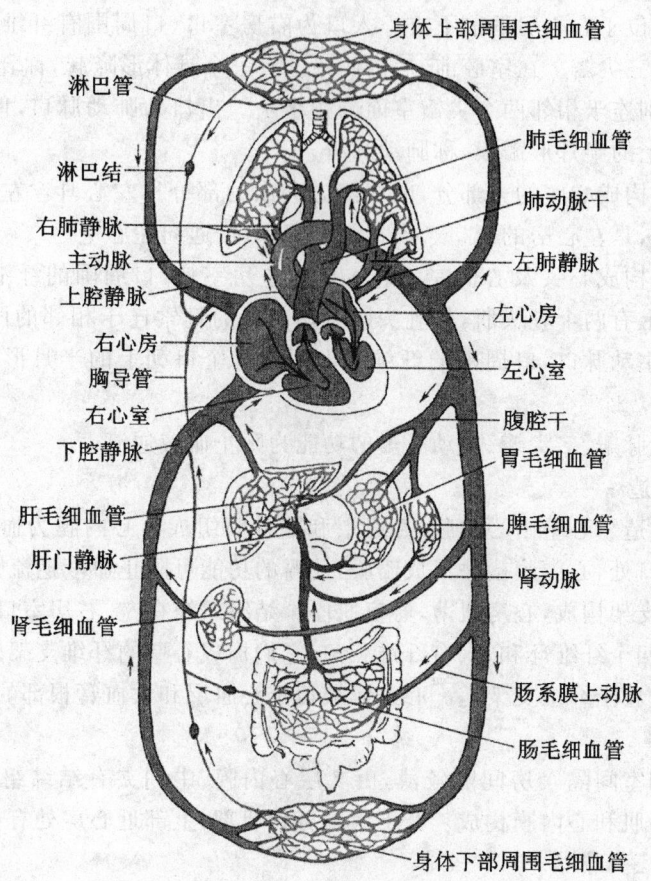

图 2-51 血液循环示意图

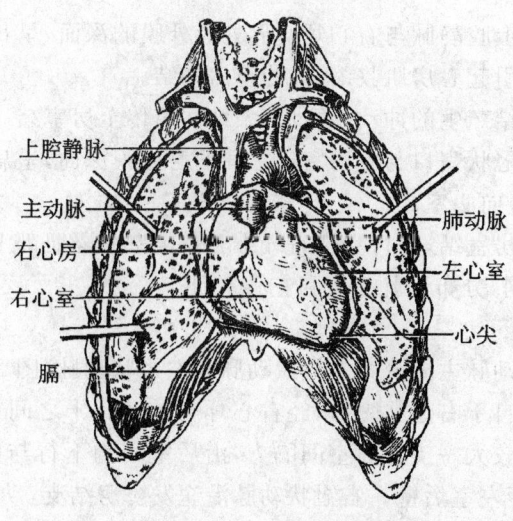

图 2-52 心脏的位置

(2)右心室 位于右心房的前下方。入口为右房室口,口周围有纤维环,环上附着三个三角形瓣膜,称三尖瓣。在室腔前、后内侧壁上有三个锥体形隆起,称乳头肌,每个乳头肌尖端借腱索分别连于相邻两个尖瓣室面的边缘上。出口为肺动脉口,口周围的纤维环上附有3个口朝上的半月形瓣膜,称肺动脉瓣。

(3)左心房 构成心底的大部分,向右前方突出的部分称左心耳。左心房后部有左、右肺上、下静脉口,是左心房的入口。出口为左房室口,通向左心室。

(4)左心室 构成心尖及心的左缘。入口为左房室口,口周围的纤维环上附有二尖瓣,位于前、后壁上有两个乳头肌,从乳头肌尖端起始的腱索连于相邻的两个瓣膜室面的边缘上。出口为主动脉口,口周围的纤维环上附有3个口朝上的半月形瓣膜,称主动脉瓣。

三尖瓣、肺动脉瓣、二尖瓣、主动脉瓣的功能为防止血液逆流。

3. 心脏的构造

(1)心壁的构造 心壁由心内膜、心肌层和心外膜组成。心内膜为血管的内膜相续。在房室口和动脉口处,心内膜褶叠形成瓣膜,此瓣的功能可防止血液逆流。心肌层由心肌纤维和结缔组织支架构成,心房肌薄,心室肌厚。结缔组织在左、右房室口、主动脉口和肺动脉口周围形成四个纤维环和左、右纤维三角,它们构成心壁的纤维支架。心房肌和心室肌不相连续,都附着于纤维支架上。心外膜被覆于心肌层和大血管根部的表面,为浆膜心包的脏层。

(2)房间隔和室间隔 房间隔较薄,由2层心内膜、中间夹有结缔组织及肌束构成。室间隔较厚,由心肌和心内膜构成。其下大部分称肌部,上部近心房处有一缺乏肌层的薄弱区域,称膜部。

4. 心脏的传导系统 心脏的传导系统是由特殊分化的心肌纤维所组成。位于心壁内,具有产生兴奋和传导冲动、维持心正常节律性搏动的功能。包括窦房结、房室结、房室束和Purkinje纤维。

(1)窦房结 位于上腔静脉与右心耳交界处心外膜的深面,呈长椭圆形。窦房结能自动地发出节律性冲动,引起心房肌收缩,并传至房室结。

(2)结间束 窦房结产生的冲动,通过三条结间束传至房室结。

(3)房室结 位于冠状窦口与右房室口之间的心内膜深面,呈扁椭圆形。房室结的作用是将窦房结的冲动传向心室。

(4)房室束 起于房室结,下行穿过右纤维三角至室间隔肌部上缘分左、右两束支,后分散成Purkinje纤维网,分布于乳头肌和左心室肌。

5. 心脏的血管

(1)动脉 心脏的动脉主要分为右冠状动脉和左冠状动脉(图2-53)。

1)右冠状动脉:起自于右冠状窦口,经右心耳与肺动脉干之间入冠状沟向右后行,至冠状沟后部分为两支,较大一支称后室间隔支,沿后室间沟下行与前室间支吻合,另一支细小称左室后支分布于左室后壁。右冠状动脉沿途发窦房结支、动脉圆锥支、右缘支和房室结支分别分布于窦房结、房室结、右心房、右心室、室间隔后1/3及左心室后壁一部分。

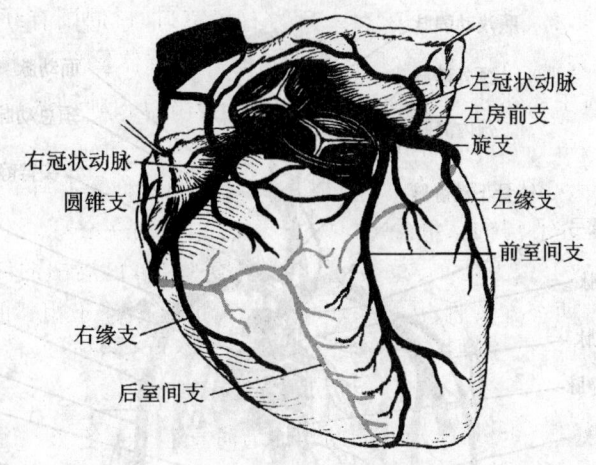

图 2-53 心脏的动脉

2)左冠状动脉：起自于左冠状窦口，经左心耳与肺动脉干之间入冠状沟向左行立即分为两支：旋支和前室间隔支。旋支沿冠状沟向左行至膈面，沿途分左缘支、窦房结支分别分布于左心房、左心室左侧面、膈面和窦房结；前室间隔支沿前室间沟下行，绕过心间隔右侧至膈面与后室间隔支吻合，沿途分支分布于左心室前壁、右心室前壁小部分及室间隔前2/3的区域。

(2)静脉　心壁的静脉大部分汇入冠状窦流入右心房。冠状窦是位于冠状沟后部的静脉窦。主要属支有心大静脉、心中静脉和心小静脉，三条静脉均注入冠状窦。此外有些小静脉直接注入右心房，心壁的小静脉直接注入各心腔内。

6. 心包　心包是包裹心及大血管根部的纤维浆膜囊，分为纤维心包和浆膜心包。纤维心包是坚韧的结缔组织囊；浆膜心包为一浆膜囊，分脏、壁两层。脏层紧贴心肌层表面，壁层衬于纤维心包的内面，脏、壁层在大血管根部相互移行，围成的腔隙，称心包腔，内有少量液体，以减少心跳时的摩擦。心包具有保护作用，并可防止心过度扩大。

(二)动脉(图 2-54)

1. 肺循环的动脉　肺动脉干短而粗，起自右心室行向左后上至主动脉弓下方分为左、右肺动脉，左肺动脉细而短，水平向左至肺门。右肺动脉较长，水平向右至肺门。左、右肺动脉进入肺实质逐渐分支，最后达肺泡壁，形成毛细血管网。

2. 体循环的动脉　主动脉(aorta)为体循环的动脉主干。根据其行程分为升主动脉、主动脉弓和降主动脉。升主动脉起自左心室，向右前上升至第 2 胸肋关节处续于主动脉弓。升主动脉起始处稍膨大，内腔称主动脉窦，左、右冠状动脉起始于此。主动脉弓续升主动脉，呈弓状向左后下行至第 4 胸椎体下缘左侧，延续为降主动脉。主动脉弓壁内有压力感受器，感受血压的变化。主动脉弓下方有 2～3 个小体称主动脉小球，属化学感受器。主动脉弓的凸侧，自右向左依次发出头臂干、左颈总动脉和左锁骨下动脉。头臂干短而粗，行向右上至右胸锁关节后方，分为右颈总动脉和右锁骨下动脉。降主动脉续主动脉弓，至第 4 胸椎体下缘左侧沿脊柱下降，至第 12 胸椎水平穿膈主动脉裂孔入腹腔，下行至第 4 腰椎体下缘前方分为左、右髂总动脉。其在胸腔一段称胸主动脉，在腹腔一段称腹主动脉。

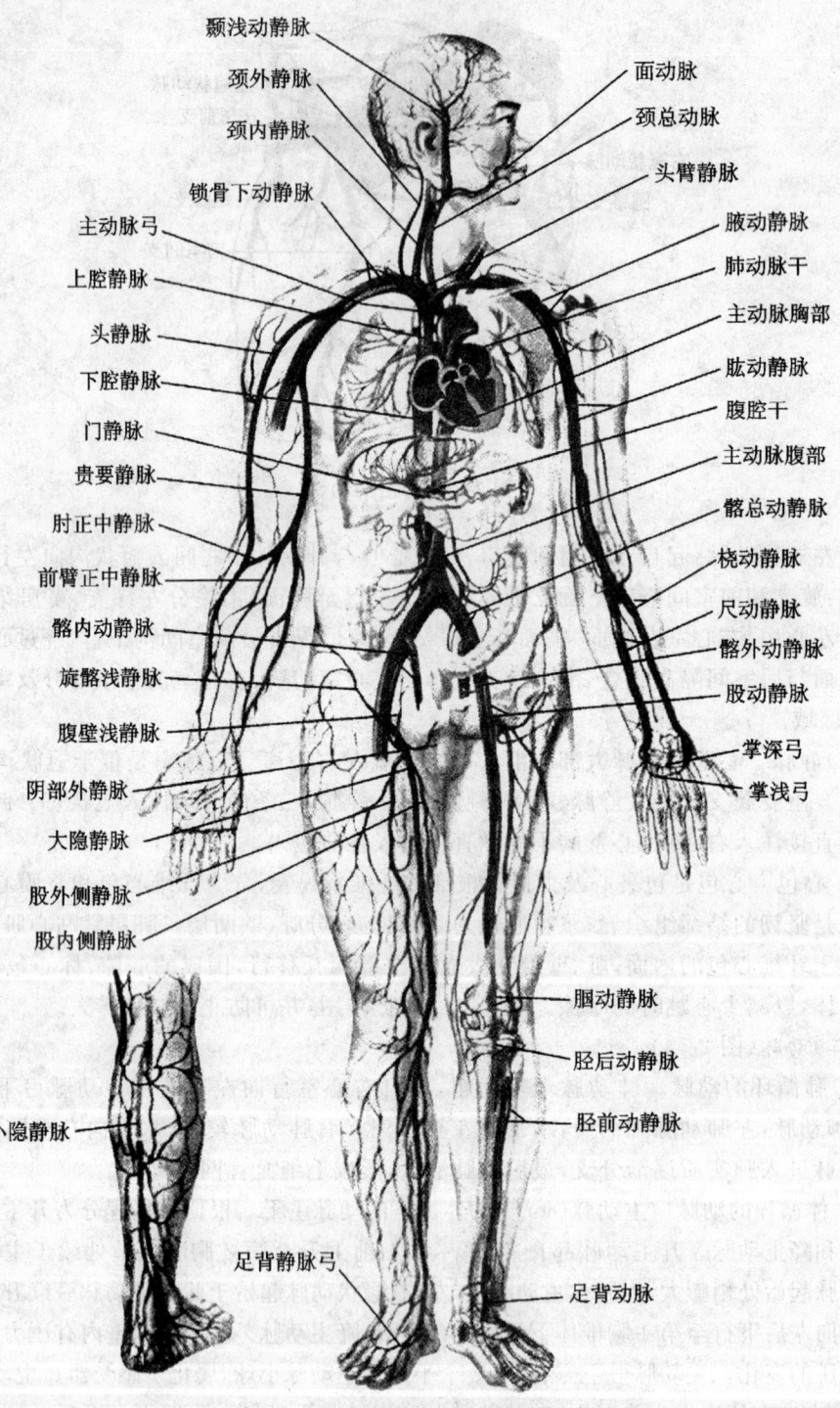

图 2-54　全身血管示意图

3. 头颈部的动脉 颈总动脉为头颈部的动脉主干,右侧起自头臂干,左侧起自主动脉弓。颈总动脉平甲状软骨上缘处分为颈外和颈内动脉。①颈外动脉:自颈总动脉发出上升至下颌颈处分为颞浅动脉和上颌动脉两终支。其主要分支有甲状腺上动脉、舌动脉、面动脉、颞浅动脉和上颌动脉等分支。②颈内动脉:自颈总动脉分出后上升至颅底,穿颈动脉管入颅腔,分支布于脑和视器。颈总动脉末端和颈内动脉起始处的膨大部,称颈动脉窦,为压力感受器。颈内、外动脉叉处后方有一扁圆形小体,称化学感受器。

4. 锁骨下动脉 左侧起于主动脉弓,右侧起于头臂干,弓形向外至第1肋外侧缘,移行为腋动脉。其主要分支有:①椎动脉:自锁骨下动脉起始部上方分出,向上经上6个颈椎横突孔,经枕大孔入颅腔,分支布于脊髓、脑和位听器。②胸廓内动脉:主要分支为心包膈动脉和腹壁上动脉。③甲状颈干:主要分支甲状腺下动脉,布于甲状腺、食管、气管和喉的下部。

5. 上肢的动脉

(1)腋动脉 上续锁骨上动脉,穿过腋窝至大圆肌和背阔肌下缘移行为肱动脉。主要分支有:胸肩峰动脉、胸外侧动脉、肩胛下动脉和旋肱前、后动脉。

(2)肱动脉 自背阔肌下缘续腋动脉,沿肱二头肌内侧缘至肘窝平桡骨颈处分为桡动脉和尺动脉。主要分支有肱深动脉。

(3)桡动脉 自肱动脉发出,沿前臂桡侧下行至腕上方,此处位置表浅,可触及脉搏,是切脉的位置。其掌浅支与尺动脉终支合成掌浅弓;桡动脉末端与尺动脉掌深支合成掌深弓。

(4)尺动脉 自肱动脉发出,沿前臂尺侧下行至腕部后入手掌,其掌深支与桡动脉末端合成掌深弓;尺动脉终支与桡动脉掌浅支合成掌浅弓。

6. 胸主动脉 自第4胸椎体下缘左侧续主动脉弓,下行至第12胸椎高度穿膈主动脉裂孔入腹腔,移行为腹主动脉。胸主动脉分脏支和壁支,分布于除心以外的胸腔器官和胸壁。

7. 腹主动脉 腹主动脉平第12胸椎高度续胸主动脉,沿脊柱左侧下行至第4腰椎下缘前方分左、右髂总动脉。

8. 盆部和下肢的动脉 髂总动脉左、右各一,在骶髂关节处,分为髂内动脉和髂外动脉。

(1)髂内动脉 分壁支和脏支。①壁支:臀上动脉、臀下动脉和闭孔动脉。②脏支:脐动脉、膀胱下动脉、直肠下动脉、子宫动脉和阴部内动脉,布丁盆腔相应器官。

(2)髂外动脉 经腹股沟韧带深面至股部移行为股动脉。股动脉下行腘窝改名为腘动脉,腘动脉至腘窝下角处分为胫前、后动脉。胫后动脉沿小腿后群肌之间下行,经内踝后方进入足底,分为足底内、外侧动脉。胫前动脉经小腿前群肌之间下行至足背移行为足背动脉。

(三)静脉

1. 肺循环静脉 肺静脉左、右各2支,分别称为左肺上静脉、左肺下静脉、右肺上静脉和右肺下静脉。肺静脉起自肺泡壁的毛细血管网,逐渐汇合成肺静脉出肺门,注入左心房。

2. 体循环的静脉　分为浅、深两种。浅静脉位于皮下,较小的静脉吻合成静脉网和静脉弓,如手背静脉网、足背静脉弓。较大的浅静脉,临床常作为注射、输液和采血的部位,如肘正中静脉、大隐静脉等。深静脉位于深筋膜的深面或体腔内,大多数深静脉与同名动脉伴行,静脉管壁内具有半月形向心开放的静脉瓣,此瓣可防止静脉血倒流。

(1) 上腔静脉系　上腔静脉由左、右头臂静脉在右侧第1肋软骨与胸骨结合处的后方合成,垂直下行注入右心房。

头臂静脉　左、右各一,由同侧的颈内静脉和锁骨下静脉在胸锁关节的后方汇合而成,汇合处的夹角称静脉角。头臂静脉除收集颈内静脉和锁骨下静脉的血液外,还收集甲状腺下静脉、椎静脉、胸廓内静脉的血液等。

(2) 下腔静脉系　下腔静脉系的主干是下腔静脉,它借各级属支,收集下肢、盆部、和腹部的血液。

(3) 肝门静脉　肝门静脉长6～8 cm,在胰头后方,由肠系膜上静脉和脾静脉汇合而成。本干在肝十二指肠韧带内上行至肝门,分左、右两支入肝,在肝内反复分支注入肝窦。肝门静脉的主要属支有肠系膜上静脉、脾静脉、肠系膜下静脉、胃左静脉、胃右静脉、胆囊静脉和附脐静脉。收集腹腔不成对器官(肝除外)的血液。肝门静脉借食管静脉丛、直肠静脉丛和脐周静脉丛分别与上、下腔静脉系吻合。

二、血液循环

循环系统是由心血管系统和淋巴系统组成的封闭的管道系统。心脏是推动血液流动的动力器官,血管是血液流动的管道。血液在循环系统中按一定方向周而复始地流动的过程,称为血液循环(blood circulation)。血液循环可分为体循环和肺循环两部分,两者共同组成一个完整的功能体系。通过血液循环来完成血液的各项功能(详见第十节)。心脏和血管平滑肌细胞及内皮细胞可产生和分泌多种生物活性物质,它们对心血管、呼吸、泌尿功能以及水盐代谢和血液凝固等起调节作用。

(一) 心动周期和心率

心房或心室每收缩和舒张一次即构成一个机械活动周期,称为心动周期(cardiac cycle)。在一次心动周期中,心房和心室的机械活动均可区分为收缩期(systole)和舒张期(diastole)。由于在心脏泵血功能中,心室起主要作用,故心动周期通常是指心室收缩和舒张的周期活动。每分钟心动周期的次数即心跳的次数称为心率。正常成人安静时的心率为60～100次/min,平均75次/min。心率有明显个体差异,并受年龄、性别及其他生理因素的影响。新生儿心率可高达130次/min以上,随年龄的增长而逐渐减慢,至15～16岁时接近成人水平;成人中女性心率稍快于男性;睡眠时心率减慢,运动或情绪激动时心率加快。

心动周期持续的时间与心率快慢有关。以成人平均心率75次/min计算,每个心动周期为0.8 s。在一个心动周期中,心房和心室各自按一定顺序相继进行舒缩活动(图2-55)。首先两心房收缩,历时约0.1 s。然后舒张,历时约0.7 s。在心房进入舒张期后不久,两心室开始收缩,历时约0.3 s,继而心室舒张,历时约0.5 s。当心室舒张的最后0.1 s开始时,又进入下一个心动周期,两心房又收缩。

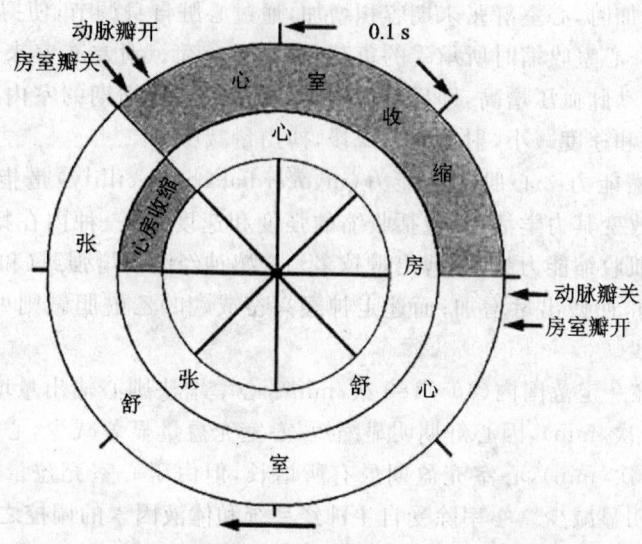

图 2-55 心动周期中心房心室活动的顺序和时间的关系

(二)心脏泵功能的储备

心脏泵功能的储备是指心输出量随机体代谢的需要而增加的能力,又称心力储备(cardiac reserve)。心力储备包括:搏出量的储备和心率的储备。

1. 搏出量储备 健康成年人安静状态下的搏出量为 70 mL,在剧烈活动时,搏出量可提高到 150 mL 左右,搏出量储备来源于收缩期储备和舒张期储备。收缩期储备是指心脏作最大限度的收缩,通过提高射血分数来使搏出量增加。舒张期储备是指通过增加心室舒张末期容积来增加搏出量。比较起来,收缩期储备比舒张期储备大得多。

2. 心率储备 健康成年人安静时,心率平均约为 75/min。在剧烈活动时,心率可达 160~180/min,心输出量可增加 2~2.5 倍。但是,心率过快,反而使心舒张期缩短而影响心室的充盈时间,从而使搏出量减少,心输出量下降。

健康人最大心输出量可达静息时的 5~6 倍。锻炼有素的运动员其最大心输出量可达静息时的 8 倍,约 35 L 以上。某些疾病患者,安静时心输出量与健康人几乎相等,但活动增强时心输出量却不能相应增加,因而不能满足代谢增强的需要,表明心力储备已减弱。在有适量静脉血回心的情况下,但心输出量减少,不能维持代谢的需要,把这种状态称为心力衰竭(或心功能不全)。

(三)心脏泵功能的影响因素及调节

在整体情况下,心脏的泵血功能除受神经和体液的调节外,心脏自身对其泵血功能也有调节作用。凡是影响搏出量或心率的因素均能影响心输出量。

1. 搏出量的调节 搏出量的多少,取决于心肌收缩的强度和速度,因此,凡影响心肌收缩强度和速度的因素都能影响搏出量。

(1)前负荷 心室收缩前所承受的负荷,称为前负荷。相当于心室舒张末期容积。在一定范围内,心室舒张末期容积增大,心肌初长度增加,心肌收缩张力就会加强,从而使搏出量增多。在整体情况下,影响心室舒张末期充盈量最主要的因素是静脉回心血量。当静脉回心血量增加时,心室舒张末期容积增加,通过心脏自身调节,使搏出量增加。

(2) 后负荷 心室收缩时所承受的负荷,称为后负荷。对左心室来说,其后负荷就是主动脉血压。如动脉血压增高,即后负荷增大,可使等容收缩期的室内压进一步增高,心室肌缩短的程度和速度减小,射血速度减慢,搏出量减少。

(3) 心肌收缩能力 心肌收缩能力(myocardial contractility)是指心肌不依赖于其前、后负荷而能改变其力学活动(包括收缩的强度和速度)的一种内在特性。在相同的前负荷条件下,心肌收缩能力越强,搏出量越多。交感神经活动增强或(和)儿茶酚胺可提高心肌的收缩能力,使搏出量增加;而迷走神经兴奋或(和)乙酰胆碱则可降低心肌收缩能力,使搏出量减少。

2. 心率 在一定范围内(40~180 次/min),心率增快则心输出量增多。但心率过快(超过 170~180 次/min),因心舒期明显缩短,心室充盈量显著减少,心输出量减少;如心率过慢(低于 40 次/min),心室充盈期虽有所增长,但由于心室充盈量早已达到极限,因此,心输出量亦明显减少。心率除受自主神经系统和体液因素的调控之外,还受体温的影响,而且非常敏感。一般体温每升高 1℃,可使心率随之增加 12~18 次/min。

(四) 血压及影响因素

血压是血管内流动的血液对单位面积血管壁产生的侧压力。血压的单位通常习惯以 kPa,mmHg 为单位(1 kPa=7.5 mmHg)。

1. 动脉血压 动脉血压(arterial blood pressure)通常是指主动脉压而言。由于在大动脉中血压降落很小,故在上臂肱动脉处所测得的血压数值,基本上可以代表主动脉血压。

(1) 动脉血压的形成 在心血管系统中有足够的血液充盈血管是形成动脉血压的前提;心室收缩射血的动力与血液流动时遇到的外周阻力是形成动脉血压的主要因素;大动脉的弹性是缓冲收缩压、维持舒张压、使心室的间断射血变为持续血流的主要条件。如果没有外周阻力(指血液流经小动脉、微动脉所遇到的阻力),心室收缩释放的能量将全部表现为动能,使血液迅速流向外周,不能保持其对动脉管壁的侧压力。每次左心室收缩射出约 70 mL 血液,由于大动脉的弹性贮器作用以及外周阻力的存在,仅有三分之一流向外周,其余部分则暂时贮存在大动脉,使大动脉管壁借弹性而扩张,将心室收缩产生的能量以势能的形式贮存在弹性贮器血管的管壁中。心室舒张时,射血停止,大动脉管壁弹性回缩,将心室收缩期贮存的一部分势能转为动能,使舒张期动脉血压仍能维持一定的水平,推动血液继续流向外周,把心室的间断射血变为动脉内持续的血流。

(2) 动脉血压正常值及其相对稳定的意义 心室收缩时,动脉血压升高,它所达到的最高值称为收缩压。心室舒张时,动脉血压下降所达到的最低值称为舒张压。收缩压与舒张压之差称为脉搏压,简称脉压。在一个心动周期中,动脉血压的平均值称为平均动脉压。简略估算,平均动脉压约等于舒张压+1/3 脉压。

正常人在安静状态下动脉血压比较稳定,但有个体差异,并随年龄、性别而不同,一般随年龄增大而逐渐升高,收缩压比舒张压升高显著,男性比女性略高。我国健康成人的收缩压为 12~18.67 kPa(90~140 mmHg),舒张压为 8~12 kPa(60~90 mmHg),脉压为 4~5.33 kPa(30~40 mmHg)。成人安静时,舒张压持续超过 12 kPa(90 mmHg),或 40 岁以下的人收缩压持续超过 21.33 kPa(160 mmHg),则为高血压;如果舒张压低于 6.67

kPa(50 mmHg),收缩压低于 12 kPa(90 mmHg),则为低血压。

正常人动脉血压保持相对稳定具有重要生理意义。动脉血压正常是维持组织、器官有足够血流量的重要条件。动脉血压过低,可致各器官血流量减少,特别是脑、心、肾等重要器官,可因缺血、缺氧造成严重后果;动脉血压过高,则增加心脏和血管的负荷,心脏必须加强收缩才能完成射血,久之可导致心室肥厚,甚至发生心力衰竭。此外,长期高血压容易损伤血管壁,如脑血管受损可破裂出血造成脑溢血。这是高血压病人死亡的重要原因之一。

(3) 影响动脉血压的因素 凡影响动脉血压形成的因素,均可影响动脉血压。

1) 每搏输出量:如搏出量增加,心缩期射入动脉中的血量增多,可使收缩压明显升高,血流速度随之加快,在心舒末期存留在大动脉中的血量增加不多,故舒张压升高的程度较小,而脉压增大,平均动脉压也升高。相反,搏出量减少时,则主要使收缩压降低,脉压变小。所以收缩压的高低主要反映每搏输出量的多少。

2) 心率:在一定范围内心率加快,使心舒期缩短,在心舒期内流至外周的血液减少。因此,心舒期末留在主动脉内的血量增多,使舒张压升高明显。由于动脉血压升高可使血流速度加快,使心缩期内有较多的血液流向外周,收缩压升高的程度较小,因而脉压变小。相反,心率减慢,舒张压降低的幅度比收缩压的大,故脉压增大。

3) 外周阻力:如搏出量和心率不变时,收缩压与舒张压均增高,但舒张压升高的更明显。这是因为外周阻力增加时,血液向外周流动的速度变慢,流向外周的血量减少,使心舒期末存留在大动脉的血量增多,舒张压明显升高,由于动脉血压升高使血流速度加快,心缩期内仍可有较多的血液流向外周,因此,收缩压升高的幅度比舒张压升高的幅度小,脉压变小,而平均动脉压升高。反之,当外周阻力降低时,舒张压降低的幅度比收缩压的大,脉压也加大,平均动脉压降低。所以舒张压的高低主要反映外周阻力的大小。

4) 主动脉和大动脉的弹性贮器作用:由于大动脉的弹性贮器功能对动脉血压有缓冲作用,使动脉血压的波动幅度明显小于心室内压的波动幅度。如大动脉管壁硬化,对血压的缓冲作用减弱,故使收缩压升高,舒张压降低,脉压明显加大。

5) 循环血量与血管容积的比例:通常循环血量和血管容积相互适应。当大失血后循环血量减少,而血管容积改变不大时,则体循环平均充盈压降低,回心血量减少,心输出量减少,使动脉血压降低。如循环血量不变而血管容积增大,使大量毛细血管扩张时,动脉血压也降低。

2. 动脉脉搏 在每个心动周期中,动脉内的压力发生周期性的波动,这种周期性的压力变化可引起动脉血管壁的扩张与回缩的起伏,其起伏搏动称为动脉脉搏。脉搏从主动脉发生后,可沿动脉管壁传播至微动脉末段。用手指可在身体的表浅部位摸到脉搏,脉搏的频率与节律是心率和心律的反映,脉搏的强弱和紧张度能反映每搏输出量的多少,故扪诊脉搏可在一定程度上反映心血管的功能状态。

3. 静脉血压与静脉回心血量 静脉血管是血液回流入心的通道,其数量较多,管径较粗,管壁较薄,故其容量较大且易于扩张,起血液贮存库的作用。静脉血压的高低能有效地调节回心血量和心输出量,以适应机体不同情况的需要。

(1) 血压 血液在血管中向前流动的过程中,不断克服阻力,消耗能量,血压逐渐下降,当血液经过毛细血管到达微静脉时,其血压已降至 2~2.67 kPa(15~20 mmHg)左右。至下腔静脉时血压为 0.4~0.53 kPa(3~4 mmHg)。至右心房时血压降至最低,接近于零。

(2)静脉血流及其影响因素

1)静脉对血流的阻力:静脉在循环系统中主要起血液贮存库的作用。由微静脉至右心房的压力降落仅 2 kPa(15 mmHg),所以静脉在血流阻力中起作用很小。

2)影响静脉回心血量的因素:①循环系统平均充盈压:它是反映血管系统充盈程度的指标。实验证明,血管系统的充盈程度愈高,则静脉回心血量也愈多。反之,静脉回心血量减少。②心脏收缩力量:心脏收缩是血液在心血管系统循环流动的动力,当心脏收缩力增强时,每搏输出量增多,心缩期末容积减小,心舒期室内压较低,对心房和大静脉中血液的抽吸力也较大,静脉回心血量增多。反之,回心血量减少。③体位和重力:平卧位时,全身静脉与心脏处于同一水平,重力大致相等。当人由卧位转为直立时,因受重力的影响,心脏以下的静脉血管扩张充盈,容纳的血液增多,导致静脉回心血量减少。④骨骼肌的挤压作用:当骨骼肌收缩时,位于肌肉内和肌肉间的静脉受到挤压,由于静脉瓣的作用,静脉内的血液被挤向心脏;当肌肉舒张时,静脉内压力下降,有利于血液从毛细血管流入静脉。⑤呼吸运动:呼吸运动能促进静脉回流,可称为呼吸泵。吸气时,胸膜腔内负压增大,使胸腔内的大静脉和右心房更加扩张,由于容积增大,有利于外周静脉血回流至右心房;呼气时,胸膜腔内内负压减小,静脉回心血量减少。

(五)微循环

1. 微循环的组成和通路

(1)微循环的组成　微循环(microcirculation)是指微动脉和微静脉之间的血液循环。典型的微循环是由微动脉、后微动脉、毛细血管前括约肌、真毛细血管、通血毛细血管、动静脉吻合支和微静脉等 7 部分组成。微动脉的舒缩控制着微循环的血流量,起"总闸门"的作用。后微动脉和毛细血管前括约肌的舒缩可控制所属毛细血管的血流量,起"分闸门"的作用。微静脉的舒缩可影响毛细血管压,从而影响静脉回心血量,起"后闸门"的作用。微循环的结构和通路见图 2-56。

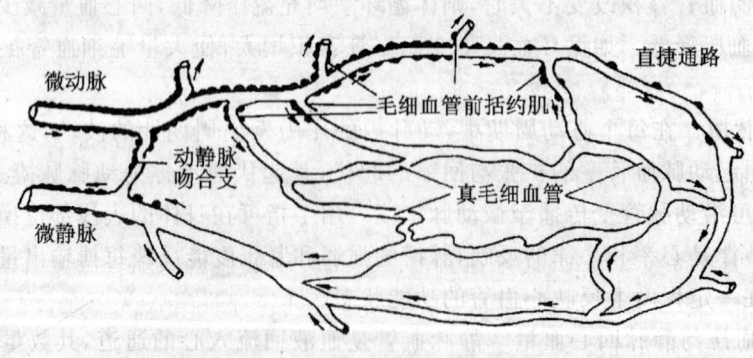

图 2-56　微循环组成模式图

(2)微循环的通路

1)迂回通路:指血液从微动脉经后微动脉、毛细血管前括约肌和真毛细血管,然后汇集到微静脉的通路。真毛细血管管壁薄,通透性好,数量多,迂回曲折,血流缓慢,是血液和组织细胞之间进行物质交换的主要场所。真毛细血管是交替开放的,其开放的数量与器官当时的代谢水平有关。

2)直捷通路:指血液从微动脉经后微动脉,通血毛细血管直接进入微静脉的通路。这条通路比较短直,血流阻力较小,流速较快,经常处于开放状态。其生理意义在于使部分血液迅速通过微循环而进入静脉,维持足够的回心血量。

3)动—静脉短路:指血液经微动脉、动—静脉吻合支进入微静脉的通路。在一般情况下,此通路经常处于关闭状态。当环境温度升高时,动—静脉短路大量开放,皮肤血流量增加,使皮肤温度升高,有利于机体散热;反之,当环境温度降低时,动—静脉短路关闭,皮肤血流量减少,使皮肤温度降低,有利于机体保存热量。因此,动—静脉短路在体温调节中发挥作用。

2. 微循环的功能 主要有两个方面:一是实现血液与组织细胞间的物质交换,将血液中各种营养物质和氧气带到各组织细胞,并运走其代谢产物;二是调节血量,微循环血管数量多,总容量大,但在一般情况下,并非所有的真毛细血管同时开发,仅约20%的真毛细血管轮流开放,所以,微循环是个潜在的储血库。

三、心血管活动的调节

心血管系统的功能活动能随机体内外环境的变化而发生相应的变化,以适应各器官、组织在不同情况下对血流量的需要,并保持动脉血压的相对稳定。这种适应性的变化主要是通过神经和体液调节来完成的。

(一)神经调节

1. 心脏和血管的神经支配

(1)心脏的神经支配 心脏受自主神经支配。支配心脏的传出神经为心交感神经和心迷走神经。

1)心交感神经及其作用:交感神经兴奋,使心率加快,心房肌和心室肌的收缩力加强,兴奋传导速度加快。

2)心迷走神经及其作用:支配心脏的副交感神经是迷走神经。心迷走神经兴奋使心率减慢,心缩力减弱,传导减慢,心输出量减少。

(2)血管的神经支配 除真毛细血管外,血管壁平滑肌的收缩和舒张主要受自主神经的控制。支配血管平滑肌的神经纤维可分为缩血管神经纤维和舒血管神经纤维两大类,两者统称为血管运动神经纤维。

1)交感缩血管神经纤维:交感缩血管纤维兴奋时引起血管收缩。当交感缩血管神经纤维紧张增强时,血管平滑肌收缩增强;交感缩血管神经纤维紧张减弱时,血管平滑肌的收缩程度降低,血管即舒张。

2)舒血管神经纤维:①交感舒血管纤维:使骨骼肌血管舒张,肌肉得到充分的血液供应,以适应强烈运动的需要。②副交感舒血管纤维:主要对所支配的器官组织的局部血流量起调节作用,对循环系统总外周阻力的影响很小。

2. 心血管中枢　心血管中枢(cardiovascular center)是指在中枢系统内与心血管活动调节有关的神经元集中的部位。它分布于中枢神经系统从脊髓到大脑皮层的各级水平。

(1)脊髓心血管神经元　在正常情况下,这些神经元的活动完全受来自延髓和延髓以上神经元的控制。

(2)延髓心血管中枢　延髓是调节心血管活动的基本中枢所在部位,人在安静状态下,心迷走紧张比心交感紧张占优势,窦房结的自律性受到一定的抑制,使心率维持在较慢的水平。

(3)延髓以上心血管中枢　在脑干、下丘脑、小脑和大脑中都存在与心血管活动有关的神经元。它们根据不同的环境刺激或机体不同的功能状态,对心血管活动和机体其他功能之间进行更为复杂的整合,使心血管活动能满足机体当时的主要功能活动的需要。

在整体内各级心血管中枢是作为一个完整机构相互配合,共同完成对心血管活动的精确调节,并与整个机体的活动相适应。

3. 心血管反射　人体有多种心血管反射,心血管系统的活动能随人体活动水平及环境的变化而进行调整,都是通过各种心血管反射来完成的。

(1)颈动脉窦和主动脉弓压力感受性反射　在颈动脉窦和主动脉弓的血管外膜下存在一些感觉神经末梢,称为动脉压力感受器(图2-57)。

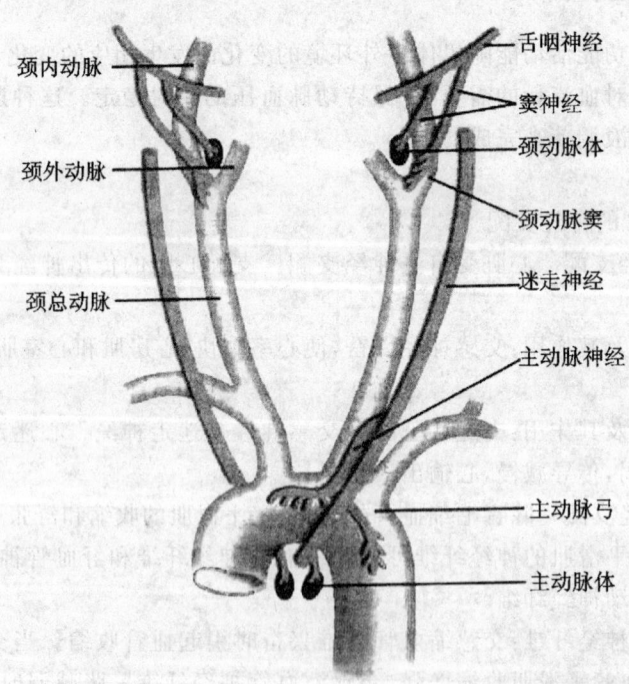

图2-57　颈动脉窦和主动脉弓的压力感受器及化学感受器

当动脉血压突然升高时,管壁被扩张,刺激了颈动脉窦和主动脉弓的压力感受器,使其兴奋,神经冲动分别经窦神经和主动脉神经传入延髓的心血管活动中枢,使心迷走紧张加强,结果心率减慢,心肌收缩力减弱,心输出量减少,血管舒张,外周阻力降低,回心血量减少,使动脉血压回降至正常水平。反之,当动脉血压突然降低时,上述的降压反射减弱,使血压回升。

(2) 颈动脉体、主动脉体的化学感受性反射　在颈总动脉的分叉处以及主动脉弓区域,还存在有特殊的能感受血液化学成分(PCO_2 及 PO_2、$[H^+]$等)变化的感受装置,称为颈动脉体和主动脉体。当血中 PCO_2 增高,PO_2 下降,$[H^+]$过高时,可刺激这些感受装置,感受器兴奋时所产生的冲动分别由窦神经和迷走神经传入至延髓,引起呼吸中枢兴奋,使呼吸加深加快,肺通气量增多。另外,使缩血管中枢紧张性增强,经交感缩血管神经传出冲动增多,引起血管收缩,外周阻力增大,血压升高。

平时化学感受性反射对心血管活动不起明显调节作用,只有在低氧、窒息、动脉压过低、酸中毒等异常情况下才发挥作用。这样可使机体在应急状态时,使血液有效地重新分配。

(二) 体液调节

1. 肾素—血管紧张素系统　肾素是由肾近球细胞合成和分泌的一种蛋白酶(引起其释放的因素见第八章)。肾素进入血液循环后可使血浆中血管紧张素原生成血管紧张素Ⅰ。血管紧张素Ⅰ经过肺循环时,在血管紧张素转化酶的作用下生成血管紧张素Ⅱ。血管紧张素Ⅱ还可在氨基肽酶的作用下生成血管紧张素Ⅲ。这一系统称为肾素-血管紧张素系统。

血管紧张素Ⅰ不具有生理活性,血管紧张素Ⅱ是一种具有强烈缩血管活性的肽类物质,对心血管活动的调节作用有:①直接使阻力血管及容量血管收缩,引致血压升高和静脉回心血量增加;②促使交感神经末梢释放去甲肾上腺素,增强交感神经对心血管的作用;③增加交感缩血管中枢的紧张性,从而使外周阻力增大,血压升高;④刺激肾上腺皮质球状带合成并释放醛固酮,醛固酮能促进肾小管对 Na^+ 和水的重吸收,增加容量而升高血压。血管紧张素Ⅲ的缩血管作用比血管紧张素Ⅱ的弱,但它刺激肾上腺皮质合成与释放醛固酮的作用较强。

2. 肾上腺素与去甲肾上腺素　血液中的肾上腺素和去甲肾上腺素主要由肾上腺髓质分泌,其中肾上腺素约占80%,去甲肾上腺素仅占20%。两种激素都能与心脏和血管上的肾上腺素能受体结合,但结合的能力不同,故作用不完全相同。肾上腺素与α和β受体的结合力相同,在心脏与 $β_1$ 受体结合,使心率加快,心缩力加强,心输出量增加。在血管则取决于血管平滑肌细胞膜上α和 $β_2$ 受体分布情况。在皮肤、肾脏和胃肠道的血管平滑肌上,α受体数量占优势,肾上腺素能使这些器官的血管收缩;在骨骼肌和肝脏血管,$β_2$ 受体占优势,肾上腺素以兴奋 $β_2$ 受体为主,引起血管舒张,故对心脏的作用强而对外周血管阻力影响较小,临床上常用它作为"强心"的急救药。去甲肾上腺素主要与α受体结合,与 $β_1$ 和 $β_2$ 受体结合的能力较弱。因此,去甲肾上腺素的主要作用是使全身血管收缩,动脉血压升高,临床上常用作升压药。在整体实验的情况下,给动物注射去甲肾上腺素后,由于血压明显升高,可通过减压反射使动物心率减慢。

3. 血管升压素　血管升压素是由下丘脑视上核及室旁核的神经细胞合成的肽类物质,它的主要作用是促进肾脏远曲小管和集合管对水的重吸收,使细胞外液量和循环血量增加,尿量减少,故又称抗利尿激素。在正常情况下,血管升压素主要表现出抗利尿效应。

4. **血管内皮细胞生成的血管活性物质** 血管内皮细胞可合成并释放多种血管活性物质,对血管平滑肌的活动起调节作用。

(1)前列环素 血管内皮细胞可以合成前列环素(PGI_2),是一种局部激素。其作用是使血管舒张。

(2)内皮舒张因子 多数学者认为内皮舒张因子就是一氧化氮(NO),可使血管舒张。同时它还可减弱缩血管物质对血管平滑肌的直接收缩效应。

(3)内皮素 内皮素是内皮细胞合成释放的一种多肽。它是目前已知最强烈的缩血管物质之一。

5. **其他活性物质**

(1)缓激肽 是已知的最强烈的舒血管物质,可使血管平滑肌舒张和毛细血管壁通透性增高,参与对动脉血压和局部组织血流的调节。

(2)心钠素 是心房肌细胞合成和释放的一类多肽,具有强烈的利尿、利尿钠、舒张血管的作用,还能抑制血管紧张素Ⅱ和醛固酮的分泌,使血压降低。

(3)前列腺素 前列腺素有多种类型。前列腺素 E_2(PGE_2)和前列环素(PGI_2)具有强烈的舒血管作用。前列腺素 $F_{2\alpha}$($PGF_{2\alpha}$)则使静脉血管收缩。

(4)组胺 组胺具有较强的舒血管及使毛细血管通透性增加的作用,因而引起组织液生成增加,导致局部组织水肿。

(三)自身调节

实验证明,如果将调节血管活动的外部神经及体液因素都去除,血压在一定范围波动时,各器官组织的血流量仍能通过局部血管本身的舒缩活动得到适当的调节,这种调节属于自身调节。

(四)社会心理因素对心血管活动的影响

心血管功能以及心血管活动的神经体液调节的大部分资料来自动物实验。换句话说,我们是把人体作为一个生物体来讨论其循环功能的。实际上,人作为社会的成员,其循环功能和其他许多功能一样,还时刻受到社会心理因素的影响。在日常生活中,可以经常见到社会心理因素对心血管活动的影响的情况。如惊恐时心跳加快、愤怒时血压升高、羞怯时面部血管扩张以及一些语言刺激所引起的心血管反应等等。许多心血管疾病的发生和发展与社会心理因素有着密切的关系。例如:长期巨大的生活、工作压力,极度紧张的工作氛围等,会使高血压的发病率明显增加。1991年普查北京市成年人高血压患病率为22.6%;而在少数偏僻地区,生活比较安静的人群中,高血压患病率却小于1%。此外,在染有吸烟、酗酒等不良习惯的人群中,冠心病、高血压的发病率明显高于无此类不良习惯的人群。这些事实充分说明社会心理因素对心血管系统的生理活动以及心血管疾病的发生有着不可忽视的影响,在保健和医疗护理的实践中应引起高度的重视。

四、淋巴系统

淋巴系统由淋巴管道、淋巴器官和淋巴组织构成(图2-58)。淋巴器官主要由淋巴组织构成,包括淋巴结、脾、胸腺和扁桃体等,具有制造淋巴细胞、过滤异物、吞噬细菌和产生抗体等作用。

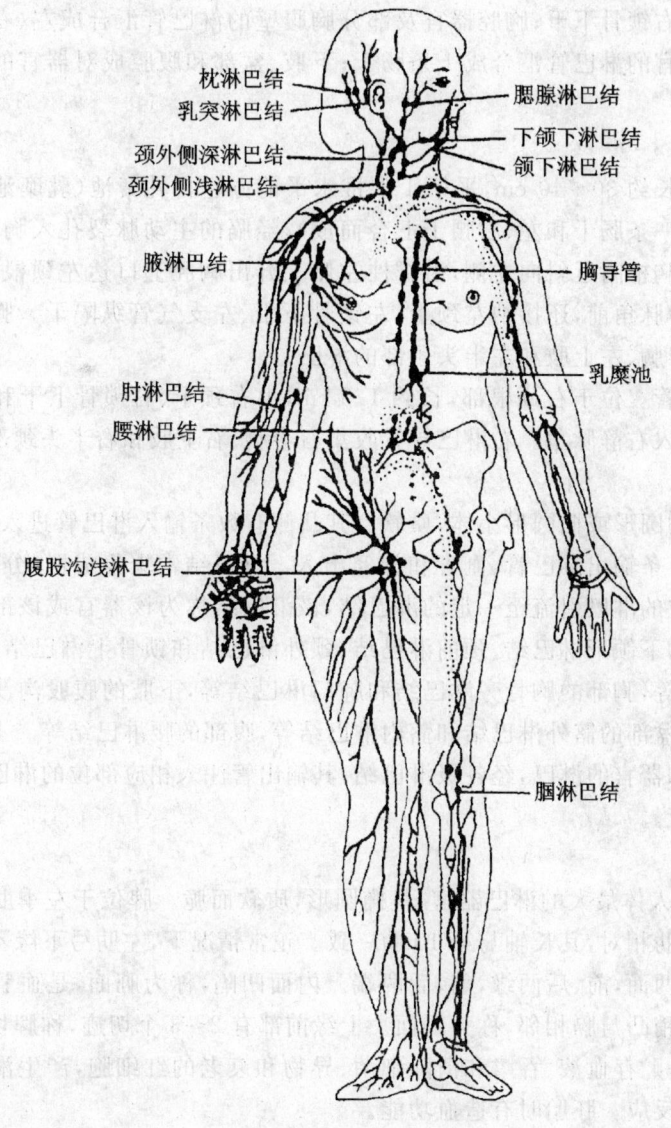

图 2-58 全身淋巴管和淋巴结示意图

(一)淋巴管道

淋巴管道分为毛细淋巴管、淋巴管、淋巴干和淋巴导管。

1. 毛细淋巴管 是淋巴管道的起始部分。它以膨大的盲端起于组织间隙,彼此吻合成网,管径粗细不等,管壁由单层内皮细胞呈叠瓦状扣合而成。通透性大,一些大分子物质如蛋白质、脂滴、细菌和异物等均易进入毛细淋巴管。

2. 淋巴管 由毛细淋巴管汇合而成。管径较细,管壁较薄,瓣膜较多,外形呈串珠状。淋巴管分浅、深两种,浅、深淋巴管之间有广泛的交通。

3. 淋巴干 全身各部浅、深淋巴管,经各级淋巴结,最后一群淋巴结的输出管汇集成相应的淋巴干,全身共汇集9条淋巴干。头颈部淋巴管汇合成左、右颈干;上肢和胸壁的淋巴管汇合成左、右锁骨下干；胸腔器官及部分胸腹壁的淋巴管汇合成左、右支气管纵隔干；腹腔不成对器官的淋巴管汇合成1条肠干；下肢、盆部和腹腔成对器官的淋巴管汇合成左、右腰干。

4. 淋巴导管

（1）胸导管 长约30～40 cm，平第1腰椎水平前方起自乳糜池（乳糜池为胸导管的起始处的膨大，由一条肠干和左、右腰干汇合而成），经膈的主动脉裂孔入胸腔，沿脊柱右前方上升，至第5胸椎附近斜向左侧，沿脊柱左侧上升出胸腔上口达左颈根部，注入左静脉角。在注入左静脉角前，还接纳左颈干、左锁骨下干、左支气管纵隔干。胸导管收集两下肢、腹盆部、左半胸、左上肢和左半头颈部的淋巴。

（2）右淋巴导管 位于右颈根部，长约1.5 cm，由右颈干、右锁骨下干和右支气管纵隔干汇合而成，注入右静脉角。右淋巴导管收集右半胸、右上肢和右半头颈部的淋巴。

（二）淋巴结

为大小不等的圆形或椭圆形小体，质软。其凸侧有数条输入淋巴管进入，其凹陷侧有淋巴结门，有1～2条输出淋巴管、血管和神经出入。淋巴结常聚集成群，分浅、深群。人体某器官或某部位的淋巴引流至一定的淋巴结，该淋巴结称为该器官或该部位的局部淋巴结。如头颈部的下颌下淋巴结、颈前淋巴结、颈外淋巴结和锁骨上淋巴结等，上肢的肘淋巴结、腋淋巴结等，胸部的胸骨旁淋巴结和肺门淋巴结等，下肢的腹股沟浅淋巴结和腹股沟深淋巴结等，盆部的髂外淋巴结和髂内淋巴结等，腹部的腰淋巴结等。上述各部淋巴结收集相应部位和器官的淋巴，经各级淋巴结，其输出管注入相应部位的淋巴干后汇入胸导管或右淋巴导管。

（三）脾

脾（spleen）是人体最大的淋巴器官，呈椭圆形，质软而脆。脾位于左季肋区膈与胃底之间，与第9～11肋相对，其长轴与第10肋一致。正常情况下，左肋弓下缘不能触击。

脾分为内、外两面，前、后两缘，前、后两端。内面凹陷，称为脏面，是血管神经出入之处，称脾门。外面稍凸与膈相邻，称为膈面。上缘前部有2～3个切迹，称脾切迹。

脾主要功能是贮存血液、吞噬和清除细菌、异物和衰老的红细胞，产生淋巴细胞和单核细胞，参与免疫反应。胚胎时有造血功能。

（康颂建 吕伯实）

复习思考题

1. 心脏各腔的形态结构特点。
2. 腹腔干的分支分布。
3. 肝门静脉的组成、属支、收纳范围和门腔静脉吻合。
4. 试述影响心肌自律性的因素，并举例说明。
5. 何谓心动周期？它是如何划分的？心率改变时对心动周期有何影响？
6. 试述左心室的泵血过程（一个心动周期中心室内压、瓣膜、血流、心室容积的变化）。
7. 何谓心脏泵功能贮备？有何意义？其主要包括哪些贮备？

8. 试述影响心输出量的因素。(影响心脏泵血功能基本因素有哪些?)
9. 动脉血压是如何形成的?
10. 试述影响动脉血压的因素?
11. 何谓微循环?说明其血流通路和生理作用?
12. 正常情况下,动脉血压是如何维持相对稳定的?
13. 化学感受性反射是如何调节心血管功能的?
14. 比较肾上腺素和去甲肾上腺素对动脉血压作用的区别,分析其机理。
15. 试述淋巴管道的组成及淋巴回流。

第十节 血 液

血液(blood)是红色流体组织,充盈于心血管系统中,在心脏的推动作用下,沿血管不断循环流动。血液的主要功能是运输物质,包括运输 O_2 和 CO_2、营养物质、代谢产物等,通过血液的运输,将营养物质运送到组织细胞,同时将代谢产物运送到排泄器官排出体外,从而保证组织细胞新陈代谢的正常进行。

血液对机体具有防御保护功能,血浆中的球蛋白,血细胞中的淋巴细胞有免疫作用;白细胞中的粒细胞、单核细胞对外来微生物和机体坏死组织有吞噬和分解作用;血小板和血浆中凝血因子在机体因损伤而发生出血时参与止血和凝血过程。

内分泌腺所分泌的激素,通过血液运送到相应组织细胞而发挥调节作用。在机体的体温调节活动中,通过皮肤血流量的变化改变皮肤温度,控制机体散热量,维持体温相对稳定。很多疾病可引起血液的成分或性质发生改变,故临床检测血液对疾病具有重要的辅助诊断价值。

一、血液的组成和理化特性

(一)血液的组成

血液由血浆(plasma)和血细胞(blood cells)组成(图2-59)。血细胞悬浮于血浆中,包括红细胞、白细胞和血小板三类细胞,其中红细胞数量最多。从人体血管中抽取一定量的血液并加入抗凝剂,置于玻璃毛细管中离心沉淀后,可见试管中血液分为三层:上层淡黄色透明的液体为血浆,下层不透明红色的为红细胞,在两层之间可见到一薄层呈灰白色,为白细胞和血小板。红细胞在血液中所占的容积百分比,称为红细胞比容(HCT),又称红细胞压积(PCV)。正常成年男性为40%~50%,女性为37%~48%。在血液浓缩时红细胞比容可增高,贫血时红细胞比容可降低。

(二)血液的理化特性

1. 颜色 血液呈红色,缘于红细胞中所含的血红蛋白并随血红蛋白含氧量的多少而变化,动脉血因血红蛋白含氧量高而呈鲜红色,静脉血因血红蛋白含氧量低而呈暗红色。血浆中因含有少量胆红素而呈淡黄色。

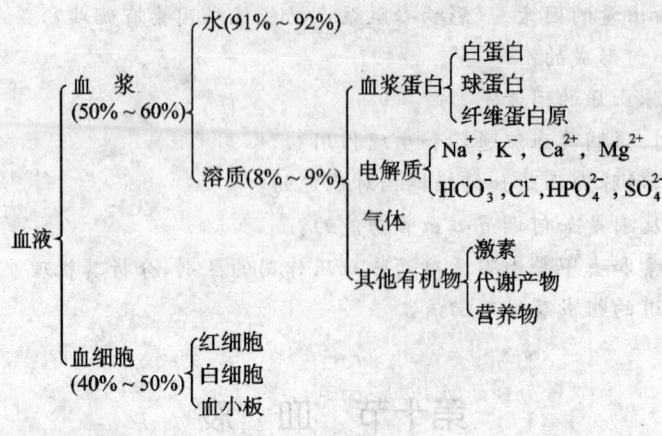

图 2-59 血液的组成成分

2. 比重 血液的比重主要取决于红细胞数量和血浆蛋白含量,正常人全血比重约为 1.050~1.060,血浆比重约为 1.025~1.030。

3. 黏滞性 黏滞性来源于液体内部的分子或颗粒之间的摩擦力。血液因含有大量血细胞和一定浓度的血浆蛋白黏滞性较大,全血的黏滞性是水的 4~5 倍,血浆的黏滞性是水的 1.6~2.4 倍。

二、血浆

(一)血浆的成分及作用

血浆是血细胞的细胞外液,血浆在机体内外环境的联系和沟通过程中有着重要作用,正常情况下血浆的成分保持相对稳定,测定血浆成分可为临床诊断提供依据。

表 2-6 正常人血浆或血清中主要化学成分

化 学 成 分	正 常 值
总蛋白(血清)	60~75 g/L
白蛋白(血清)	38~48 g/L
球蛋白(血清)	20~30 g/L
白蛋白/球蛋白	1.5~2.5
纤维蛋白原(血浆)	2~4 g/L
尿素氮(全血)	3.57~14.28 mmol/L
肌酐(全血)	44~133 mmol/L
尿酸(全血)	0.12~0.24 mmol/L
葡萄糖(全血)	4.44~6.66 mmol/L
总胆固醇(血清)	2.84~5.17 mmol/L
Cl^-(血清)	96~107 mmol/L
Na^+(血清)	135~148 mmol/L
K^+(血清)	4.1~5.6 mmol/L
Ca^{2+}(血清)	2.25~2.9 mmol/L
无机磷(血清)	0.96~1.62 mmol/L

1. 水 血浆中水分约占91%～92%。血浆中营养物质、代谢产物等大多是溶解于水而进行运输。

2. 溶质 血浆中溶质约占8%～9%。

(1)血浆蛋白 血浆蛋白是血浆中各种蛋白的总称,主要有白蛋白、球蛋白和纤维蛋白原等。各种血浆蛋白具有不同的生理功能,包括:①运输功能,多种物质可与血浆蛋白结合成复合物形式运输,如氨基酸、某些激素、脂溶性维生素、药物等;②免疫功能,补体和免疫球蛋白都属于血浆球蛋白,是机体体液免疫中的重要成分;③形成血浆胶体渗透压;④缓冲功能,白蛋白和其钠盐组成缓冲对,可缓冲血浆酸碱变化;⑤血液凝固和纤维蛋白溶解功能,绝大多数凝血因子、生理抗凝物质以及溶解纤维蛋白的物质也是血浆蛋白。

(2)无机盐 血浆中含有多种无机盐,主要以离子状态存在,故称为电解质。正离子以Na^+、K^+、Ca^{2+}、Mg^{2+}等。负离子主要是Cl^-、HCO_3^-、HPO_4^{2-}、SO_4^{2-}等。无机盐在形成血浆晶体渗透压、维持酸碱平衡和神经肌肉的兴奋性等方面有重要作用。

(3)非蛋白含氮化合物 血浆中除蛋白质以外的含氮化合物总称为非蛋白含氮化合物,主要有氨基酸、尿素、尿酸、肌酸、肌酐等,均为蛋白质代谢过程中的中间产物。非蛋白含氮化合物中所含的氮称为非蛋白氮(non-proteinnitrogen,NPN)其中1/3～1/2为尿素氮,血液中的NPN主要通过肾排出体外,因此,测定NPN或尿素氮含量,有助于了解体内蛋白质代谢和肾的功能状况。

(4)其他物质 血浆中还含有一些微量有机物和气体,如酶、激素、维生素、氧和二氧化碳等。

(二)血浆渗透压

1. 血浆渗透压的形成 渗透压(osmotic pressure)是一切溶液都具有的一种特性,渗透压的大小与单位体积溶液中溶质颗粒数目的多少成正比,而与溶质的种类和颗粒大小无关。

血浆渗透压主要由晶体物质和胶体物质所形成。血浆晶体物质颗粒小但数量较多,所形成的渗透压称为晶体渗透压。胶体物质分子量较大而颗粒数目较少,主要是血浆蛋白,所形成的渗透压称为胶体渗透压。

2. 血浆渗透压的生理作用

(1)晶体渗透压的生理作用 晶体物质能自由通过毛细血管壁,但不能自由通过细胞膜,因此,组织间液中的晶体物质与血浆相同;正常时细胞内的渗透压亦与血浆相同,这对保持细胞内外水的平衡,维持细胞正常形态和功能起重要作用。

(2)胶体渗透压的生理作用 血浆蛋白由于分子大,不易透过毛细血管壁,正常情况下,血浆蛋白浓度高于血管外组织液蛋白浓度,故血浆胶体渗透压高于组织液胶体渗透压,促使组织液中水分进入毛细血管。因此,血浆胶体渗透压具有调节血管内外水平衡和维持血容量的作用。

(三)血浆酸碱度

正常人血浆的pH值保持在7.35～7.45之间,pH值过高或过低引起的碱中毒或酸中毒,都会影响酶的活性,使组织细胞的代谢活动和正常的生理功能发生紊乱,甚至危及生命。血浆中存在着能对酸或碱起缓冲作用的缓冲对,当酸性或碱性物质进入血液时,缓冲对起着重要的缓冲作用,使血浆 pH 保持相对稳定,维持了内环境稳态。

三、血细胞

(一)血细胞的生成和破坏

1. 血细胞的生成　血细胞的生成指血细胞的发育和成熟过程,通常称为造血过程(图 2-60)。依据其目前能被辨认的分化能力,分为髓系干细胞和淋巴系干细胞。髓系干细胞通过进一步分化形成红细胞、粒细胞、血小板;淋巴系干细胞则进一步分化成各类淋巴细胞。由于造血干细胞的自我复制和多向分化能力,因此成为骨髓移植后重建造血功能的最佳细胞,也是基因治疗过程中基因转染的靶细胞。

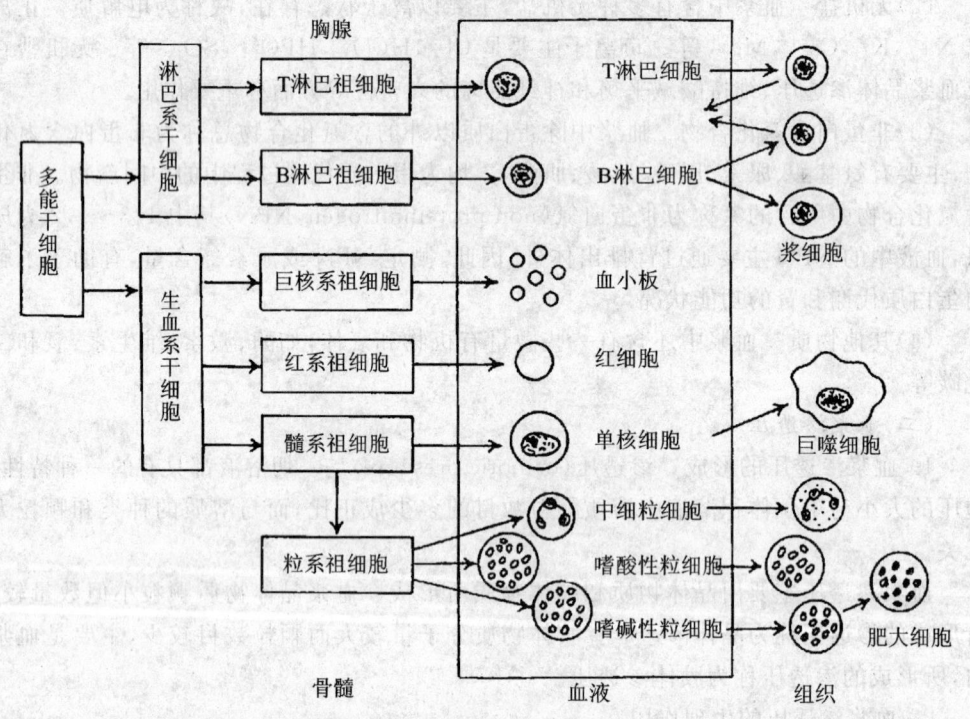

图 2-60　血细胞的起源与分布示意图

2. 血细胞生成的调节　造血祖细胞生长和分化的趋向则受到不同造血细胞刺激因子的影响。除刺激红系祖细胞生长的促红细胞生成素(EPO)外,其余的都称为集落刺激因子(CSF)。

3. 血细胞的破坏　各类血细胞在血液中的生存时间长短不一。红细胞的平均寿命约为 120 天,每小时约有 0.8% 的红细胞进行更新;粒细胞在血液中停留时间仅约为 6～12 小时,然后进入组织并在组织中衰老死亡;单核细胞在血液中停留时间约为数星期,之后转入组织成为巨噬细胞,寿命可长达数月;淋巴细胞往返于血液—组织液—淋巴之间,其中 B 细胞存活时间差异很大,生存期可从数日到数月,少数可达数年。T 细胞的寿命较长,可存活数年,血小板的平均寿命约 7～14 天。正常情况下,机体对衰老死亡血细胞的清除活动与造血活动保持着动态平衡,从而维持血细胞的正常数量,保持血细胞的正常功能。

(二)红细胞

1. 红细胞的数量与功能

(1)红细胞的数量　血细胞中数量最多的是红细胞(red blood cell,RBC),其正常参考值我国成年男性为$(4.0\sim5.5)\times10^{12}/L$,女性为$(3.5\sim5.0)\times10^{12}/L$。红细胞内的血红蛋白(hemog lobin,Hb),成年男性约为$120\sim160$ g/L,成年女性约为$110\sim150$ g/L。

红细胞数目与血红蛋白含量可随外界条件、年龄和不同的生理状况而有所改变,如高原居民红细胞数和 Hb 含量均高于生活在海平面的居民;新生儿红细胞数可达$(6.0\sim7.0)\times10^{12}/L$ 以上,Hb 含量可达$110\sim200$ g/L 以上,月龄 6 个月时降至最低值,1 岁以后又逐渐升高,到青春期达成年人水平;女性妊娠后期由于血浆量增多,单位容积血液中红细胞数目相对减少;长期献血因骨髓受刺激红细胞可增多;兴奋状态、寒冷状态红细胞增多。

(2)红细胞的功能　红细胞的主要功能是运输 O_2 和 CO_2。红细胞运输气体的生理功能是由细胞内的血红蛋白来实现的,一旦发生溶血血红蛋白逸出,该功能即丧失。

红细胞的另一功能是参与调节血浆的酸碱变化,红细胞内有缓冲对和碳酸酐酶,在维持正常血浆酸碱度中起缓冲作用。

2. 红细胞的生理特性

(1)红细胞的可塑变形性　正常红细胞为双凹碟形,体积约为 90 μm^3,表面积约为 140 μm^2。红细胞的双凹碟形使其具有很大的变形性。在心血管内红细胞随血液循环运行,在经过口径小于红细胞的毛细血管或血窦时,便发生变形以挤过狭小的孔隙,在通过后又恢复其原有形态,这种变形即为红细胞的可塑变形性。

(2)红细胞的渗透脆性　红细胞脆性小,表示对低渗溶液抵抗力大,不易发生溶血;脆性大则表示抵抗力小,易发生溶血。衰老的红细胞、先天性溶血性黄疸患者红细胞脆性增大,巨幼红细胞贫血患者的红细胞脆性减小。

(3)红细胞的悬浮稳定性　将抗凝的血加入血沉管中垂直静置,虽然红细胞比重大于血浆,但下沉缓慢。红细胞能稳定地悬浮于血浆中的特性,称为悬浮稳定性(suspension stability),以单位时间内红细胞下沉的速度来测定,称为红细胞沉降率(ESR),简称血沉。正常成年男性为 $0\sim15$ mm/h,女性为 $0\sim20$ mm/h。血沉的快慢是衡量红细胞悬浮稳定性的指标。正常时,由于红细胞的表面积与容积的比值较大,在血液中与血浆之间的摩擦较大,因而阻碍红细胞的下沉,具有悬浮稳定性。在某些疾病时(如风湿热、活动性肺结核等),致使多个红细胞彼此以凹面相贴,形成红细胞叠连,使其总表面积与容积之比减小,与血浆摩擦力减小,于是血沉加快。

3. 红细胞的生成

(1)红细胞生成的过程　胚胎时期,红细胞的生成部位是卵黄囊、肝、脾和骨髓,出生后则主要在红骨髓。红细胞起源于骨髓的造血干细胞,由它分化成为原始红细胞,然后经早幼红细胞、中幼红细胞、晚幼红细胞、网织红细胞而发育为成熟红细胞。在生成演变过程中,红细胞体积由大到小,细胞核由有到无,细胞质内的血红蛋白从无到有并逐渐增多。

通常发育成熟的红细胞进入周围血流,但亦有少量网织红细胞约为$(25\sim75)\times10^9/L$进入血流。

(2) 红细胞生成的条件

1) 造血原料:红细胞生成所需原料以蛋白质和铁(Fe^{2+})最为重要,两者都是血红蛋白的基本成分。正常饮食中蛋白质和铁的供应量均能满足需要。在铁摄入不足、吸收利用障碍或慢性失血而丢失时,机体因缺铁而造成血红蛋白合成不足,红细胞体积变小,发生缺铁性贫血,也称小细胞低色素性贫血。

2) 促进红细胞成熟因子:维生素B_{12}和叶酸是红细胞发育成熟过程中DNA合成所不可缺少的辅酶,又称成熟因子,一旦缺乏,DNA合成受阻,红细胞的分裂增殖和成熟发生障碍,红细胞数量减少,此称巨幼红细胞性贫血,又称大细胞性贫血。

(3) 红细胞生成的调节 红细胞的生成主要受促红细胞生成素(erythropoietin, EPO)的调节。EPO由肾脏产生,动脉血氧分压降低或血红细胞减少时,EPO分泌增加,作用于红骨髓,促进红细胞的生成。如红细胞量超过正常值,则EPO分泌减少,通过这一反馈调节作用,使血中红细胞数量保持相对稳定。

雄激素刺激骨髓加速红细胞生成,并且还能促使肾脏产生EPO,这可能是青春期后,男性红细胞数与血红蛋白含量高于女性的原因。

(三) 白细胞

1. 白细胞的数量 血液中白细胞数量最少。我国健康成年人白细胞总数约为$(4.0\sim10.0)\times10^9/L$。白细胞数量生理变动较大,如婴幼儿、妊娠、运动、情绪激动等情况下,白细胞数量均可发生变化。白细胞数少于$4.0\times10^9/L$,称为白细胞减少;白细胞数超过$10.0\times10^9/L$,称为白细胞增多。

根据白细胞形态、功能和来源分为三类,即粒细胞、单核细胞和淋巴细胞。粒细胞根据胞浆颗粒的嗜色性质不同又分为中性粒细胞、嗜酸性粒细胞和嗜碱性粒细胞。各类白细胞占白细胞总数的百分比,称为白细胞分类计数,其正常值见表2-7。

表2-7 我国正常人白细胞分类计数

名称	百分比(%)
中性粒细胞	50~70
嗜碱性粒细胞	0~1
嗜酸性粒细胞	0.5~5
淋巴细胞	20~40
单核细胞	3~8

2. 白细胞的功能 白细胞除淋巴细胞外都具有变形运动能力,通过变形运动可穿过毛细血管壁从血管内渗出,这一活动过程称为白细胞渗出;具有吞噬能力,中性粒细胞和单核细胞吞噬能力最强;具有趋向某些物质游走的特性,称为趋化性。白细胞因趋化性游走到这些物质周围并将其吞噬。

(1) 中性粒细胞 中性粒细胞在血管内停留的时间不长,平均只有6~8小时,白细胞通过渗出进入组织并不再返回血液中来。中性粒细胞在机体的非特异性细胞免疫中起着十分重要的作用。它的主要功能是通过趋化性，将入侵的微生物病原体包围在一个局部，并将其吞噬，防止微生物病原体在体内扩散。中性粒细胞内的溶酶体含有大量水解酶，能将吞噬入细胞内的细菌和组织碎片分解，当一个中性粒细胞吞噬了数十个细菌后，本身即解体，而释放出的溶酶体酶能溶解周围组织，死亡的白细胞与细菌及组织溶解物共同形成脓液。

（2）嗜碱性粒细胞　嗜碱性粒细胞的颗粒中含有肝素、组胺、过敏性慢反应物、嗜碱性粒细胞趋化因子等生物活性物质。组胺和过敏性慢反应物质可使毛细血管壁通透性增加、支气管平滑肌收缩，从而引起哮喘、荨麻疹等过敏反应的症状。嗜碱性粒细胞被激活时释放的嗜酸性粒细胞趋化因子 A，能吸引嗜酸性粒细胞聚集于同一局部，以限制嗜碱性粒细胞在过敏反应中的作用。

（3）嗜酸性粒细胞　嗜酸性粒细胞的主要功能表现在：①受嗜碱性粒细胞趋化吸引作用而聚集时，嗜酸性粒细胞产生前列腺素 E 抑制嗜碱性粒细胞合成和释放生物活性物质；吞噬嗜碱性粒细胞排出的颗粒；释放酶类破坏嗜碱性粒细胞所释放的活性物质，从而限制嗜碱性粒细胞在速发型过敏反应中的作用。②嗜酸性粒细胞能黏附于蠕虫上，释放酶类损伤蠕虫体，参与对蠕虫的免疫反应。

（4）单核细胞　单核细胞从骨髓进入血液时仍是尚未成熟的细胞，在血液中停留 2～3 天后，从血管内渗出到周围组织中，细胞体积继续增大，直径可从 1.5～30 μm 增大到 50～80 μm，细胞内所含溶酶体数目增多，吞噬和消化能力增强，成为成熟的细胞，称为巨噬细胞。单核—巨噬细胞的主要功能有：①吞噬细菌、疟原虫和真菌等侵入机体的有害物。②合成和释放活性因子，激活淋巴细胞的特异免疫功能。③识别和杀伤肿瘤细胞。④清除衰老与受损伤细胞。

（5）淋巴细胞　淋巴细胞在机体特异性免疫过程中起核心作用。根据淋巴细胞的生长发育过程、细胞表面标志和功能的不同，主要分为 T 淋巴细胞和 B 淋巴细胞。T 细胞主要执行细胞免疫和免疫调节功能，而体液免疫主要通过 B 淋巴细胞来实现。

（四）血小板

1. 血小板的数量　我国健康成年人血小板数参考值为 $(100～300)\times 10^9/L$。血小板数可随机体的状态而发生一定变化，如运动后、饭后、妊娠期血小板数量增加，某些疾病时血小板数量减少，如特发性血小板减少性紫癜、再生障碍性贫血。

2. 血小板的生理特性

（1）黏附　血小板与非血小板表面的黏着，称为血小板黏附。血小板可黏附于受损血管所暴露出来的胶原纤维上，也可黏附于损伤部位间质中的纤维蛋白原上。

（2）聚集　血小板彼此黏着的现象称为血小板聚集。聚集分为两个时相：第一时相为可逆性聚集。由受损伤内皮细胞释放的二磷酸腺苷（ADP）引起，血小板聚集能迅速解聚。第二时相为不可逆聚集。由血小板释放的内源性 ADP 引起，聚集的血小板不能解聚。

（3）释放　血小板受到刺激后，将贮存于致密体、α-颗粒或溶酶体内的物质排出的现象，称为血小板释放。血小板释放的物质能产生相应的生理活动，如血小板释放的 5-羟色胺、儿茶酚胺可使小动脉收缩,有助于止血,ADP可使血小板发生不可逆聚集。

(4) 收缩　血凝块中的血小板通过收缩蛋白的收缩,使血凝块回缩而成为坚实的止血栓,加强止血效果。

(5) 吸附　血小板能将许多凝血因子吸附在其表面,并通过提供的磷脂表面促使血液凝固的发生和进行。

3. 血小板的生理功能

(1) 维护毛细血管内皮的完整性　血小板对毛细血管内皮细胞有营养和支持作用。血小板可与毛细血管内皮细胞相互粘连与融合,从而填补内皮细胞脱落所留下的空隙,使红细胞不易逸出。当血小板减少至 $50×10^9/L$(5万/mm^3)时,毛细血管壁脆性增加,可出现皮肤、黏膜下出血或紫癜。

(2) 参与生理性止血　小血管破损后血液从血管内流出,数分钟后即可自行停止,这种现象称为生理性止血。生理性止血过程主要包括局部血管收缩、血小板血栓形成和血凝块形成三个时相。在生理止血过程中,黏附于损伤处的血小板可释放缩血管物质,促使局部血管收缩有利止血;血小板黏附、聚集于血管破损处形成血小板血栓堵塞伤口,实现初步止血;黏着、聚集的血小板吸附凝血因子,提供磷脂表面,参与并促进血液凝固,以达到有效止血。临床上用针刺破人的耳垂或指尖,测定血液自然流出到自然停止所需要的时间,称为出血时间,正常出血时间参考值为 1~3 min。出血时间的长短可以反映生理性止血功能的状态。在血小板减少或血小板功能有缺陷时,出血时间延长甚至出血不止。

四、血量和血型

(一) 血量

血量指人体内血液的总量,正常成年人血量约为体重的 6%~8%,即每千克体重约 60~80 mL。生理情况下,血量保持相对稳定。安静状态下,绝大部分血量在心血管内循环流动,称为循环血量;另有小部分在肝、肺、腹腔静脉及皮下静脉丛处缓慢流动,称为贮存血量,相关部位称为贮血库。当机体剧烈运动、大失血等情况造成循环血量不足时,贮存血量释放以补充循环血量的不足,适应机体需要。血量的相对稳定可使血管保持一定的充盈度以维持血压,保证细胞、组织和器官的血液供应,对机体正常生命活动的进行具有重要意义。一般认为机体一次失血量不超过总血量的10%时,可通过心脏活动的加强,血管收缩,贮存血量释放等功能代偿,生命活动维持在正常状态,血浆中的水和电解质可在 1~2 小时左右恢复,血浆蛋白在 1 天左右恢复,血细胞在 1 个月左右恢复。因此,一次献血 200~300 mL 对健康不会带来损害。若一次失血达总血量的 20%,血压下降,机体各种生命活动将受到影响。若一次失血达总血量的 30%以上时,如不及时抢救,将危及生命。

(二) 血型与输血原则

血型(blood group)是指血细胞膜上特异抗原的类型。通常所说的血型是指红细胞膜上特异抗原的类型。1995 年国际输血协会认可的红细胞血型约有 23 个,在临床实践中意义最大的是 ABO 血型,其次是 Rh 血型。

1. ABO 血型系统　ABO 血型系统分型依据是根据红细胞膜上分布的两种不同抗

原,即 A 凝集原和 B 凝集原来分型的。在血浆(或血清)中还含有两种与抗原相对应的抗体,即抗 A 凝集素和抗 B 凝集素。凡红细胞膜上只有 A 凝集原的称 A 型血,其血浆中则含有抗 B 凝集素;红细胞膜上只有 B 凝集原的称 B 型血,其血浆中则含有抗 A 凝集素;红细胞膜上既有 A 凝集原又有 B 凝集原的称 AB 型血,其血浆中则不含凝集素;红细胞膜上两种凝集原都没有的称 O 型血,其血浆中抗 A 凝集素和抗 B 凝集素都有(表 2-8)。

表 2-8　ABO 血型系统的分型

血 型	红细胞的抗原(凝集原)	血清中的抗体(凝集素)
A 型	A	抗 B
B 型	B	抗 A
AB 型	A,B	无
O 型	无	抗 A,抗 B

2. ABO 血型系统血型鉴定原理　根据免疫学原理,当抗体与相应抗原相遇时则发生免疫反应。如将 A 型血红细胞与 B 型血清相混合,则 A 凝集原与抗 A 凝集素相遇,发生抗原抗体反应,在抗体作用下,红细胞凝集成簇,即发生红细胞凝集反应,红细胞的凝集将导致溶血。血型的鉴定就是依据红细胞凝集反应原理,采用标准抗 A 和抗 B 血清,并加用抗 A、抗 B 血清同时试验,对被检者红细胞膜上的凝集原分布情况进行检测,从而确定其 ABO 血型类型(表 2-9)。

表 2-9　标准血清鉴定 ABO 血型系统血型

标 准 血 清(凝集素)			血 型
抗 A	抗 B	抗 A,抗 B	
+	-	+	A 型
-	+	+	B 型
+	+	+	AB 型
-	-	-	O 型

注:"+"表示发生红细胞凝集反应,"-"表示无红细胞凝集反应。

3. 输血原则和交叉配血试验

(1)输血原则　输血是临床上抢救急性大量失血、治疗某些疾病的有效方法之一。当人体输入血型不相容的血液时,红细胞的凝集可堵塞毛细血管,造成组织缺血缺氧;凝集的红细胞发生溶血,血红蛋白进入肾小管后导致肾小管阻塞,肾小管上皮细胞坏死,出现少尿、无尿等急性肾功能衰竭症状,可使人体迅速死亡。因此,为了保证输血的安全有效,必须遵守输血原则。

输血原则:①同型血相输;②在遇紧急情况而无同型血时,可采用适宜的 O 型血相输,但输血不宜过快过多,一般一次不超过 200 mL。因为 O 型血中含天然抗 A 抗体和抗 B 抗体,如输血过多,这些抗体难以被受血者血液所稀释,故可出现血液凝集反应;所以 O

型血不是"万能供血者"。

(2) 交叉配血试验　由于输血反应涉及因素多，为保证受血者与供血者的安全，在输血前无论输同型血还是异型血均要做交叉配血试验(cross-match test)。交叉配血试验是将供血者的红细胞与受血者的血清进行配血试验，称为交叉配血试验主侧；将受血者的红细胞与供血者的血清进行配血试验，称为交叉配血试验次侧（图2-61）。交叉配血实验如主侧和次侧均不出现凝集反应为配血相合，可以输血；如果主侧出现凝集反应，次侧无论是否凝集均为配血不合，不能输血；如果主侧无凝集反应，而次侧出现凝集反应，只适宜在应急情况下少量输血，此时输血不宜过快并应密切注意观察。交叉配血试验目的在于排出 ABO 血型以外血型的配血不合；防止输血发生凝集反应。

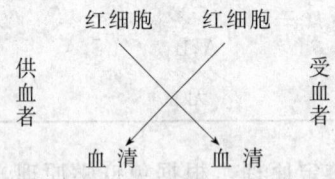

图 2-61　交叉配血试验示意图

(二) Rh 血型系统

1. Rh 血型系统的分型　1940 年有人在恒河猴(Rhesus Monkey)的红细胞发现一种抗(凝集)原，称为 Rh 抗原。后来在人的红细胞膜上发现也存在 Rh 抗原（也称 Rh 因子）。已证明 Rh 血型是红细胞血型中最为复杂的一个系统，已发现 40 多种 Rh 抗原，故称为 Rh 血型系统。与临床关系密切的是 D、E、C、c、e 5 种，在 5 种抗原中抗原性最强的是 D 抗原。通常将红细胞膜上含有 D 抗原的，称为 Rh 阳性；而将红细胞膜上缺乏 D 抗原的，称为 Rh 阴性。

Rh 血型有明显的种族差异，我国汉族人 Rh 阳性率达 99%，少数民族 Rh 阳性率低于汉族，如维吾尔族为 95.3%，乌孜别克族为 91.24%，苗族为 87.7%，塔塔尔族为 84.2%。

2. Rh 血型系统的特点及临床意义　Rh 血型系统的特点是不存在抗 Rh 抗原的天然抗体，只有当 Rh 阴性者接受 Rh 阳性的血液后，通过机体的免疫活动，在体内血浆中产生抗 Rh 抗原的抗体。因此 Rh 阴性者在第一次接受 Rh 阳性的血液输血时，不对机体造成影响，但由于血浆中产生了抗 D 抗体，再次输入 Rh 阳性血液，可发生抗原—抗体反应。

与 ABO 血型系统不同的是，抗 D 抗体分子较小，能通过胎盘，因此当 Rh 阴性的母亲怀有 Rh 阳性的胎儿时，胎儿的红细胞可因胎盘绒毛脱落等原因而进入母体循环，引起母亲产生抗 D 抗体。如抗体透过胎盘进入胎儿血液，可使胎儿的红细胞发生凝集和溶血，造成新生儿溶血性贫血，严重时可致胎儿死亡。

(康颂建)

复习思考题

1. 简述血液的主要成分。

2. 简述血小板的生理功能。
3. 简述生理性止血的基本过程。
4. 在正常情况下,血管内血液不发生凝固,有哪些主要原因?
5. 简述纤维蛋白溶解的作用及生理意义。
6. 如有一Rh阴性血型的妇女怀有Rh阳性的胎儿,产后需要输血时为何不能接受Rh阳性人的血?
7. 现有20人需血型鉴定,已知其中一人的是B型,是否能鉴定出其他人的血型?如何鉴定?

第十一节 内 分 泌

一、内分泌器官

内分泌腺和分散于组织、器官中的内分泌细胞共同组成内分泌系统。人体的主要内分泌腺有垂体、甲状腺、甲状旁腺、肾上腺、胰岛、性腺等,散在于组织、器官中的内分泌细胞分布非常广泛,如消化管黏膜、心、肾、肺、下丘脑等组织的某些细胞都具有内分泌功能。通常将含有内分泌细胞的器官,称为内分泌器官。

内分泌系统和神经系统共同对机体的基本生命活动,如新陈代谢、生长发育、内环境稳态以及组织器官的各种功能活动发挥重要而广泛的调节作用。在整体情况下,内分泌系统在功能上与神经系统紧密联系,许多内分泌腺或内分泌细胞都直接或间接地接受神经系统的控制,共同调节着机体的功能活动。此外,免疫系统分泌的细胞因子的作用机制与内分泌的作用机制很相似,并且也能作用于内分泌细胞,使内分泌功能和免疫反应协调一致。因此,内分泌、神经与免疫三大系统的功能活动关系十分密切,可通过体内一些共同的信息物质相互联系,构成复杂的神经—内分泌—免疫调节网络,共同完成机体功能活动的高级整合作用,使机体更好地适应体内、外环境的变化。

(一)垂体

垂体(cerebral hypophysis,pituitary gland)是机体内最重要的内分泌腺,它分泌多种激素,调控其他许多内分泌腺。它还借垂体柄、神经和血管与下丘脑相连。垂体在神经系统与内分泌腺的相互作用中处于重要的地位。垂体位于颅底蝶鞍垂体窝内。成年男性垂体重$0.35\sim0.80$ g;女性稍重为$0.45\sim0.90$ g,妊娠时更重,经产妇可达1.5 g,新生儿重约0.1 g。

垂体分腺垂体和神经垂体两部分,腺垂体又分为远侧部、结节部和中间部;神经垂体分神经部、漏斗。远侧部和结节部称垂体前叶,约占垂体体积的75%,垂体前叶能分泌生长激素、促甲状腺激素、促肾上腺皮质激素、促性腺激素等;中间部和神经部称垂体后叶。

1. 腺垂体的激素 腺垂体是体内最重要的内分泌腺,主要分泌7种激素。促甲状腺激素(thyroid stimulating hormone,TSH)、促肾上腺皮质激素(adrenocorticotropic hormone,ACTH)、促卵泡激素(follicle stimulating hormone,FSH)和黄体生成素(luteini-

zing hormone,LH)均有各自的作用靶腺,它们分别构成下丘脑—腺垂体—甲状腺轴(hypothalamus-adenohypophysis-thyroid axis)、下丘脑—腺垂体—肾上腺皮质轴(hypothalamus-adenohypophysis-adrenocortical axis)和下丘脑—腺垂体—性腺轴(hypothalamus-adenohypophysis-gonadal axis),此类激素通过促进靶腺分泌激素而发挥作用,因此也将这些激素称为"促激素(tropic hormones)"。生长激素(growth hormone,GH)、催乳素(prolactin,PRL)和促黑(素细胞)激素(melanophore stimulating hormone,MSH)直接作用于靶组织或靶细胞,调节物质代谢、个体生长、乳腺发育与泌乳及黑色素代谢等生理过程。

(1)生长激素 人生长激素(human growth hormone,hGH)是腺垂体中含量最多的激素,由191个氨基酸组成。生长激素具有种属的特异性。血浆生长激素浓度受睡眠、锻炼、血糖及性激素水平等多种因素影响。生长激素的基础分泌呈节律性脉冲式释放,入睡后的慢波睡眠期生长激素分泌明显增加。儿童期和青春期生长激素分泌量大。随着年龄增长逐渐减少。

1)生长激素的生理作用:生长激素促进机体生长发育和物质代谢,对机体各器官组织均有作用,尤其对骨骼、肌肉及内脏器官,也称为躯体刺激素(somatotropin)。此外,还参与机体的应激反应,是机体重要的应激激素之一。①促进生长:个体生长发育受到多种激素的影响,但生长素是起关键作用的激素。它作用于全身各组织,特别对骨骼、肌肉及内脏器官的生长作用尤为显著。若人幼年时期生长素分泌不足,则患儿生长停滞、身材矮小,称为侏儒症;若幼年时期生长素分泌过多,则引起巨人症;在成年后生长素分泌过多,由于骨骺已闭合,长骨不再生长,而肢端短骨、面骨及其软组织增生,以致出现手足粗大、鼻大、唇厚、下颌突出及内脏器官增大的现象,称为肢端肥大症。

生长激素的促生长作用主要是通过其诱导靶细胞产生生长素介质(somatomedin,SM)来实现的。生长素介质在肝和肝外组织中产生,以远距分泌、旁分泌或自分泌方式发挥作用。生长素介质的主要作用是促进软骨生长,它除了促进钙、磷、钠、钾、硫等多种元素进入软骨组织外,还能促进氨基酸进入软骨细胞,增强DNA、RNA和蛋白质的合成,促进软骨组织增殖和骨化,使长骨加长,也能刺激多种组织细胞有丝分裂。此外,生长激素也可直接与靶细胞受体结合发挥效应。②促进代谢:生长激素促进蛋白质合成、脂肪分解和升高血糖。生长激素促进氨基酸进入细胞,加强DNA、RNA的合成,使尿氮减少,呈正氮平衡;激活脂肪酶,促进脂肪分解与脂肪酸氧化,提供能量;抑制外周组织摄取和利用糖,减少葡萄糖消耗,升高血糖。

2)生长激素分泌的调节:①下丘脑调节:生长激素的分泌受下丘脑GHRH与GHRIH双重调节,分别产生促进和抑制作用。在整体条件下GHRH作用占优势,对生长激素的分泌起经常性的调节作用;而GHRIH主要在应激等刺激引起生长激素分泌过多时才对生长激素分泌起抑制性作用。②反馈调节:血液中的GHRH可反馈性的抑制下丘脑内GHRH的释放;血液中的生长激素增多时,可反馈性的抑制下丘脑生长激素分泌及生长激素脉冲性释放。生长素介质也能对下丘脑和腺垂体发挥负反馈调节作用,可直接抑制生长激素的基础分泌和GHRH刺激引起的分泌,也能通过刺激GHRIH释放,抑制垂体分泌生长激素。③其他机制:性别—青年女性生长激素的连续分泌比男性明显;睡眠—慢波睡眠期分泌增加,有利机体生长和体力恢复,快波睡眠期分泌减少;代谢—饥饿、运动、低血糖、氨基酸增多及应激反应等耗能增加或能量供应缺乏时分泌增多;激素—甲状腺激素、雌激素、睾酮等均能促进生长激素分泌,与青春期突长有关。

(2)催乳素　催乳素由199个氨基酸构成,其分子结构与生长激素相似。

1)催乳素的生理作用:催乳素作用广泛,对乳腺、性腺发育及分泌均起重要作用。另外,催乳素还参与对应激反应和免疫的调节。①对乳腺作用:在女性一生的不同时期,其作用有所不同。在青春期乳腺的发育中,雌激素、孕激素、生长激素、糖皮质激素、甲状腺激素及催乳素均起重要作用。在妊娠期催乳素、雌激素及孕激素共同促进乳腺进一步发育,但因血中高水平雌激素和孕激素抑制了催乳素的泌乳作用。分娩后,随着雌激素和孕激素水平降低,催乳素发动并维持泌乳。②对性腺作用:对性腺作用较复杂。在女性卵泡发育成熟过程中,催乳素刺激颗粒细胞LH受体的形成,有助于LH发挥促进排卵与黄体生成及促进雌激素与孕激素的合成分泌。但大剂量催乳素对GnRH的分泌有负反馈抑制效应,致使腺垂体FSH和LH分泌减少,出现无排卵及雌激素水平减退的情况。在男性,催乳素促进前列腺及精囊生长,增强LH对间质细胞的作用,使睾酮合成增加。③应激反应中的作用:应激状态下,血中催乳素常与促肾上腺皮质激素和生长激素浓度的升高同时出现,是应激反应中腺垂体分泌的三种主要激素之一。④对免疫的调节作用:催乳素可协同一些细胞因子共同促进淋巴细胞增殖,直接或间接促进B淋巴细胞增加抗体产量。

2)催乳素分泌的调节:①下丘脑调节肽的调节:催乳素分泌分别受下丘脑PRF与PIF的促进和抑制作用双重调控。PIF就是多巴胺,平时以PIF的抑制作用为主。哺乳期,婴儿吸吮乳头的传入刺激到达下丘脑,PRF释放,反射性地引起垂体催乳素分泌增多。TRH也能促进对催乳素的分泌。②负反馈调节:血中催乳素水平升高刺激下丘脑多巴胺能神经元的分泌抑制下丘脑GnRH和腺垂体催乳素的分泌。

(3)促黑(素细胞)激素　促黑(素细胞)激素由腺垂体合成和分泌。MSH的主要生理作用是刺激黑色素细胞,使细胞内的酪氨酸转化为黑色素,并在细胞内散开,导致皮肤和毛发颜色加深。MSH还可能参与生长激素、醛固酮、CRH、胰岛素及LH等激素分泌的调节,并有抑制摄食的作用。MSH的分泌主要受下丘脑MIF和MRF的调控,平时MIF的抑制作用占优势。

2. 神经垂体激素　神经垂体不含腺体细胞,不能合成激素。所谓的神经垂体激素是指在下丘脑视上核、室旁核神经元产生,经下丘脑—垂体束而贮存于神经垂体的血管升压素(抗利尿激素)与催产素。

(1)神经垂体激素的作用　血管升压素与催产素的化学结构类似,因而作用有交叉,即血管升压素有轻度催产素的作用,催产素也有轻度抗利尿作用。

1)血管升压素(抗利尿激素):在正常饮水情况下,血浆中血管升压素的浓度很低,几乎没有收缩血管而致血压升高的作用,但在脱水或失血情况下,由于血管升压素释放较多,对维持血压有一定作用。血管升压素的主要生理作用是促进肾远球小管和集合管对水的重吸收,即具有抗利尿作用。

2)催产素:催产素具有促进乳汁排出和刺激子宫收缩的作用。①对乳腺的作用:可引起射乳反射,促进乳汁排出,还有维持哺乳期乳腺不致萎缩的作用。②对子宫的作用:催产素促进子宫收缩,但此种作用与子宫的功能状态有关。催产素对非孕子宫的作用较弱,而对妊娠子宫的作用较强。雌激素能增加子宫对催产素的敏感性,而孕激素则相反。

(2)神经垂体激素释放的调节　血浆晶体渗透压升高或循环血量减少,可增加抗利尿素的分泌和释放,反之亦然。妊娠晚期及分娩时,子宫、宫颈、阴道受牵拉,以及婴儿吸吮乳头均可反射性地引起催产素的分泌。

(二)甲状腺

1. 甲状腺的位置与结构　甲状腺(thyroid gland)位于喉的下方、气管上端的两侧。由两侧叶和连接两侧叶的峡构成,呈"H"形。甲状腺由许多滤泡构成,滤泡上皮呈立方形;滤泡腔内充满含酪氨酸的甲状腺球蛋白;滤泡有很强的吸碘能力;滤泡上皮细胞利用酪氨酸和碘合成甲状腺素。在滤泡上皮之间还有一种滤泡旁细胞,可分泌降钙素,降钙素可降低血钙。

2. 甲状腺素的生理功能

(1)对代谢的影响

1)产热效应:甲状腺激素可使绝大多数组织的耗氧率和产热量增加,尤其以心、肝、骨骼肌和肾等组织最为显著。甲状腺功能亢进时,产热量增加,基础代谢率增高,患者喜凉怕热,极易出汗;而甲状腺功能低下时,产热量减少,基础代谢率降低,喜热恶寒,两种情况均不能很好地适应环境温度的变化。

2)对蛋白质、糖和脂肪代谢的影响:①蛋白质代谢:T_4或T_3作用于核受体,激活DNA转录过程,促进mRNA形成,加速蛋白质及各种酶的生成。T_4与T_3分泌不足时,蛋白质合成减少,肌肉无力,但组织间的黏蛋白增多,可结合大量的正离子和水分子,引起黏液性水肿(myxedema)。T_4与T_3分泌过多时,则加速蛋白质分解,特别是加速骨骼肌的蛋白质分解,使肌酐含量降低,肌肉无力,尿酸含量增加,并可促进骨的蛋白质分解,从而导致血钙升高和骨质疏松,尿钙的排出量增加。②糖代谢:甲状腺激素促进小肠黏膜对糖的吸收,增强糖原分解,抑制糖原合成,并加强肾上腺素、胰高血糖素、皮质醇和生长激素的升糖作用,因此甲状腺激素有升高血糖的趋势;但是,由于T_4与T_3还可加强外周组织对糖的利用,也有降低血糖的作用。甲状腺功能亢进时,血糖常常升高,有时出现糖尿。③脂肪代谢:甲状腺激素促进脂肪酸氧化,增强儿茶酚胺与胰高血糖素对脂肪的分解作用。T_4与T_3既促进胆固醇的合成,又可通过肝加速胆固醇的降解,但分解的速度超过合成。所以甲状腺功能亢进患者血中胆固醇含量低于正常。

甲状腺功能亢进时,由于对糖、蛋白质和脂肪的分解代谢增强,所以患者常感饥饿,食欲旺盛,且有明显消瘦。

(2)对生长与发育的影响　甲状腺激素具有促进组织分化、生长与发育成熟的作用。动物试验:切除甲状腺的蝌蚪,生长与发育停滞,不能变态成蛙,若及时给予甲状腺激素,又可恢复生长发育,包括长出肢体,尾巴消失,躯体长大,发育成蛙。在人类和哺乳动物,甲状腺激素是维持正常生长与发育不可缺少的激素,特别是对骨和脑的发育尤为重要。甲状腺功能低下的儿童,表现为智力迟钝和身材矮小为特征的呆小症。

(3)对神经系统的影响　甲状腺激素不但影响中枢神经系统的发育,对已分化成熟的神经系统活动也有作用。甲状腺功能亢进时,中枢神经系统的兴奋性增高,主要表现为注意力不易集中,过敏疑虑,多愁善感,喜怒失常,烦躁不安,睡眠不好而且多梦,以及肌肉震颤等。甲状腺功能低下时,中枢神经系统兴奋性降低,出现记忆力减退,说话和行动迟缓,淡漠无情与终日思睡状态。甲状腺激素除了影响中枢神经系统活动外,也能兴奋交感神经系统,其作用机制还不十分清楚。

另外,甲状腺激素对心血管系统的活动有明显的影响。T_4与T_3可使心率增快,心缩力增强,心输出量与心做功增加。甲状腺功能亢进者表现心动过速,心肌可因过度耗竭而致心力衰竭。

3. 甲状腺功能的调节　甲状腺受腺垂体分泌的促甲状腺素的调节。促甲状腺素促使甲状腺发育和促使甲状腺分泌甲状腺素,但当血中甲状腺素达到一定浓度时,又可通过负反馈抑制腺垂体和丘脑下部,促甲状腺素分泌减少,从而使甲状腺素分泌减少;当血中甲状腺素浓度降低时,负反馈抑制作用减弱,促甲状腺素分泌又增加。

(三)甲状旁腺

甲状旁腺(parathyroid gland)大小如黄豆,其位置、大小均可有变化的扁椭圆形小体。通常是上、下两对。上甲状旁腺(superior parathyroid gland)位置比较恒定,一般位于纤维囊和甲状腺鞘之间的间隙中,甲状腺侧叶后缘上、中1/3交界处;下甲状旁腺(inferior parathyroid gland)位置变异较大,多位于甲状腺侧叶后缘近下端甲状腺下动脉处,甲状旁腺也可在鞘外或埋入腺实质中。甲状旁腺的功能是调节钙磷代谢,维持血钙平衡。如甲状腺手术不慎误将甲状旁腺切除,则引起血钙降低,手足搐搦,肢体呈对称性疼痛与痉挛;若甲状旁腺功能亢进,则引起骨质疏松,易发生骨折。

(四)肾上腺

肾上腺(suprarenal gland)是人体重要的内分泌腺,左、右各一,重约5 g,左肾上腺近似半月形,右肾上腺呈三角形。它们分别位于左、右肾的内上方,肾上腺包括中央部的髓质和周围部的皮质两个部分,二者在发生、结构和功能上不相同,实际上是两种内分泌腺。

1. 肾上腺皮质

(1)肾上腺皮质激素　肾上腺皮质分泌的皮质激素分三类,即盐皮质激素、糖皮质激素和性激素。各类皮质激素是由肾上腺皮质不同层上皮细胞所分泌的。球状带细胞分泌盐皮质激素,主要是醛固酮;束状带细胞分泌糖皮质激素,主要是皮质醇;网状带细胞主要分泌性激素,如脱氢异雄酮和雌二醇,也能分泌少量的糖皮质激素。

(2)肾上腺皮质激素的生物学作用

1)糖皮质激素的作用:人体血浆中糖皮质激素主要为皮质醇,其次为皮质酮,皮质酮的含量仅为皮质醇的1/20~1/10。

①对物质代谢的影响:糖皮质激素对糖、蛋白质和脂肪代谢均有作用。

糖代谢:糖皮质激素是调节机体糖代谢的重要激素之一,它促进糖异生,升高血糖,这是由于它促进蛋白质分解,有较多的氨基酸进入肝,同时增强肝脏内与糖异生有关酶的活性,致使糖异生过程大大加强。此外,糖皮质激素又有抗胰岛素作用,降低肌肉与脂肪等组织细胞对胰岛素的反应性,以致外周组织对葡萄糖的利用减少,促使血糖升高。如果糖皮质激素分泌过多(或服用此类激素药物过多),可使血糖升高,甚至出现糖尿;相反,肾上腺皮质功能低下患者(如阿狄森病),则可出现低血糖。

蛋白质代谢:糖皮质激素促进肝外组织,特别是肌肉组织蛋白质分解,加强氨基酸转移至肝,生成肝糖原。糖皮质激素分泌过多时,由于蛋白质分解增强,合成减少,将出现肌肉消瘦、骨质疏松、皮肤变薄、淋巴组织萎缩等。

脂肪代谢:糖皮质激素促进脂肪分解,增强脂肪酸在肝内的氧化过程,有利于糖异生作用。肾上腺皮质功能亢进时,糖皮质激素对身体不同部位的脂肪作用不同,四肢脂肪组织分解增强,而腹、面、肩及背的脂肪合成有所增加,以致呈现出面圆、背厚、躯干部发胖而四肢消瘦的特殊体形。

②对水盐代谢的影响:皮质醇有较弱的贮钠排钾的作用,即对肾远球小管和集合管重吸收 Na^+ 和排出 K^+ 有轻微的促进作用。另外,皮质醇还可降低肾小球入球血管阻力,增加肾小球血浆流量而使肾小球滤过率增加,有利于水的排出。皮质醇对水负荷时水的快速排出有一定作用,肾上腺皮质功能不全患者,排水能力明显降低,严重时可出现"水中毒",如补充适量的糖皮质激素即可得到缓解,而补充盐皮质激素则无效。

③对血细胞的影响:糖皮质激素可使血中红细胞、血小板和中性粒细胞的数量增加,而使淋巴细胞和嗜酸性粒细胞减少,其原因各不相同。红细胞和血小板的增加是由于骨髓造血功能增强;中性粒细胞的增加可能是由于附着在小血管壁边缘的中性粒细胞进入血液循环增多所致。糖皮质激素可抑制胸腺与淋巴组织的细胞分裂,减弱淋巴细胞的DNA 合成过程,从而使淋巴细胞生成减少。此外,糖皮质激素还能促进淋巴细胞与嗜酸性粒细胞的破坏。

④对循环系统的影响:糖皮质激素能增强血管平滑肌对儿茶酚胺的敏感性,有利于提高血管的张力和维持血压。另外,糖皮质激素可降低毛细血管壁的通透性,减少血浆的滤出,有利于维持血容量。

⑤在应激反应中的作用:当机体受到各种有害刺激,如缺氧、创伤、手术、饥饿、疼痛、寒冷以及精神紧张和焦虑不安等,血中 ACTH 浓度立即增加,糖皮质激素也相应增多。一般将能引起 ACTH 与糖皮质激素分泌增加的各种刺激,称为应激刺激,而产生的反应称为应激(stress)。

糖皮质激素的作用广泛而复杂,除上述的主要作用外,还有促进胎儿肺表面活性物质的合成、增强骨骼肌的收缩力、提高胃腺细胞对迷走神经与胃泌素的反应性、增加胃酸及胃蛋白酶原的分泌、抑制骨的形成而促进其分解等作用。在临床上可使用大剂量的糖皮质激素及其类似物于抗炎、抗过敏、抗中毒和抗休克等的治疗。

2)盐皮质激素的作用:盐皮质激素以醛固酮为代表,醛固酮对水盐代谢的作用最强,其次为脱氧皮质酮。醛固酮是调节机体水盐代谢的重要激素,它促进肾远球小管及集合管重吸收钠、水和排出钾,即保钠、保水和排钾作用。当醛固酮分泌过多时,将使钠和水贮留,引起高血钠、高血压和血钾降低。相反,如醛固酮缺乏则钠与水排出过多,血钠减少,血压降低,而尿钾排出减少,血钾升高。另外,盐皮质激素与糖皮质激素一样,能增强血管平滑肌对儿茶酚胺的敏感性,其作用比糖皮质激素更强。

2. 肾上腺髓质

(1)肾上腺髓质激素 肾上腺髓质嗜铬细胞分泌肾上腺素和去甲肾上腺素,它们是儿茶酚胺类激素。

(2)肾上腺髓质激素的生物学作用 肾上腺髓质与交感神经系统组成交感—肾上腺髓质系统,髓质激素的作用与交感神经的活动紧密联系。Cannon最早全面研究了交感—肾上腺髓质系统的作用,曾提出应激学说,认为机体遭遇特殊紧急情况时,如畏惧、焦虑、剧痛、失血、脱水、乏氧、暴冷暴热以及剧烈运动等,这一系统将立即被调动起来,肾上腺素与去甲肾上腺素的分泌大大增加,它们作用于中枢神经系统,提高其兴奋性,使机体处于警觉状态,反应灵敏;呼吸加强加快,肺通气量增加;心跳加快,心缩力增强,心输出量增加,血压升高,血液循环加快,内脏血管收缩,骨骼肌血管舒张同时血流量增多,全身血液重新分配,以利于应急时重要器官得到更多的血液供应;肝糖原分解增强,血糖升高,脂肪分解加速,血中游离脂肪酸增多,葡萄糖与脂肪酸氧化过程增强,以适应在应急情况下对能量的需要。上述一切变化都是在紧急情况下,通过交感—肾上腺髓质系统发生的适应性反应,故称之为应急反应。实际上,引起应急反应的各种刺激,也是引起应激激素分泌的刺激。当机体受到应激刺激时,同时引起应急反应与应激反应,两者相辅相成,共同维持机体的适应能力。

(五)胰岛

胰岛(pancreatic islets)是胰的内分泌部分,为许多大小不等和形状不一的细胞团,散在于胰腺实质内,以胰尾为最多。胰岛分泌激素称胰岛素,主要调节血糖浓度,如胰岛素分泌不足则患糖尿病。

1. 胰岛素 胰岛素是含有51个氨基酸的小分子蛋白质,分子量为6 000。胰岛素是促进合成代谢、调节血糖浓度的主要激素。

(1)对糖代谢的调节 胰岛素促进组织细胞对葡萄糖的摄取和利用,加速葡萄糖合成为糖原,贮存于肝和肌肉中,并抑制糖异生,促进葡萄糖转变为脂肪酸,贮存于脂肪组织,结果使血糖水平下降。胰岛素缺乏时,血糖浓度升高,如超过肾糖阈,尿中将出现糖,引起糖尿病。

(2)对脂肪代谢的调节 胰岛素促进肝脏合成脂肪酸,然后转运到脂肪细胞贮存。胰岛素促进葡萄糖进入脂肪细胞,除了合成脂肪酸外,还可转化为 a-磷酸甘油,脂肪酸与 a-磷酸甘油形成甘油三酯,贮存于脂肪细胞中,同时,胰岛素还能抑制脂肪酶的活性,减少脂肪的分解。胰岛素缺乏时,出现脂肪代谢紊乱,脂肪分解增强,血脂升高,加速脂肪酸在肝内氧化,生成大量酮体,由于糖氧化过程发生障碍,不能很好处理酮体,以致引起酮血症与酸中毒。

(3)对蛋白质代谢的调节 胰岛素促进蛋白质的合成过程,其作用可在蛋白质合成的各个环节上。①促进氨基酸通过膜的转运进入细胞;②加快细胞核的复制和转录过程,增加DNA和RNA的生成;③作用于核糖体,加速翻译过程,促进蛋白质合成。另外,胰岛素还可抑制蛋白质分解和肝糖异生。由于胰岛素能增强蛋白质的合成过程,所以,它对机体的生长也有促进作用,但胰岛素单独作用时,对生长的促进作用并不很强,只有与生长激素共同作用时,才能发挥明显的效应。

2. 胰高血糖素 人胰高血糖素是由29个氨基酸组成的直链多肽,分子量为3 485。与胰岛素的作用相反,胰高血糖素是一种促进分解代谢的激素。胰高血糖素具有很强的促进糖原分解和糖异生的作用,使血糖明显升高,1 mol/L 的激素可使 30 mol/L 的葡萄糖迅速从糖原分解出来。胰高血糖素通过 cAMP-PK 系统,激活肝细胞的磷酸化酶,加速糖原分解。糖异生增强是因为激素加快氨基酸进入肝细胞,并激活与糖异生过程有关的酶系。胰高血糖素还激活脂肪酶,促进脂肪分解,同时又可加强脂肪酸氧化,使酮体生成增多,胰高血糖素产生上述代谢效应的靶器官是肝,切除肝脏或阻断肝血流,这些作用便消失。另外,胰高血糖素可促进胰岛素和胰岛生长抑素的分泌。药理剂量的胰高血糖素可使心肌细胞内 cAMP 增加,能增强心肌的收缩力。

3. 胰岛素分泌的调节　胰岛受迷走神经支配,迷走神经兴奋时胰岛素分泌增加。胰岛素的分泌主要受血糖浓度的影响,当血糖浓度升高时胰岛素分泌增加,胰高血糖素、肾上腺皮质激素等使血糖升高时,胰岛素分泌也增加。

二、激素及其分类

(一)激素的概念及作用方式

激素(hormone)是内分泌腺或散在内分泌细胞所分泌的高效能生物活性物质,是在细胞之间传递信息的化学媒介,亦称为传递信息的"信使"。

目前认为,大多数激素借助血液的运输到达远距离的靶细胞而发挥作用,这称为远距分泌(telecrine),如生长激素、甲状腺激素;有些激素通过细胞间液弥散到邻近的细胞发挥作用,称为旁分泌(paracrine),如消化管内的某些激素;如果内分泌细胞分泌的激素又作用于该内分泌细胞本身而发挥反馈作用,这称为自分泌(autocrine);此外,由神经内分泌细胞分泌的神经激素通过轴浆运输至末梢释放,再作用于靶细胞的方式称为神经分泌(neurocrine),如下丘脑一些神经元的内分泌功能。

接受激素信息的器官、组织或细胞分别称为靶器官(target organ)、靶组织(target tissue)或靶细胞(target cell)。

(二)激素作用一般特性

激素种类繁多,作用复杂,但对其靶细胞发挥调节作用具有共同的特性。

1. 信息传递作用　内分泌细胞发出的调节信息以激素的形式传送给靶细胞。各种激素所携带的信息只是调节靶细胞原有的生理生化过程,加强或减弱其反应和功能活动,对其所作用的细胞,既不添加新功能,也不提供额外能量。激素仅起到将生物信息传递给靶细胞的"信使"(messenger)作用,调节靶细胞固有的生理生化反应。在完成信息传递作用后,激素被分解、失活。

2. 高效能生物放大作用　血液中激素的含量很低,但激素的生物学作用十分显著。激素高效能的生物放大作用,与激素作用机制有关。激素与受体结合后可通过一系列酶促瀑布式级联反应,逐级放大,形成高效能的生物放大系统。所以,虽然体液中激素含量甚微(nmol/L~pmol/L 数量级),但其作用却十分强大。因此,体液中激素浓度水平的变化会对机体生理功能产生巨大的影响。当体内某种激素分泌过多或含量明显减少时,可引起该激素所调节的组织器官的功能明显异常。

3. 相对特异性　激素的特异性是指某种激素有选择地作用于某些靶器官和靶细胞的特性。激素特异性的本质是靶细胞膜或胞浆内存在有能与该激素相结合的特异性受体。激素受体分细胞膜受体和细胞内受体两大类,多肽蛋白类激素的受体多为细胞膜受体,类固醇激素、甲状腺激素等的受体多为细胞内受体。受体与激素的结合具有高亲和力、可逆性和饱和性的特征。激素作用的特异性是内分泌系统实现有针对性调节功能的基础。

人体内各种激素作用的特异性强弱不同,激素作用的范围也有很大的差别。有些激素的功能作用范围大,受它作用的靶器官、靶细胞数量多,分布广,有的甚至广泛作用于全身大多数器官、组织和细胞,如性激素、生长激素、甲状腺激素等。有些激素只局限作用于某一靶腺或靶细胞,如腺垂体的促甲状腺激素,只作用于甲状腺的腺泡细胞。

4. 相互作用　多种激素共同参与调节某一生理功能时,其作用可以相互影响,可表现为拮抗作用、协同作用和允许作用等,以维持功能活动的稳态。

不同激素之间可以存在相互协同作用,如生长激素、肾上腺素等,虽然作用于代谢的不同环节,但都可使血糖升高,这在升高血糖效应上有协同作用。当一种激素拮抗另一种激素的作用时,称为激素的相互拮抗作用,例如胰岛素能降低血糖,与胰高血糖素等的升高血糖作用相拮抗。某些激素本身并不能对某器官或细胞直接发生作用,但它的存在却使另一种激素产生的效应明显增强,这称为激素的允许作用(permissive action)。允许作用是激素间较为特殊的一种相互作用。例如,皮质醇本身并不能引起血管平滑肌收缩,但只有它存在时,去甲肾上腺素才能更有效地发挥其缩血管作用。

(三) 激素分泌调节

1. 下丘脑—腺垂体—靶腺轴调节　下丘脑—腺垂体—靶腺轴在甲状腺、肾上腺皮质和性腺活动的调节中起重要作用,即构成三级水平的功能调节轴心。通常,上位内分泌腺分泌的激素对下位内分泌腺活动起促进作用;下位内分泌细胞分泌的激素对上位内分泌腺的活动有反馈调节作用,多数通过负反馈效应,维持血液中各种激素水平的相对稳定。在轴系调节中将靶腺激素对下丘脑和腺垂体反馈作用称为长反馈(long-loop feedback);而将腺垂体促激素(tropic hormone)对下丘脑的反馈作用称为短反馈;下丘脑分泌细胞的释放肽通过超短反馈(ultra-short-loop feedback)方式调节相应细胞分泌活动。

2. 反馈调节　反馈调节是激素分泌调节的基本形式,大多数是负反馈(negative feedback)调节,如此才能保持血中各种激素水平的稳态。如胰岛 A 细胞分泌胰高血糖素使血糖浓度升高,而血糖浓度升高又反馈抑制 A 细胞分泌激素。也有正反馈(positive feedback)调节形式存在,如月经周期中,排卵前夕雌激素水平达高峰时,对 GnRH 神经元起正反馈调节作用,形成黄体生成素高峰,引起排卵。

3. 神经调节　许多内分泌腺都直接或间接地受中枢神经系统支配。例如交感神经活动增强时,肾上腺髓质分泌肾上腺素和去甲肾上腺素增多;而迷走神经活动增强时,可促进胰岛 B 细胞分泌胰岛素。下丘脑的神经内分泌细胞在神经系统与内分泌系统功能活动的调节中起重要的枢纽作用。

此外,激素的分泌还受到体内生物节律的影响以及自身调节。

(康颂健)

复习思考题

1. 何谓激素？简述激素在细胞间传输信息的主要方式。
2. 简述下丘脑与垂体的功能联系途径。
3. 生长激素是如何通过直接和间接作用调节机体生长的？
4. 简述类固醇激素作用的基本机制。
5. 以下丘脑—垂体—甲状腺轴为例说明内分泌系统与神经系统功能活动的重要联系？
6. 举例说明激素之间主要通过哪些作用相互影响？

第十二节 视听器官

一、感觉器官概述

感觉器（sensory organs）是感受器（receptor）及其附属结构的总称，是机体感受刺激的装置。感受器主要指感受某种刺激而兴奋的结构，它广泛分布于机体各部，形态和功能各不相同。结构简单的仅由感觉神经末梢构成；比较复杂的由一些组织结构形成被囊，包裹神经末梢形成，如环层小体、触觉小体等。感觉器结构更为复杂，功能更加完善，一般包括较为完备的感受装置和复杂的附属装置，如视觉器官（视器），除了光感受器视网膜以外，还包括眼的屈光装置、保护装置和运动装置等。听觉器官不仅包含声音感受器，还包括耳的声音传导等其他结构。

感受器有不同的分类方法。根据感受器所在的位置和所接受刺激的来源分三类：①外感受器，分布于皮肤、黏膜、视器、听器等处，接受来自外界环境中的刺激，如痛、触、压、温度、光、声等物理或化学性刺激。②内感受器，分布于内脏和血管等处，接受来自内环境的物理或化学刺激，如压力、渗透压、温度、离子及化合物浓度等。③本体感受器，分布于肌、腱、关节、内耳位觉器等处，接受机体运动和平衡时产生的刺激。根据其特化的程度分为两类：①一般感受器，分布于全身各部，如触、压、痛、温度觉感受器以及肌、腱、关节、内脏、心血管的感受器。②特殊感受器，只分布在头部，如嗅、味、视、听和平衡觉感受器。

二、视觉器官

视器 由眼球和眼副器两部分组成。眼球具有屈光成象和将光的刺激转换为神经冲动的作用。眼副器位于眼球周围或附近，包括眼睑、结膜、泪器、眼球外肌以及眶筋膜和眶脂体等。

(一)视器的基本构成

1. 眼球 眼球（eyeball）位于眶内，借筋膜与眶壁相连。眼球前面为眼睑，后面由视神经连于脑，周围附有泪腺和眼球外肌等眼副器，并有眶脂体衬垫。眼球大体为球形，前面的正中点称前极，后面的正中点称后极，通过前后极的连线称眼轴。两极间的中点在眼球表面连成一环行线称中纬线,或赤道。由瞳孔的中央到视网膜中央凹的连线,与视线一致称视轴。

眼球由眼球壁及其内容物组成(图2-62)。

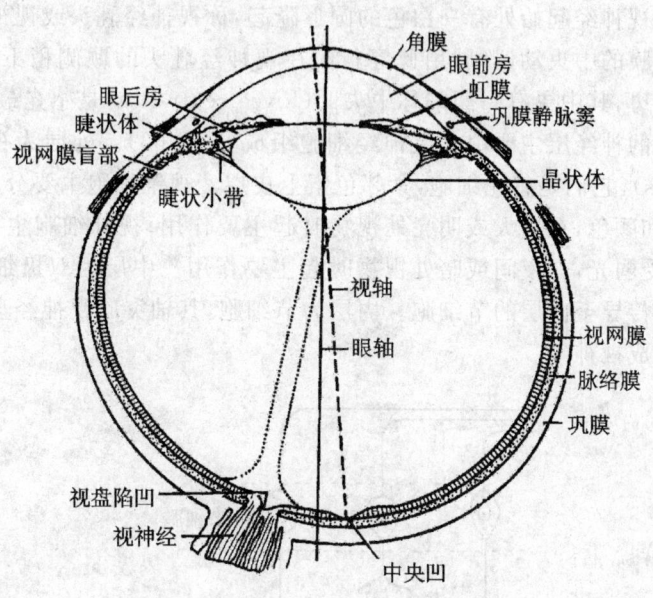

图2-62 右眼球水平切面模式图

(1)眼球壁

1)外膜或纤维膜:由坚韧的纤维结缔组织组成,具有保护作用。可分为角膜和巩膜两部分。

角膜(cornea)占据外膜的前1/6,致密透明,曲度较大,有屈光作用。角膜内无血管,有丰富的感觉神经末梢,感觉敏锐。

巩膜(sclera)占据外膜的后5/6,不透明,呈瓷白色。在巩膜与角膜交界处深部有一环行的巩膜静脉窦。

2)中膜或血管膜:在外膜的内面含有丰富的血管、神经和色素,呈现棕黑色,所以又称色素膜。中膜分为脉络膜、睫状体和虹膜三部分。

脉络膜(choroid)占据中膜后2/3,为柔软的薄膜,后方有视神经穿过。其作用是供应营养物质,并吸收眼内分散的光线。

睫状体(ciliary body)为脉络膜向前的延伸部分,位于巩膜与角膜移行处内面,其后部比较平坦,称睫状环,前部为睫状突,借睫状小带与晶状体相连。睫状体内有睫状肌,该肌的收缩和舒张可引起睫状小带的松弛和紧张,从而调节晶状体的曲度。

虹膜(iris)是中膜最前部,圆盘状薄膜,呈冠状位,中央有一圆形的瞳孔(pupil)。虹膜把角膜和玻璃体间的间隙分成前方的眼前房,后方的眼后房,两房借瞳孔相连。前房内虹膜和角膜交界处称虹膜角膜角。虹膜内环绕瞳孔周围的肌肉称瞳孔括约肌,放射状排列者是瞳孔开大肌,它们分别缩小和开大瞳孔,以调节进入眼球光线的强度。

3)内膜或视网膜:视网膜(retina)在中膜的内面,分为两层,外层为色素上皮层,由含有大量色素的单层细胞组成。内层含有感光细胞等多种神经细胞。贴附于睫状体和虹膜内面的无感光作用区,称盲部,附着在脉络膜的内面的为视部,为视器的感光部分,以锯齿缘与盲部为界。视神经起始处有一白色的圆形隆起,称视神经乳头或视神经盘,无感光细胞,称盲点,视网膜的中央动、静脉由此穿行。在视神经乳头的颞侧稍下方约 3.5 cm,有一黄色区域称黄斑,其中央有一凹陷称中央凹(fovea centralis),是感光最敏锐的部位。

视网膜视部的神经层主要由 3 层神经细胞组成(图 2-63)。外层为视锥细胞(cones)和视杆细胞(rods),它们是感光细胞,紧邻色素上皮层。视锥细胞主要分布在视网膜中央部,能感受强光和颜色,在白天或明亮处视物时起主要作用;视杆细胞主要分布在视网膜周边部,只能感受弱光,在夜间或暗处视物时起主要作用。中层为双极细胞,将来自感光细胞的神经冲动传导至内层的节细胞。内层为节细胞,其轴突向视神经盘处汇集,穿过脉络膜和巩膜后构成视神经。

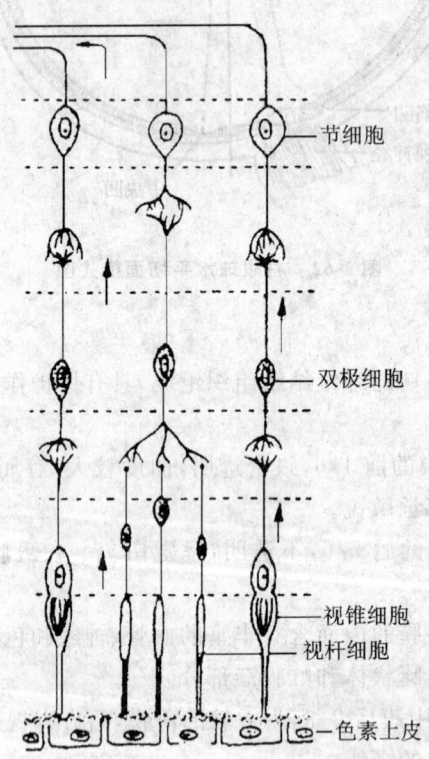

图 2-63 视网膜细胞示意图

视觉传导通路:视网膜视部的神经层视锥细胞和视杆细胞感受光线,双极细胞为第 1 级神经元,节细胞为第 2 级神经元,其轴突在视神经盘处集合成视神经。视神经经视神经管入颅腔,形成视交叉后,延为视束。在视交叉中,来自两眼视网膜鼻侧半的纤维交叉,交叉后加入对侧视束;来自视网膜颞侧半的纤维不交叉,进入同侧视束。视束主要终止于外侧膝状体,外侧膝状体为第 3 级神经元,由外侧膝状体核发出纤维组成视辐射,经内囊后脚投射到端脑距状沟两侧的视区,产生视觉。

(2)眼球的内容物 包括房水、晶状体和玻璃体。它们具有屈光作用,称为眼的屈光装置。

1) 房水(aqueous humor)：是澄清的液体，充满眼房内。由睫状体产生后自眼后房经过瞳孔入眼前房，然后由虹膜角膜角入巩膜静脉窦，后汇入眼静脉。房水除了具有屈光作用外，还具有营养角膜、晶状体以及维持眼内压的作用。

由于房水生成与回收保持动态平衡，使正常眼内的房水量保持恒定，从而维持相对稳定的静水压（眼内压）。我国成年人眼内压正常值为 2.27～3.20 kPa(17～24 mmHg)，平均 2.67 kPa(20 mmHg)。眼内压的相对稳定对保持眼球，特别是眼的主要部位角膜的正常形态和折光能力有重要意义。房水发生循环障碍时，房水积聚造成眼内压过高，临床上称为青光眼，可导致角膜、晶状体等结构的代谢障碍，严重者将造成角膜混浊而丧失视力。

2) 晶状体(lens)：位于虹膜的后方，以睫状小带与睫状体相连。晶状体呈现双凸镜状，后面较前面隆凸，无色透明，具有弹性，不含血管和神经。晶状体是眼球屈光系统的主要装置。

3) 玻璃体(vitreous body)：是无色透明的胶状物质，表面覆以玻璃体囊。玻璃体充满晶状体和视网膜之间，除具有屈光作用外，还有支撑视网膜的作用。

2. 眼副器　眼副器包括眼睑、结膜、泪器、眼球外肌以及眶内的筋膜和脂肪等，对眼球起保护、运动和支持作用。

(1) 眼睑　眼睑(eyelids)分上睑和下睑，位于眼球的前方，是保护眼球的屏障。内眦附近的微小凹陷称泪湖，湖底有一粉红色隆起称泪阜。上、下睑的内侧端各有一个小突起，突起的顶部有一个小孔，叫泪点，为泪小管开口处。

眼睑由浅入深为皮肤、皮下组织、肌层、睑板和睑结膜。眼睑前缘有睫毛，睫毛根部有睫毛腺。睑板由致密结缔组织构成，睑板内有许多睑板腺。

(2) 结膜(conjunctiva)　是一种薄而透明的黏膜，覆盖在眼睑的后面和眼球的前面，富有血管。

(3) 泪器　由泪腺和泪道组成。①泪腺(lacrimal gland)位于眶上壁前外侧部的泪腺窝内，分泌泪液。②泪道包括泪点、泪小管、泪囊和鼻泪管。鼻泪管末端开口于下鼻道的外侧壁。

(4) 眼球外肌　眼球外肌是视器的运动装置，包括六条运动眼球的肌和一条提上睑肌。都是骨骼肌。这些肌协同作用以完成眼球的各向运动。如仰视时，两侧上直肌和下斜肌同时收缩；侧视时，一侧内直肌和对侧的外直肌同时收缩；两眼聚视（聚合）时，两侧内直肌同时收缩。眶内除了眼球、眼肌和泪器外，还充以脂肪组织和纤维结缔组织。

(5) 眼的血管和神经　①眼动脉：起自颈内动脉，与视神经一起经视神经管入眶，在行程中发出分支供应眼球、眼球外肌、泪腺和眼睑等结构。其重要的分支为视网膜中央动脉，该支在眼球后方穿入视神经，行于视神经中央，从视神经盘穿出，再分为四支，即视网膜鼻侧上、下和颞侧上、下小动脉，营养视网膜内层。②眼的静脉：眼球内的静脉有：视网膜中央静脉，与同名动脉伴行，收集视网膜的静脉回流。涡静脉位于眼球壁血管膜的外层，有 4～6 条，收集虹膜、睫状体和全部脉络膜的静脉回流。睫前静脉，收集眼球前部虹膜等处的静脉回流。这些静脉都汇入眼上、下静脉。眼上静脉起自眶内上角，向后经眶上裂注入海绵窦；眼下静脉细小，收集眼肌、泪囊和眼睑的静脉血，一支入眼上静脉，另一支汇入翼静脉丛。

神经视器的神经支配来源较多。除视神经连于眼球外，其感觉神经来自三叉神经。眼球外肌由Ⅲ、Ⅳ、Ⅵ对脑神经支配，睫状肌和瞳孔括约肌受副交感神经支配，瞳孔开大肌受交感神经支配。

(二) 眼的视觉功能

视觉是指通过外周感受器官，接受外环境中一定波长范围内的电磁波，经视觉系统有关部分的加工、整合而产生的主观感觉。人类的视觉高度发达，自然界的形形色色的物体、图形等，都可通过视觉系统在脑内得到反映。人脑获得的信息大约95%以上来自视觉系统。人眼的适宜刺激是波长为370～740 nm的电磁波，即光波。在这个可见光谱范围内，来自外界物体的光线通过眼的折光系统，成像在视网膜上而被感光细胞所感受；视觉中枢接受来自视网膜的传入信息，从而产生不同亮度和不同颜色的视觉，看清视野内发光物体的轮廓、形状、大小、颜色、远近和表面的细节等。与视觉产生直接有关的功能结构是眼球正中线上的折光系统和位于眼球后部的视网膜。

视觉的产生过程如下：外界物体发出的光线→眼的折光系统→成像在视网膜上→感光细胞产生感受器电位→视神经纤维动作电位→视觉中枢，产生视觉。

1. 眼的折光系统及其调节

(1) 眼的折光系统的光学特性　眼的折光系统是由一系列折光率不同的折光体组成的，包括四种折射率不同的介质（角膜、房水、晶状体、玻璃体）和四种折射率不同的界面（角膜及晶状体的前后界面）。

正常眼的折光系统最主要的折射在角膜。按几何原理计算眼折光系统的后主焦点正好位于静息状态时眼的视网膜上；因此，进入眼内的是平行光线时，可成像在视网膜上（通常由6m以外物体发出的光线入眼，可认为是平行光线）。但是，人眼是不可能看清任意远处物体的；因为来自物体的光线越弱，或光线在空间和眼内传播时被散射或被吸收，到达视网膜时已减弱到不足以被感光细胞所感受的程度而不能被感知；如果物体过小或距眼过远而在视网膜上成像过小，小到视网膜的分辨能力以下时，也不能被感知。故通常把眼能看清眼前物体的最远之点，称为眼的远点。

(2) 眼内光的折射与简化眼　眼的折光系统是由多个折光体构成的复杂的光学系统，与一般透镜成像大不相同，因此，在研究眼的成像时显得十分复杂。为了研究眼的成像原理，有人根据眼的实际光学特性，设计出与正常眼在折光效果上相同的简单的等效光学系统或模型，称为简化眼(reduced eye)。因简化眼的光学参数和其他的特征与正常静息眼等值，故可用于分析眼的成像过程。简化眼的设计为：眼球的前后径为20 mm，把根据真正眼所计算出的总折射率为1.333的折光系统设计成一个单球面镜，外界光线进入眼球时，只经过单球面镜折射一次，单球面镜的曲率半径为5 mm，即结点在球形界面后方5 mm的位置，后主焦点正好相当于该折光体的后极，即正常安静时眼的视网膜上。

由于简化眼和正常安静时的眼一样，使进入眼内的平行光线正好成像在视网膜上，因此，利用简化眼可以方便的计算出外界发出的平行光线在视网膜上的成像及其大小。正常人眼，如果视网膜上的物象小于5 μm，一般不能产生清晰的视觉，表明正常人的视力或视敏度(visual acuity)有一定的限度。视力（视敏度）是指眼对物体微细结构的分辨能力，即眼能分辨两点间最小距离的能力。

人眼能看清的物体在视网膜上的最小物象,相当于一个视锥细胞的直径。能分辨两点间的最小距离是两个物体在视网膜成像至少要间隔一个视锥细胞。中央凹的视锥细胞直径最小,故此处的分辨能力最高,视力可达5.0以上。

(3) 眼的调节　当眼看移近的近物时(6 m以内),则物体发出的光线呈现不同程度的辐散,如经眼的折光系统折射成像在视网膜之后,在视网膜上形成模糊的物象,则产生模糊的视觉。这需要经过眼的调节才能看清物体。随着物体的移近,眼的折光能力增强,使物体发出的辐散光线仍能成像在视网膜上,形成清晰的视觉过程,称为眼的调节(accommodation of the eye)。

1) 晶状体的调节:晶状体是一个有弹性、透明的双凸透镜形的半固体物。其周边附着于悬韧带上,后者又连于睫状肌上。看远物时睫状肌处于松弛状态,悬韧带拉紧,牵拉晶状体而使其变的扁平。看近物时,移近的物体发出的辐散光线成像在视网膜之后,因而视网膜上是模糊物象,当模糊物象信息传到视中枢时,产生模糊视觉。由此发出下行的调节信息,反射性的引起睫状肌的环行肌收缩而使悬韧带放松,晶状体靠自己的弹性回缩而变凸,使移近物体的辐散光线成像在视网膜上。

晶状体靠弹性回缩变凸的能力随年龄增长而弹性降低,调节能力下降;其调节能力的大小,可用近点来示,即眼能看清眼前物体的最近之点,称为眼的近点(near point of vision)。近点越近,说明晶状体的弹性越好,眼的调节能力越强,如8岁儿童的近点约8.6 cm,而60岁的人可增大至83.3 cm。

2) 瞳孔的调节:正常眼的瞳孔直径可变动于1.5~8.0 mm之间。瞳孔的大小变化可调节进入眼内的光量。①瞳孔近反射:看近物时反射性的引起双眼的瞳孔缩小,称为瞳孔近反射(papillary near reflex)或瞳孔调节反射。其意义在于减少进入眼内的光亮及折光系统的球面像差和色像差,使视网膜成像更为清晰。瞳孔近反射的反射中枢是视觉皮层。②瞳孔对光反射:瞳孔的大小随光照强度的变化而改变的反射活动,称为瞳孔对光反射(pupillary light reflex)。瞳孔对光反射是眼的一种重要的适应功能。其意义在于调节进入眼内的光量,不至于使视网膜受到过强的光线刺激而受到损害;弱光下瞳孔可扩大而增加进入眼内的光量,以产生清晰的视觉。反射过程如下:

光照→视网膜感光换能→视神经冲动→中脑顶盖前区→双侧动眼神经核→动眼神经(副交感神经纤维)→瞳孔括约肌收缩→瞳孔缩小(减少进入眼内的光亮)。光照一侧眼,可引起两侧瞳孔同时缩小,这称为互感性瞳孔对光反射(consensual light reflex)。瞳孔对光反射中枢位于中脑,临床上常把它作为判断中枢神经病变部位、麻醉的深度及病情危重程度等的重要指标。

3) 双眼球会聚:当双眼视近物时,发生两眼球向鼻侧集拢现象,称为眼球会聚。这是由两眼球内直肌收缩所致,也称辐辏反射(convergence reflex),使物象成像在两眼视网膜的对称点上,避免了复视而形成单一的清晰视觉。

2. 视网膜的两种感光换能系统　外界物体发出的光线通过眼的折光系统在视网膜上的成像,这还是一种物理范畴的像。视觉系统最终在主观意识上的像,则是意识或心理范畴的主观印象,是由来自视网膜的神经信息最终在视觉中枢形成的。视网膜作为眼的感光部分,其基本功能是感受光刺激,并将其转变成神经纤维上的神经冲动。

(1)视杆细胞的感光换能机制 在19世纪末,人们从视网膜中提取了一种视色素,它在弱光下呈紫红色,故称为视紫红质(rhodopsin)。实验证明视紫红质对不同波长光线的吸收光谱与晚光觉的吸收光谱的敏感性曲线是一致的,这与人眼在弱光下对光谱上蓝、绿光区感觉最明亮的事实相符,提示视紫红质的光化学作用是晚光觉的基础。

视紫红质是一种结合蛋白质,由视蛋白(opsin)和视黄醛(retinene)(生色基团)组成。视蛋白的肽链中有7段跨膜结构,主要由疏水性氨基酸组成的α-螺旋区段。视黄醛是由维生素A在酶的作用下氧化而成。视紫红质受光照时迅速分解为视蛋白和视黄醛,这是一个多阶段反应。视紫红质中的视黄醛呈11-顺型的结构,在光照时变为全反型的结构。视黄醛分子构型的变化导致了视蛋白分子构型也发生改变,经过复杂的信号传递系统的活动而使视杆细胞产生感受器电位。反应过程如下:

在视紫红质分解过程中,要消耗一部分视黄醛或维生素A(即视黄醇),消耗的这一部分需通过摄取外源性的维生素A来补充。体内缺乏维生素A时,造成暗视觉障碍,即夜盲症(nyctalopia)。

视紫红质的合成与分解取决于光刺激强度:①在亮处:合成<分解→暗视觉,暗视觉减弱;②在暗处:合成>分解→暗视觉,暗视觉增强。

光照时视紫红质分解出的视蛋白可被视蛋白激酶(opsinkinase)磷酸化,分解出的全反型视黄醛与阻抑蛋白(arrestin)结合成复合物,这两个过程加速了视紫红质的分解,而阻止视蛋白与视黄醛的结合。

(2)视锥系统的换能作用和颜色视觉 视锥细胞的外段具有与视杆细胞的外段类似的盘状结构,也含有特殊的视色素。有三种视锥色素分别存在于不同的视锥细胞中。三种视锥色素含有同样的11-顺型视黄醛,只是视蛋白的分子结构不同而决定了吸收的光谱不同。视锥细胞接受光刺激产生感受器电位的形式与视杆细胞的相似,也是产生超极化的感受器电位。

色觉是一种复杂的物理心理现象,颜色不同,主要是不同波长的光线作用于视网膜后在人脑引起的不同主观印象。正常眼可分辨出150种颜色,每种颜色都与一定波长的光线相对应。在可见光谱范围内,波长只要改变3~5 nm,视觉系统就可分辨为不同的颜色。显然,在视网膜上不可能存在150种感光色素。在19世纪初Young和Helmholze提出了色觉的三原色学说(trichromacy theory),设想在视网膜中存在着分别对红、绿、蓝光波特别敏感的三种视锥细胞和相应的感光色素。当某一种波长的光线作用于视网膜时,以一定的比例使三种视锥细胞分别产生不同程度的兴奋,则产生不同颜色的色觉。若一种原色光作用于视网膜上相应的视锥细胞使其兴奋占优势时,便产生某种单原色色觉。当在光谱上用波长介于这三原色之间的光波作用于视网膜时,这些光波可对敏感波长与之相近的两种视锥细胞或感光色素产生不同程度的刺激,经过换能将信号传至大脑皮层,引起介于二原色之间的其他颜色的色觉。用三原色学说能说明复杂的色觉现象;亦能解释临床上色觉障碍的发病机制。

3. 与视觉有关的其他现象

(1)暗适应和明适应 从亮处进入暗处时,最初看不清任何东西,经过一段时间后,才能看见眼前的物体,这种现象称为暗适应(dark adaptation)。暗适应可分两个阶段,一是主要与视锥细胞色素合成量增加有关;二是暗适应的主要阶段,与视杆细胞中的视紫红质合成增强有关。故暗适应是眼在暗处对光的敏感度逐渐增高而产生暗视觉的过程。

从暗处突然进入亮光处时,最初感到一片耀眼的光亮,看不清物体,少待片刻后才能看清眼前的物体,这种现象称为明适应(light adaptation)。因在暗处视杆细胞内积蓄了大量的视紫红质,遇到强光时大量的分解,因而产生耀眼的光感。分解之后,有视锥细胞感受亮光的刺激而产生明视觉。

(2)视野　单眼固定地注视前方一点时,该眼所能看到的范围,称为视野(visual field)。在同一光照条件下,用不同颜色的目标物测得的视野大小不同,以白色最大,黄蓝色次之,再次为红色,绿色视野最小。视野的大小可能与两类感光细胞在视网膜中的分布特点有关。在各色视野的形状,均是上视野小,下视野大;鼻侧视野小,颞侧视野大;这与面部的结构特点有关。临床上检测视野可辅助诊断视神经、视觉传导通路及视网膜的病变。

(3)双眼视觉和立体视觉　人和高等动物的双眼都在面部的前方,两眼视野有很大的一部分重叠,称为双眼视觉(binocular vision)。在正常眼,从一物体发出的光线成像于两眼视网膜的对称点上,信息传导中枢,经过视觉高级中枢的信息处理后,主观感觉只产生一个物的清晰视觉。双眼视觉可弥补单眼视野中的盲区缺损,扩大视野,并产生立体感。

三、位听器

位听器又称前庭蜗器(vestibulocochlear organ),包括前庭器和听器两部分。两者功能虽不同,但结构上关系密切。按部位分为外耳、中耳和内耳3部分(图2-64)。外耳和中

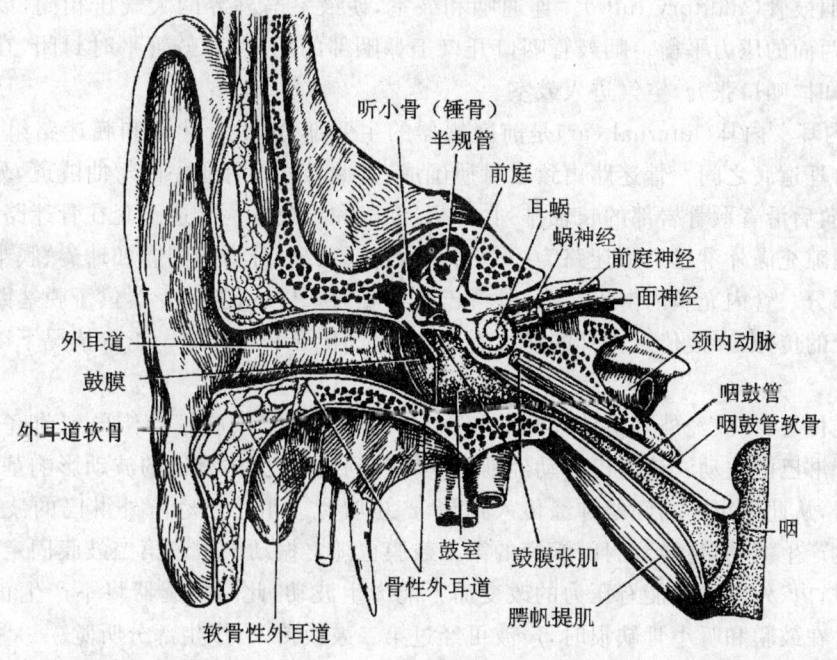

图 2-64　前庭蜗器模式图

耳是声波传导的装置,内耳是接受声波和位置觉刺激的感受器。

(一)位听器的基本构成

1. 外耳　外耳(external ear)包括耳廓和外耳道。

(1)耳廓　位于头部两侧,耳廓的上方大部分以弹性软骨为支架,外被皮肤,皮下组织很少但血管神经丰富;下方称耳垂,是临床常用的采血部位。

(2)外耳道　从外耳门通入到达鼓膜,成人长约 2.0～2.5 cm。是一个弯曲的管道,其行走方向从外向内,先向前上,再向后,然后再向前下。外耳道皮肤较薄,含有毛囊、皮脂腺外,还含有耵聍腺,分泌耵聍,干燥后形成痂块,在下颌关节运动时脱落。

(3)鼓膜(tympanic membrane)　为外耳道的底,位于外耳道和鼓室之间,是椭圆形半透明的薄膜,面积约 50～90 mm^2,厚约 0.1 mm。鼓膜的边缘附着于颞骨上,其中心向内凹陷,形同锥体,其顶点朝向中耳室,为锤骨柄末端的附着处,称鼓膜脐。由鼓膜脐沿着锤骨柄向上可见有锤骨前襞和锤骨后襞。两襞之间,鼓膜上 1/4 的三角形区为松弛部,薄而松弛,活体上呈淡红色。鼓膜的下 3/4 为紧张部,坚实而紧张,在活体呈灰白色,其前下方有一个三角形反光区称光锥(cone of light)。

2. 中耳　中耳(middle ear)位于外耳和内耳之间。包括鼓室、咽鼓管、乳突窦和乳突小房,是一个含气的不规则腔道。中耳是传导声波的主要部分,结构小但极为重要。

(1)鼓室(tympanic cavity)　是颞骨岩部内含气的不规则小腔,有 6 个壁,内藏听小骨、肌、韧带、血管和神经。听小骨位于鼓室内,有 3 块,即锤骨、砧骨和镫骨。它们借关节和韧带连结成听骨小链,组成杠杆系统,连于鼓膜和前庭窗之间。当声波振动鼓膜时,三个听小骨连续运动使镫骨底在前庭窗上来回摇动,将声波的震动转换成机械能传入内耳。

(2)咽鼓管(auditory tube)　连通咽和鼓室,使鼓室与外界的大气压相同,以保持鼓膜内、外两面的压力平衡。咽鼓管咽口开口于鼻咽部的侧壁,咽鼓管平时封闭,在吞咽和尽力张口时,咽口张开,空气进入鼓室。

3. 内耳　内耳(internal ear)是前庭蜗器的主要部分,由骨迷路和膜迷路组成,位于鼓室和内耳道底之间。骨迷路由致密骨质围成,是颞骨岩部骨质中的弯曲隧道,分为三部分:从前向后沿着颞骨岩部的长轴排列,耳蜗、前庭和半规管。膜迷路套在骨迷路内,两者之间的间隙充满外淋巴。膜迷路为一个封闭的管道系统,分为椭圆囊和球囊、膜半规管和蜗管三部分。管内充满内淋巴。内、外淋巴互不相通。位、听觉感受器位于膜迷路内。

声音的传导:声波传入内耳的途径有两个,空气传导和骨传导。正常情况下以空气传导为主。

空气传导:声波经外耳道传导到鼓膜,中耳的听骨链将鼓膜振动传导到前庭窗,引起前庭阶外淋巴的波动。该淋巴波动经前庭膜传导到内淋巴,内淋巴的波动影响基底膜,刺激螺旋器,从此发出冲动经蜗神经传入到脑,产生听觉。由于前庭阶外淋巴的波动,鼓阶外淋巴也产生波动,传导到封闭蜗窗的第二鼓膜也随之振动。假若第二鼓膜固定不动,镫骨运动时,内、外淋巴只能有压力的改变而不能产生波动,此时螺旋器将不产生正常的听觉冲动。在鼓膜和听小骨缺损时,声波可经过第二鼓膜传入,产生部分听觉。

骨传导:声波经颅骨传入内耳的途径称骨传导。主要是指声波引起的振动经颅骨(包括骨迷路)传入,使耳蜗内的淋巴液产生波动,刺激基底膜上的螺旋器产生神经冲动。临床工作中,可将击响的音叉柄直接压置于颅骨骨面(如乳突部)以检查骨传导的情况。与空气传导相比,骨传导的效能是微不足道的。但是当空气传导严重破坏时,骨传导在保存部分听力方面有一定意义。

内耳道从内耳门开始,终止于内耳道底,底上有很多孔,前庭神经和面神经由此通过。

内耳道内有前庭蜗神经、面神经和基底动脉发出的迷路动脉穿行。它们分别将听觉和位置觉感受器产生的冲动传入脑内。

(二)耳的听觉功能

听觉的感受器官是耳,包括:外耳、中耳和内耳。听觉的产生是一个复杂的过程,外界声波(机械振动)经外耳道、中耳传音装置、进入内耳耳蜗震动了螺旋器毛细胞产生感受器电位,进而引起听神经冲动将信息传向皮层听觉中枢产生听觉。

1. 耳的听阈和听域 人耳能感受的适宜振动频率范围为 20 Hz～20 kHz,适宜的刺激强度为 0.000 2～1 000dyn/cm^2。在每一频率的声波,都有一个刚能引起听觉的最小刺激强度,称为听阈(hearing threshold)。把每一频率的听阈连成的线,称为听阈曲线。当声波的强度上升到引起听觉的同时,还引起鼓膜的张痛感,这个限度称为最大可听阈。各频率最大可听阈连成的曲线,称为最大可听阈曲线。由听阈曲线与最大可听阈曲线所包括的频率和强度范围,称为听域。

2. 外耳和中耳的功能

(1)外耳的功能 耳廓有集音和判断声源方位的作用。根据物理学原理,外耳道与其长度 4 倍的声波有最大共振的作用,它的最佳共振频率约在 3500 Hz,这样的声波由外界传到鼓膜时强度可增加约 10 倍。

(2)中耳的作用 中耳的主要功能是将外界的声波振动能量有效地传递到内耳,其中鼓膜和听骨链起着重要的作用。

1)鼓膜:鼓膜是一个压力的承受装置,特点是频率响应好,失真度低。鼓膜的有效振动面积为 55 mm^2,卵圆窗膜的面积为 3.2 mm^2;由鼓膜承受的压强作用于卵圆窗膜上,两面积之比为 17.2∶1,由鼓膜承受的压强作用于卵圆窗膜上压强可增加 17.2 倍。

2)听骨链:由锤骨、砧骨和镫骨组成,三块听小骨相连形成固定角度的杠杆。杠杆的支点正好在听骨链的中心上,因而在能量的传递过程中效率最高。听骨链杠杆的长臂(锤骨)与短臂之比为 1.3∶1,作用于杠杆长臂的压强传至短臂时。压强可增加 1.3 倍,振幅则降低。

通过这两方面的作用,声波从鼓膜传至卵圆窗膜,经中耳传音过程总的增压效应为 17.2×1.3＝22.36 倍,则降低了振幅,防止卵圆窗膜的损伤。

3. 内耳(耳蜗)的功能

内耳又称迷路,由耳蜗和前庭器官组成。耳蜗是把机械振动转变成听神经纤维动作电位的感音结构。蜗管是一个充满内淋巴的盲管。基底膜上有声音感受结构螺旋器或称为柯蒂器,是由内、外毛细胞和支持细胞等组成。在基底膜上近蜗轴侧有一行纵行排列的内毛细胞,靠外侧有 3～5 行纵行排列的外毛细胞。每个毛细胞的顶部都有上百条排列整齐的纤毛。在外毛细胞中较长的一些纤毛插入盖膜底部的胶冻样的物质中。毛细胞的顶部与内淋巴接触,其底部与外淋巴接触。毛细胞的底部有丰富的听神经末梢。

附：其他感觉器

除视器和位听器外，特殊感受器还有嗅器、味器和皮肤。

1. 嗅器(olfactory organ)在鼻腔的上部，即上鼻甲以及相对应的鼻中隔部分。此部黏膜微黄色，血管比呼吸部少。黏膜内有双极的嗅细胞，细胞远端有纤毛。嗅细胞的中枢突集中形成嗅丝，约20条，穿过筛骨筛板进入嗅球。

2. 味器(gustatory organ)即味蕾(taste bud)。人类的味蕾分布于舌、腭、会厌等处，但以舌的菌状乳头和轮廓状乳头最多。味蕾内含有味细胞，其一端向味孔，另一端为基部有味觉神经分布。味觉刺激主要有酸、甜、苦、咸四种。

3. 皮肤(skin)覆盖在全身表面，是感受痛、温、压、触等刺激面积最大的器官。皮肤由表皮和真皮组成。表皮由复层扁平上皮构成，真皮由致密结缔组织构成，内含血管、神经、汗腺、平滑肌等。真皮的下方有皮下组织，与真皮间无明显界线。皮下组织除血管、神经外，还有脂肪组织，但其含量因身体部位、性别、年龄、体质等各不相同。

皮肤还有一些附属器官，如皮脂腺、汗腺、毛发、指(趾)甲等。

皮肤中分布有大量感觉神经末梢，如触觉小体、环层小体、游离神经末梢等。分别接受触、压、温、痛等刺激。此外，还有来自交感神经的无髓神经纤维分布于血管、汗腺和平滑肌，管理腺体分泌和平滑肌收缩。

因此，皮肤是具有多种功能的重要器官，除感觉功能外还有保护机体免受某些机械损伤，调节体温，维持水、电解质平衡，贮存营养等作用。

（吕伯实　康颂健）

复习思考题

1. 眼球壁的构成及各层的结构特点。
2. 鼓室壁的名称及各壁的结构特点。
3. 简述视觉的二元学说(即视网膜两种感光换能系统)。
4. 简述视紫红质的光化学反应。
5. 简述中耳的增压效应。
6. 简述听觉的产生过程。

第三章 能量代谢和体温

第一节 能量代谢

通常把生物体内物质代谢过程中所伴随能量的贮存、转移、释放和利用等过程称为能量代谢(energy metabolism)。物质代谢和能量代谢实际上是同一活动过程的两个方面,两者是密不可分的,体内物质的分解与合成都必然伴有能量的转移。

一、机体能量的来源与去路

(一)能量来源

1. 糖(carbohydrate)　主要(70%以上)功能是供给机体生命活动所需要的能量。按照我国的饮食习惯,人体所需要的能量大部分是由糖类物质的氧化分解提供的。食物中最主要的糖是葡萄糖,体内糖代谢主要是葡萄糖的代谢。氧供应充分时糖是有氧氧化;氧供应不充分时糖是无氧酵解。正常情况下,多数组织细胞有足够的氧供应,糖通过有氧氧化获得能量。缺氧状态糖酵解是人体的能源物质惟一不需氧的供能途径。脑组织所消耗的能量主要来自糖的有氧氧化,所以对缺氧非常敏感,对血糖的依赖也较高。如果血糖水平低于正常值的 1/3~1/2,即可出现脑的功能障碍,如意识障碍、昏迷以及抽搐等。

2. 脂肪(fat)　次之(30%),在体内脂肪的主要功能是贮存和供给能量。体内能量的贮存脂肪比糖多,糖的贮存量仅约 150g,脂肪则可占体重的 20%,甚至更多。每克脂肪在体内氧化所释放的能量约为糖有氧氧化释放能量的 2 倍。脂肪酸经过活化和 β-氧化,逐步分解为乙酰辅酶 A 而进入糖的氧化途径,同时释放能量。糖可以在这个环节上转化为脂肪,所以摄取过多的糖可能是导致肥胖的重要原因之一。判断体重的方法为体重指数(body mass index),即个体的体重(kg)除以其身高(m)的平方,所得之值即为体重指数。体重指数在 20~24.9 之间者为正常。

3. 蛋白质(protein)　占很少(长期饥饿或极度消耗时,才成为主要能量来源)。其基本组成单位是氨基酸。不论是肠道吸收的氨基酸,还是机体自身蛋白质分解所产生的氨基酸,都主要用于合成新蛋白质,使组织自我更新,或合成酶、激素等生物活性物质。为机体提供能量,则是氨基酸的次要功能。

(二)能量去路

能源物质释放的能量有 50% 转化为热能,其余以自由能形式贮存于 ATP 中。除骨骼肌运动时所完成的机械功外,其余的自由能最终也转变为热能(图 3-1)。

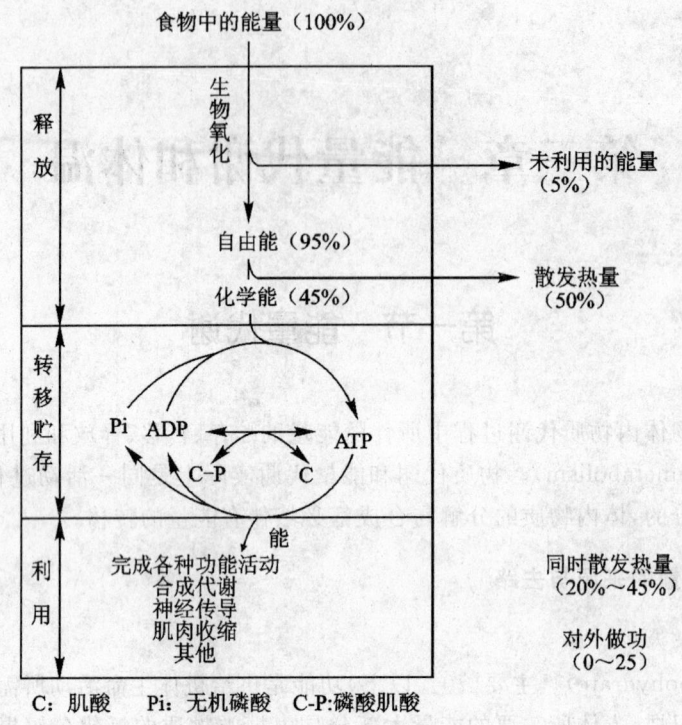

图 3-1 体内能量的转移、贮存和利用

二、食物的能量转化

1. 三磷酸腺苷　三磷酸腺苷（adenosine triphosphate，ATP）是体内能量转化和利用的关键物质，ATP 既是体内重要的能源物质，又是机体能量的直接提供者，它所释放的能量可供机体完成各种生理活动的需要。体内含有高能磷酸键的化合物除 ATP 外，还有磷酸肌酸（creatine phosphate，CP）等，CP 是由肌酸和磷酸合成的，存在于肌肉组织。CP 是储能物质，若要释放能量则需要转移至 ATP 再释放。CP 可被看做是 ATP 的贮存库。经常劳动或运动的人，肌肉中的 ATP 和 CP 的含量比一般人多；相反，肌肉萎缩、肌无力的人，肌肉中这些物质的含量则较少。

2. 几种主要营养物质的能量转化　三大营养物质（糖、脂肪、蛋白质）主要是通过三羧酸循环产生能量的。其中糖的主要功能是供给机体生命活动所需要的能量；脂肪在体内的主要功能是贮存和供给能量；只有在某些特殊情况下，机体才会依靠由组织蛋白质分解所产生的氨基酸供能，以维持必要的生理功能。

三、影响能量代谢的因素

（一）肌肉活动

肌肉活动对于能量代谢的影响最为显著。肌肉活动增加，产热量增加，能量代谢率就提高。人在运动或劳动时耗氧量显著增加，因为肌肉需要补给的能量来自营养物质的氧化,导致机体耗氧量的增加。机体的耗氧量与肌肉活动的强度成正比。

(二)精神活动

一般的精神活动,产热量增加不明显;但在精神处于紧张状态时,如烦恼、恐惧或情绪激动时,由于肌紧张增强以及刺激代谢的激素(如甲状腺激素)释放增多等原因,产热量可以显著增加。脑的重量只占体重的 2.5%,但是安静状态下心输出量的 15% 分配给脑循环。据统计脑耗氧量是肌肉组织耗氧量的 20 倍。

(三)食物的特殊动力效应

食物的这种刺激机体产生额外热量消耗的作用称为食物的特殊动力效应(specific dynamic effect)。从进食后 1 小时左右开始,延续到 7~8 小时左右,蛋白质的食物特殊动力效应最为显著。这种效应产生的机制还不清楚。

(四)环境温度

人在安静时的能量代谢,(1)在 20℃~30℃ 的环境温度中最为稳定;(2)当环境温度低于 20℃ 时,代谢率即开始增加,主要是由于寒冷刺激反射性地引起寒战以及肌肉紧张度增加所致;(3)当环境温度超过 30℃ 时,代谢率又逐渐增加,可能是因为体内化学过程的反应速度有所增加,发汗、呼吸、循环机能增强的缘故。

第二节 体温及其调节

一、体温

人和动物的机体都具有一定的温度,这就是体温(body temperature)。体温又分为表层与深部体温两个层次。人和高等动物的深部体温相对稳定故称为恒温动物(homeothermic animal)。低等动物其深部温度随着环境温度的变化而变化,因而称为变温动物(poikilothermic animal)。

(一)表层体温与深部体温

在研究人体体温时,把人体分为核心与外壳两个层次,前者的温度称为机体深部温度(core temperature),后者的温度称为表层温度(shell temperature)。深部温度是相对稳定的,身体各部位之间的温度差异很小;表层温度则不稳定,各部位之间的差异也较大。

体温是指身体深部的平均温度。临床上常用直肠、口腔和腋窝等部位的温度来代表体温。测直肠温度时,将温度计插入直肠 6 cm 以上,其正常值为 36.9℃~37.9℃;口腔(舌下方)是临床上最常用的测温部位,其正常值为 36.7℃~37.7℃;测定腋窝温度时间至少需持续 10 min 左右,其正常值为 36.0℃~37.4℃。

(二)体温的正常变动

在生理情况下,体温可随昼夜、年龄、性别等因素而有所变化,但这种变化的幅度一般不超过 1℃。

1. **体温的昼夜变化** 体温在一昼夜之间有周期性的波动:清晨 2~6 时体温最低,午后 1~6 时最高,这种昼夜周期性的波动称为昼夜节律(circadian rhythm)或日节律,它是由一种内在的生物节律所决定的。

2. 性别的影响　成年女子的体温平均比男子的高0.3℃,而且其体温随月经周期而发生变动。女子的基础体温(basal body temperature,指在早晨醒后起床前测定的体温)在月经期和月经后的前半期较低,排卵前最低,排卵后升高0.3℃~0.6℃。

3. 年龄的影响　新生儿体温易受环境因素影响而变动,体温调节能力差;而老年人的体温偏低。因此,应注意保温。

二、机体的产热与散热

(一)产热过程

1. 主要的产热器官　体内的热量是三大营养物质在各组织器官中进行分解代谢时产生的。但从影响整体体温的角度看,肝脏和骨骼肌是人体主要的产能器官。肝脏是人体内代谢最旺盛的器官,产热量最大。安静时,肝脏血液的温度比主动脉内血液的温度高0.4℃~0.8℃,而骨骼肌的总重量占体重的40%,所以具有巨大的产热潜能。

2. 机体的产热形式有两种　战栗产热(shivering thermogenesis)和非战栗产热(non-shivering thermogenesis)这两种形式产热以维持体温。

(1)战栗产热　战栗是指在寒冷环境中骨骼肌发生不随意的节律性收缩,其节律为9~11次/分钟。其特点是屈肌和伸肌同时收缩,不做外功,所以产热量大大增加,这样有利于维持机体在寒冷环境中的体热平衡。

(2)非战栗产热　又称为代谢产热。以褐色脂肪组织(brown fat tissue,BFT)产热量为最大,约占非战栗产热总量的70%。

3. 产热活动的调节

(1)体液调节　甲状腺激素是调节产热过程的最重要的体液因素。如果机体暴露于寒冷环境中几周,甲状腺的活动即明显增强,并分泌大量的甲状腺激素,而代谢率增加20%~30%。甲状腺激素作用的特点是作用缓慢但持续时间长。肾上腺素、去甲肾上腺素以及生长激素作用特点是作用迅速,但维持时间短。

(2)神经调节　交感神经兴奋后引起激素释放,使产热增加。寒冷刺激可兴奋机体交感神经系统,引起肾上腺髓质活动增强,导致肾上腺和去甲肾上腺素释放增多,使产热增加。寒冷刺激也可引起下丘脑释放促甲状腺激素释放激素(TRH),后者再刺激腺垂体释放促甲状腺激素(TSH),加强甲状腺的活动。

(二)散热过程

人体的主要散热部位是皮肤。

1. 散热的几种方式

(1)辐射散热(thermal radiation)　是指人体以发射红外线的形式将体热传给外界的一种散热形式。人体在21℃的环境中和不着衣的情况下,约有60%的热量是通过辐射方式发散的。辐射散热量的多少主要取决于皮肤与周围环境的温度差;其次,取决于机体的有效散热面积。

(2)传导散热(thermal conduction)　是指机体的热量直接传给与机体接触的温度较低的物体的一种散热方式。水的比热大,导热性能好,因此临床上可利用冰帽、冰袋等给高热病人降温。

(3)对流散热(thermal convection) 是指通过气体进行热量交换的一种散热方式。通过对流所散失的热量的多少,受风速影响较大。当环境温度升高到接近或等于皮肤温度时,蒸发便成了惟一有效的散热形式。

(4)蒸发散热(evaporation) 是机体通过体表水分的蒸发而散失体热的一种形式。蒸发散热分为不感蒸发(insensible perspiration)和发汗(sweating)两种形式。

1)不感蒸发:人即使在低温环境中,皮肤和呼吸道也不断有水分渗出而被蒸发掉,这种水分蒸发称为不感蒸发。其中皮肤的水分蒸发又称为不显汗,即这种水分蒸发不被觉察,并与汗腺的活动无关。不感蒸发是一种很有效的散热途径,有些动物如狗在高温下不能分泌汗液,而必须通过热喘呼吸(panting)来增加蒸发散热。

2)发汗:是指汗腺主动分泌汗液的过程。通过汗液蒸发可以带走身体的热量。

发汗是可以意识到的,故又称为可感蒸发(sensible evaporation)。发汗速度受环境温度和湿度的影响。

2. 汗液 汗液中水分占99%,固体成分则不到1%。在固体成分中,大部分为NaCl,也有少量KCl以及尿素等。汗液中的NaCl的浓度一般低于血浆。

3. 汗液与汗腺活动的调节 人体分布有两种汗腺:大汗腺(apocrine gland)和小汗腺(eccrine gland)。大汗腺局限于腋窝和阴部等处,开口于毛根附近。它由青春期开始活动,所以可能和性功能有关。小汗腺则见于全身皮肤,但其分布密度因部位而异。手掌、足跖最多,躯干、四肢最少,然而躯干、四肢分泌能力最强。

4. 循环系统在散热中的作用 通过辐射、传导和对流等散热方式所散失热量的多少,取决于皮肤和环境之间的温度差,皮肤温度的高低则取决于皮肤的血流量。机体可以通过改变皮肤血管的舒缩状态来调节体热的散失量。在炎热环境中,交感神经紧张活动降低,皮肤小动脉舒张,动-静脉吻合支开放,皮肤血流量大大增加,使皮肤温度升高,故散热量增加。反之,在寒冷环境中,散热量也因此大大减少。

三、体温调节

人和其他恒温动物的体温,在体温调节中枢的控制下,通过增减皮肤的血流量、发汗、战栗等生理调节反应,能维持在一个相对稳定的水平。这是体温调节的基本过程,称为自主神经性体温调节(autonomic thermoregulation)。

另一方面,机体(包括变温动物)在不同环境中采取的姿势和发生的行为,特别是人为了保温或降温所采取的措施,如通过增减衣着、开电扇、空调等行为维持体温稳定的调节称为行为性体温调节(behavioral thermoregulation)。自主神经性调节是由体温自身调节系统来完成。下丘脑的体温调节中枢是控制系统,它发出的传出信息控制产热器官如肝脏、骨骼肌以及散热机构如皮肤、汗腺等受控系统的活动,使受控对象——体温维持在一个相对稳定的水平。

(一)温度感受器

包括外周温度感受器(peripheral thermoreceptor),中枢温度感受器(central thermoreceptor)。温度感受器又可以分为冷感受器和热感受器。

1. **外周温度感受器** 此种感受器存在于皮肤、黏膜和内脏。
2. **中枢温度感受器** 指存在于中枢神经系统内的对温度变化敏感的神经元。

热敏神经元(warm-sensitive neuron)指当局部组织温度升高时冲动发放频率增加的神经元。冷敏神经元(cold-sensitive neuron)指当局部组织温度降低时冲动发放频率增加的神经元。脑视前区—下丘脑前部(preoptic-anterior hypothalamus area,PO-AH)中,以热敏神经元比较多见。

(二) 体温调节中枢

实验证明,调节体温的重要中枢位于下丘脑,其根据:①破坏 PO-AH 区后,散热和产热反应减弱或消失;②机体的温度传入信息汇聚于 PO-AH;③PO-AH 中的温度敏感神经元对致热原的反应和对其他化学物质反应调节的体温是一致的;④PO-AH 输出的整合指令是广泛的,有自主神经系统参与(如血管舒缩反应、发汗反应),又有躯体神经系统参与(如战栗),还有内分泌系统参与等。PO-AH 的活动在体温调节的中枢整合中占有非常重要的地位。

(三) 体温调定点学说

体温调定点学说认为,脑视前区—下丘脑前部神经元的活动设定了一个调定点(set point),即规定的温度值,如 37℃。PO-AH 的体温调节中枢就是按照这个设定温度来调整体温的。也就是说,当体温与调定点水平一致时,机体的产热与散热取得平衡;当中枢局部温度稍高于调定点的水平时,中枢产热减少,散热增加;反之,当中枢局部温度稍低于调定点水平时,中枢产热增加,散热减少,直至体温回到调定点水平。

第三节 发 热

正常情况下,人体的体温相对恒定在 37℃ 左右,一昼夜上下波动不超过 1℃。临床上通常以腋下 36℃~37℃,口腔 36.2℃~37.3℃,直肠 36.5℃~37.7℃ 为正常值。当体温上升超过正常值 0.5℃ 时,称体温升高。体温升高不完全等同于发热。

发热(fever)是指在疾病过程中,由于致热原的作用使体温调节中枢的调定点(set point)上移,引起的调节性体温升高。

在有些情况下,机体的体温调节中枢调定点未发生上移也会发生体温升高,如体温调节障碍(颅脑损伤)、散热障碍(中暑、皮肤鱼鳞病等)、机体产热加强(甲状腺功能亢进症)等,属非调节性体温升高,称为过热(hyperthermia)。

此外,某些生理情况也可出现体温升高,如剧烈运动、月经前期、心理性应激等,称为生理性体温升高。

一、发热的原因与分类

通常把引起人或动物发热的物质称为发热激活物(pyrogenic activator)。发热激活物是引起发热的原因,可来源于体外,也可由体内形成。

(一)病原微生物

1. 细菌 革兰氏阳性细菌(如葡萄球菌、链球菌、肺炎球菌等)和革兰氏阴性细菌(如伤寒杆菌、淋球菌、脑膜炎球菌等)的菌体、代谢产物和毒素均是发热激活物。革兰阴性细菌释放的F内毒素是典型的发热激活物,它耐热性强(干热160℃持续2小时才能灭活),一般方法难以清除,是血液制品和输液过程中的主要热源污染物,其致热的活性成分是脂多糖。另外,结核杆菌的菌体及细胞壁中所含的肽聚糖、多糖和蛋白质都具有致热作用。

2. 病毒 常见的有流感病毒、麻疹病毒、柯萨奇病毒以及新发现的SARS病毒等。

3. 真菌 常见的有白色念珠菌、组织胞浆菌、新型隐球菌等。真菌的致热因素是全菌体、荚膜多糖和蛋白质。

4. 螺旋体 常见的有钩端螺旋体、回归热螺旋体和梅毒螺旋体。其致热因素是其代谢产物、裂解产物、毒素和细胞毒因子等。

5. 疟原虫 疟原虫感染人体后,引起周期性红细胞破裂,大量裂殖子和代谢产物(疟色素等)释放进入血液引起高热。

(二)体内产物

1. 抗原抗体复合物 如自身免疫性疾病时常出现发热。

2. 类固醇 体内某些类固醇产物有致热作用,如睾丸酮的中间代谢产物本胆烷醇酮。

3. 其他 如尿酸盐结晶、石胆酸也有致热作用。

二、发热的机制

目前认为发热是发热激活物作用于机体后,激活机体的致热原细胞,产生内生致热原(endogenous pyrogen,EP),EP再通过某些介质作用于体温调节中枢,使调定点上移,引起调节性体温升高。

(一)内生致热原

1. EP的产生和释放 EP是产EP细胞被发热激活物激活后,产生和释放的内源性致热物质。产EP细胞主要有单核细胞、巨噬细胞、内皮细胞、淋巴细胞、库普弗细胞、朗格汉斯细胞、脑胶质细胞和肿瘤细胞等。发热激活物与这些细胞结合后,经过一个复杂的细胞信息传递和基因表达的调控过程,产生和释放出EP。例如:内毒素的主要致热成分脂多糖通过与血清中的脂多糖结合蛋白结合形成复合物,再与单核/巨噬细胞表面的CD_{14}结合,形成三重复合物,从而启动细胞内的EP合成过程。脂多糖通过信号转导途径,激活核转录因子,使EP的基因表达,在细胞内合成EP并释放入血。

2. EP的种类 现已经发现很多种EP,被公认的EP有:

(1)白细胞介素-1(interleukin-1,IL-1) IL-1是由单核细胞、巨噬细胞、内皮细胞、星状细胞及肿瘤细胞等在发热激活物的作用下所产生的多肽类物质。给鼠、家兔等动物静脉内注射微量的IL-1(50 ng/(kg·W))就可引起典型的发热。在内毒素引起发热的动物循环血液中有大量IL-1出现。

(2)肿瘤坏死因子(tumor necrosis factor,TNF) TNF是由巨噬细胞、淋巴细胞等产生的肽类物质。葡萄球菌、链球菌、内毒素等都可诱导TNF的产生和释放。致热活性类似于IL-1。另外,TNF在体内和体外都能刺激IL-1的产生。

(3)干扰素(interferon,IFN) IFN是一种具有抗病毒、抗肿瘤作用的蛋白质,主要由白细胞所产生,其中IFNα和IFNγ与发热有关。IFN的致热作用有剂量依赖性,反复注射可产生耐受性。它引起脑内PGE含量升高。

(4)白细胞介素-6(interleukin-6,IL-6) IL-6是由单核细胞、成纤维细胞和内皮细胞等分泌的细胞因子。内毒素、病毒、IL-1、TNF、血小板生长因子等都可诱导其产生和释放。IL-6能引起各种动物的发热反应,但作用弱于IL-1和TNF。

近年的研究表明,白细胞介素-2、巨噬细胞炎症蛋白-1、神经营养因子、白细胞介素-8、内皮素等也与发热有一定的关系,有待进一步的研究。

3. EP的作用 EP进入血液后循环到达下丘脑,作用于体温调节中枢——脑视前区-下丘脑前部,使体温中枢调定点上移而引起发热。

EP发挥作用可通过血—脑脊液屏障外的毛细血管区(称为下丘脑终板血管器,organum vasculosum laminae terminalis,OVLT)经特异性转运进入脑内;也可能从脉络丛部位渗入或者易化扩散入脑。也有研究认为,EP并不直接进入脑内,而是作用于分布在此处的巨噬细胞、神经胶质细胞等,产生发热介质再作用于PO-AH。

(二)发热介质

EP进入脑组织后引起了一些中枢性介质(即发热介质)的变化,进而引起调定点的上移。

1. 中枢的正调节介质 这是一类与体温变化呈正相关的介质,它们在脑组织中的含量增高,使体温上升,称为正调节介质。目前发现的这类介质有:

(1)前列腺素E(prostaglandin E,PGE) 实验中将PGE注入猫、鼠、兔等动物脑室内引起明显的发热反应。EP诱导的发热期间,动物脑脊液中PGE水平也明显升高。PGE合成抑制剂(如阿司匹林、布洛芬等)具有解热作用,同时也使脑脊液中PGE浓度降低。在体外实验中,内毒素和EP都能刺激下丘脑组织合成和释放PGE。

(2)Na^+/Ca^{2+}比值 实验显示,给多种动物脑室内灌注Na^+可使体温很快升高,灌注Ca^{2+}则使体温很快下降;脑室内灌注降钙剂(EDTA)也引起体温升高。Na^+/Ca^{2+}比值改变可能是发热信号传递的中间环节,EP可能先引起体温中枢内Na^+/Ca^{2+}比值的升高,继而引起脑内cAMP的增高而促使调定点上移。

(3)环磷酸腺苷(cyclic adenosine monophosphate,cAMP) 当外源性cAMP注入猫、兔、鼠等动物脑室内时可迅速引起发热,发热的潜伏期明显短于EP性发热。促进cAMP的降解,可减轻发热。内毒素引起动物发热时,动物脑脊液中的cAMP明显增高,并与发热效应呈高度正相关。许多学者认为cAMP可能是更接近终末环节的发热介质。

(4)促肾上腺皮质激素释放素(corticotrophin releasing hormone,CRH) 实验表明,IL-1和IL-6均能刺激下丘脑释放CRH。脑内注入CRH可引起动物体温明显升高。用CRH单克隆抗体中和CRH或用CRH受体拮抗剂阻断CRH的作用,可完全抑制IL-1、IL-6的致热性。

(5)一氧化氮(nitric oxide,NO) 目前的一些研究提示,NO与发热有关,其机制可能涉及三个方面:①通过作用于PO-AH、OVLT等部位,介导发热时的体温上升;②通过刺激棕色脂肪组织的代谢活动导致产热增加;③可抑制发热时负调节介质的合成与释放。

2. 中枢的负调节介质　这是一类与体温变化呈负相关的介质,它们在脑组织中的含量增高可对抗体温的上升或降低,称为负调节介质。现已发现的负调节介质主要有腺垂体分泌的精氨酸加压素（arginine vasopressin,AVP）、黑素细胞刺激素（α-melanocyte-stimulating hormone,α-MSH）和脑、肺等器官产生的脂皮质蛋白-1（lipocortin-1）。

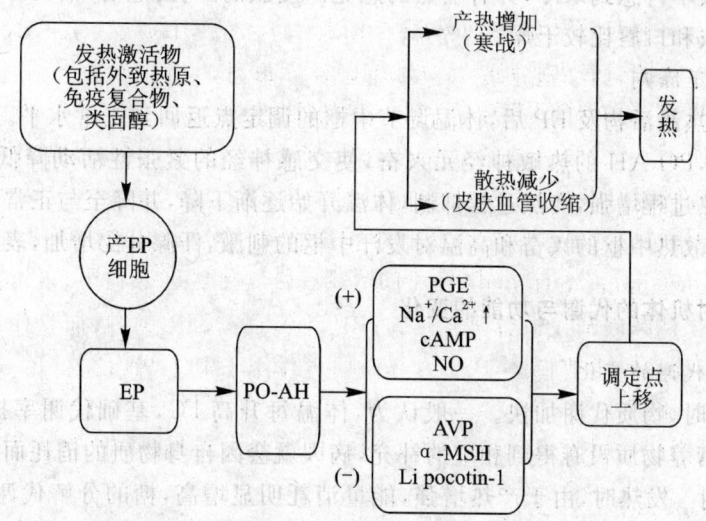

图 3-2　发热的机制

三、发热的经过

来自体内外的发热激活物作用于产 EP 细胞,引起 EP 的产生和释放,EP 再经血液循环到达脑内,在 PO-AH 或 OVLT 附近,引起中枢发热介质的释放,后者作用于相应的神经元,使 PO-AH 的调定点上移。此时的体温低于调定点的设定值,体温调节中枢对产热和散热进行调节:即冷敏神经元兴奋,产热过程加强,散热过程抑制,使体温逐渐升高到与调定点相适应的水平。在体温上升的同时,负调节介质释放,对调定点的上移和体温的上升产生限制作用。通常情况下,发热时体温很少超过 41℃,体现了机体的自我保护功能和自稳调节机制,具有重要的生物学意义。

按体温变化的趋势将发热过程分为三个时相。

（一）体温上升期

当体温中枢调定点上移后,原正常的体温变成了"冷刺激",使冷敏神经元兴奋,中枢对"冷"信息起反应,发出指令到达散热中枢,经交感神经引起皮肤血管收缩,使皮肤血流量减少,皮肤散热减少和皮肤温度降低;与此同时,指令到达寒战中枢,经运动神经引起寒战和物质代谢加强,产热增加。寒战是骨骼肌不随意的节律性收缩,产热率较高,可比正常增加 4～5 倍。

此期机体的热代谢特点是:机体产热增加,散热减少,体内热量蓄积,使体温升高。在体温上升期,由于皮肤温度低,病人感到发冷或恶寒。另外,因竖毛肌收缩,皮肤可出现

"鸡皮疙瘩"。

(二)高温持续期

当体温升高到与调定点的设定值相一致时,便不再继续上升,而是在新的水平上进行产热与散热的平衡调节,使体温维持在较高的水平,称为高温持续期。此期机体的热代谢特点是产热与散热保持相对的平衡,皮肤血管适当扩张和血流量增加,使皮肤温度上升,皮肤潮红,病人不再感到寒冷,并有酷热的感觉。皮肤的"鸡皮疙瘩"消失。因高温使水分蒸发增加,皮肤和口唇比较干燥。

(三)体温下降期

当去除发热激活物及 EP 后,体温调节中枢的调定点返回到正常水平。此时,由于血温高于调定点,PO-AH 的热敏神经元兴奋,使交感神经的紧张性活动降低,皮肤血管进一步扩张,散热过程增强,产热过程抑制,体温开始逐渐下降,并降至与正常调定点相适应的水平。由于散热中枢的兴奋和高温对发汗中枢的刺激,汗腺分泌增加,表现为出汗。

四、发热时机体的代谢与功能的变化

(一)物质代谢的变化

体温升高时,物质代谢加快。一般认为,体温每升高 1℃,基础代谢率提高 13%。如果持久发热,营养物质没有得到相应的补充,病人就会因自身物质的消耗而消瘦。

1. 糖代谢　发热时,由于产热增强,能量消耗明显增高,糖的分解代谢加强,糖原贮备减少。尤其在寒战时,糖的消耗和乳酸的产生明显增高。寒战时,因肌肉强烈收缩引起肌肉的耗氧量大幅度增加和肌肉摄氧的相对不足,使其活动所需的能量主要来源于无氧代谢。

2. 脂肪代谢　发热时,因能量消耗,糖原贮备不足,加上发热病人食欲较差,营养摄入不足,机体则动员脂肪贮备,脂肪分解明显加强,另外,交感—肾上腺髓质系统兴奋性增高,脂肪分解激素分泌增高,也促进脂肪分解。

3. 蛋白质代谢　正常成人每日约需摄入 30g~45g 蛋白质才能维持总氮平衡。发热时,高体温和 IL-1 促使骨骼肌蛋白分解,体内蛋白质分解加强,尿氮比正常人增加约 2~3 倍。如果未能及时补充足够的蛋白质,将产生负氮平衡。

4. 水、和电解质代谢　在体温上升期,由于肾血流量的减少,尿量明显减少,Na^+ 和 Cl^- 的排泄也减少。在高温持续期,皮肤和呼吸道水分蒸发会明显的增加。这些因素可导致水大量丢失,严重者可引起脱水。在体温下降期,因尿量的恢复和大量出汗,Na^+、Cl^- 排出增加。

(二)生理功能改变

1. 中枢神经系统功能改变　发热使神经系统兴奋性增高,特别是高热(40℃~41℃)时,病人常出现明显头痛、烦躁、谵妄、幻觉。在小儿,高热易引起抽搐(热惊厥),这可能与小儿中枢神经系统尚未发育成熟有关。有些高热病人因中枢神经功能抑制而出现淡漠、嗜睡等。

2. 循环系统功能改变　发热时,病人心率加快。通常情况下,体温每上升 1℃,心率约增加 18 次/min,儿童可增加得更快。心率加快主要是由于热血对窦房结的刺激所致。在一定限度内(150 次/min)心率增加可提高心排出量;但如果超过此限度,心排出量反而下降。心率过快可加重心肌负荷。在寒战期间,心率加快和外周血管的收缩,可使血压轻度升高。高温持续期和体温下降期,外周血管舒张,血压可轻度下降。少数病人可因大汗而致虚脱,甚至循环衰竭。

3. 呼吸功能改变　发热时,病人可表现出呼吸加快、加深。这与体温升高、CO_2 生成增多、耗氧量增加等因素对呼吸中枢的刺激有关。呼吸加快,潮气量增大,可增加肺泡通气量,有利于摄入 O_2、排出 CO_2 和热量散发。

4. 消化功能改变　发热时,消化液分泌减少,各种消化酶活性降低,患者有食欲减退、口腔黏膜干燥、腹胀、便秘等临床表现。这些变化与交感神经兴奋、副交感神经抑制以及水分蒸发较多有关。

(三)防御功能改变

发热对机体防御功能的影响,目前尚无确切的定论。主要结果来源于实验研究。

1. 对机体抗感染能力的影响　发热时,一些免疫细胞功能加强,如人淋巴细胞孵育在 39℃ 比在 37℃ 中有更强的代谢能力;发热可使白细胞吞噬活性和巨噬细胞的代谢活性增高;发热还可促进白细胞向感染灶游走和包裹病灶。

然而,也有资料表明,发热可降低免疫细胞功能,如发热可抑制自然杀伤细胞(NK 细胞)的活性,并降低机体抗感染能力;多核白细胞和巨噬细胞在 40℃ 条件下其化学趋向性、吞噬功能及耗氧量都增加,但在 42℃ 或 43℃ 时反而降低。

2. 对肿瘤细胞的影响　发热时,产 EP 细胞所产生的大量 EP(IL-1,TNF,IFN 等),具有一定程度的抑制或杀灭肿瘤细胞的作用。另外,肿瘤细胞长期处于相对缺氧状态,对热比正常细胞敏感,当体温升高到 41℃ 左右时,其生长受到抑制并可被部分灭活。因此,发热疗法已被用于肿瘤的综合治疗。

3. 急性期反应　急性期反应是机体在细菌感染和组织损伤时所出现的一系列急性防御性反应。主要包括急性期蛋白合成增多、血浆微量元素铁和锌含量下降、白细胞计数增高等。

综上所述,发热对机体防御功能的影响是利弊并存。一般认为中等程度的发热可能有利于提高机体的防御功能,但高热可能产生不利的影响。

(商战平)

复习思考题

1. 参与发热的中枢性调节介质包括哪些?
2. 发热与过热有什么区别?
3. 发热时机体功能代谢有哪些变化?
4. EP 的种类有哪些?
5. 机体产热与散热有几种形式?
6. 机体能量主要来源于哪几种物质?

第四章 病原生物学概论

第一节 病原生物学概述

病原生物(pathogenic organism)主要包括细菌、病毒、真菌和寄生虫等多种生物,可引起传染病、寄生虫病等多种疾病,是导致疾病的生物性因素。在自然界分布极为广泛,土壤、空气、水、人类和动、植物的体表及与外界相通的腔道,如消化道、呼吸道等都有数量不等、种类不一的病原生物存在。病原生物学(pathobiology)是研究病原生物的形态、结构、生命活动规律以及与机体相互关系的一门学科,是基础医学中的一门重要学科。为学习临床各科的感染性疾病、传染病、寄生虫病、超敏反应性疾病、肿瘤等奠定重要的理论基础。同时,也可运用所学知识直接为控制和消灭感染性疾病、保障人民健康服务。病原生物有病原微生物与人体寄生虫两大部分。

病原生物能引起人类、动物和植物疾病,例如结核分枝杆菌可引起结核病,肝炎病毒引起病毒性肝炎,人类免疫缺陷病毒引起艾滋病,疟原虫引起疟疾,血吸虫引起血吸虫病等,故将这些微生物或寄生虫称为病原生物。但有许多微生物或寄生虫对人不仅无害,而且有益。通常把这些在人体各部位经常寄居而对人体无害的细菌称为正常菌群(normal flora)。这些微生物或寄生虫在机体健康或正常情况下不致病,只是在抵抗力低下时才导致疾病,这类微生物又称为条件致病菌(conditioned pathogen)或机会致病性微生物或机会致病寄生虫(opportunistic parasite)。

一、病原微生物

微生物(microorganism)是广泛存在于自然界中的一群个体微小、结构简单、肉眼不能直接看到,必须借助光镜或电镜将其放大后才能看到的微小生物的总称。包括细菌、病毒、真菌、支原体、衣原体、立克次氏体、螺旋体和放线菌等八类。具有五大共性:体积微小、结构简单、繁殖迅速、分布广泛、容易变异。其中,少数能引起人类和动植物发生疾病的微生物称为病原微生物(pathogenic organism)。

根据微生物的大小、结构和化学组成等一般可将其分为三大类型:

1. 非细胞型微生物(acellular organism) 是最小的一类微生物,能通过除菌滤器。没有典型的细胞结构,无产生能量的酶系统,只能在活细胞内生长繁殖。核酸类型为DNA或RNA,两者不能同时存在。病毒属此类。还有比病毒更简单的类病毒和朊粒。

2. 原核细胞型微生物(prokaryote organism) 细胞核分化程度低,仅有原始核质。无核膜及核仁,细胞器不完善,只有核糖体,DNA和RNA同时存在。从广义上讲,属于原核细胞型的微生物统称为细菌（bacterium），包括真细菌和古细菌。目前发现的致病菌均属于真细菌。真细菌具体有两菌：细菌、放线菌；两原体：支原体、衣原体；两体：立克次体、螺旋体。此处细菌特指真细菌中性状最具代表性的，量最大的一群单细胞微生物。而真细菌中其他几类微生物的主要特点是：支原体没有细胞壁，呈现多形性，可通过滤菌器；立克次体大多在严格细胞内寄生，与节肢动物关系密切；衣原体能通过滤菌器，严格细胞内寄生，并有独特的由原体到始体的发育周期；螺旋体细长、柔软、弯曲成螺旋状，且运动活泼；放线菌则能形成长丝、产生分支，且多以断裂方式繁殖。

3. 真核细胞型微生物（eukaryote organism） 细胞核分化程度高，有核膜和核仁。细胞质内细胞器完整，如内质网、核糖体及线粒体等。真菌属于此类。

医学微生物学起源于19世纪细菌生理学阶段。1674年荷兰人列文虎克（Antony van Leeuwenhoek，1632～1723年）用自制的能放大270倍的显微镜第一次观察到各种形态的微生物，对微生物的存在给予了肯定的客观证实，为微生物学的发展奠定了基础。19世纪60年代，法国化学家巴斯德（Louis Pasteur）以著名的曲颈瓶实验证明了加热过的酵母菌液不再发酵的事实，推翻了当时盛行的微生物"自然发生说"，肯定了葡萄酒变质、蚕的生病等现象与微生物有关。指出了微生物不仅有形态上的差异，而且生理学特性上亦有所不同，从而开始了微生物的生理学时期，自此，微生物学才成为一门独立科学。

近30年来随着生化、遗传、细胞生物学、分子生物学和免疫学的飞速进展和电子显微镜、细胞培养、组织化学、标记技术、色谱技术、电子计算机等技术的发明与改进，极大地促进了医学微生物学获得迅速发展。主要表现在以下几个方面：

1. 新病原微生物的发现 自1973年以来，新发现的病原微生物已有30多种，其中，有许多新传染病的危害已为世人或多数人所共知，如艾滋病（AIDS）已成为人类头号杀手之一；埃博拉出血热、疯牛病等疾病的高致死率震撼世界；伯氏疏螺旋体（Borrelia burgdorfiri）引起莱姆（Lyme）病，被发现遍及五大洲几十个国家，在美国被称为第二艾滋病。

2. 病原微生物的致病机制研究 通过开展微生物基因结构与功能的研究，逐步揭示了微生物的致病基因和相关基因。截至2002年底，已完成80多种微生物的基因组测序工作，其中包括30多种病原菌。这些研究将全面了解启动子、DNA的蛋白结合位点和DNA结合蛋白，从而可揭示微生物一些新的生命活动规律。基因水平的研究在病毒中已揭示了某一核苷酸的变异与致病性降低的相关性。在分子水平研究的基础上，可从分子水平更有效地设计抑制致病基因的新策略。也可通过构建缺失致病基因的人工突变株制备疫苗。克隆的微生物基因作为探针已被用于诊断传染病及揭示微生物引起疾病的发病机理。

3. 检测方面的进展和创新 ①细菌检验的微量化、自动化和诊断试剂系列化；②血清学检验方法IF、RIA及EIA的建立；③基因诊断方法的建立，如核酸杂交、PCR和基因芯片等。

4. 疫苗、抗生素及干扰素的研究进展及应用 1796年E.Jenner发现牛痘苗预防天花，开创了疫苗接种的历史。此后微生物疫苗迅速发展，疫苗的形式从单一灭活疫苗、减毒活疫苗，发展到现代的基因工程重组蛋白疫苗、嵌和疫苗、基因疫苗；疫苗的功能从预防发展到预防与治疗；疫苗的范围从微生物疫苗扩大为肿瘤疫苗、抗心血管病疫苗和避孕疫苗等。

5. **细菌的耐药性**　从分子水平分析细菌的耐药性已获得了有价值的结果,有些医院已开展对耐药质粒谱的分析,以了解耐药菌株出现的动向及可能的规律。

21世纪将是生命科学的进步时代,特别是科学技术的不断更新,为医学微生物学的发展提供了更有利的条件,医学微生物学将会有更大的发展,在保障人民健康、提高民族素质方面将会作出更大的贡献。

二、人体寄生虫

寄生虫对人体的危害,主要包括其作为病原引起寄生虫病及作为疾病的传播媒介两方面。在发展中国家寄生虫病依然广泛流行。肠道寄生虫病的发病率已被认为是衡量一个地区经济文化发展的基本指标,是阻碍第三世界国家发展的重要原因之一。在经济发达国家,寄生虫病也是公共卫生的重要问题。如阴道毛滴虫的感染人数估计美国有250万、英国100万;许多人兽共患寄生虫病给经济发达地区的畜牧业造成很大损失,也危害人类的健康。一些机会致病寄生虫,如弓形虫、隐孢子虫、肺孢子虫等已成为艾滋病患者死亡的主要原因。我国为寄生虫病严重流行国家之一,寄生虫病曾经夺去成千上万人的生命,严重阻碍经济发展,"五大寄生虫病"曾在我国感染普遍,目前由于市场开放、家畜和肉类、鱼类等商品供应渠道增加,城乡食品卫生监督制度不健全,加以生食、半生食的人数增加,使一些经食物感染的食物源性寄生虫病的流行程度在部分地区有不断扩大趋势,由于对外交往和旅游业的发展,国外一些寄生虫和媒介节肢动物的输入,局部疫情有回升现象,给我国人民健康带来新的威胁。因此提高对寄生虫病的防治,将寄生虫病防治工作纳入当地经济发展和两个文明建设的目标,增加群众预防寄生虫病的科学知识,提高群众的自我保健和防病意识,开展群防群治,巩固和提高寄生虫病防治工作的效果,才有可能实现控制直至消灭寄生虫病的目标。

(于爱莲)

第二节　细菌的生物学特征

细菌(bacterium)是属原核生物界(prokaryotae)的一种单细胞微生物,有广义和狭义两种范畴。广义上泛指各类原核细胞型微生物,包括细菌、放线菌、支原体、衣原体、立克次体、螺旋体。狭义上则专指其中数量最大、种类最多、具有典型代表性的细菌。它们形体微小,结构简单,具有细胞壁和原始核质,无核仁和核膜,除核糖体外无其他细胞器。

一、细菌的大小与形态

(一)细菌的大小

细菌个体微小,一般以微米(μm)为测量单位。须用显微镜放大数百倍至上千倍才能看到。不同种类的细菌大小不一,同一种细菌也因菌龄和环境因素的影响而有差异。

(二)细菌的形态

细菌按其外形,主要有球菌、杆菌和螺形菌三大类(图 4-1)。

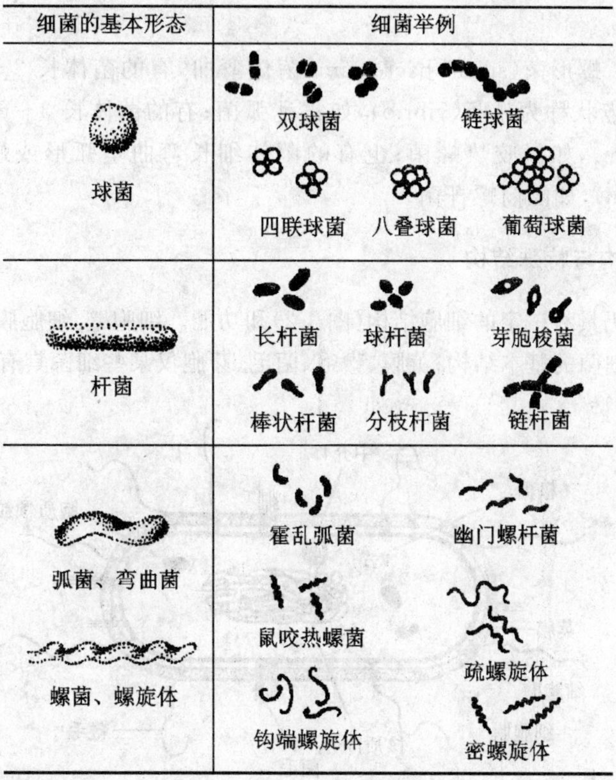

细菌的基本形态	细菌举例
球菌	双球菌　链球菌 四联球菌　八叠球菌　葡萄球菌
杆菌	长杆菌　球杆菌　芽胞梭菌 棒状杆菌　分枝杆菌　链杆菌
螺形菌 弧菌、弯曲菌 螺菌、螺旋体	霍乱弧菌　幽门螺杆菌 鼠咬热螺菌　疏螺旋体 钩端螺旋体　密螺旋体

图 4-1　细菌形态模式图

1. 球菌　多数球菌(coccus)直径在 1 μm 左右,外观呈圆球形或近似球形。由于繁殖时细菌分裂平面不同和分裂后菌体之间相互黏附程度不一,可形成不同的排列方式,这对一些球菌的鉴别颇有意义。

(1)双球菌(diplococcus)　在一个平面上分裂,分裂后两个菌体成对排列,如脑膜炎奈瑟菌、肺炎链球菌。

(2)链球菌(streptococcus)　在一个平面上分裂,分裂后多个菌体粘连成链状,如乙型溶血性链球菌。

(3)葡萄球菌(staphylococcus)　在多个不规则的平面上分裂,分裂后菌体无一定规则地粘连在一起似葡萄状,如金黄色葡萄球菌。

(4)四联球菌(tetrads)　在两个互相垂直的平面上分裂,分裂后四个菌体黏附在一起呈正方形,如四联加夫基菌。

(5)八叠球菌(sarcina)　在三个互相垂直的平面上分裂,分裂后八个菌体黏附成包裹状立方体,如藤黄八叠球菌。

2. 杆菌　不同杆菌(bacillus)的大小、长短、粗细很不一致。大的杆菌如炭疽芽胞杆菌长3～10 μm，中等的如大肠埃希菌长2～3 μm，小的如布鲁菌长仅0.6～1.5 μm。主要的杆菌为：①球杆菌，布氏杆菌等；②长杆菌，如大肠埃希菌；③梭杆菌，如炭疽芽胞杆菌等；④棒状杆菌，如白喉棒状杆菌等；⑤分枝杆菌，如结核分枝杆菌；⑥芽胞杆菌，破伤风芽胞梭菌等。

3. 螺形菌　螺形菌(spiral bacterium)菌体弯曲，有的菌体长2～3 μm，只有一个弯曲，呈弧形或逗点状称为弧菌(vibrio)，如霍乱弧菌；有的菌体长3～6 μm，有数个弯曲称为螺菌(spirillum)，如鼠咬热螺菌；也有的菌体细长弯曲呈弧形或螺旋形，称为螺杆菌(helicobacterium)，如幽门螺杆菌。

二、基本结构与特殊结构

细菌虽小，仍具有一定的细胞结构(图4-2)和功能。细胞壁、细胞膜、细胞质和核质等各种细菌都有，是细菌的基本结构；荚膜、鞭毛、菌毛、芽胞仅某些细菌具有，为其特殊结构。

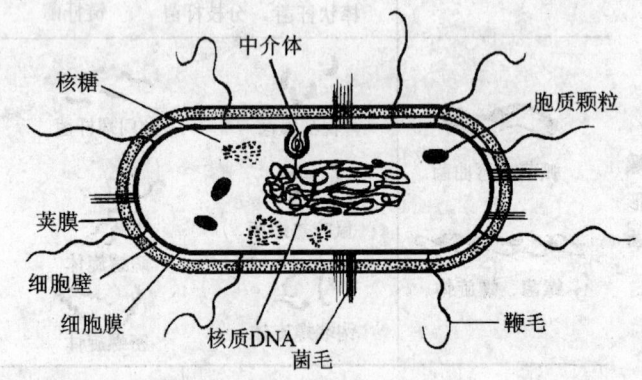

图4-2　细菌细胞结构模式图

(一)细菌的基本结构

1. 细胞壁　细胞壁(cell wall)位于菌细胞的最外层，包绕在细胞膜的周围。是一种膜状结构，组成较复杂，并随不同细菌而异。用革兰染色法可将细菌分为两大类，即革兰阳性菌和革兰阴性菌。两类细菌细胞壁的共有组分为肽聚糖，但各自有其特殊组分。

肽聚糖(peptidoglycan)是细菌细胞壁中的主要组分，为原核细胞所特有，又称为黏肽(mucopeptide)。革兰阳性菌的肽聚糖由聚糖骨架、四肽侧链和五肽交联桥三部分组成，革兰阴性菌的肽聚糖仅由聚糖骨架和四肽侧链两部分组成。

(1)革兰阳性菌细胞壁特殊组分　革兰阳性菌的细胞壁较厚(20～80 nm)，除含有15～50层肽聚糖结构外，大多数尚含有大量的磷壁酸(teichoic acid)，少数是磷壁醛酸(teichuroic acid)，约占细胞壁干重的50%。

磷壁酸是由核糖醇(ribitol)或甘油残基经磷酸二酯键互相连接而成的多聚物；磷壁醛酸与磷壁酸相似，仅其结构中以糖醛酸代替磷酸。

(2)革兰阴性菌细胞壁特殊组分　革兰阴性菌细胞壁较薄(10～15 nm)，但结构较复杂。除含有1～2层的肽聚糖结构外，尚有其特殊组分外膜(outer membrane)，约占细胞壁干重的80%。

外膜由脂蛋白、脂质双层和脂多糖三部分组成。脂蛋白位于肽聚糖层和脂质双层之间，其蛋白质部分与肽聚糖侧链的二氨基庚二酸相连，其脂质成分与脂质双层非共价结合，使外膜和肽聚糖层构成一个整体。脂质双层的结构类似细胞膜，双层内镶嵌着多种蛋白质称为外膜蛋白(outer membrane protein,OMP)，有的为诱导性或去阻遏蛋白质，参与特殊物质的扩散过程；有的为噬菌体、性菌毛或细菌素的受体。有脂质双层向细胞外伸出的是脂多糖(lipopolysaccharide,LPS)。LPS由脂质A、核心多糖和特异多糖三部分组成，即革兰阴性菌的内毒素(endotoxin)。脂质A(lipid A)是内毒素的毒性和生物学活性的主要组分，无种属特异性，故不同细菌产生的内毒素的毒性作用均相似。

细菌细胞壁坚韧而富弹性，其主要功能是维持菌体固有的形态，并保护细菌抵抗低渗环境。细菌细胞质内有高浓度的无机盐和大分子营养物质，其渗透压高达5～25个大气压。由于细胞壁的保护作用，使细菌能承受内部巨大的渗透压而不会破裂，并能在相对低渗的环境下生存。细胞壁上有许多小孔，参与菌体内外的物质交换。菌体表面带有多种抗原表位，可以诱发机体的免疫应答。

革兰阳性菌的磷壁酸是重要表面抗原，与血清型分类有关。它带有较多的负电荷，能与 Mg^{2+} 等双价离子结合，有助于维持菌体内离子的平衡。

革兰阴性菌的外膜是一种有效的屏障结构，使细菌不易受到机体的体液杀菌物质、肠道的胆盐及消化酶等的作用；还可阻止某些抗生素的进入，成为细菌耐药的机制之一。

2. 细胞膜　细胞膜(cell membrane)或称胞质膜(cytoplasmic membrane)，位于细胞壁内侧，紧包着细胞质。厚约7.5 nm，柔韧致密，富有弹性，占细胞干重的10%～30%。细菌细胞膜的结构与真核细胞者基本相同，由磷脂和多种蛋白质组成，但不含胆固醇。

细菌细胞膜是细菌赖以生存的重要结构之一，其功能也与真核细胞者类似，主要有物质转运、生物合成、分泌和呼吸等作用。

3. 细胞质　细胞膜包裹的溶胶状物质为细胞质(cytoplasm)或称原生质(protoplasm)，由水、蛋白质、脂类、核酸及少量糖和无机盐组成，其中含有许多重要结构。①核糖体(ribosome)：是细菌合成蛋白质的场所，游离存在于细胞质中，每个细菌体内可达数万个。②质粒(plasmid)：是染色体外的遗传物质，存在于细胞质中。为闭合环状的双链DNA，带有遗传信息，控制细菌某些特定的遗传性状。③胞质颗粒：细菌细胞质中含有多种颗粒，大多为贮藏的营养物质，包括糖原、淀粉等多糖、脂类、磷酸盐等。

4. 核质　细菌的遗传物质称为核质(nuclear material)或拟核(nucleoid)，集中于细胞质的某一区域，多在菌体中央，无核膜、核仁和有丝分裂器；因其功能与真核细胞的染色体相似，故习惯上亦称之为细菌的染色体(chromosome)。

(二) 细菌的特殊结构

1. 荚膜　某些细菌在其细胞壁外包绕一层黏液性物质，为疏水性多糖或蛋白质的多聚体，用理化方法去除后并不影响菌细胞的生命活动。凡黏液性物质牢固地与细胞壁结合，厚度$\geqslant 0.2\ \mu m$，边界明显者称为荚膜(capsule)。

荚膜的功能：①抗吞噬作用。荚膜具有抵抗宿主吞噬细胞的作用，因而荚膜是病原菌的重要毒力因子。②黏附作用。荚膜多糖可使细菌彼此之间粘连，也可黏附于组织细胞或无生命物体表面,形成生物膜(biofilm),是引起感染的重要因素。③抗有害物质的损伤作用。荚膜处于菌细胞的最外层,有保护菌体避免和减少受溶菌酶、补体、抗菌抗体、抗菌药物等有害物质的损伤作用。

2. 鞭毛 许多细菌,包括所有的弧菌和螺菌,约半数的杆菌和个别球菌,在菌体上附有细长并呈波状弯曲的丝状物,少仅1~2根,多者达数百。这些丝状物称为鞭毛(flagellum),是细菌的运动器官。鞭毛长5~20 μm,直径12~30 nm,需用电子显微镜观察。具有鞭毛的细菌在液体环境中能自由游动,速度迅速,常向营养物质处前进,而逃离有害物质。

3. 菌毛 许多革兰阴性菌和少数革兰阳性菌菌体表面存在着一种比鞭毛更细、更短而直硬的丝状物,与细菌的运动无关,称为菌毛(pilus或fimbriae)。

根据功能不同,菌毛可分为普通菌毛和性菌毛两类。

(1)普通菌毛(ordinary pilus) 遍布菌细胞表面,每菌可达数百根。这类菌毛是细菌的黏附结构,能与宿主细胞表面的特异性受体结合,与细菌的致病性密切相关。

(2)性菌毛(sex pilus) 仅见于少数革兰阴性菌。数量少,一个菌只有1~4根。比普通菌毛长而粗,中空呈管状。性菌毛由一种称为致育因子(fertility factor,F factor)的质粒编码,故性菌毛又称F菌毛。带有性菌毛的细菌称为F+菌或雄性菌,无性菌毛者称为F-菌或雌性菌。

4. 芽胞 某些细菌在一定的环境条件下,能在菌体内部形成一个圆形或卵圆形小体,是细菌的休眠形式,称为芽胞(spore)。产生芽胞的细菌都是革兰阳性菌。

细菌的芽胞对热力、干燥、辐射、化学消毒剂等理化因素均有强大的抵抗力。被炭疽芽胞杆菌芽胞污染的草原,传染性可保持20~30年。细菌芽胞并不直接引起疾病,仅当发芽成为繁殖体后,就能迅速大量繁殖而致病。例如土壤中常有破伤风杆菌的芽胞,一旦外伤深部创口被泥土污染,进入伤口的芽胞在适宜条件下即可发芽成繁殖体再致病。

被芽胞污染的用具、敷料、手术器械等,用一般方法不易将其杀死,杀灭芽胞最可靠的方法是高压蒸气灭菌。当进行消毒灭菌时,应以芽胞是否被杀死作为判断灭菌效果的指标。

三、细菌的理化性状

(一)细菌的化学组成

细菌和其他生物细胞相似,含有多种化学成分,包括水、无机盐、蛋白质、糖类、脂质和核酸等。水分是菌细胞重要的组成部分,占细胞总重量的75%~90%。菌细胞去除水分后,主要为有机物,包括碳、氢、氮、氧、磷和硫等。还有少数的无机离子,如钾、钠、铁、镁、钙、氯等,用以构成菌细胞的各种成分及维持酶的活性和跨膜化学梯度。细菌尚含有一些原核细胞型微生物所特有的化学组成,如肽聚糖、胞壁酸、磷壁酸、D型氨基酸、二氨基庚二酸、吡啶二羧酸等。这些物质在真核细胞中还未发现。

(二)细菌的物理性状

1. 光学性质 细菌为半透明体。当光线照射至细菌,部分被吸收,部分被折射,故细菌悬液呈混浊状态。菌数越多浊度越大,使用比浊法或分光光度计可以粗略地估计细菌的数量。由于细菌具有这种光学性质,可用相差显微镜观察其形态和结构。

2. 表面积　细菌体积微小,相对表面积大,有利于同外界进行物质交换。如葡萄球菌直径约 1 μm,则 1 cm^3 体积的表面积可达 60000 cm^2;直径为 1 cm 的生物体,每 cm^3 体积的表面积仅 6 cm^2,两者相差 1 万倍。因此细菌的代谢旺盛,繁殖迅速。

3. 带电现象　细菌固体成分的 50%～80% 是蛋白质,蛋白质由兼性离子氨基酸组成。革兰阳性菌等电点 pH 值为 2～3,革兰阴性菌 pH 值为 4～5,故在近中性或弱碱性环境中,细菌均带负电荷,尤以前者所带电荷更多。细菌的带电现象与细菌的染色反应、凝集反应、抑菌和杀菌作用等都有密切关系。

4. 半透性　细菌的细胞壁和细胞膜都有半透性,允许水及部分小分子物质通过,有利于吸收营养和排出代谢产物。

5. 渗透压　细菌体内含有高浓度的营养物质和无机盐,一般革兰阳性菌的渗透压高达 20～25 个大气压,革兰阴性菌为 5～6 个大气压。细菌所处一般环境相对低渗,但有坚韧细胞壁的保护不致崩裂。若处于比菌内渗透压更高的环境中,菌体内水分逸出,胞质浓缩,细菌就不能生长繁殖。

四、细菌的生长繁殖与新陈代谢

(一) 细菌的生长繁殖

细菌的生长繁殖表现为细菌的组分和数量的增加。

1. 细菌个体的生长繁殖　细菌一般以简单的二分裂方式(binary fission)进行无性繁殖。在适宜条件下,多数细菌繁殖速度很快。细菌分裂数量倍增所需要的时间称为代时(generation time),多数细菌为 20～30 min。个别细菌繁殖速度较慢,如结核分枝杆菌的代时达 18～20 h。

2. 细菌群体的生长繁殖　细菌生长速度很快,一般细菌约 20 分钟分裂一次。若按此速度计算,一个细胞经 7 小时可繁殖到约 200 万个,10 小时后可达 10 亿以上,细菌群体将庞大到难以想象的程度。但事实上由于细菌繁殖中营养物质的逐渐耗竭,有害代谢产物的逐渐积累,细菌不可能始终保持高速度的无限繁殖。经过一段时间后,细菌繁殖速度渐减,死亡菌数增多,活菌增长率随之下降并趋于停滞。

(二) 细菌的新陈代谢

细菌的新陈代谢是指菌细胞内分解代谢与合成代谢的总和,其显著特点是代谢旺盛和代谢类型的多样化。

细菌的代谢过程以胞外酶水解外环境中的大分子营养物质开始,产生亚单位分子(单糖、短肽、脂肪酸),经主动或被动转运机制进入胞质内。这些亚单位分子在一系列酶的催化作用下,经过一种或多种途径转变为共同通用的中间产物丙酮酸;再从丙酮酸进一步分解产生能量或合成新的碳水化合物、氨基酸、脂类和核酸。在上述过程中,底物分解和转化为能量的过程称为分解代谢;所产生的能量用于细胞组分的合成称为合成代谢;将两者紧密结合在一起称为中间代谢。伴随代谢过程细菌还将产生许多在医学上有重要意义的代谢产物。

1. 细菌的能量代谢　细菌能量代谢活动中主要涉及 ATP 形式的化学能。细菌的有机物分解或无机物氧化过程中释放的能量通过底物磷酸化或氧化磷酸化合成 ATP。

生物体能量代谢的基本生化反应是生物氧化。在有氧或无氧环境中,各种细菌的生物氧化过程、代谢产物和产生能量的多少均有所不同。以有机物为受氢体的称为发酵;以无机物为受氢体的称为呼吸,其中以分子氧为受氢体的是有氧呼吸,以其他无机物(硝酸盐、硫酸盐等)为受氢体的是厌氧呼吸。需氧呼吸在有氧条件下进行,厌氧呼吸和发酵必须在无氧条件下进行。

病原菌合成细胞组分和获得能量的基质(生物氧化的底物)主要为糖类,通过糖的氧化或酵解释放能量,并以高能磷酸键的形式(ADP,ATP)储存能量。

2. 细菌的代谢产物

(1)热原质(pyrogen) 或称致热原,是细菌合成的一种注入人体或动物体内能引起发热反应的物质。产生热原质的细菌大多是革兰阴性菌,热原质即其细胞壁的脂多糖。热原质耐高温,高压蒸气灭菌(121℃,20 min)亦不被破坏,250℃高温干烤才能破坏热原质。

(2)毒素与侵袭性酶 细菌产生外毒素和内毒素两类毒素,在细菌致病作用中甚为重要。外毒素(exotoxin)是多数革兰阳性菌和少数革兰阴性菌在生长繁殖过程中释放到菌体外的蛋白质;内毒素(endotoxin)是革兰阴性菌细胞壁的脂多糖,当菌体死亡崩解后游离出来,外毒素毒性强于内毒素。某些细菌可产生具有侵袭性的酶,能损伤机体组织,促使细菌的侵袭和扩散,是细菌重要的致病物质。如产气荚膜梭菌的卵磷脂酶,链球菌的透明质酸酶等。

(3)色素 某些细菌能产生不同颜色的色素,有助于鉴别细菌。细菌的色素有两类,一类为水溶性,能弥散到培养基或周围组织,如铜绿假单胞菌产生的色素使培养基或感染的脓汁呈绿色。另一类为脂溶性,不溶于水,只存在于菌体,使菌落显色而培养基颜色不变,如金黄色葡萄球菌的色素。

(4)抗生素 某些微生物代谢过程中产生的一类能抑制或杀死某些其他微生物或肿瘤细胞的物质,称为抗生素。抗生素大多由放线菌和真菌产生,细菌产生的少,只有多黏菌素(polymyxin)、杆菌肽(bacitracin)等。

(5)细菌素 某些菌株产生的一类具有抗菌作用的蛋白质称为细菌素。细菌素与抗生素不同的是作用范围狭窄,仅对与产生菌有亲缘关系的细菌有杀伤作用。例如大肠埃希菌产生的细菌素称大肠菌素(colicin),其编码基因位于Col质粒上。细菌素在治疗上的应用价值已不被重视,但可用于细菌分型和流行病学调查。

(6)维生素 细菌能合成某些维生素除供自身需要外,还能分泌至周围环境中。例如人体肠道内的大肠埃希菌,合成的B族维生素和维生素K也可被人体吸收利用。

五、细菌的遗传与变异及实际意义

(一)遗传

遗传(heredity)使细菌的性状保持相对稳定,且代代相传,使其种属得以保存。在一定条件下,若子代与亲代之间以及子代与子代之间的生物学性状出现差异称变异(variation)。变异可使细菌产生新变种,变种的新特性靠遗传得以巩固,并使物种得以发展与进化。

细菌的变异分为遗传性与非遗传性变异,前者是细菌的基因结构发生了改变,如基因突变或基因转移与重组等,故又称基因型变异;后者是细菌在一定的环境条件影响下产生的变异,其基因结构未改变,称为表型变异。基因型变异常发生于个别的细菌,不受环境因素的影响,变异发生后是不可逆的,产生的新性状可稳定地遗传给后代。相反,表型变异易受到环境因素的影响,凡在此环境因素作用下的所有细菌都出现变异,而且当环境中的影响因素去除后,变异的性状又可复原,表型变异不能遗传。

(二)细菌的变异现象

1. 形态结构的变异　细菌的大小和形态在不同的生长时期可不同,生长过程中受外界环境条件的影响也可发生变异。许多细菌在青霉素、免疫血清、补体和溶菌酶等因素影响下,细胞壁合成受阻,成为细胞壁缺陷型细菌(细菌 L 型变异)。

2. 毒力变异　细菌的毒力变异包括毒力的增强和减弱。无毒力的白喉棒状杆菌常寄居在咽喉部,不致病;当它感染了 β-棒状杆菌噬菌体后变成溶血性细菌,则获得产生白喉毒素的能力,引起白喉。

3. 耐药性变异　细菌对某种抗菌药物由敏感变成耐药的变异称耐药性变异。从抗生素广泛应用以来,细菌对抗生素耐药的不断增长是世界范围内的普遍趋势。金黄色葡萄球菌耐青霉素的菌株已从 1946 年的 14% 上升至目前的 80% 以上。

4. 细菌遗传变异在疾病的诊断、治疗与预防中的应用　由于细菌的变异可发生在形态、结构、染色性、生化特性、抗原性及毒力等方面,故在临床细菌学检查中不仅要熟悉细菌的典型特性,还要了解细菌的变异规律,只有这样才能去伪存真作出正确的诊断。

由于抗生素的广泛应用,临床分离的细菌中耐药株日益增多,更发现有对多种抗生素多重耐药的菌株,以致感到新药开发研究的速度跟不上细菌耐药性变异的变化。而且有些耐药质粒同时带有编码毒力的基因,使其致病性增强,这些变异的后果给疾病的治疗带来很大的困难。

为预防传染病的发生,用人工的方法减弱细菌的毒力,用遗传变异的原理使其诱变成保留原有免疫原性的减毒株或无毒株,制备成预防疾病的各种疫苗。目前通过条件选择和基因工程技术来获得新的变异株,用以制备更理想的疫苗。近年来除研制预防性疫苗外,尚出现了具有治疗作用的疫苗,为疫苗的应用拓宽了范围。

(韩子强)

第三节　病毒的生物学特征

病毒是一种非细胞形态的微生物,其基因组只含一种类型核酸(RNA 或 DNA)。病毒体内缺乏产生能量的酶系统,只能寄生在活细胞内,依靠宿主细胞提供原料和酶系统进行病毒复制增殖。它的基本特点是:①体积微小。大小范围在 20～300 nm 之间,能通过滤菌器,绝大多数需用电子显微镜才能观察到。②结构简单。无包膜病毒仅有一种核酸和一个蛋白质外壳组成。③专性活细胞内寄生。缺乏完善的酶系统,不能在无生命的培养基中生长繁殖,必须在活细胞内方可显示其生命活性。④以复制方式繁殖。以病毒基因为模板,在宿主细胞内复制出新的病毒颗粒。⑤抵抗力特殊。病毒与其他微生物相比,一般耐冷不耐热,对抗生素、制霉菌素及磺胺不敏感。

病毒在医学微生物中占有十分重要的地位。在微生物引起的疾病中,由病毒引起的约占 75%。病毒性疾病有的可以引起世界范围的大流行,如流行性感冒;有的传染性强,病死率高,如天花、艾滋病;有的病后留下严重的后遗症,如小儿麻痹症。除急性感染外,病毒还可引起持续性感染,有的病毒感染还与人类肿瘤、免疫缺陷以及胎儿畸形、老年痴呆等疾病的发生密切相关,因此病毒已成为多学科关注的热点。

一、病毒的大小与形态

病毒个体微小,测量病毒大小的单位是纳米(nm),即 1/1 000 μm。各种病毒体大小差别悬殊,大型病毒(如牛痘苗病毒)约 200~300 nm;多数病毒为中型病毒(如流感病毒)约 100 nm;小型病毒(如脊髓灰质炎病毒)仅 20~30 nm。研究病毒大小最可靠的方法是电子显微镜测量法,放大几万到几十万倍直接观察和测量;也可用分级过滤法,根据它可通过的超滤膜孔径估计其大小;或用超速离心沉淀法,根据病毒大小、形状与沉降速度之间的关系,推算其大小。

病毒体电镜观察有五种形态(图 4-3)。

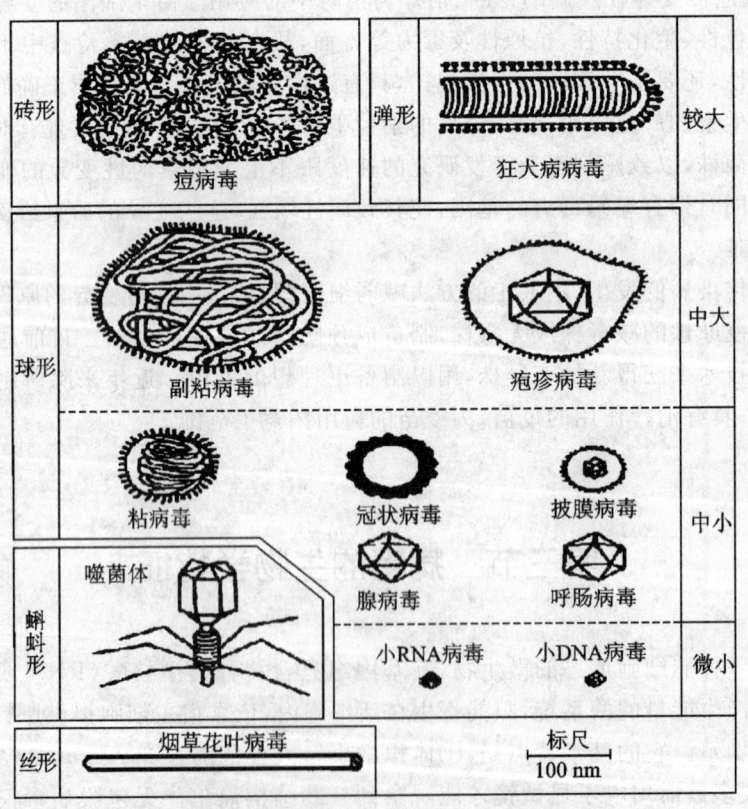

图 4-3 各种主要病毒的形态与大小比较(模式图)

1. 球形(sphericity) 大多数人类和动物病毒为球形,如脊髓灰质炎病毒、疱疹病毒及腺病毒等。

2. 杆形、丝形(filament) 多见于植物病毒,如烟草花叶病病毒等。人类某些病毒(如流感病毒)有时也可形成丝形。

3. 子弹形(bullet-shape) 形似子弹头,如狂犬病病毒等,其他多为植物病毒。

4. 砖块形(brick-shape) 如痘病毒(天花病毒、牛痘苗病毒等)。其实大多数呈卵圆形或"菠萝形"。

5. 蝌蚪形(tadpole-shape) 由一卵圆形的头及一条细长的尾组成,如噬菌体。

二、病毒的结构与化学组成

(一)病毒体

病毒体(virion) 完整的成熟的具有感染性的病毒颗粒称为病毒体,是细胞外的结构形式。病毒的基本结构有核心和衣壳构成核衣壳,有些病毒核衣壳外面有包膜和包膜子粒或刺突。无包膜的病毒体称裸露病毒。

1. 核心 核心(core)位于病毒体的中心,由一种类型的核酸构成,含 DNA 的称为 DNA 病毒。含 RNA 的称为 RNA 病毒。构成病毒的基因组携带遗传信息,决定病毒的复制、遗传和变异,以及病毒的感染和免疫。

2. 衣壳 在核酸的外面紧密包绕着一层蛋白质外衣,即病毒的衣壳(capsid)。衣壳是由许多壳粒(capsomere)按一定几何构型集结而成,壳粒在电镜下可见,是病毒衣壳的形态学亚单位,它由一个或多个结构多肽分子构成。

根据壳粒的数目和排列方式不同将病毒构形区分为:

(1)螺旋对称型(helical symmetry) 壳粒沿螺旋形盘旋的核酸呈规则地重复排列,通过中心轴旋转对称,如正粘病毒、副粘病毒及弹状病毒等。

(2)20面体立体对称型(cubic symmetry) 衣壳围绕在浓集成球状或近似球状的核酸外面,壳粒排列成 20 个等边三角形的面、12 个顶和 30 条棱的立体结构。如腺病毒、脊髓灰质炎病毒等;

(3)复合对称型(complex symmetry) 同时具有有两种对称型的病毒,如痘病毒与噬菌体。

致密稳定的衣壳结构赋予病毒固有的形状,还可保护核酸免遭外环境(如血液)中核酸酶或其他因素的破坏;衣壳蛋白质是病毒基因产物,具有病毒特异的抗原性,可刺激机体产生抗病毒免疫应答;衣壳能介导病毒核酸进入宿主细胞,衣壳蛋白与细胞表面相应受体吸附,是病毒选择性感染宿主细胞的首要步骤。

3. 包膜 某些病毒,如虫媒病毒、人类免疫缺陷病毒、疱疹病毒等,在核衣壳外包绕着一层含脂蛋白的外膜,称为包膜(envelope)。是病毒在成熟的过程中穿过宿主细胞,以出芽方式向宿主细胞外释放时获得的,故含有宿主细胞膜或核膜的化学成分,同时又含有病毒基因编码的糖蛋白成分。包膜的主要功能是维护病毒体结构的完整性。有些包膜表面有蛋白质性的钉状突起,称刺突(spike)或包膜子粒(peplomere)。它们位于病毒体的表面,有高度的抗原性,并能选择性地与宿主细胞受体结合,促使病毒包膜与宿主细胞膜融合，感染性核衣壳进入胞内而导致感染。

包膜中的脂质与宿主细胞膜或核膜成分相似（来自宿主细胞），有包膜病毒对脂溶剂和其他有机溶剂敏感，失去包膜后便失去了感染性。

（二）病毒的化学组成

1. 核酸　病毒的核酸为病毒体的核心，其化学成分为 DNA 或 RNA，核酸具有多样性，可以为线形或环状（闭环或缺口环），可为单链或双链，双链 DNA 或 RNA 皆有正链和负链。大多数病毒的核酸是完整的，有的病毒核酸是分节段的，如流感病毒。DNA 病毒大多数为双链形式（除微小病毒外），RNA 病毒大多数为单链形式（除呼肠孤病毒外）。病毒核酸的大小差别悬殊，微小病毒仅有 5 000 个核苷酸组成，而痘类病毒则有约 4 000 000 个核苷酸组成。病毒核酸携带病毒的全部遗传信息，构成病毒的基因组。病毒以其基因组为模板，在宿主细胞内，经过转录、翻译过程合成病毒的子代核酸、结构蛋白，然后再装配成子代病毒体。病毒核酸决定病毒的特性，病毒核酸链上的基因密码记录着病毒的形态、致病性和抗原性等全部特性的信息，由它复制的子代病毒体都保有原亲代病毒的一切特性，若病毒核酸链上的基因密码发生改变，病毒的特性也就发生变异。

2. 蛋白质　蛋白质是病毒的主要组成部分，约占病毒体总重量的 70%，均有病毒的基因组编码，具有病毒的特异性，可分为结构蛋白和非结构蛋白。结构蛋白是指组成病毒体的蛋白成分，如病毒体的衣壳、基质或包膜。衣壳蛋白一般由多个多肽亚单位组成，具有良好的抗原性。包膜蛋白为病毒基因组编码，多突出在病毒体外属于糖蛋白。基质蛋白是连接衣壳蛋白和包膜蛋白的部分，多具有跨膜和锚定的功能。非结构蛋白是指不参与病毒体构成部分的病毒蛋白多肽。它可以存在于病毒体内，如病毒的酶，也可能存在于感染细胞内，例如抑制宿主细胞生物合成的蛋白。具有酶功能的非结构蛋白有逆转录酶、DNA 聚合酶、蛋白水解酶等，它们作为抗病毒药物的作用靶点而备受重视。非结构蛋白对于病毒从感染细胞释放、病毒核酸复制以及对宿主细胞的转化均有重要意义，有些非结构蛋白还具有抗细胞因子或抗细胞凋亡作用，所以非结构蛋白的功能研究对阐明病毒的致病机制具有重要价值。总之，病毒蛋白质具有以下功能：①保护病毒核酸；②参与病毒感染细胞的过程。衣壳蛋白和包膜上的蛋白突起能特异地吸附至易感细胞表面受体上，介导病毒核酸进入宿主细胞，引起感染；③具有抗原性；④构成病毒体的酶类，参与病毒的复制；⑤毒素样作用。有些病毒的蛋白质具有毒素样的作用，能引起机体发热、血压下降、血细胞改变以及其他全身中毒症状。

3. 脂类和糖类　病毒体的脂质主要存在于包膜中，有些病毒含少量糖类，除构成病毒核酸中戊糖外，也是包膜的表面成分之一，它们主要来自于宿主细胞的细胞膜或核膜。

三、病毒的遗传与变异

病毒与一切生物一样，具有遗传变异性。病毒的基因组较简单，每种病毒只有一种核酸，基因数仅 3~10 个，而且病毒增殖速度极快，所以病毒是最早研究遗传学的工具。病毒遗传与变异的研究在病毒感染的诊断与防治，特别是在制备病毒疫苗，有效防治病毒性疾病中发挥很大的作用。

(一)病毒的基因组

病毒为专性活细胞内寄生,病毒在宿主细胞内必须脱壳暴露出核酸,呈基因型的分子水平寄生。病毒核酸仅含有一种类型,DNA 或 RNA,尽管是一种类型但却呈现多样性。所有已知有机体和许多病毒的遗传物质都是 DNA(DNA 病毒分为单链 DNA 和双链 DNA),但有些病毒也采用 RNA(RNA 病毒可分为双链 RNA、单链 RNA,单链又分单正链与单负链)作为遗传物质,单正链 RNA 病毒的核酸,不仅 RNA 作为模板复制子代病毒 RNA,而且还可以直接作为 mRNA 到宿主细胞核糖体上翻译子代病毒的的结构蛋白与非结构蛋白。另外,还有携带逆转录酶的 RNA 病毒,侵入宿主细胞后可由病毒 RNA 反转录为双链 DNA 整和到宿主染色体 DNA 中。病毒基因组的多样性是由不同病毒和宿主细胞的复杂关系决定的,因为病毒基因组的序列必须被易感宿主细胞所解码,才可被识别、转录并翻译出多种病毒蛋白。

(二)病毒变异的机制

1. 基因突变　病毒的突变(mutation)是指基因组中核酸碱基顺序上的化学变化,可以是一个核苷酸的改变,也可为上百上千个核苷酸的缺失或易位。病毒增殖过程中的自发突变率为 $10^{-6} \sim 10^{-8}$,各种物理因素、化学诱变剂(mutagens)可提高突变率,如温度、射线、5-溴尿嘧啶、亚硝酸盐等的作用均可诱发突变。突变株与原先的野生型病毒(wild-type virus)特性不同,表现为病毒颗粒形态、抗原性、营养要求、宿主范围以及致病性等方面的改变。

(1)毒力改变　因基因的突变出现毒力增强毒株及毒力减弱毒株,后者具有减低毒力而保持其免疫原性的特点,可生产减毒活疫苗,如脊髓灰质炎疫苗、麻疹疫苗等。

(2)条件致死突变株　指病毒突变后在特定条件下能生长,而在原来条件下不能繁殖而被致死。其中最主要的是温度敏感条件致死突变株(temperature-sensitive conditional lethalmutant),简称温度敏感突变株(ts 株)。

(3)宿主适应性突变株　指病毒基因组突变而影响了对宿主细胞的感染范围,能感染野生型病毒所不能感染的细胞。例如狂犬病毒突变株适应在兔脑内增殖,由"街毒"变为"固定毒",可制成狂犬病疫苗。

(4)缺陷型干扰突变株　指因病毒基因组中碱基缺失突变引起,其所含核酸较正常病毒明显减少。多数病毒可自然的发生缺陷型干扰突变株,其特点是由于基因的缺陷而不能单独复制,必须在辅助病毒(通常是野生株)存在时才能进行复制,并同时能干扰野生株的增殖。

(5)耐药突变株　因编码病毒酶基因的改变降低了靶酶对药物的亲和力或作用,使病毒对作用于病毒酶的药物产生抗药性。

2. 基因重组　当两种或两种以上病毒感染同一宿主细胞时,它们的遗传物质发生交换,结果产生不同于亲代的可遗传的子代,称为基因重组(genetic recombination)。基因重组不仅能发生于两种活病毒之间,也可发生于一活病毒和另一灭活病毒之间,甚至发生于两种灭活病毒之间,但最常发生于有亲缘关系的或宿主敏感性相似的病毒之间。

3. 基因产物的相互作用　当两种病毒感染同一细胞时,除可发生基因重组外,也可发生病毒基因产物的相互作用,包括互补、表型混合与核壳转移等,产生子代病毒的表型变异。

(三)病毒变异的实际意义

1. 研制减毒活疫苗　如 ts 株、宿主适应性突变株的研制。

2. 应用于基因工程　基因工程(genetic engineering)是将一个生物体的基因(gene),也就是携带遗传信息的 DNA 片段,转移到另一个生物体内,与原有生物体的 DNA 结合,实现遗传性状的转移和重新组合,从而使人们能够定向地控制、干预和改变生物体的遗传和变异。目前病毒基因工程正沿着两个方向发展:一是将编码病毒表面抗原的基因移植到质粒中去,在大肠杆菌中产生大量表面抗原物质,以制备疫苗或诊断用抗原。如乙型肝炎病毒编码表面抗原的 DNA 片段已在酵母菌中表达,该疫苗正进行人体观察;二是探索病毒作为基因工程载体的可能性,以便将所需要的外源基因带入人体或植入体内,以治疗人类遗传疾病或创造动物新品种。

(潘少波)

第四节　人体寄生虫学

一、人体寄生虫学的概述

人体寄生虫学是研究与人体健康有关的寄生虫的形态、生活史、致病、实验诊断、流行和防治原则的一门科学。人体寄生虫学的内容包括医学蠕虫学、医学原虫学和医学节肢动物学三部分。了解其一般知识的目的为控制和消灭寄生虫病,提高人们的健康水平和促进生产力的发展。

(一)基本概念

1. 寄生　两种生物在一起生活,其中一方受益,而另一方受害,这种生活关系称为寄生。

2. 寄生虫　永久或暂时地生活在其他生物的体表或体内,获取营养,使对方受损害的多细胞无脊椎动物和单细胞的原生生物,称为寄生虫(parasite)。根据寄生虫与宿主的关系,可将寄生虫分为体内寄生虫、体外寄生虫、专性寄生虫、兼性寄生虫、偶然寄生虫和机会致病寄生虫等。

3. 宿主　为寄生虫提供寄居场所和养料、并遭受损害的人体或动物,称为宿主(host)。通常寄生虫完成生活史需要一种或一种以上的宿主。寄生虫不同的发育阶段所寄生的宿主包括以下几种。

(1)终宿主　寄生虫的成虫或有性生殖阶段所寄生的宿主。

(2)中间宿主　寄生虫的幼虫或无性生殖阶段所寄生的宿主。有些寄生虫在生活史中需先后在不同的中间宿主体内发育,可按寄生先后分为第一中间宿主或第二中间宿主。

(3)保虫宿主　可作为人体寄生虫病传染来源的适宜的脊椎动物宿主。它们是人体寄生虫病的重要传染源。

4. 生活史　寄生虫完成一代的生长、发育和繁殖的全过程称为生活史(life cycle)。

其中寄生虫具有感染力的发育阶段为感染阶段(infective stage)。如血吸虫的尾蚴,疟原虫的子孢子。不同的寄生虫生活史各异。有的生活史比较简单,只需要一个宿主,如蛔虫、鞭虫。有的生活史比较复杂,需要两个或两个以上的宿主,如所有的吸虫和多数绦虫。不同寄生虫的生殖方式亦不一样,有的寄生虫在生活史中只有无性生殖阶段,如阿米巴、阴道毛滴虫等;而有些寄生虫在生活史中只有有性生殖阶段,如蛔虫、钩虫和蛲虫等;还有一些寄生虫在生活史中有无性生殖阶段又有有性生殖阶段过程,这种交替进行的生殖方式称为世代交替。只有熟悉或掌握寄生虫的生活史,才能了解寄生虫的致病情况、寄生虫病的实验诊断方法及其流行规律和防治原则。

(二)寄生虫与宿主的相互关系

寄生虫侵入宿主,对宿主造成损害,宿主也会产生不同程度的防御反应和抗损害作用,这种损害与抗损害的斗争,贯穿于寄生虫感染的始终。

1. 寄生虫对宿主的作用

(1)夺取营养　寄生虫寄生于宿主,不断从宿主机体摄取营养,从而导致宿主营养的损耗和贫血等。

(2)机械性损伤　寄生虫在宿主体内发育或移行的过程中,可引起宿主器官、组织或细胞的损伤和破坏,尤其在寄生部位往往导致局部的压迫、阻塞及其他机械性损伤。

(3)毒性和变应原作用　寄生虫的分泌物、排泄物或虫体死亡后的分解产物,对宿主均有毒性及致病作用。

2. 宿主对寄生虫的作用　寄生虫侵袭人体,可引起人体一系列防御反应,包括非特异性(先天性)和特异性(获得性)免疫反应。宿主与寄生虫相互作用的结果一般分为三类:宿主的防御力量强于寄生虫的侵袭力和适应力时,宿主可清除、消灭寄生虫,并防御再感染;宿主的防御力量与寄生虫的侵袭力和适应力处于相对平衡状态时,寄生虫可在宿主体内存活,宿主成为寄生虫感染或带虫者;寄生虫的致病力强于宿主的防御力时,宿主出现了明显的临床症状和病理变化,成为寄生虫病患者。但临床上人体感染寄生虫后产生部分保护性免疫力,不足以清除体内的寄生虫,但却具有一定的抵御再感染的能力,这种免疫类型称为带虫免疫。寄生虫感染的免疫多属此种类型。

(三)寄生虫病的流行与防治

1. 寄生虫病的流行　寄生虫病能在一个地方流行,受自然因素、生物因素和社会因素的影响,并且寄生虫病的流行特点具有地方性、季节性和人兽共患性。但还需以下三个基本条件。

(1)传染源　是指被人体寄生虫寄生的人和动物,包括病人、带虫者和保虫宿主。

(2)传播途径　是指寄生虫从传染源传播到易感宿主的过程,人体寄生虫常见的主要传播途径有:经口感染、经皮肤感染、经媒介昆虫感染及经接触感染等。

(3)易感人群　是指对寄生虫感染缺乏免疫力或免疫力低下的人群。

2. 寄生虫病的防治　应根据寄生虫的生活史采取综合性措施,因时因地、因条件制宜,以取得最佳效果,主要的防治原则是:

(1)控制或消灭传染源　普查普治带虫者和寄生虫病人,查治或处理保虫宿主。

(2)切断传播途径　加强粪便和水源的管理,搞好环境卫生和个人卫生,控制媒介节肢动物和中间宿主。

(3)保护易感人群　搞好卫生宣传,普及卫生常识,改变不良的饮食习惯,注意个人防护。

二、医学蠕虫

蠕虫是软体的多细胞动物,借肌肉的伸缩而蠕动所以称蠕虫,寄生于人体的重要蠕虫分别属于线性动物门的线虫纲、扁形动物门的吸虫纲和绦虫纲。

(一)线虫纲

线虫的成虫多呈线形或圆柱状,雌雄异体,雌虫大于雄虫,雌虫尾部尖直,雄虫尾部弯曲,消化道为简单的直管,前端有口,末端有肛门。生殖器官发达,雌虫为双管型,雄虫为单管型。

1. 蛔虫　是人体常见的肠道大型线虫。成虫呈圆柱状,死后为灰白色,雄虫长 15～31 cm,尾部卷曲有交合刺;雌虫长 20～35 cm,阴门位于虫体腹面中部之前。

生活史:经粪便排出的受精的蛔虫卵,在外界适宜的环境中约经两周发育为含蚴卵,即为感染期虫卵,经口感染,幼虫在人体内经过移行定居于小肠,自感染到雌虫发育到成熟产卵需 60～75 天。每条雌虫每天产卵约 24 万个。成虫寿命为一年左右。蛔虫在小肠以半消化的食物为营养,除夺取人体营养外,还可引起严重的并发症,如胆道蛔虫和肠梗阻。蛔虫感染普遍,儿童感染率高,尤以农村较为严重。

2. 钩虫　钩虫有两种即十二指肠钩虫和美洲钩虫,寄生于人体的小肠上段,引起以慢性贫血为主的钩虫病,是严重危害人体健康的寄生虫病之一。

生活史:经粪便排出的钩虫卵,在外界适宜环境中发育为丝状蚴,即为感染期幼虫,经皮肤黏膜感染人,幼虫在人体内经过移行到达小肠,自感染到雌虫发育到成熟产卵需 5～7 周。成虫寿命为 5～7 年,甚至 15 年,每条雌虫每天产卵 1～3 万个。

3. 蛲虫　寄生于人体的回盲部。成虫乳白色,线头状,虫体长约 1 cm 左右,雄虫交配后死亡,不易见到。夜晚雌虫下移到肛门外产卵后干枯死亡。自感染到雌虫发育到成熟产卵约需 2～4 周。粘在肛门周围的虫卵发育很快,6 小时发育到含蚴卵,即为感染期。由于虫体产卵爬行的刺激,引起肛门及会阴部皮肤奇痒难忍,易造成肛门—手—口直接感染。蛲虫感染以儿童多见,城市感染率高于农村。

4. 丝虫　在我国寄生于人体的有两种,即班氏丝虫和马来丝虫,引起的丝虫病是严重危害人体健康的寄生虫病之一。

成虫细丝线状,8～10 cm 长,寄生于人体的淋巴系统,成虫不产卵直接产幼虫(微丝蚴),微丝蚴夜间出现在外周血液中,故临床诊断要夜晚查血。生活史中要有中间宿主,微丝蚴在蚊体内发育为丝状蚴,即感染期幼虫,再经蚊虫的叮咬经皮肤钻入而感染人。引起急性和慢性丝虫病,晚期出现象皮肿、睾丸鞘膜积液和乳糜尿。防蚊灭蚊是切断传播途径的重要措施。

5. 其他　线虫有鞭虫、旋毛形线虫等。

(二)吸虫纲

吸虫的成虫多呈叶状或舌状,寄生于人体的吸虫都有两个吸盘,位于虫体前端的称为口吸盘,位于虫体腹前的称为腹吸盘。消化系统不完全,有口无肛门。生殖系统发达,吸虫均为雌雄同体,但血吸虫除外。吸虫的生活史复杂,虫卵下水经中间宿主,才能发育到感染期。而且都能引起人兽共患病。

1. **肝吸虫** 成虫寄生于人体的肝胆管内,称为肝吸虫。成虫为雌雄同体,有口腹吸盘,长约10~25mm,宽约3~5mm,活时肉红色,死后为灰白色。因睾丸前后排列,呈分支状,故名华支睾吸虫。成虫寄生于人、猫、犬等动物的肝胆管内。虫卵随胆汁进入消化道,随粪便排出。

生活史:虫卵必须下水后才能发育,被第一中间宿主豆螺吞入在其体内发育为尾蚴,尾蚴逸出在水中游动,侵入第二中间宿主淡水鱼、虾体内,发育为囊蚴是感染阶段。当人食入半生不熟的含囊蚴的鱼或虾时,经口感染,进入消化道,脱囊后幼虫对胆汁有趋向性,移入肝胆管,经一个月左右发育为成虫产卵。成虫在人体的寿命一般为20~30年。猫等动物为其保虫宿主。成虫寄生于肝胆管内由于阻塞刺激作用,引起胆管炎、胆石症,晚期病人可出现肝硬化。

2. **血吸虫** 寄生于人体的门静脉系统内,引起血吸虫病。是长江流域及长江以南严重危害人体健康的寄生虫病之一。

成虫为雌雄异体,但呈雌、雄合抱状态。外观似线虫,长约2 cm左右。由于虫卵经肠黏膜随粪便排出,外周黏附有坏死组织等污物,内含有一毛蚴。虫卵下水孵出毛蚴,毛蚴侵入中间宿主钉螺体内,发育为尾蚴,尾蚴从螺体逸出到水中,人或家畜接触疫水,经皮肤黏膜感染,经移行和发育定居于肠系膜下静脉。雌、雄虫交配后产卵于肠黏膜下层的静脉末梢,急性期大部分虫卵随随粪便排出体外,并出现痢疾的症状。一部分虫卵随血流到肝脏,卵内毛蚴的分泌物,具有抗原性,使机体的T细胞致敏,再次遇到相同抗原后,释放各种淋巴因子,吸引巨噬细胞、嗜酸性粒细胞等聚集到虫卵周围,形成虫卵肉芽肿。晚期,可出现肝硬化、门静脉高压、巨脾和腹水等临床症状。

3. **其他** 如姜片虫、肺吸虫等。

(三)绦虫纲

虫体背腹扁平、带状分节、雌、雄同体,白色和乳白色。虫体长数毫米至数米。虫体有头节、颈节和链体三部分组成。头节细小有四个吸盘,头节上还有小钩,具有附着的作用。根据节片内生殖器官的发育程度,将节片分为幼节、成节和孕节。幼节生殖器官在发育中,成节的每一节片内均有雌、雄性生殖器官各一套。孕节内为充满虫卵的子宫,其他器官已退化。绦虫无消化道,营养靠体表的微绒毛吸收。

1. **猪带绦虫** 成虫寄生于人体的小肠,引起猪带绦虫病。幼虫(囊尾蚴)寄生于人体的皮下、肌肉和脑部等处,引起囊虫病。幼虫寄生于猪的体内(米猪肉),猪是中间宿主。

成虫长2~4 m,有节片800~1 000节,孕节常数节一起脱落,随粪便排出体外。

生活史:人是终宿主,猪是中间宿主,猪吞食人粪便中的孕节或虫卵而感染,经60~70天发育为猪囊尾蚴(米猪肉),人食入含猪囊尾蚴的猪肉而感染,受胆汁的刺激,头节伸出,吸附在小肠,经2~3个月发育为成虫。成虫寿命可达15~17年。人若误食虫卵及人体内有成虫的寄生异体或自体内重复感染,可引起人皮下、肌肉和脑囊虫病等,尤以脑囊虫病对人体危害严重。

2. 牛带绦虫 成虫寄生于人体小肠,引起牛带绦虫病。成虫长 4~8 m,节片 1 000~2 000 节,虫卵形态与猪带绦虫卵不易区别。对人体的感染阶段是牛囊尾蚴,人食入未熟的含牛囊尾蚴的牛肉,经口感染。成虫在小肠寄生,夺取营养引起人体消化道的症状。幼虫仅寄生于牛体,不引起人的囊虫病。本病在牧区多见。

三、医学原虫

原虫为单细胞动物,体积微小,结构简单,但具有完整的生理功能。基本结构有细胞膜、细胞质和细胞核。根据运动细胞器分四个纲。生活史类型有人际传播型、虫媒传播型和循环传播型。寄生性原虫多寄生于人体的腔道、内脏、体液和细胞内。以寄生于细胞内的原虫致病性强。

(一)叶足纲

以伪足为运动细胞器,生活史中有滋养体(活动期)和包囊(传播期)阶段。

1. 溶组织内阿米巴 寄生于人体的结肠腔内,也可侵入肠壁引起痢疾,进入血流引起异位脓肿。经口感染,在小肠下段脱囊,小滋养体生活在肠腔,二分裂繁殖,以细菌为营养,形成包囊排出体外。小滋养体侵入肠壁吞噬红细胞,发育为大滋养体,溶解性破坏作用致肠壁溃疡,引起急性期痢疾症状,排出果酱样脓血便。

2. 结肠内阿米巴 不致病,寄生于结肠,生活史中有滋养体和包囊阶段。

(二)动鞭纲

以鞭毛为运动细胞器。

1. 阴道毛滴虫 是引起性病的病原之一。寄生于女性的阴道及男性的尿道。生活史简单,只有滋养体期,二分裂繁殖,经直接或间接接触传播,引起滴虫性阴道炎和尿道炎,临床表现为外阴瘙痒,泡沫样白带。用阴道分泌物涂片检查确诊。已婚者应注意男性配偶的治疗,才能彻底治愈。

2. 黑热病原虫 寄生于人体的巨噬细胞内的是无鞭毛体,感染阶段是白蛉内的鞭毛体,经雌性的白蛉叮咬经皮肤感染。引起黑热病,是严重危害人体健康的寄生虫病之一。

3. 蓝氏贾第鞭毛虫 生活史中有滋养体和包囊阶段。包囊是感染阶段,旅游者容易感染引起腹泻。

(三)孢子虫纲

没有明显的运动细胞器,寄生于细胞内。

1. 疟原虫 寄生于人体的有四种,以间日疟原虫最常见,恶性疟原虫较常见。引起疟疾,是严重危害人体健康的寄生虫病之一。

疟疾是由按蚊传播的,子孢子是感染阶段,夏秋季蚊叮咬经皮肤感染,在人体的肝细胞先发育称为红细胞外期,再侵入红细胞发育称红细胞内期,进行裂体增殖,胀破红细胞,引起疟疾的发作。几次疟疾发作后,可出现贫血、肝脾肿大。

2. 机会致病原虫 包括弓形虫、卡氏肺孢子虫和隐孢子虫。

(1)弓形虫 弓形虫的终宿主为猫及猫科动物,中间宿主为人及其他动物。寄生于人体的有核的细胞内。引起先天性和获得性弓形虫病。生活史中,具有宿主广泛性,感染阶段多,感染方式多,临床表现又非特异性,诊断难以查到病原体。

(2) 卡氏肺孢子虫　寄生于肺泡内,引起肺孢子虫肺炎。免疫功能正常的人感染后并不发病,免疫功能缺陷或低下者易感。60%～70%的艾滋病病人晚期合并肺孢子虫感染。

(3) 隐孢子虫　动物宿主多,寄生于人体的小肠上皮细胞的刷状缘,是引起婴幼儿腹泻的新病原。随粪便排出的卵囊具有感染性。

(四) 纤毛虫纲

以纤毛为运动细胞器。仅有结肠小袋纤毛虫。寄生于猪和人体的结肠,生活史中有滋养体和包囊期,包囊是感染阶段,经口感染,感染后引起腹泻。

四、医学昆虫

医学昆虫属于节肢动物门,以昆虫纲(蚊、蝇、虱、蚤)和蛛形纲(蜱、螨)与人类关系密切。

昆虫在动物界种类很多,有些昆虫不但通过骚扰、叮咬吸血、毒害、寄生危害人类,而且能传播多种传染病和寄生虫病,有的还可储存病原体,这些能危害人类健康的节肢动物称为医学昆虫。能传播病原体的昆虫称媒介昆虫,由媒介昆虫传播的疾病称虫媒病。

医学昆虫对人的危害分直接危害和间接危害两种方式。

1. 直接危害　如蝇的骚扰使人不安;蚊、蚤的叮人吸血;某些蝇幼虫(蛆)的寄生可引起蝇蛆病;疥螨、蠕形螨寄生可引起皮炎。

2. 间接危害　医学昆虫携带病原体传播的疾病很多,病原体包括病毒、立克次氏体、螺旋体、细菌、原虫和蠕虫等。传播疾病的方式有机械性传播和生物性传播。如蝇类传播消化道疾病(伤寒、痢疾)等,属机械性传播;蚊传播疟疾、丝虫病、流行性乙型脑炎、登革热,蚤类传播鼠疫,虱传播回归热,有些病原体还可经卵传递,如恙螨传播恙虫病,硬蜱传播森林脑炎,均属生物性传播。

防治原则:针对医学昆虫生态中的薄弱环节,制定综合性防治措施,积极治疗病人,加强个人防护,加强检疫及控制自然疫源地。

(陈秀春)

第五节　感染与免疫

一、感染

微生物侵入宿主,宿主的防御系统抵抗入侵,二者相互作用过程中引起宿主不同程度的病理过程,称为感染。引起感染的微生物可来自宿主体外,也可来自宿主体内。感染的发生与侵入体内的病原微生物的数量、侵入途径、毒性大小有关。常引起感染的微生物种类有细菌、病毒等。

(一) 细菌感染

自然界中大量的细菌中,只有少数能使宿主感染,引起宿主感染的细菌称为致病菌。不同致病菌致病强弱程度不同,即使同一病原菌的不同菌株,其致病力也有不同。病原菌致病力的强弱程度称为毒力。决定细菌毒力的物质基础是侵袭力和毒素。病原菌突破宿主某些防御功能,进入机体定居、繁殖和扩散的能力称为侵袭力。侵袭力包括黏附、侵入、扩散三个过程。侵袭力的完成依靠细菌的一些结构物质如菌毛、荚膜、特殊蛋白等和细菌释放到细胞外的一些物质如侵袭性酶等。毒素是细菌在生长繁殖过程中产生的一些有毒性的大分子物质,可直接或间接损伤宿主细胞组织和器官。

1. 侵袭力

(1) 黏附　细菌感染的第一步是黏附。细菌以其独特的黏附方式黏附到机体上皮细胞或黏膜上皮细胞,若黏附到呼吸道黏膜上皮细胞,能避免呼吸道上皮细胞纤毛的运动;若黏附到消化道黏膜细胞,能克服肠蠕动;若黏附到泌尿生殖道黏膜上皮,能防止尿液的冲刷。细菌黏附后才能在局部生长繁殖,进一步引起感染。不同的细菌黏附部位不同引起感染的宿主范围和感染的类型不同。如炭疽杆菌既能黏附动物的细胞也能黏附人类细胞,引起人和动物共患病。而淋球菌只感染人体不感染动物,而且感染人的局部,引起泌尿生殖道炎症或其他局部感染。细菌黏附方式不同,引起的症状也不同。有些菌是单个散在黏附,有的同种菌聚集在一起形成肉眼看不见的微菌落,有的几种菌汇聚形成膜性结构即生物膜。如铜绿假单胞菌常引起皮肤伤口化脓性感染,但形成微菌落或生物膜后,与下呼吸道及肺部感染有关,且难以治疗,形成慢性感染。

与黏附有关的细菌表面结构有菌毛、荚膜、微荚膜、糖萼等。某些革兰阴性菌如肠道中产毒性大肠埃希菌、痢疾志贺菌、霍乱弧菌等具有菌毛,菌毛帮助其黏附到肠道黏膜细胞上,在局部生长繁殖产生毒素或继续侵入细胞和组织致病。细菌的荚膜、微荚膜、糖萼本身没有毒性,但具有黏附作用。同一种菌有荚膜的菌毒性强,无荚膜的菌毒性弱。动物实验证明有荚膜的肺炎链球菌只需几个菌就可杀死1只小鼠,而失去荚膜的肺炎链球菌则需几亿个菌才能杀死1只小鼠。糖萼可使细菌黏附到机体的组织细胞上或无生命物质上,如变异链球菌靠糖萼牢固吸附于釉质上,和其他菌在牙表面形成菌斑,细菌分泌酸性物引起龋齿。

(2) 侵入　细菌侵入的细胞主要是黏膜上皮细胞,细菌编码的一些侵袭性蛋白帮助细菌侵入。

(3) 繁殖与扩散　细菌侵入宿主细胞后,开始生长繁殖,扩散蔓延,有的细菌只是在局部表层扩散引起局部感染;有的引起局部深层扩散,进入皮下或黏膜下组织,引起局部淋巴结炎症和肿大;有的细菌能扩散到全身引起全身感染。

与细菌扩散有关的物质是细菌产生到细胞外的一些侵袭性酶,这些酶可帮助病原菌抵抗吞噬或扩散。如致病性葡萄球菌产生的血浆凝固酶,使血浆凝固包绕在细菌细胞壁外面,帮助其抵抗吞噬。A型链球菌产生的透明质酸酶,可破坏细胞之间的透明质酸;产生的链激酶使血块溶解或阻止血浆凝固;产生的链道酶能打断细胞的DNA,这些酶很好地协助病原菌进行扩散。

2. 毒素　毒素是细菌在生长繁殖的过程中产生和释放的毒性成分,起主要致病作用的有内毒素和外毒素。

(1) 外毒素　为某些菌生长繁殖过程中产生并释放到体外的毒性蛋白质。主要是革兰阳性菌和部分阴性菌产生。革兰阳性菌中,厌氧芽胞梭菌中的破伤风梭菌、肉毒梭菌等产生外毒素,引起化脓性感染的链球菌、葡萄球菌等产生外毒素。产生外毒素的革兰阴性菌有引起肠道感染的痢疾志贺菌、霍乱弧菌等。外毒素具有以下特点：

1)成分是蛋白质：由A和B两个亚单位构成,A亚单位起毒性作用,B亚单位起介导结合作用,介导外毒素和靶细胞结合。

2)性质不稳定：外毒素是特殊的蛋白质,所以易被热、酸、蛋白酶等破坏。大部分外毒素易被热破坏,如破伤风外毒素加热60℃,20 min即失活。

3)毒性强：外毒素具有毒性强的特点,肉毒梭菌产生的肉毒外毒素是所有外毒素中毒性最强的毒素,比巨毒物氰化钾的毒性还要强1万倍,1 mg肉毒毒素能杀死2亿只小鼠。

4)选择性结合组织器官：这一特点使产生外毒素的细菌感染引起特殊的临床症状。如破伤风痉挛毒素由破伤风梭菌感染后产生,破伤风痉挛毒素特异性地和神经细胞结合,引起神经症状,病人出现哭笑面容,颈项强直,角弓反张等主要症状。霍乱弧菌引起肠道症状,病人出现剧烈的腹泻和呕吐,是由于霍乱弧菌产生的霍乱外毒素专一性地作用于肠道黏膜引起的。肉毒梭菌产生的肉毒毒素主要作用于胆碱能神经轴突终末,干扰乙酰胆碱释放,引起肌肉松弛性麻痹,主要是眼肌、吞咽麻痹等。

5)抗原性：外毒素抗原性强,可刺激机体产生抗毒素；外毒素经脱毒处理制备成类毒素,具有免疫原性。所以常用抗毒素来中和外毒素治疗引起感染,用类毒素作为疫苗来预防疾病。

外毒素种类多,有的细菌只产生一种外毒素,有的细菌可产生几种或多种外毒素。有的外毒素特异性地和神经细胞结合,作用于神经细胞,引起神经症状称为神经毒。破伤风外毒素属于神经毒。有的外毒素特异性地作用于细胞,对细胞有毒性称为细胞毒。白喉外毒素可特异性作用于心肌细胞,是细胞毒。有些外毒素作用于肠道黏膜细胞,引起腹痛、腹泻等症状称为肠毒素,如霍乱毒素。

(2)内毒素 为细菌破裂后才释放出来的毒性成分,是革兰阴性菌的细胞壁成分——脂多糖(LPS)。其他的微生物螺旋体、衣原体、立克次体也有内毒素。所有内毒素由革兰阴性菌产生,是革兰阴性菌引起感染的主要毒性物质。和外毒素比较,内毒素具有不同的特点：①内毒素的成分是蛋白和脂类的复合物,所以耐热,加热60℃,数小时不被破坏,可耐受100℃,1 h不失活；加热160℃,2~4 h或用强酸、强碱或强氧化剂煮沸30 min才能灭活。所以临床上要防止内毒素污染注射用药；②内毒素由革兰阴性菌产生,革兰阳性菌不产生内毒素；③内毒素毒性弱,无选择性,所以引起的症状和外毒素引起症状的特点明显不同；④抗原性弱,所以不能制备成类毒素。

所有内毒素的成分大致相似,所以产生内毒素的菌引起感染的症状有类似现象。主要导致以下反应：①发热反应。内毒素在机体内能激活单核-巨噬细胞,使其释放细胞因子,这些细胞因子可作用于下丘脑,使下丘脑释放介质作用于体温调节中枢,引起发热反应。往往极微量(1~5 μg)内毒素入血即引起发热反应。②白细胞反应。当血液中有大量内毒素,白细胞大量移行并黏附于组织毛细血管,引起白细胞量降低,几小时后,骨髓中的中性粒细胞大量释放入血,血中的白细胞量又升高。③Shwartzman现象和弥漫性血管内凝血(DIC)。血循环中的内毒素可导致低血压,血流缓慢,血细胞在小血管和毛细血管积聚,导致血管阻塞,血流不畅,组织缺氧,酸中毒,血管麻痹性扩张,激活凝血系统,血液凝固。引起出血、坏死。若局部称为 Shwartzman 现象,若全身出血坏死称为弥漫性血管内凝血(DIC)。④内毒素血症和休克。当血液中有大量内毒素,机体会出现内毒素血症,病人症状也有发热、全身不适等现象。严重会导致病人休克、死亡。临床上常见于爆发型流行性脑膜炎、中毒性菌痢等传染病。

(二)病毒感染

病毒必须在活的细胞内寄生,所以致病的机制与细菌大不相同。

1. 杀细胞效应 某些病毒感染宿主后,在细胞内生长繁殖过程中可导致细胞裂解死亡,脊髓灰质炎病毒、腺病毒感染均属此类。病毒在细胞内增殖的过程中,竞争性利用细胞内的营养物质,干扰细胞正常新陈代谢,造成细胞病变死亡。

2. 细胞融合 有些病毒进入细胞后虽然也复制,却不引起细胞裂解、死亡,使细胞出现融合。病毒借助于融合扩散到未受感染的细胞。细胞融合后形成多核巨细胞或合胞体。

3. 细胞凋亡 病毒感染,启动凋亡基因,使宿主细胞发生凋亡。

4. 细胞转化 某些病毒将自身的遗传物质整合于宿主细胞染色体基因组中,导致细胞无限增殖,转化为癌细胞,如人乳头瘤病毒、疱疹病毒、艾滋病毒、乙肝病毒等。

5. 病毒感染的免疫损伤 病毒感染宿主后,宿主免疫系统也作出应答,在应答的过程中引起机体损伤,这也是病毒致病机制之一。

二、感染的发生和发展

(一)细菌性感染

细菌侵入机体引起感染,不仅取决于细菌的数量、毒力和适当的侵入途径,还与机体的防御功能和易感性有关。

1. 感染的来源

(1)外源性感染 来自宿主体外的病原体引起的感染。传染源主要是病人、带菌者以及患病动物、带菌动物。

(2)内源性感染 感染来自于病人自身的体内。在人的体表或腔道存在的大量正常菌群,在人体正常状态这些菌对人体不引起疾病,只有人体免疫力低下时,一部分菌成为致病菌,引起条件致病;或者一部分菌从人体的正常生长部位位移到其他的部位引起感染,引起条件致病。另一种情况是病人体内潜伏下来的细菌再次引起感染。如结核杆菌感染机体,经过一段时间,形成含有菌的钙化灶,人体免疫力低下时,钙化灶破溃,结核杆菌又排入肺内,引起感染。

2. 传播途径和方式 病原菌要引起感染必须有合适的传播途径。

(1)呼吸道感染 引起呼吸道感染的病原菌大多通过呼吸道途径传播,病人或带菌者通过咳嗽等将带有病原菌的飞沫排出,其他健康人吸入引起感染。如肺炎链球菌引起的大叶性肺炎、结核杆菌引起的肺结核等。

(2)消化道感染 引起消化道感染的病原菌从消化道排出污染了食物、饮水等,其他人食入引起粪—口传播。如痢疾杆菌引起的痢疾、霍乱弧菌引起的霍乱等。

(3)接触感染 一部分病原菌通过皮肤伤口引起机体感染,如常引起伤口化脓感染的葡萄球菌、链球菌等,通过伤口引起感染的破伤风梭菌。还有一部分病原菌通过人类自身性行为接触黏膜或皮肤感染,如淋球菌引起的淋病、梅毒螺旋体感染引起的梅毒,溶脲脲原体感染引起的泌尿系统炎症等。

(4) 血液传播　病原菌进入血液,通过血液制品或输血注射等途径引起传播,如二期梅毒、沙门菌引起的伤寒等。

(5) 节肢动物　特别是引起人畜共患的一些病原菌,节肢动物可作为病原菌的寄生宿主、储存宿主或传播媒介,通过节肢动物叮咬引起感染,如鼠疫杆菌引起的鼠疫、立克次体引起的斑疹伤寒等。

3. 感染类型　随着感染的发生与发展,细菌与机体双方力量的对比,感染在临床上表现为不同类型。

(1) 隐性感染　机体免疫力较强,病原菌的毒力较弱、数量又不多,感染后人体不出现症状或只出现轻微的症状,称为隐性感染。有的机体可能向外排菌而成为带菌者。隐性感染对感染者本身是有利的,有些菌的隐性感染可获得一定免疫力,但隐性感染者是潜在的传染源。

(2) 显性感染　机体免疫力较弱或入侵的病原菌毒力强、数量又多,机体受到不同程度的损害,出现一系列临床症状,称为显性感染。显性感染后,病人症状消失,有时病原菌未及时消灭,而在体内继续存在一定时期,称为带菌状态。

显性感染按病情缓急分为:

1) 急性感染:发病急,病程短,几天或几周,及时治疗很快痊愈,如霍乱、伤寒等。

2) 慢性感染:发病慢,病程长,有数月至数年。需要长期治疗,如结核、梅毒等。

显性感染按感染发生部位与性质分为:

1) 局部感染:病原菌在局部生长繁殖,引起病变。如葡萄球菌、链球菌、绿脓杆菌引起局部伤口化脓感染。

2) 全身感染:病原菌或毒素向全身扩散,引起全身症状,常见以下几种情况:①毒血症。病原菌在入侵的局部生长繁殖,只是产生的毒素进入血流,引起全身感染。如破伤风梭菌感染引起破伤风,出现全身神经症状。②菌血症。病原菌在局部组织中繁殖,间断进入血流引起菌血症,病人有发热、全身不适等症状。如伤寒两次间断进入血流,引起两次菌血症。③败血症。病原菌侵入血流,在其中大量生长繁殖,产生毒性代谢产物,引起全身中毒症状。如葡萄球菌感染引起败血症。④脓毒血症。化脓性细菌随着血液扩散,又在全身其他器官或组织引起新的化脓性病灶。如金黄色葡萄球菌除引起局部化脓性感染外也引起肝脓肿、皮下脓肿、肾脓肿等。

(二) 病毒性感染

病毒感染的传播方式、途径与细菌大体一致,感染类型有所区别。

1. 传播方式

(1) 水平传播　病毒在人群中不同个体之间的传播。大多数病毒属于这种方式。

(2) 垂直传播　病毒从宿主的亲代传到子代的传播,主要通过胎盘或产道传播,是病毒的主要传播方式之一。垂直传播可导致胎儿先天性疾病,如风疹病毒可导致胎儿聋哑、失明、先天性心脏病等。巨细胞病毒、乙肝病毒、艾滋病病毒可引起胎儿死亡、早产或先天畸形。

2. 传播途径　病毒的传播途径同细菌的相似。也有呼吸道、消化道、接触感染、血液传播、节肢动物传播等途径。有的病毒只有一种传播途径，有的病毒有多个传播途径。

3. 病毒感染的类型　根据感染后有无症状分为显性感染和隐性感染；根据病毒在体内感染的过程、滞留的时间分为急性感染和持续性感染。

(1) 隐性感染　病毒进入机体后不引起临床症状的感染称隐性感染。某些病毒隐性感染后可使机体获得免疫力。部分隐性感染者成为病毒携带者，是重要的传染源，如乙肝病毒携带者。

(2) 显性感染　有的病毒感染机体后均可发病，称为显性感染，如麻疹病毒、天花病毒等。有的病毒感染机体后，有少部分发病，如脊髓灰质炎病毒、流行性乙型脑炎病毒等。

(3) 急性感染　急性感染潜伏期短，发病急，出现症状后一段时间内，病毒被清除掉进入恢复期，病程数日至数周。

(4) 持续性感染　病毒可在机体内持续存在数月至数年。可能出现症状，也可能先不出现症状而长期带病毒，后来才引起发病或死亡。

三、免疫系统与免疫

伴随着微生物感染的发生，人体的卫士免疫系统要进行识别并排除非己的功能，称为免疫。机体的免疫系统包括免疫器官、免疫细胞、免疫分子，是执行体液免疫和细胞免疫的物质基础。抗感染免疫过程中，机体抵抗病原微生物及其有害物的免疫机制有非特异性免疫和特异性免疫。

(一) 免疫系统

1. 免疫器官　免疫器官分为中枢免疫器官和外周免疫器官，中枢免疫器官包括骨髓、胸腺，是免疫细胞发生、分化和成熟的场所，对外周免疫器官也有促进作用。外周免疫器官包括淋巴结、脾脏和黏膜相关的淋巴组织，是T、B淋巴细胞定居增殖、接受抗原刺激产生特异性免疫应答的部位，同时也是血中淋巴细胞进入淋巴系统完成淋巴细胞再循环的主要场所。

2. 免疫细胞　指与免疫应答有关的所有细胞。主要有T细胞、B细胞、K细胞、NK细胞、单核吞噬细胞、中性粒细胞等，这些细胞可通过不同的具体机制杀伤或介导杀伤或吞噬受病原体感染的细胞。此外，还有其他参与免疫的细胞，如粒细胞、红细胞、血小板、肥大细胞等。

3. 免疫分子　免疫分子包括抗体、补体以及细胞因子等。抗体是机体受抗原刺激产生的并能与相应抗原结合的球蛋白。抗体可抵抗病原体感染。补体是存在于正常人或动物体液中与免疫有关的、具有酶活性的球蛋白。补体被激活后，可促进吞噬、中和病毒等多种作用。细胞因子指活化的免疫细胞或非免疫细胞合成与分泌的参与免疫应答的小分子物质，主要有白细胞介素、干扰素、集落刺激因子、肿瘤坏死因子和生长因子等。这些因子具有抗病原体感染、调节免疫功能、参与炎症反应等功能。

(二) 免疫

1. 非特异性免疫　又称天然免疫，是机体在种系进化过程中逐渐形成的一系列防御功能,并非作用于某一种病原体,对各种病原体都起作用,故称非特异性免疫。非特异性免疫是机体抗感染的第一道防线,发挥作用快,但作用比较弱。非特异性免疫由屏障结构、吞噬细胞、正常体液和组织的免疫成分等组成。

(1)屏障 ①皮肤和黏膜:皮肤和黏膜有机械性阻挡和排除病原微生物的作用。呼吸道黏膜的纤毛摆动、口腔吞咽、肠蠕动等可使病原体难以定居并被排出体外。皮肤和黏膜分泌多种杀菌物质,汗腺分泌的乳酸不利于细菌生长,皮脂腺分泌的脂酸有杀菌作用,黏膜分泌溶菌酶、胃酸、蛋白酶等杀菌物质。②血脑屏障:此屏障可阻挡病原微生物及其代谢产物进入脑组织或脑脊液,保护中枢神经系统胶质膜。婴幼儿血脑屏障未发育成熟,易发生脑部感染。③胎盘屏障:由母体子宫内膜和胎儿绒毛膜共同组成,使母体感染的病原体及有害物质不能通过胎盘进入胎儿。但妊娠前3个月,胎盘屏障未发育完善,病原体容易由母体进入胎儿,药物也可通过不完善的胎盘影响胎儿,所以妊娠早期,应尽量防止感染和不用副作用大的药物。

(2)吞噬细胞 病原体突破皮肤和黏膜侵入人体后,首先遭遇吞噬细胞的吞噬作用。吞噬细胞有大吞噬细胞和小吞噬细胞。前者为外周血液中的中性粒细胞,后者包括血液中的单核细胞和多种组织的巨噬细胞。

病原体侵入皮肤黏膜后,先被毛细血管内游离出的中性粒细胞吞噬,少数未被吞噬的病原体可到达淋巴结,被淋巴结中的巨噬细胞吞噬杀灭,还有毒力强的病原体经淋巴结进入血液到达各组织器官,再被该处的巨噬细胞杀灭。

(3)正常体液中和组织中的抗菌物质 正常体液中具有多种抗病原体物质。血清中的补体在抗体出现前就配合其他因素发挥作用,清除病原体。唾液、乳汁、泪液中的溶菌酶可破坏革兰阳性菌的细胞壁,裂解细菌。正常体液中还有乙型溶素、乳素等杀菌物质。

2. 特异性免疫 亦称获得性免疫,个体出生后,在生活过程中与病原体及其产物等抗原分子接触后产生的一系列防御功能。病原体感染后,其抗原可使机体产生抗体从而获得不同程度的免疫力。其特点是针对性强,只对引发免疫的同种抗原起作用,且再次接受相同的抗原刺激而使免疫效应增强。包括体液免疫和细胞免疫,细胞免疫又包括B淋巴细胞和T淋巴细胞介导的免疫。

(1)体液免疫 体液免疫的主要作用分子是抗体。病原体感染机体首先是黏附到上皮细胞表面,而抗体可以抑制病原体黏附。抗体还可以增强吞噬细胞的吞噬作用;中和细菌的外毒素,使外毒素失去结合靶细胞的能力;和补体联合溶菌;促进自然杀伤细胞的细胞毒作用。

(2)细胞免疫 细胞免疫对细胞内寄生菌、病毒、真菌感染等起重要作用。参与细胞免疫的主要细胞有细胞毒性T细胞(CTL)和迟发型超敏反应性T细胞(Td)。CTL特异性直接杀伤靶细胞。Td细胞分泌干扰素、白介素等细胞因子,诱导产生细胞免疫和迟发型超敏反应。

四、免疫应答

不同病原体的免疫应答机制不同,现主要介绍细菌和病毒两类病原体的免疫应答。

(一)细菌免疫应答

不同类型病原菌引起感染机制不同,免疫应答也不同。

1. 胞外菌感染 病原菌感染机体后,刺激机体产生的相应抗体主要存在于体液中,针对胞外菌的感染起免疫作用。胞外菌是指寄居在宿主细胞外的血液、淋巴液和组织液中的细菌。大多数胞外菌能产生外毒素、内毒素和侵袭性酶等,对人体起致病作用。产生外毒素的破伤风梭菌等,通过伤口侵入人体,在局部生长繁殖,其产生的外毒素可进入血液,随血液、淋巴到达靶神经细胞,引起病变。外毒素可刺激机体产生抗毒素,抗毒素能中和外毒素,抗毒素与外毒素结合形成免疫复合物后,被吞噬细胞吞噬消灭。

有些胞外菌,如球菌中的葡萄球菌、链球菌、脑膜炎球菌等,这些病原菌主要靠中性粒细胞以及抗体、补体的作用被清除。无荚膜的病原菌易被吞噬,有荚膜的病原菌需要抗体IgG 的协助,IgG 的 Fc 段与中性粒细胞的 Fc 受体结合,IgG 的 Fab 段与细菌的表面抗体结合,细菌与中性粒细胞形成桥连,促进病原菌被吞噬。某些细菌与相应抗体形成免疫复合物后激活补体。补体活化产物 C3b 通过其 N 端与免疫复合物结合,其 C 端与吞噬细胞结合,使细菌和吞噬细胞相连,促进病原菌被吞噬。

2. 胞内菌感染 某些病原菌侵入机体后,进入宿主细胞,在宿主细胞内能存活并生长繁殖,称为胞内菌感染。如主要引起肺结核的结核杆菌以及引起伤寒的沙门氏菌等属胞内菌感染。这类菌因为居于细胞内所以体液免疫不起大的作用,主要靠细胞免疫清除这些病原菌,一般经 7~10 天。T 淋巴细胞经抗原致敏产生多种细胞因子,如巨噬细胞趋化因子、巨噬细胞移动抑制因子、巨噬细胞激活因子等,可直接杀伤胞外菌或使巨噬细胞积聚在病原菌周围,增加吞噬细胞的杀菌力。

(二)病毒免疫应答

病毒是专性细胞内寄生的非细胞结构的微生物,其特点与细菌不同,所以抗病毒免疫除抗菌免疫的特点外,还有其独特性。机体对病毒感染的免疫性,也包括非特异性免疫和特异性免疫。

1. 非特异性免疫 非特异性免疫中单核巨噬细胞、杀伤细胞、NK 细胞以及干扰素等起着重要的作用。

(1)细胞作用 单核巨噬细胞对病毒有非特异性抵抗力,单核巨噬细胞激活后可增强抗病毒的活性,不允许大多数病毒增殖。病毒感染宿主后可刺激机体产生抗体。杀伤细胞参与抗体依赖细胞介导的细胞毒作用,可杀伤某些病毒,如流感病毒、麻疹病毒等。NK细胞对抗病毒感染也起重要作用,特别在病毒感染早期阶段,NK 细胞活性增高,使病毒不易播散。

(2)干扰素 干扰素(interferon,IFN)是由病毒或干扰素诱生剂等刺激机体有关细胞产生的有高度活性及多种功能的糖蛋白,其功能是抑制病毒增殖、抑制肿瘤生长、对免疫反应起调节作用。

1)干扰素的种类:干扰素种类很多,分为人的、动物的、昆虫的、细菌的等,具有种属的特异性,某种动物的干扰素只作用于其本身,对人体无效。所以人的干扰素只用于人体。天然的人的干扰素有 3 型,即 IFN-α、IFN-β、IFN-γ。现在随着生物技术的发展,又出现重组干扰素(rIFN),用基因工程生产大量的 rIFN,克服了人干扰素来源不足的问题。

2)干扰素抗病毒作用机制:干扰素对所有的病毒有一定的抗病毒作用。但不直接作用于病毒,是间接作用。干扰素选择性作用于病毒感染细胞,诱导细胞产生抗病毒蛋白,起抗病毒作用。抗病毒蛋白主要是一些酶类:①蛋白激酶,能抑制病毒蛋白质合成。②2'-5'-A合成酶,使ATP聚合成2'-5'-A而激活核酸酶降解病毒的mRNA。③磷酸二酯酶,抑制病毒蛋白质的翻译。以上酶通过抑制蛋白质合成,也影响病毒的装配和释放,使病毒不能增殖。

3)干扰素抗病毒作用的特点:①广谱性作用。无病毒特异性,能中断感染细胞中病毒复制,限制其扩散。②种特异性。每个物种干扰素只作用于其本身。③作用时间短。一般体外建立的抗病毒状态只能维持2~3天时间。④起间接作用。干扰素作用于细胞而不是直接作用于病毒。⑤免疫调节作用和抗肿瘤作用。γ-干扰素能增强NK细胞等活性,促进吞噬细胞的吞噬。γ-干扰素也能调节癌基因的表达,抑制肿瘤细胞的增殖。

2. 特异性免疫 病毒感染宿主后,能刺激机体产生特异的体液和细胞免疫应答。无包膜病毒以前者为主,有包膜病毒以后者为主。

(1)体液免疫 病毒感染后,刺激机体产生特异性抗体,这些抗体能与病毒表面抗原结合,阻止病毒吸附和穿入易感细胞,并可防止病毒通过血液播散。抗体只作用于细胞外液中游离的病毒。病毒与抗体结合后再起调理作用,促进吞噬细胞对病毒的吞噬。对病毒有保护作用的中和抗体有IgG、IgM、IgA 3类,起主要作用的是IgG类抗体。如流感病毒感染后,出现症状后2~3天血清中出现IgM抗体,4~5天出现IgG。IgM维持时间短,IgG维持时间长至数月或1~2年。因此,IgM抗体的检出常为早期诊断依据,IgG可作为病原学检测方法之一。母体内IgG能通过胎盘使新生儿被动免疫半年时间。故胎内感染中,胎儿只产生IgM抗体,不产生IgG抗体,所以特异的IgM抗体在脐血中出现可作为胎儿病毒感染依据,尤其是垂直传播的病毒。

(2)细胞免疫 有包膜病毒进入细胞内,主要靠细胞免疫清除。参与病毒特异性细胞免疫反应的主要细胞有细胞毒性T细胞(CTL)和迟发型超敏反应性T细胞(Td)。

1)细胞毒性T细胞(CTL):CTL是发挥细胞毒作用的主要细胞。CTL可识别表面带有病毒抗原的靶细胞并杀伤靶细胞,其杀伤机制是分泌穿孔素将靶细胞膜穿出许多小孔,分泌细胞毒素降解靶细胞核。CTL杀伤靶细胞后,释放细胞内复制的病毒体,在抗体的配合下清除病毒。CTL还能通过分泌多种细胞因子如IFN-γ、TNF等发挥抗病毒作用。

2)迟发型超敏反应性T细胞(Td):Td细胞当再次接触靶细胞时,通过释放多种细胞因子,如淋巴毒素、IFN-γ、TNF等,激活巨噬细胞和NK细胞等多种机制终止病毒感染。

(赵英会)

第六节 消毒与灭菌

微生物广泛存在自然界,在人类、动植物的体表以及人和动物的腔道中亦存在多种微生物。大部分微生物对人和动物是有利的,少部分微生物对人和动物有致病性。人类利用微生物的有利方面,消除有害方面。特别在预防致病微生物感染时,需要杀灭和抑制致病微生物,与医学密切有关的外科手术室、制药车间、微生物实验室等也需要抑制微生物的量。常用的消毒灭菌方法有物理法、化学法等。

常提到的消毒灭菌的术语如下:

消毒:杀灭物体上或环境中的病原微生物。用以消毒灭菌的药品称为消毒剂。一般的消毒剂只杀灭繁殖期的细菌,对休眠期的细菌和抵抗力强的微生物如病毒、真菌等不能杀死。

灭菌:杀灭所有微生物的方法。灭菌比消毒要求高,但要做到完全无菌是很困难的,故灭菌要求把微生物存活的概率减少到最低水平。

无菌:没有活的微生物存在。防止微生物进入人体或物品的操作技术,称为无菌操作。在手术室、微生物实验室中是常用技术之一。无菌不单单指没有活菌,还包括没有活的病毒、真菌等微生物。

防腐:体外防止或抑制微生物生长繁殖的方法。用于防腐的药物称为防腐剂。在医学中常用于延长某些药品的保质期。

一、物理消毒灭菌法

影响微生物生长繁殖的物理因素有很多,如温度、干燥、辐射、声波、机械等,所以常用的物理法有热力灭菌法、辐射灭菌法、滤过灭菌法、超声波灭菌法等。

(一)热力灭菌法

微生物在适当的温度范围内生长繁殖。高温可杀死或抑制细菌,因为热力能破坏微生物的蛋白质与核酸,使蛋白变性、核酸解链,微生物内外环境失衡等,从而导致其死亡。常用的热力灭菌法有两类,干热灭菌法和湿热灭菌法。

1. 干热灭菌法 干热灭菌法是利用高温干燥来杀菌。常有以下几种方法。

(1)焚烧 直接点燃或在焚烧炉中焚烧。主要用于污染的废弃物品或烈性传染病尸体的焚化等,此法将病原菌可彻底除掉。

(2)烧灼 直接用火焰灭菌。适用于微生物实验室中的接种针、试管口等的灭菌,这些物品在火焰上烧灼,除去污染杂菌。

(3)干烤灭菌法 用干烤箱进行灭菌。把需灭菌物品置于干烤箱内,一般加热至160~170℃,维持2h,可灭掉所有状态的细菌、真菌、病毒等微生物。用于玻璃器皿、金属器皿等耐热品的消毒。

2. 湿热灭菌法 湿热灭菌法也是利用高温来灭菌。但同样条件下,湿热灭菌法比干热灭菌法效果好,因为湿热条件下,微生物吸收水分蛋白质易变性;湿热的湿气有潜热存在,蒸汽形成水过程中放出潜热,提高了灭菌物品的温度;湿热的穿透力比干热也大。

(1)煮沸法 在100℃的沸水中灭菌,煮沸5 min,可杀死所有细菌繁殖体。但杀死芽胞需要时间长,约需1至数小时,可在水中加入1‰碳酸钠提高沸点,增强杀芽胞作用。本法适用的范围有一定的限制,适合于注射器、针头、刀剪、橡皮塞等耐煮品的消毒。

(2)巴氏消毒法 由著名微生物学家巴斯德首创而得名,是一种稍高温杀菌法,只能杀死某些微生物,又不破坏消毒物的质量,常用于牛奶、酒类等不耐热物质的消毒。常用的方法为加热71.7℃,维持15~30 s。

(3)间歇灭菌法　具体操作方法是用阿诺氏灭菌器或用蒸笼加热100℃，维持30 min，杀死细菌繁殖体，然后置35℃温箱中，保持20～24h，使细菌的休眠体长成繁殖体，次日再加热灭菌。依次连续3次，将所有状态细菌杀死。用于灭菌某些高营养培养基，如血清培养基。

(4)高压蒸汽灭菌法　是目前最可靠最有效的灭菌方法。常用密闭的高压蒸汽灭菌锅，把需灭菌物品放置高压蒸汽灭菌锅内。当蒸汽压升至103.42 kPa，温度能升至121.3℃，经15～30 min，可达到灭菌效果。适用于耐高温和不怕潮湿物品，如普通培养基、手术敷料、手术器械、导管、注射器等的灭菌。

(二)辐射灭菌法

辐射线中短波辐射有杀菌作用，常用于杀菌辐射线有两种，即非电离辐射和电离辐射。非电离辐射有日光、紫外线。电离辐射有 X-射线等。

1. 紫外线杀菌　用日光或紫外线灯照射能杀死物体表面和空气中的大部分微生物。紫外线不但杀菌，也能杀死病毒。适用于病人的衣物等生活用品及手术室、无菌室、传染病房等的空气消毒。

2. 电离辐射　电离辐射包括 X-射线，β-射线，γ-射线等，有较大的能量和穿透力可杀死微生物，主要用于不耐热物品的灭菌，如一次性注射器、敷料、内镜、插座、导管及中药成药等的灭菌。

3. 微波　波长为1～1000 nm 的电磁波称为微波。利用微波杀菌，主要是利用热效应灭菌。用于食品、检验室用品、无菌室和病房中的食品用具、药杯等灭菌。微波特点是能穿透玻璃、陶瓷和塑料，不能穿透金属制品，热效应不均匀。

(三)滤过灭菌法

滤过灭菌是用滤菌器机械性地滤去液体或空气中的细菌的方法。滤菌器含有微细小孔，只允许液体或气体通过，而大于孔径的细菌等颗粒不能通过，被滤去除掉。滤菌器的除菌性能与滤器材料的特性、滤孔的大小、静电作用等因素有关。因为孔径一般为0.22～0.45 μm，所以滤过除菌主要是除去细菌，对于更小的微生物病毒、支原体等不能除去。用于不耐热的血清、抗毒素、生物制品等的除菌。

(四)超声波消毒法

超声波是频率超过20 kHz 而不能被人耳感受的声波。超声波通过液体时，液体中压力改变，造成细菌破裂致死。本法可裂解多数细菌，尤其是革兰阴性菌更敏感。但裂解细菌不彻底，所以主要用于菌体破碎以提取细胞组分或制备抗原等。

二、化学消毒灭菌法

许多化学药物具有抑菌和杀菌作用，对人体细胞也有害，所以只能外用或用于环境的消毒。常用消毒剂的杀菌机制概括为三种：①促进菌体蛋白质变性或凝固。②干扰微生物的酶系统和代谢，改变或破坏酶的活性基团。③损伤细胞膜，使细胞膜通透性增加，使胞内重要的物质酶、辅酶等逸出，胞外物质消毒剂、药物等进入细胞内，致使细菌破裂或死亡。

常用的消毒剂及其应用如下：

(一)卤素类

卤素中最常用的消毒剂是氯和碘,二者均是强氧化剂,其中氯是最有效和应用广泛的化学消毒剂,可以杀灭包括革兰阳性菌、病毒、真菌、立克次体等微生物。常用的有氯气、漂白粉、氯胺、碘等。

(二)重金属盐类

重金属汞、铜、银等即使微量也有杀菌作用。重金属与菌体蛋白结合,使其变性或沉淀。低毒的2%红汞可消毒皮肤、黏膜及小伤口。1%的硝酸银可滴眼。2%的硫酸铜可抑制真菌生长。

(三)醇类

醇类是有效的皮肤消毒剂,最常用的是乙醇。乙醇对繁殖期的细菌,特别是结核杆菌有效。乙醇的杀菌机制是使蛋白质变性和溶解脂肪,使细胞膜破裂。70%左右的乙醇常用作皮肤、手及体温表、精细器械的消毒。

(四)醛类

1. 甲醛　与菌体蛋白结合使之变性而凝固来杀菌。37%~40%浓度的甲醛液为福尔马林,常用于浸泡标本、尸体防腐等。甲醛蒸汽可用于空气消毒或物体表面消毒。

2. 戊二醛　为小分子杀菌剂,2%的溶液杀灭细菌繁殖体和病毒。可用于染上血渍的器械、装置的消毒,也可作为解剖材料的防腐剂。

(五)酚类

酚类中最常用的是甲酚。来苏水是甲酚和肥皂的混合液,是常用的消毒剂之一,主要用于地面、家具及生活用品的表面消毒,3%~5%浓度的溶液可用于手和体表消毒。

(六)氧化剂

1. 高锰酸钾　为强氧化剂,常用于皮肤、口腔以及蔬菜、水果的消毒,浓度过高时对皮肤有刺激性,常用浓度为0.1%~3%。

2. 过氧化氢(H_2O_2)　俗称双氧水,一般3%的浓度用于伤口和口腔黏膜的消毒。

3. 过氧乙酸　能杀死所有状态的细菌和病毒、真菌,是很好的消毒药。但有刺激性,适用于塑料、纤维制品、墙壁、空气等的消毒。

(七)环氧乙烷

当温度低于10.8℃环氧乙烷是液体,超过这个温度则迅速蒸发,所以环氧乙烷是气体消毒剂,对所有状态的细菌和病毒、真菌有较强的杀菌作用。应用十分广泛。但易燃易爆,穿透力强,毒性强,对人也有一定的毒性,严格防止直接接触,特别密闭环境中消毒时,防止其接触皮肤引起烧灼。

(八)表面活性剂

表面活性剂又称去污剂。能够降低表面张力,低表面张力的液体比较容易和细胞等紧密接触,表面活性剂能迅速溶解于水并离子化,且降低表面张力,其自身浓缩在细胞的表面,更容易穿透细胞膜,干扰菌的正常代谢。表面活性剂常用的有两种:一是阴离子去污剂如肥皂、十二烷基磺酸钠;二是阳离子去污剂,这类多是季铵盐化合物。

1. 肥皂　是脂肪酸和氢氧化钾(钠)化合构成的化学物质。具有一些杀菌作用。肥皂可降低表面张力,移去皮肤上的油渍,主要作用是机械除去微生物。为了增加杀菌效力,已在肥皂中加入其他化学药品。

2. 季铵盐化合物　是氯化铵的衍生物,能杀灭细菌、病毒、真菌等多种微生物。此类消毒剂优点是杀菌力强、稳定,不受其他物质影响,低气味,无腐蚀性,穿透力好,无毒性,因此在皮肤、黏膜消毒及食品饮食业中应用广泛。常用的季铵盐化合物是新洁尔灭,用于皮肤、黏膜、手和手术器械的消毒。

(九)酸和碱

微生物生长繁殖需要适宜的 pH,过酸过碱会导致微生物代谢抑制或死亡。酸性消毒剂有硼酸(H_3BO_3)用作洗眼剂,苯甲酸和水杨酸是抑真菌剂。碱类中常用生石灰(CaO)和2‰石灰水[$Ca(OH)_2$]消毒排泄物或地面。

(十)染料

1. 三苯甲烷类染料　包括孔雀绿、结晶紫等对革兰阳性菌作用比较强。结晶紫也可用作杀真菌剂,治疗口炎和白色念珠菌感染。

2. 吖啶染料　包括吖啶黄和吖啶橙。用于伤口防霉以及防止淋球菌和金黄色葡萄球菌感染。

三、影响消毒灭菌效果的因素

影响消毒灭菌效果的因素是多方面的,受环境因素、微生物种类、消毒剂及被消毒材料等方面的影响。

(一)环境因素

消毒灭菌的温度、时间、外界有机物的存在等都影响杀菌效果。一般温度越高,时间越长,杀菌效果越好。环境中的有机物存在,若包在病原体的外面也使杀菌效力降低,如结核杆菌引起肺结核时,痰液中常带菌,患者吐的痰干燥后,有机物包在细菌外面,使结核杆菌不易被紫外线杀灭,保持长时间活性。

(二)微生物种类

不同的微生物对不同的消毒剂的敏感性不同。如葡萄球菌对龙胆紫敏感,结核杆菌对紫外线敏感。不同的微生物对不同的灭菌方法敏感性也不同。所以应根据不同微生物的特点,选用不同的消毒剂和不同的灭菌方法。

(三)消毒剂的作用方式

各种消毒剂的理化性质不同,对微生物作用不同。过氧乙酸、环氧乙烷杀菌效果好,能杀灭所有的细菌、病毒、真菌。酸类消毒剂可杀灭皮肤癣菌。不同浓度的消毒剂杀菌效果也不同。一般高浓度杀菌效果好。但乙醇是例外。某些消毒剂共用存在拮抗问题,如碘酒和红汞共用能产生碘化汞腐蚀皮肤,所以存在拮抗的消毒剂不能共用。

(四)被消毒材料

消毒时应考虑被消毒物品的特性采用合适的消毒方法。如空气消毒可采用紫外线消毒法,塑料制品不能用干烘法以免引起变形。皮肤消毒尽量用刺激性小的消毒剂。

(赵英会)

复习思考题

1. 什么是微生物，分为几类，各有何特点？
2. 列表比较真核细胞型、原核细胞型和非细胞型三大类微生物的生物学性状。
3. 简述细菌细胞壁的主要功能。
4. 简述细菌的基本结构。
5. 试述肽聚糖的主要结构及青霉素的抑菌机理。
6. 革兰阳性菌与阴性菌的细胞壁的主要区别是什么？
7. 何谓条件致病菌、正常菌群、菌群失调？
8. 内毒素和外毒素的不同特点有哪些？
9. 为什么有的细菌不致病？为什么有的细菌能致病？
10. 为什么不同的细菌能引起不同的疾病？
11. 机体感染细菌后发生哪几种结局？
12. 细菌致病的物质有哪些？为什么引起疾病的后果不同？
13. 为什么在传染病流行时，有的发生隐性感染？有的发生显性感染？
14. 严重危害人体健康的五大寄生虫病有哪些？
15. 蛔虫感染流行广泛的原因是什么？
16. 哪些寄生虫病是经口使人感染的？
17. 两种带绦虫哪种对人的危害性大？
18. 医学昆虫对人能造成哪些危害？
19. 从粪便中能确诊哪些寄生虫病？
20. 为什么要进行消毒灭菌？
21. 进行消毒灭菌的主要方法有哪些？
22. 微生物实验室中最常用和最有效的灭菌方法有哪种？
23. 常用作皮肤消毒的消毒剂有哪几种？
24. 紫外线杀菌有哪些特点？
25. 简述病毒的基本结构和特殊结构。
26. 简述病毒蛋白衣壳的结构、功能。
27. 病毒的基因组与原核细胞型微生物相比，有哪些特点？
28. 简述病毒基因重组的概念及其重组的方式。

第五章　健康教育与健康促进

　　健康教育学是研究健康教育与健康促进的理论、方法和实践的科学。其知识体系和研究内容涉及医学、行为学、教育学、心理学、人类学、社会学、传播学、经济学、管理学、政策学等有关学科领域。从医学发展史上看，多少年来，医学基本上是围绕疾病而展开的，然而医学发展的道路，直接受社会、经济和人类不同时期的需求所制约。近年来，由于科学技术的飞速发展，社会的高度进步，人们更加需要认识健康、增进健康，以获得健康幸福的生活。人类的需要是医学发展的原动力之一，在这种形势下，医学重心由疾病向健康转化，是医学发展的大趋势，是社会发展、科技进步的必然结果，这就需要将增进人民健康作为突出的社会任务，以满足人类对健康的需求。

　　我国自改革开放以来，国民经济得到高速发展，但要保持持续发展，跟上时代发展的步伐，成为世界强国，很大程度上决定于我国国民素质的提高。除了思想、道德、文化素质以外，一个人的心理、身体素质的提高也是必不可少的。健康教育就是提高身心素质的有效措施之一。全国各类健康教育机构正担负着这一重要使命，在农村、城市以各种不同形式进行的健康教育，将为提高全国人民的健康素质起到不可低估的作用。

　　高校是为四化建设培养高级合格人才的重要阵地，能否培养出全面发展的接班人关系到中华民族的百年大计。法制确实是非常重要的，但也要建立在身心健康的基础上；为大学生开设健康教育课，或以其他多种形式进行卫生保健知识的宣传，可以让他们正确认识生长发育过程的各种生理现象，懂得心身疾病发生的因素，掌握防治疾病的医疗卫生知识，达到增进健康、预防非正常死亡和残疾，改善人际关系，增强自我保健能力目的。通过健康教育，大学生掌握了有关促进健康的知识，当他们走出学校，在与社会接触过程中就可以用健康行为去影响周围的群众，并可直接对下一代起到引导作用，这项利国利民、功在千秋的健康教育事业对于提高全民族的身心素质不是具有极深远而伟大的意义吗？

第一节　健康教育

一、健康的概念与标准

（一）健康的概念

　　健康是人类生命存在的正常状态，是经济发展、社会进步、民族兴旺的保证。实现"人人享有卫生保健"是全人类共同的理想和目标。中国宪法明确规定：维护全体公民的健康，提高各族人民的健康水平，是社会主义建设的重要任务之一。

　　人们常说健康是人类第一财富，健康的重要性显而易见，人人都十分珍惜自己的健康,然而,在什么是"健康"的问题上并不是所有的决策者、医务人员和广大群众都有一个正确的认识。长期以来,人们都把健康理解为"不生病"或"不虚弱"的表现,只有在生病的时候才寻求医生的帮助,并认为医生治疗疾病是天经地义的职责,其实这种理解是相当片面的。

健康是一个动态的概念,随着社会经济、科学技术及生活水平的变化,人类对健康内涵的认识不断深化。WHO于1948年在其宪章中写下了健康的定义:"健康不仅是没有疾病或不虚弱,而是身体的、精神的健康和社会幸福的完满状态"的三维健康观。可以说是人类在总结了近代医学成就的基础上,对健康认识的一次飞跃性进步。概括了时代的思潮流向,并把健康内涵拓展到一个新的认识境界。积极的健康观包括三方面的内容:①躯体健康:是指人体各器官系统结构完好、功能正常、调节机制良好,并能维持与外界环境的协调平衡,精力充沛,有良好的劳动效能状态。②心理健康(精神健康):是指人们与生活环境之间保持着良好的协调和平衡,是指一个人内心世界丰富充实与和谐安静的状态。要求个体正确认识自己,正确认识环境,并及时调整自己以适应环境的变化。③社会适应良好:是指人们进行社会参与时(即在社会关系和社会环境中)的和谐完好状态,包括三个方面含义,即每个人的能力在社会系统内得到充分的发挥;每个人有效地扮演与其身份相适应的角色;每个人的行为与社会规范一致。

1978年9月,国际初级卫生保健大会所发表的《阿拉木图宣言》中,对健康的概念又重申:"健康不仅是疾病与虚弱的匿迹,而是身心健康、社会幸福的完好状态。"因此,健康概念大大超出了疾病的范围,把人体的健康与生物的、心理的和社会的关系紧密地联系起来。并提出:"健康是基本人权,达到尽可能的健康水平,是世界范围内的一项最重要的社会性目标"。要求人们重视健康的价值,树立"健康为人人,人人为健康"的正确观念,指出健康不仅是卫生部门的责任,而且是全社会的共同责任,所有部门都要把自己的工作和人民的健康联系起来,努力维护和增进人民的健康,促进社会的发展。近年来有人主张把"道德健康"列入健康范畴,即从道德的观念出发,每个人不仅对个人健康负有责任,同时也对社会健康承担义务。1990年WHO在有关文件中论述健康时提出健康包括"躯体健康、心理健康、社会适应良好、道德健康"四个方面,健康的涵盖面进一步扩大。从道德健康概念理解,每个人不仅要对自己的健康承担责任,而且还要对他人、对社会承担责任,这不仅是一个道德健康问题,而且也是精神文明建设的重要问题。

(二)健康的标准

健康指标是衡量健康状况的尺度,是健康水平的标志。根据各项健康指标,可以客观、全面的反映和评价个体、群体和社会健康状况及发展趋势;可探讨和分析影响健康的因素,以解决主要健康问题,寻求促进健康的途径。WHO在其宪章中提出的健康定义,是一种积极的、揭示了人类健康本质的概念,它不仅是人类追求的目标,而且指出了健康所涉及各个方面,具有重要的现实意义。WHO还指出了健康的参考标准:①有足够充沛的精力,能从容不迫地应付日常生活和工作的压力,而不感到过分紧张;②处世乐观,态度积极,乐于承担责任,事无巨细不挑剔;③善于睡眠,睡眠良好;④应变能力强,能适应环境的各种变化;⑤能抵抗一般性感冒和传染病;⑥体重得当,身材均匀,站立时,头、肩、臀位置协调;⑦眼睛明亮,反应敏锐,眼睑不发炎;⑧牙齿清洁,无空洞,无痛感,齿龈颜色正常,无出血现象;⑨头发有光泽,无头屑;⑩肌肉、皮肤富有弹性,走路均感轻松。

2002年12月WHO提出了新身心健康的七大标准,内容为:①快食:快食并非狼吞虎咽,不辨滋味,而是指吃饭不挑食,不偏食,吃主食时感觉津津有味。如果出现持续性无食欲状态,则意味着胃肠或肝脏可能出了毛病。②快眠:上床后能很快入睡,睡眠舒畅,醒后头脑清醒,精神饱满,睡眠质量好。神经系统兴奋、抑制功能协调,内脏无病理干扰,是快眠的重要保证。③快便:能快速畅快地排泄大小便,且感觉轻松自如,在精神上有一种良好的感觉,便后没有疲劳感,说明胃肠功能良好。④快语:说话流利,头脑清醒,思维敏捷,没有词不达意现象。且中气充足,心肺功能正常。⑤快行:行动自如、协调,迈步轻松、有力,转体敏捷,反应快速,动作流畅。证明躯体和四肢状况良好,精力充沛旺盛。因诸多疾病导致身体衰弱,均先从下肢开始。人患有内脏疾病时,下肢常有沉重感;心情焦虑,精神抑郁,则往往感觉四肢乏力,步履沉重。⑥良好的个性:性格柔和,言行举止得到公众认可,能够很好地适应不同环境。没有经常性的压抑感和冲动感,能以良好的处世态度看问题,办事情都能以现实为基础,与人交往能被大多数人所接受,不管人际关系如何变换,都能始终保持稳定、永久的适应个性。⑦良好的人际关系:言谈举止恰到好处,与人相处自然融洽,不孤芳自赏寂寞独处,具有交际广、知心朋友多的特点,众人都乐于向他倾诉心中的苦与乐。

健康是一个复杂的生物学和社会学现象,涉及自然、生物、社会等多个方面,其内容抽象,外延广泛,很难进行准确而全面的测量,而且,对健康判定与社会发展程度及人们的生物学、社会学特征有关。人的健康具有生理、心理和社会三方面的特征,因而反映健康状况的测量的内容可分为三个方面:生理学指标、心理学指标和社会学指标。这种对健康测量指标的划分是与WHO所提出的多维健康概念相对应的。

二、健康教育的概念和意义

(一)健康教育的概念

根据1988年第十三届世界健康大会提出的概念:健康教育是一门研究以传播健康知识和技术,影响个体和群体行为,消除危害因素,预防疾病,促进健康的科学。它的理论依据和专业技术,主要来源于医学、社会学、心理学、行为科学、传播学、科普学、美学等学科。

健康教育是指通过有计划、有组织、有系统的教育活动,促使人们自愿地改变不良的健康行为和影响健康行为的相关因素,消除或减轻影响健康的危险因素,预防疾病,促进健康和提高生活质量。帮助人们掌握卫生保健知识,树立健康观念,消除或降低危险因素,降低发病率、伤残率和死亡率,提高生活质量,并对教育效果做出评价。

健康教育的核心问题是促使个体或群体改变不健康的行为和生活方式,尤其是组织行为改变。诚然,改变行为与生活方式是艰巨的、复杂的过程。许多不良行为并非属于个人责任,也不是有了个人的愿望就可以改变的,因为许多不良行为或生活方式受社会习俗、文化背景、经济条件、卫生服务等影响,更广泛的行为涉及生活状况,如居住条件、饮食习惯、工作条件、市场供应、社会规范、环境状况等。因此,要改变行为还必须增进有利健康的相关因素,如获得充足的资源、有效的社区领导和社会的支持以及自我帮助的技能等,此外还要采取各种方法帮助群众了解他们自己的健康状况并做出自己的选择以改善他们的健康,而不是强迫他们改变某种行为,所以健康教育必须是有计划、有组织、有系统的教育过程,才能达到预期的目的。

健康教育与一般的教育与卫生宣传有根本性的不同,卫生宣传教育通常是指卫生知识的传播,是实现特定的健康教育目的的一种手段,不是健康教育的实质。健康教育的实质是一种干预措施,它是一种有明确目标的教育活动,强调改变人们的行为,以提高生活质量。健康教育可以提供人们行为改变所必须的知识、技术与服务(如免疫接种、定期体检)等,使人们在面临促进健康、疾病的预防、治疗、康复等各种健康问题时,有能力做出行为抉择(making decision)。

(二)健康教育的意义

健康是人类生命存在的正常状态,是经济发展、社会进步、民族兴旺的保证。实现"人人享有卫生保健"是全人类共同的理想和目标。我国《宪法》明确规定:维护全体公民的健康,提高各民族人民的健康水平,是社会主义建设的重要任务之一。

1. 健康教育是实现初级卫生保健的战略措施 1977年世界卫生组织发出:"2000年人人享有卫生保健"的号召。为了实现这一战略目标,1978年国际初级卫生保健大会发表的《阿拉木图宣言》中指出,健康教育是所有卫生问题,预防方法及控制中最重要的,是能否实现初级卫生保健的关键。1983年WHO又在日内瓦召开了"动员各大学支持2000年人人享有卫生保健"的国际大会,指出要实现这一目标,必须有大学的支持。1989年召开的第42届世界卫生大会通过了关于健康促进、公共信息和健康教育的决议,呼吁发扬阿拉木图会议精神,把健康促进和健康教育作为初级卫生保健的基本内容,并列入卫生发展战略,加强各级健康机构所需要的基础设施和资源。

我国政府积极响应世界卫生组织的号召,已经在全国范围采取有效措施,有计划、有步骤地实现上述战略目标。1978年我国重新成立了中央爱国卫生委员会,其后在全国各省市相继建立了健康教育机构。1990年国务院批了《学校卫生工作条例》,决定在全国中等学校和普通高等学校开设健康教育选修课,对学生普及医学卫生知识,以达到"人人享有卫生保健"的战略目标。

2. 健康教育在防病治病中有极其重要作用 当今发达国家疾病死亡谱已发生了根本性变化。死亡的主要原因不再是传染性疾病和营养不良,而是被慢性病所取代,如冠心病、糖尿病、肿瘤、中风,这些疾病多与不良生活方式、行为、环境因素有关。我国随着经济的飞速发展,生活水平迅速提高,生活方式逐步发生改变,疾病谱也发生了类似的变化。另外,心理、精神因素导致的疾病也在不断上升。生物因素引起的传染病大多可通过药物、疫苗进行治疗预防,而心理因素、不良生活方式与行为以及环境因素导致的疾病药物治疗的效果较差。通过健康教育,促使人们自愿采纳健康的生活方式与行为,学会排解心理障碍,可以降低致病因素的危害,达到防病治病,促进健康的目的。正因为健康教育有着药物不能替代的作用,才会引起世界各国的重视。如美国20世纪70年代国会就通过法案,把健康教育列为国家优先的卫生项目之一。我国在世界卫生组织发出"2000年人人享有卫生保健"号召后也做出承诺,并随后采取了各项具体措施加以贯彻落实,除前面提到的,还在1984年成立了"中国卫生宣传教育协会",主办了《中国健康教育》等学术刊物,全国各地也先后成立了学会,出版有关刊物,不少高等院校开设了健康教育专业,培养健康教育专门人才,全国已形成比较完整的健康教育体系。

3. 健康教育是投入少而社会与经济效益高的保健措施　健康教育可以使人们改变不良生活方式和不健康行为,从而达到减少身心疾病,保持健康的目的,这是一项一本万利的事业,美国控制中心研究指出,美国每年用于提高临床医疗技术的投资逾千亿,难以使全国人口预期寿命增加一年,而如果美国男性公民不吸烟、不酗酒、合理饮食、经常锻炼,寿命可望延长10年。艾滋病,被人们称之为"超级癌症",目前还没找到有效的预防和治疗的疫苗、药物,从它的传播方式看,和性乱、吸毒有关;梅毒在我国"死灰复燃",并有逐年增多趋势,也与不洁性交有关,这些都是不健康行为带来的恶果,如果人们能洁身自好,施行健康行为就可避免这类疾病的发生。

国内曾有专家对大中学生心理状况分析,表明青春中后期的大中学生自杀和孤独感者有增加趋势,大学生较中学生更明显。另一次对某高校的调查中,发现有心理障碍(如自杀意念、孤独感、抑郁等)的学生占总数的15%。现在不少学校都开设了健康教育课(或讲座),可以引导学生培养良好的心理状态,通过纠正不良行为方式、心理疏导以排解心理障碍,就可减少心身疾病的发生。如是,提高了大学生的健康素质,避免了疾病带来的痛苦,还可以降低医疗经费的开支,减少了社会负担。

4. 健康教育对于提高全民族素质具有深远影响　我国自改革开放以来,国民经济得到高速发展,但要保持持续发展,跟上时代发展的步伐,成为世界强国,很大程度上决定了我国国民素质的提高,除了思想、道德、文化素质以外,一个人的心理、身体素质的提高也是必不可少的,健康教育就是提高身心素质的有效措施之一。

三、健康教育的基本内容

健康教育的内容十分丰富,根据健康教育的目的和任务,结合我国实际情况其基本内容有以下几个方面:

1. 传播医学科普知识　用大众传播媒介,传播医学科普知识是健康教育的重要组成部分,是改变人们的知识结构和态度,促使行为改变的重要条件和基础;传播通俗易懂的科普知识,做到家喻户晓、深入人心,使人们了解和掌握影响健康的自然、社会、行为、心理、饮食等因素,改变不良的生活行为和方式,以及自觉地控制情绪,调节心理平衡等能力,保持和维护身心健康;同时,通过医学知识的宣传普及,使人们得到一些常见病、多发病的防治知识,以利于早发现,早治疗;从实际出发,通过各种形式,向人民群众传播医药卫生知识和健康信息,以加速改变卫生知识缺乏的状况。

在此基础上,对重点人群进行系统健康教育把传播与教育有机地结合起来。只有让所有的个体和群体都具有较高的教养,才会使一个地区、一个单位、一个家庭逐渐养成文明、卫生的良好风尚。

2. 健康教育干预性措施　开展健康生活方式教育,对主要卫生问题和不良生活方式采取干预性措施。大量的资料表明,自50年代以来,在传染病得到控制的同时,非传染性疾病,主要是心脑血管疾病和癌症等慢性病的发病率不断上升,在人口死因顺位上,这些慢性病在许多国家往往排在前一、二、三位。发生这种变化的一个重要原因是由于各种不良行为和不健康的生活方式所致,其中最为重要的行为危险因素是吸烟、过量饮酒、膳食结构不合理、缺少运动和心理应激能力下降等，另外，意外事故如车祸增多也是危险因素之一。从许多病因分析中看到，60岁左右病人发病的主要原因，是不健康的生活方式，而70%～80%的人又死于这些慢性病。因此，许多国家都把由于不健康生活方式导致的疾病称之为"生活方式病"。有专家发出警告，如果人们不改变有害于健康的生活方式，生活方式病将在全世界大流行。

不健康的生活方式已成为影响各国人民健康的危险因素，许多国家已为此付出了巨大的代价，医疗费用扶摇直上，成为一大财政负担。对于这个不良因素是完全可以预防的，惟一的方法就是通过开展健康教育唤醒民众，从现在做起，改变种种不利于健康的行为和习惯，坚持健康的生活方式。

不卫生行为和不健康的生活方式，不仅是非传染性疾病的重要致病因素，而且也是造成传染病及其他多种疾病的致病因素，例如"不干不净吃了没病的概念"，饭前便后不洗手和经常喝生水等，都是目前肠道疾病和其他疾患多发的重要原因。生活方式病已不仅仅是发达国家的严重威胁。在一些发展中国家，特别是对于正在加速现代化进程的中国来说，也同样面临着非传染性疾病的威胁，而且是面临传染病与非传染病的双重挑战。由于已知的如吸烟、饮食习惯和膳食结构不合理等种种危险因素的普遍存在，加上很多人对这些危险因素又习以为常、不以为然，可以预见，我国很快就会遇到发达国家正面临的严重卫生问题，因此，在当前面临的传染病和其他疾病的同时，必须积极预防生活方式病，避免工业化国家出现的那种局面。

3. 启发群体健康意识，明确社会责任　宣传国家有关卫生保健的方针、政策、法令；大力和持久地传播卫生知识，启发人民群众的健康意识，使更多的人认识到健康的价值，懂得健康是每一个人的责任，激发人们对健康的追求和增强实行健康的生活方式的意识和紧迫感，自觉地参加各种卫生活动，关心卫生事业，执行有关的政策、法规，支持卫生保健事业的发展。需要指出的是，健康教育内容有一个重点问题和层次的问题。

健康教育工作的重点首先应是儿童和青少年，这是一个最大又最易受影响和最具可塑性的人群。这样做也是健康教育创造健康未来的重要机会。因此，要高度重视中小学生健康教育，健康教育内容要适合儿童和青少年，引导和鼓励他们掌握健康知识和养成良好的卫生行为，这是至关重要的，因为这些儿童和青少年将是未来的父母、未来的公民和未来的领导人，我们不能将人类的未来寄托在下一代只接受过少量关于健康和生活方式教育的人。至于层次问题，要根据不同层次的人群传播不同内容的卫生保健知识，如农村安全使用农药，城市的精神卫生、防止交通事故等。随着我国文化事业的发展、经济水平的提高，健康教育的内容也会由低层次向高层次发展。

四、健康教育的原则和任务

在新历史条件下，动员人们自觉行动起来，同自己的不文明行为、不卫生习惯和各种致病因素做斗争，是卫生工作的重要任务，也是全社会的职责和义务。全民健康教育的任务是：针对危害健康的社会环境、心理、行为、生物因素等，动员社会各部门运用大众传播媒介和教育手段，对不同人群进行教育和训练，使每个公民都明确自身对健康是负有首要责任的，养成良好的卫生习惯，掌握保健知识和技能，提高自我保健能力。要把健康教育纳入国民教育体系,着重从青少年抓起。有条件的医学院校可设立健康教育专业。目前全世界 25 岁以下的儿童、青少年约占世界总人口的一半。他们中的绝大多数正在各级各类学校中学习,处在求知发育、生命准备阶段,由于身心发育、群体生活等特点,决定了学校健康教育的地位和作用。1994 年 WHO 西太区开始推动"健康促进学校"(school of health promotion)工作,并于 1995 年在我国正式启动。中外学者一致认为:学校是健康促进的最理想场所,进行健康教育效果最好,时机最佳。实际上,可把学校视为促进国家健康水平的重要资源。

(一)健康教育的原则

健康教育是医学、卫生学、社会学、教育学、心理学、传播学、文学、美学、音乐等多学科的综合应用。在健康教育的过程中,要注意以下几方面的原则。

1. 教育的思想性　健康教育中的政治倾向,在于它是以我国的社会主义建设总方针和卫生工作的方针政策为依据的。在今后一个相当长的时间里,健康教育要遵循党在社会主义初级阶段一个中心、两个基本点的基本路线和适应改革开放的政策,以及贯彻"以农村为重点,预防为主,中西医并重,依靠科技进步,动员全社会参与,为人民健康服务,为社会主义现代化建设服务"的卫生工作基本方针,健康教育作为社会主义精神文明建设的一部分,要结合卫生宣传和教育,宣传党和政府对人民健康的关怀,宣传移风易俗、改造中国的重要性,宣传破除迷信等,从而有利于人民群众科学知识和道德水平的提高。

2. 教育的科学性　健康教育的任务是向人群传播卫生科学,普及医学知识,提高卫生知识水平,认识达到健康的途径,安排好健康的生活。因此,健康教育的内容必须合乎科学的原则,能引导人们更新观念,做到内容要正确、举例要真实、数据要可靠,具有高度的科学性。如心血管疾病在人群中广泛流行,是由于在人群中多数人存在着该病的危险因素,其中属于行为危险因素的如吸烟、不运动、紧张刺激等,这些因素通过流行病学研究及干预试验都得到了证实。因而,我们开展慢性病教育时要教育人们不吸烟,增加体力活动,减少精制糖、盐、胆固醇、饱和脂肪酸和酒精的摄入量。

为了使群众易于接受,健康教育要把医学科学知识通俗化,才能讲得清楚易懂。但应注意,语言的通俗、形象不能违反科学原则。只有使人得到正确的理解,才能形成科学的新观念,引导出正确的行为,克服不正确观念引导出的不正确行为。深入浅出,达到科学性与通俗化的统一,正是健康教育水平的重要标志。

3. 健康教育的针对性　人们总是根据自己的需要、兴趣选择各种信息,虽然健康信息是最普遍的需要,但由于每个人在经济生活和政治生活中所处的地位不同,由于各人的家庭情况、社会经历、受教育程度、社会职业不同,由于每个人的认识水平、心理状态不同,以及不同年龄阶段均有不同的健康问题和对卫生保健的需求不同,因此存在着认识上的差异、思想上的不一致。正因为如此,健康教育要按年龄、性别、职业、病人等不同对象,采取适合他们心理特点的不同形式和方法,使人民群众喜闻乐见。尤其在内容上,要抓住不同对象的不同主要卫生问题,以求达到最好的效果。如对妇幼进行母乳喂养、预防接种、合理营养、计划生育指导、生长发育评价等健康教育,对青少年进行青春期健康教育,对农村与城市人群教育方式与内容也有区别等,只有针对性地进行健康教育,才能收到良好的效果。

4. 健康教育的群众性　健康教育的对象,是不同的人群,因此必须具有很强的群众性,为此,一定要深入到群众生活中去。了解群众的实际问题和卫生要求,使健康教育的内容及提出的一些卫生措施能结合实际。健康教育的方式方法要易于群众接受,通俗易懂,因此在进行健康教育时应尽量采用群众喜闻乐见的形式和群众熟悉的语言,这样,才能把健康教育的内容,变为群众的自觉行动,达到健康教育的目的。同时,健康教育本身就是群众性工作,必须发动群众才能做好。

健康教育涉及面广、范围大,所以不能只靠少数人,要实行开放式的工作方法。乡村医生、卫生员、接生员、妇联、共青团、工会、街道居民委员会、爱卫会、计划生育委员会、科普协会、医学会,以及政府各有关部门像教育、文化、环保等都是健康教育的力量,与他们经常取得联系,与他们分工配合,对开展健康教育活动非常有利。

5. 健康教育的艺术性　为了保证健康教育取得较大经济效益和社会效益,达到真正的持久的效果,必须讲究方法,不但语言要简单明了、准确生动,而且可以根据群众的爱好,通过艺术加工,做到家喻户晓,印象深刻。为此,需要争取专业的艺术人才参加健康教育工作,并积极组织业余的艺术人才在健康教育中发挥骨干作用。

6. 健康教育目标的明确性　健康教育要有明确的、具体的目标,实行目标管理,不能只是为宣传而宣传。在一个地区、一个时期,围绕明确的目标,集中力量反复进行某项健康教育,才能使之强化到有效的程度。如控制吸烟,根据调查结果,15 岁这一年龄组是向吸烟或不吸烟分化的关键年龄,因此对 11～15 岁年龄组进行控制吸烟的教育最为有效,需要提供和改善学校健康教育课程。教育的内容强调社会、家庭、同学对其自身开始吸烟的影响,使他们提高对吸烟危害的认识、态度和信念及掌握拒绝吸烟的技巧。组织学生开展控制吸烟及劝阻家长吸烟是行之有效的方法。当然,重复强化的形式要多样化,单调呆板则不易达到预期的效果。与此同时,要预先料到人们可能出现的认识问题,在健康教育中加以纠正或引导,以利达到预定的目标。

(二) 健康教育的任务

动员人民群众自觉行动起来,同自己的不文明行为、不卫生习惯和各种致病因素做斗争,是卫生工作的优良传统。在新的历史条件下,全民健康教育的任务是:针对危害健康的社会环境、心理、行为、生物因素,动员社会各部门运用大众传播媒介和教育手段,对不同人群进行教育和训练,使每个公民都明确自身对健康首先是负有责任的,自觉养成良好的卫生习惯,掌握保健知识和技能,提高自我保健能力。

健康教育是全社会的职责和义务,要把健康教育内容纳入国民教育体系,着重从青少年抓起。有条件的医学院校可设健康教育专业。要采取舆论动员,发展专职与业余相结合的宣传队伍等措施,配合卫生保健任务,开展多样化活动,使健康教育活动覆盖到城市和农村。

五、影响健康的因素

人类健康受各种因素的影响,自 70 年代加拿大学者从预防医学角度提出影响健康的行为和生活方式、环境、生物学和卫生服务四大因素以来,受到国内外学者的一致认可。世界卫生组织认为,预防急性传染病发生,一靠环境卫生,二靠个人卫生;而预防慢性病发生主要靠养成健康行为习惯和改变不良的行为习惯。人的行为是具有认识、思维能力的人对环境刺激所作出的能动反应，是人类为了满足自身需要，在心理动机的支配下进行的有意识的活动。个体之间的行为可呈明显的差异。生活方式是指各种个人和社会的行为模式，它是个人先天的和习惯的倾向，同经济、文化和政治等因素相互作用所形成的。虽然生活方式受自然环境的影响，但它是一种社会行为，或者说是社会文化行为。生活方式又是可以由个人控制的。1992年国际心脏病保健会议提出的维多利亚心脏保健宣言指出：保健的四大基石是合理的膳食、适量的运动、戒烟和限量饮酒、心理健康，可见，行为和生活方式对健康的影响具有举足轻重的意义。危害健康的行为通常可分为四类：

（一）不良行为和生活方式

所谓不良行为和生活方式是指由于人们自身的不良行为和生活方式给个人、群体乃至社会的健康带来直接或间接的危害，它对机体具有潜袭性、累积性和广泛影响性的特点。不良行为可以对人的健康造成较大影响和危害。绝大多数慢性病、癌症和意外死亡是由环境和行为因素造成的，但这些因素是可以预防的。实践证明，改变不良行为将明显有益于健康和生命质量的提高，但实际上，要改变人们长久形成的已定型的行为和生活方式并不容易，即使是对健康不利或有害的行为和生活方式，要做出极小改变也是困难的。影响人们改变不良行为和生活方式的原因，与不愿割舍个人爱好、不愿付出艰苦努力、担心改变会影响群体关系、担心改变意义不大以及人们普遍存在的侥幸心理有关。那么有哪些行为与慢性病发生有关呢？从影响健康的角度讲，不良行为一般指吸烟、酗酒、药物滥用、饮食不当、缺乏运动和不良性行为。

1. 吸烟　吸烟者指每日吸烟1支以上，连续超过1年者。不同国家、地区或人群中，吸烟率具有较大的差异。我国是世界烟草生产和消耗大国，据WHO统计，每年世界新增加的吸烟者中有半数在中国，90%是青少年，吸烟对健康的危害及所带来的损失极大，据中国预防医学科学院1995年完成的专题研究表明，我国居民由于吸烟造成对健康的危害，折算成经济损失，每年达人民币3000亿元，确实是一个不可等闲视之的严重问题。

吸烟有其文化基础，一般人认为吸烟能缓解疲劳、提高工作效率，香烟还是某些社会人际交往和沟通的媒介物，吸烟的起始多由好玩、模仿、讲派头及精神压抑等引起，一旦成瘾，即产生生理上的依赖，难以戒掉。吸烟是对健康危害最为严重的社会问题之一。香烟烟雾中含有3800余种化学物质。有害成分包括生物碱（尼古丁）、胺类、腈类、醛类、烷烃、醇类、多环芳烃、脂肪烃、杂环族化合物、羟基化合物、氮氧化合物、一氧化碳、重金属元素（镍、镉、铬、钋）及有机农药等，范围极广。它们具有多种生物学作用，与人体多种疾病的发生有关，如癌症、呼吸系统疾病、心血管疾病以及对孕妇和婴儿的影响。据WHO报告，全世界每年有250万以上的人死于与吸烟有关疾病，吸烟已成为社会公害，对吸烟者健康的危害，吸烟者容易罹患以下疾病：①恶性肿瘤。在所有恶性肿瘤患者中，约33%与吸烟有关，其中吸烟与肺癌的关系最为密切，吸烟者患肺癌的危险性是不吸烟者的10倍左右，与吸烟有关的其他癌症还有喉癌、口腔癌、食管癌及膀胱癌等。②慢性阻塞性肺病。据估计，80%～90%的慢性阻塞性肺病系吸烟所致。其死亡率与每日的吸烟量呈明显的剂量反应关系。③冠心病。据国际上10次比较大的前瞻性研究表明，吸烟者的冠心病发病率或死亡率，高于不吸烟者约70%。而且吸烟与高血压、高血脂以及女性口服避孕药对冠心病有协同致病作用,如女性吸烟并口服避孕药者的冠心病死亡率,为不吸烟或不用口服避孕药者的10倍。

对被动吸烟者健康的危害:重度吸烟者,易发生新生儿低体重、早产和自然流产。据日本报道,孕妇吸烟者的早产婴儿和胎儿发育迟缓的发生率,均明显高于非吸烟者。父母吸烟可增加2岁以下婴幼儿患支气管炎及肺炎的发病率。此外,双亲吸烟还会影响儿童的生长发育,易发生婴儿猝死。被动吸烟可增加患肺癌的相对危险性,国内调查显示,丈夫吸烟可明显影响妻子的心理健康,其中抑郁、焦虑及恐惧等多种心理症状均超过对照组。

2. 酗酒 酗酒系指无节制地超量饮酒。酗酒对健康的危害可分为急性危害和慢性危害两种类型。一次性过量饮酒,轻则情绪改变,重则精神恍惚,神志不清,丧失自控能力,表现行为放肆、思维紊乱、动作失调,不仅对身体造成轻重不等的直接损害,而且会带来一系列社会问题,明显影响周围人群的正常健康生活,酗酒是车祸、犯罪、打架、家庭不和及其他意外事故等的重要根源。长期过量饮酒,会引起全身各系统的严重损害,其中以肝脏损害最为严重,可发生中毒性肝炎、脂肪肝和肝硬化、胃溃疡、心血管系统疾病、神经系统疾病等。还可导致性格改变和诱发有关精神疾患。特别是酗酒同时大量吸烟,具有协同致病作用。

女性孕期饮酒,可使胎儿酒精中毒,出生后子女的智力迟钝。

酗酒行为的原因与吸烟类似,根本原因是社会心理因素,饮酒习惯的形成常与社会交际有关,而酗酒者常把饮酒作为内心冲突、心理矛盾发泄的主要方式,逐渐产生生理依赖而成瘾。由于酗酒的社会危害明显,许多国家采取法律措施进行控制,如禁止酒后驾车,禁止对青少年销售酒精等,效果是明显的。但是,要降低人群的酗酒率,关键还是采取行之有效的健康教育措施,使人们自觉避免危害健康的行为。

3. 药物滥用 根据WHO专家委员会的定义,药物滥用(drug abuse)是指"持续地或偶尔过量用药,这种用药与公认的医疗实践不一致或无关"。从行为的角度看,药物滥用这个概念有以下涵义:①不论是药品类型,还是用药方式和地点都是不合理的。②没有医生指导的自我用药,且这种自我用药已经超出医疗范围和剂量标准。③使用者对该药不能自拔地并有强迫性用药行为。④由于使用药物,往往导致精神和身体及社会危害。

药物滥用的基本问题有两个,即成瘾和习惯性。成瘾是一个人难以抗拒地渴求药,突然停药则出现戒断综合征,证明机体依赖药物,同时伴有耐受性。习惯性是指心理的依赖性,有用药的欲望,但停药不产生戒断综合征。滥用禁止的药品通称吸毒,吸毒对人类健康的危害非常严重,人一旦尝试毒品,数次即可成瘾,成瘾后很难逆转,很快造成精神和身体崩溃。

滥用药物是当今世界性卫生问题之一。它不仅直接损害健康,而且不洁的注射方式(吸毒方式之一)可以传播病毒性肝炎和艾滋病,同时还引起犯罪等各种社会问题。药物滥用有以下主要危险因素,①药物因素:被滥用的药物一般可以引起精神依赖,引起中枢神经系统效应、引起身体耐受和依赖及急性毒性与器官毒性。②心理、精神因素:药物滥用的心理因素是十分复杂和多方面的,不同年龄、性别、社会阶层和文化背景的人可能有完全不同的认识和心理原因。一般初始阶段与接受暗示、模仿、顺从、厌烦情绪和好奇心有关。③社会与环境因素：主要包括社会矛盾和社会问题的影响（如经济危机、失业、生活节奏紧张、竞争激烈等）；社会文化和生活方式的影响，传统社会文化崩溃所造成的社会规范、社会道德的软弱无力，西方社会文化和生活方式对人们潜移默化的影响都是导致吸毒泛滥的社会因素。另外家庭因素中，稳定性和结构遭到破坏的家庭成员吸毒率高。④同辈群体和文化群体的影响：如美国20世纪60年代的青年亚文化群，其中逃避现实亚文化也称麻醉品亚文化。

滥用药物一般有以下几类。①麻醉剂：主要为海洛因，极易成瘾。度冷丁和美沙酮为合成止痛剂，我国有因度冷丁治疗而成瘾者。②致幻剂：麦角酸二乙酰胺（LSD）是此类药物的原型。主要作用为精神错乱、感觉失常、无法辨别现实与幻境、出现危险行为或暴力伤人。③兴奋剂：常用的有可卡因、苯丙胺、利他林和咖啡因等。可卡因虽不成瘾，但习惯性作用强烈，能引起震颤、精神失常和荒诞的幻觉，亦可引起心率加快、体温和血压升高，苯丙胺作用与可卡因相似。④安乐药：大麻是西方吸用最广泛的毒品，可影响驾驶和技巧性行为，是导致车祸的重要因素；还可以降低短期记忆力和脑力活动，使学习成绩下降，大剂量有致幻作用，长期使用损伤肺功能。⑤镇静剂：巴比妥酸盐有高度成瘾性，大剂量使用时与酒精中毒相似，表现为"兴奋"或情绪激动，可引起个性改变、暴力行为、抑郁和精神失常。

由于滥用药物、特别是吸毒对个人和整个社会的危害极大，无论吸毒行为还是毒品走私、销售在全球范围内都是被严格禁止的。避免滥用药物对健康的危害最重要的是贯彻预防为主。

4. 饮食不当　随着经济的发展，全世界的膳食模式渐渐从自植物性食物中获取热能和营养素转变为日趋依赖于高脂肪、高饱和脂肪酸和高胆固醇的动物性食物。这种转变伴随着两种现象，即与营养不足有关的健康问题减少，与膳食有关的慢性病罹患率上升。饮食不当主要是指不良饮食行为，包括饮食过度、高脂肪饮食、低纤维素饮食、偏食，喜食烟熏烤、腌制的食品，食入过酸、过热、过硬的食物等。每种不良的饮食习惯都与一种或多种疾病或健康问题有密切关系，由于饮食不当引起的健康问题主要有以下两个方面。

（1）营养不良　在不同国家、不同人群的表现和所引起的疾病或健康问题不同。发展中国家、特别是经济贫困落后的国家，营养问题主要还是营养不足。

发达国家的营养不良则不同，其营养不良主要是不良饮食行为造成。临床和流行病学研究表明，发达国家主要有以下几种营养不良。①营养过剩导致肥胖：肥胖的比例与一个国家的人均 GNP 和脂肪、动物蛋白摄取量成正比。从世界范围看，发达国家中，低社会阶层的人肥胖比例较高。②饮食中脂肪过多：可导致动脉硬化和癌症。③食糖过多：与龋齿和肥胖有关。④吃盐过多：与高血压的发生有关。⑤食物中粗纤维减少。

特殊人群的营养不良，如孕妇乳母的营养不良，会直接影响胎儿与婴儿的生长发育。有研究表明，人类大脑及智力发育的最重要时期是胎儿期和婴儿期。因此，孕妇乳母的热量、蛋白质摄入量不足，会明显影响胎儿大脑的发育，从而影响婴儿的智力。而膳食中微量元素的缺乏，则有造成胎儿先天畸形的可能。

（2）慢性疾病　烹食不当与许多慢性疾病的发生发展有关。如长期摄入高热量、高脂肪、高饱和脂肪酸饮食会带来较多的健康问题。热量偏高的饮食，摄入超过机体消耗所需的热量,易发生肥胖症。肥胖对人体健康影响极大,可以引起一系列疾病,如高血压、冠心病和心力衰竭、脑卒中、糖尿病、高血脂、高尿酸血症和痛风、胆囊炎及胆石症、脂肪肝、肿瘤等。

女性肥胖者易发生乳腺癌。含过多脂肪和胆固醇的饮食会明显增加动脉粥样硬化的发生率。高脂肪可使胆汁的分泌增加,引起肠道中含较多的胆酸及其衍生物,后者经肠道微生物的作用可产生致癌物质。以饱和脂肪酸为主的饮食,易诱发人体内分泌紊乱。长期摄入高热量、高脂肪、高饱和脂肪酸的饮食,还可能易发生子宫癌、睾丸癌、前列腺癌和大肠癌。食盐量过多是我国饮食问题之一,它不仅与高血压、中风发病有关,而且大量进食食盐腌渍食物可能是胃癌的发病因素之一。

饮食控制在慢性病预防和治疗中的作用非常重要且已得到证实。注意合理营养,已成为防治疾病、提高人们健康水平的重要方面。随着生产力水平的提高和社会经济的发展,人们在食物方面的选择范围越来越大,能否根据自己的生理及健康特点,选择有利于健康的食品,主要受个人营养科学知识的影响,通过广泛的健康教育,积极引导食物消费,是有利于全体人民健康的社会卫生措施。

5. 缺乏运动　运动是人类赖以生存的最基本的生理活动。生命在于运动,健康在于锻炼。适度的体育锻炼可以增强体质,促进生长发育,防病治病。在当今社会里,随着社会经济的发展和科学技术的进步,生产、生活日益现代化,许多繁重的体力劳动逐渐为机器、仪器、计算机等机械化、自动化设备所代替,人们劳动强度逐渐降低,非体力劳动者和缺乏运动者的数量在逐渐增加。由于体力活动减少,体内物质代谢的迟缓,接踵而来的各类与缺乏运动有关的疾病也越来越多,严重威胁健康。目前将这类疾病称为运动不足综合征。它包括以下各系统疾患。

(1)心、脑血管疾病　长期缺乏运动,导致心肌收缩力减弱,心脏功能减退,血液循环变慢,血黏度增高,引起心、脑血管疾病。缺乏运动,可引起肥胖、高血压、高血脂和糖尿病等,增加引起心脑血管疾病的危险因素。

(2)消化系统疾病　缺乏运动和精神紧张会使消化系统功能减退,胃肠吸收功能降低,肠黏膜及腺体萎缩,腹壁肌肉松弛无力,易诱发慢性胃炎、消化道溃疡、胃肠功能紊乱、胃与内脏下垂等疾病。

(3)代谢性疾病　运动缺乏加上饮食过量,常导致机体能量过剩,引起肥胖症。长期的肥胖可引起脂肪和糖代谢紊乱,糖耐量降低,最终发展成糖尿病。

(4)免疫功能减退　身体活动量的减少会引起体内免疫功能下降,使机体抗病能力减弱,易患各种感染性疾病。

(5)骨骼关节系统改变缺乏运动可导致肌力减退、韧带钙化、骨质疏松、关节软骨变性等,易患颈椎病、腰椎间盘病变及骨关节炎等。血钙增高又可引起尿路结石。

(6)呼吸系统疾病　经常缺乏运动会使横膈运动幅度下降,肺泡弹性减弱,肺活量和肺组织的抵抗力逐渐下降,易患支气管炎、肺炎等。

(7)对神经系统的影响　长期缺少运动,可减少大脑血流量,使神经系统的兴奋与抑制过程均受到影响,易发生对外反应迟钝,动作协调性差,记忆力减退等。

体育锻炼可以促进健康已被大量的研究及事实证明,关键是如何培养经常锻炼的好习惯,制订适宜的锻炼计划。应根据个人的爱好、兴趣、场地设施及身体条件制订锻炼计划。量力而行,循序渐进,适宜的锻炼计划是取得良好效果的基础,持之以恒是关键。

6. 不良性行为　不良性行为主要指性滥交,包括异性滥交和同性滥交两个方面。不良性行为是一种偏离社会规范和道德的不正当性行为,不仅严重危害健康,引发多种性传播疾病(sexually transmitted diseases,STD);而且破坏社会和家庭稳定,影响人们正常的生活和工作秩序。

性滥交是 STD 最主要的传播途径,STD 是当今较为严重的传染性疾病之一,主要包括梅毒、淋病、软下疳、性病性淋巴肉芽肿、非淋菌性尿道炎、生殖器疱疹、艾滋病、尖锐湿疣等 20 余种,其中艾滋病对健康和社会的危害最为严重。在很多国家 STD 已经成为严重的公共卫生问题,而且越来越对社会、文化、经济、政治产生影响。一些国家和地区,艾滋病的猖獗已造成工农业生产受损,国民经济总产值下降,家庭和社会不稳定,社会负担增加,军队补充力量不足。在艾滋病流行严重的国家,人均期望寿命下降 30 岁左右。

性滥交行为的产生,与社会制度、文化背景和道德观念有密切的关系。在西方国家,性解放观念及允许娼妓合法存在是性滥交行为的主要根源。我国在新中国成立初期,坚决取缔娼妓制度,使流行猖獗的性病绝迹,成为人类防病史上的创举。但随着对外开放,西方文化观念和生活方式的影响,人群的性观念和性行为改变,以及卖淫、嫖娼地下活动难以完全禁止,性病在我国又死灰复燃,发病呈上升趋势。

性滥交行为除与上述社会、文化等外在因素有关外,主要与个人行为和生活方式密切相关。因此,自觉抵制和改变不良性行为,重新规范自己的生活方式,减少和消除危险因素,是防止由此引发的健康危害的最重要措施。对 STD 的预防,广泛的健康教育,增强人们的自我保护意识和自我保护能力;加强社会综合防治,建立有效的监测防范体系,保护健康人群等都是非常重要的。

7. 致病性行为模式　是导致特发性疾病发生的行为。目前较为认可的是 A 型和 C 型行为。

(1) A 型行为　指容易发生心脑血管病的行为习惯。有 A 型行为的人血中、尿中儿茶酚胺含量较一般人高,它可引起血压升高、心脑血管硬化、冠心病、心肌梗塞发生率较一般人高 3~4 倍。因此要克服易生气、易激动的情绪,工作要删繁就简,不超负荷工作,劳逸结合,生活规律。

(2) C 型行为　指易患肿瘤的行为类型。特征是:克制压抑的性格,好生闷气,有孤独感或失助感。C 型行为易导致免疫力降低。C 型行为转变的方法是:有情绪一定要发泄,多交朋友,要乐观,处事要从大处想,不要斤斤计较。

(3) 致胖行为　引起肥胖的行为习惯叫致胖行为。其特征有:饮食结构不合理,热量高,消耗少于吸收,运动少;紧张时以多吃饭来补偿。最近卫生部调查,64% 离退休老人超重。肥胖人易产生高血压、冠心病、脑血管病、高血脂、动脉硬化、气道阻塞综合征等。

(4) 高盐饮食行为　世界卫生组织规定老人每日食盐量应在 5 克以下,超过此标准均为高盐饮食行为。据北京市卫生防疫站调查,市民每日平均摄入盐量为 17 克,离退休人群中均有高盐饮食行为。高盐饮食易导致脑卒中发生。

8. 不良疾病行为　疾病行为指个体从感知自身有疾病到疾病康复所表现出来的行

为。不良疾病行为发生在已知自己患病或病患已被确诊后。常见表现形式为:与"求医行为"相对的隐瞒病情行为、恐惧行为、自暴自弃行为等;与"遵医行为"相对的有"角色超前行为"(即把身体疲劳或生理不适错当疾病)、"角色行为缺如"(已肯定有病,但有意拖延不进入病人角色)和"角色心理冲突"(如求医与工作不能两全),以及悲观失望等心理状态和求神拜佛等迷信行为。

(二)环境因素

"环境"因素是指以人为主体的外部世界,包括自然环境和社会环境。

1. 自然环境 自然环境是一生态环境系统,是人类赖以生存的物质基础。环境污染必然对人类健康造成危害,其危害机制比较复杂,一般具有浓度低、效应慢、周期长、范围大、人数多、后果重以及多因素协同作用等特点。

2. 社会环境 社会环境包括政治、经济、文化、教育等诸多因素。疾病的发生和转化直接或间接受社会因素的影响和制约,而且健康与社会发展的双向作用已被不少国家和地区的实践所证实。

(三)生物学因素

主要指由于遗传因素的影响而对人体造成的危害,多是先天性的。

(四)卫生服务

卫生服务因素系指卫生机构和卫生专业人员为了防治疾病,增进健康,运用卫生资源和各种手段,有计划、有目的地向个人、群体和社会提供必要服务的活动。健全的医疗卫生机构,完备的服务网络,一定的卫生经济投入以及合理的卫生资源配置,均对人群健康有促进作用。相反,如果卫生服务和社会医疗保障体系存在缺陷,就不可能有效地防治居民的疾病,促进其健康。

四类因素中行为和生活方式因素正受到人们重视,行为干预将是促进健康的最强有力的措施之一,而以个人、群体的行为改变和环境改变为着眼点的健康教育与健康促进就成为全球第二次卫生革命中的核心策略。

六、健康检查

健康检查是自我保健的一个重要方面,是自我预防的重要手段。通过健康检查,可以对疾病早发现、早诊断、早治疗。特别重要的是人们通过自我检查、自我监护可以及时发现身体的异常信号和疾病的早期症状,通过进一步的医疗检查,进行早期诊断和早期治疗,可以阻断疾病的侵害于最初阶段,这对于减少疾病的危害、提高健康水平具有重要意义。

(一)定期健康检查

定期健康检查就是按检查周期按时进行体格检查,以了解身体的健康状况,早期发现异常和早期治疗,以免病变发展。一般来说,年龄在40岁以上者或身体健康状况较差者或已患有某些疾病者,可每年检查一次或根据具体情况决定检查时间;身体健康状况基本正常者,可每隔3～5年检查一次。

1. 健康检查的基本过程 分为健康调查、体格检查和健康状况评定三个方面。

(1)健康调查 是通过详细询问,了解查体者的健康状况、疾病史、目前症状的变化和其他影响健康的因素等。较好的方法是让查体者详细填写《健康调查表》,并经医务人员复核认可后,归入个人健康档案。

(2)体格检查 是通过医生的体格检查、实验室及其他特殊检查(如 X 线、超声波)等手段,发现体征和检查项目的改变。

(3)健康状况评定 在每次进行健康调查和体格检查后,应根据所获得的资料,进行全面分析,作出健康评定。评定应包括查体者的健康状况、病变程度、需要作哪些方面的深入检查或处理。

2. 检查项目 第一次体格检查的项目应尽可能全面系统,建立基础健康数据。基础健康调查表的主要项目包括:个人特征、饮食习惯、运动习惯、吸烟习惯、卫生习惯、职业、个人病残史、用药史、中毒史、家族史、各系统各器官的有关症状主诉、行为变化、生育与子女情况及其他等项目。以供以后健康检查时参考。如果被检者从事特殊的工作,应作相应的特殊实验室检查或生物学监测指标的检查,以利于今后比较评价。如苯作业者应检查血细胞计数和白细胞碱性磷酸酶等项目。

(二)自我健康检查

自我健康检查就是对自身健康状况进行监护,及早发现身体状况变化的各种信号,并作自我评价和判断,以便及时地进一步检查和治疗,防止病变进展。

1. 常见的异常信号 在自我监护中应注意以下变化:①疼痛。疼痛是多种疾病的信号,如果某些部位出现不明原因的疼痛,特别是那些不易缓解的、难以忍受的剧烈疼痛,不可自行用止痛药,而应立即去医院诊治。②低热。长期不退的低热,伴食欲减退、乏力、盗汗、自汗、消瘦等,应考虑结核或肿瘤的可能。③出血。无明原因的皮肤出现青紫斑,或经常牙龈出血、鼻腔出血、咳血、呕血、便血、尿血等,表明有相应脏器或血液系统的病变。④消瘦。体重在短期内突然不明原因的明显下降,应予重视,查明原因。⑤脉搏异常。脉搏过快、过慢或不规则,都应及时就医。⑥自我感觉异常。突然发生的咳嗽、咳血、乏力、胸痛、胸闷、极度疲劳、皮肤发黄、皮疹、皮肤奇痒、皮肤青紫斑等;突然发生的不思饮食、进食受阻、食后腹胀腹痛、大便带脓血等;突然出现的尿少、尿频、尿痛、尿血、排尿困难等,均表示体内有潜在性病变,须及时检查诊治。

2. 常见易发疾病的自我监护 高血压、冠心病、心肌梗塞、脑卒中、糖尿病、肝炎、胆囊炎与胆结石、骨关节病等都是较为常见的易发疾病,人们如能更多地了解这些易发疾病的知识,就可以大大地降低疾病对个体的损害。

(1)高血压 常见症状是头晕、头痛,往往在情绪激动、精神创伤、过度劳累等情况下发生,尤其有家族遗传倾向者,应引起注意。

(2)冠心病 常见症状为胸闷、胸痛,心绞痛发作时病人感到胸口压榨性疼痛,疼痛可向左肩及左上臂放射,甚至达下颌、牙齿,可伴出冷汗;心肌梗塞的预兆是在约发病前 1 周内出现心绞痛次数增加、程度加重、硝酸甘油的效果不明显。或有恶心、呕吐、腹胀等胃肠道症状,或心律紊乱、血压波动等现象。

(3)脑卒中 先兆各不相同,常见的有突然头晕、肢体麻木、吐字不清、流涎、头痛突然加重、无明原因的跌跤、性格反常、嗜睡、肢体不自主抽动、一时性视物不清等。

(4)糖尿病 常见症状是多食、多饮、多尿、体重减轻。部分有家族史。

(5) 肝炎 早期症状常为乏力、厌油腻、食欲不振等,部分可以皮肤发黄为最早症状。

(6) 胆囊炎与胆囊结石 典型症状为右上腹部疼痛或绞痛,阵发性加剧,也可向右肩及右肩胛下区放射。并常伴恶心、呕吐和发热等。

(7) 骨与关节病 常见症状为腰背酸痛、肢体疼痛、行走困难、关节活动不灵活或关节畸形及关节红、肿、热、痛等。

七、大学生心理健康教育

青年大学生思想活跃,但其世界观、人生观和价值观还没有完全形成,没有足够牢固的精神屏障和辨别是非的能力,其行为易受影响。心理健康、性健康等问题也逐渐成为健康教育和健康促进工作者的研究重点与广大人群日常生活需求解决的问题。社会变革引起人际关系、生活节奏的改变,心理压力、心理危机问题成为困扰人们精神的桎梏。

(一) 健康心理的标准

关于心理健康的标准具有相对性,其中美国心理学家马斯洛(Maslow)的十项标准得到了较多的认可。①有充分的适应能力;②充分了解自己,并对自己的能力作恰当的估计;③生活目标能切合实际;④与现实环境保持接触;⑤能保持人格的完整和谐;⑥有从经验中学习的能力;⑦能保持良好的人际关系;⑧适度的情绪发泄与控制;⑨在不违背集体意志的前提下,有限度地发挥个性;⑩在不违背社会规范的情况下,个人基本需求能恰当满足。

我国大学生心理健康的标准:①能够从心理上正确认识自己、接纳自己;②能较好地适应现实环境;③具有和谐的人际关系;④具有较强的自我调节能力,能较好地协调与控制情绪;⑤具有合理的行为;⑥具有完整统一的人格品质。

此外,我国心理学家还从适应能力、耐受力、控制力、意识水平、社会交往能力、康复力、愉快胜于痛苦的道德感等方面阐述了心理健康的标准。

(二) 青春期心理发育

人的心理是指客观现实在人脑中的反映,客观现实是心理活动的源泉,社会实践促进心理活动的发展和完善。青春期的心理发展特点是:独立意识增强,渴望摆脱家长的约束;自制力差、易于冲动、智力发展快;伙伴关系密切。由于青春期的提前,显得心理发育落后于身体发育。因此,有人用四个"半"字来形容:"半成熟、半幼稚、半儿童、半成人"。认识青春期青少年的感觉和知觉、情感和情绪、意志和行为的特点,了解青春期青少年的心理发育和规律,加强青春期卫生保健,使青少年身心健康发展。青春期机体的生理功能由尚未成熟到成熟,从未定型到定型发生着急骤变化。与此同时,心理的变化表现更为剧烈。人们常用"狂风暴雨"来概括动荡复杂的青春期的心理变化。

1. "自我"意识形成 青春期少年生理成熟与心理成熟不同步。处于半幼稚、半成熟状态,内心深处常常充满着矛盾,处在心理上的"断奶期",自我意识发展。这是一个独立性和依赖性、成熟和幼稚、狂热和消沉、清醒与迷惑错综复杂的矛盾时期,有人称这个时期为"危机期"或"危险期",他们开始意识到自己不是小孩了,力图在任何场合表现自己,对周围人对自己的评价很敏感,自尊心强,不再是那样依赖于家庭和父母,对父母和老师对他们的"干涉"往往出现"反抗"情绪。

2. 感觉和知觉特点　感觉和知觉都是人脑对当前客观事物的反映,是两个不可分别的基本心理活动过程。感觉:是人脑对直接作用于感觉器官的事物的个别属性的反映。知觉:是人脑对直接作用于感觉器官的事物的整体属性的反映。

青春后期的感知活动已逐步具有一定的精确性和概括性,能正确掌握概念,并进行判断和推理,思维上的独立性和辩证性增强,具有组织性和批判性的特点。能对所学知识进行分类、重新组织、把知识系统化。喜欢怀疑和争论,而不愿采取轻信和盲从的态度,喜欢独立思考,遇到争论问题总表现出有一定的主见,通过有说服力的逻辑论证,独立地做出结论。

3. 情绪和情感特点　情绪和情感是人对客观事物所持的态度而在心中所产生的体验。青春期的情感十分丰富和强烈,随着知识的不断积累,世界观逐渐形成。但处事往往带有主观性、片面性和冲动性,遇事很容易动感情,也很容易激怒,这种冲动性的生理发育,与神经活动的兴奋过程强、抑制过程薄弱有一定的关系,可以为一件小事而喜上眉梢,也可以为一件小事怒发冲冠,并为此而蛮干,甚至做出损害自己健康和危及生命的事。

4. 意志和行为特征　意志是自觉地确定目的,并根据目的来支配调节自己的行动,克服各种困难,从而实现目的的心理过程。行为是由个人意识所支配的,具有内在动机的有目的的动作组合。青春期少年的意志和行为特征明显地表现为参加活动有主动性,有进取精神,能够克服困难,自制能力增强。但是,对意识品质理解不够全面,有时表现出逞强、蛮干、好高骛远,什么活动都愿意参加,什么事情都想去做,缺乏主要的和中心的兴趣,表现出没有固定的兴趣,甚至有的兴趣是朝令夕改,自己也不知道自己干什么好。理想丰富,带有明显的幻想色彩,但因为缺乏实现的物质基础,有时在没有付诸行动前就一纵即逝了。

(三) 青春期心理卫生

青春期是心理发展的一个重要过渡时期,又是智力发育和世界观形成的时期,同时也是最易受周围环境的影响、产生偏差和波动的不稳定时期,所以有的心理学家将青春期称为"危险期"。要做好青春期心理卫生指导,必须得到家长、教师和全社会的理解和支持,让人们充分了解青春期心理发育特点和可能出现的问题及其解决的办法。建立心理咨询门诊让青少年思想情绪上的问题能够宣泄,解除郁闷情绪,充分发挥家庭、学校的职能,帮助青少年建立正确的自我观点,树立崇高的理想信念,养成良好的情绪性格,培养优秀的道德品质,创造和谐的人际关系,要以诚恳、谦逊、友善、宽厚的态度与他人交往。一旦出现心理问题,应及早发现,及时矫治,促使他们身心健康发育。

心理健康的青少年应当是:①身体、智力、情绪十分调和;②适应环境,人际关系中彼此谦让;③有幸福感;④对待学习和工作,能充分发挥自己的能力,过着有效率的生活。

青春期生理的发育并不必然伴随心理的趋于成熟,随着性腺活动的变化,青少年除了月经和遗精外,也可发生其他方面的性心理表现,如强烈的性感受和性幻想,男孩阴茎自动勃起的次数增加,女孩阴道分泌液增加,自慰行为的频率上升等。在内环境特别是内分泌剧烈变化的青春期,不仅出现生理和心理的变化,同时也面对社会生活需求的挑战,如恋爱和择偶、婚前性行为等,此期也是青少年最容易发生过失并出现悔恨终生的阶段,如少年早恋、少年犯罪、少女怀孕、酒精中毒、药物滥用等。多数青年人可顺利渡过青春期,但也有的则会经历不同的困惑，可以因为自己的外表而痛苦，他们努力表现自己的心理特征，并开始对异性产生兴趣，包括扩大性活动的范围，如对异性拥抱、接吻、爱抚、甚至发生性关系等。

（四）常见心理卫生问题

心理卫生问题多种多样，较为重要的有以下几方面。

1. 情绪　人的情绪（emotion）是适应生存的心理工具，是激发、组织心理活动和行为的动机，也是人际交往的重要手段。人的一生在情绪的世界里游弋，领略人生五味。人在生活中随时都会发生喜、怒、哀、乐等情绪的变化，人的一生无不打上情绪的印记。人需要积极的、乐观的情绪，它是获得健康、幸福与成功的动力，使人充满生机；当然，人也会体验到焦虑、恐惧、痛苦等消极情绪，它使人心灰意冷、沮丧消沉，若不及时妥善处理，还可严重危害身心健康。情绪具有双极性，如果需要得到满足或基本满足时，便产生积极的情绪体验，如愉快、高兴、欢乐等；如果需要得不到满足，或与他本人的需要恰好相反时，便会引起消极或否定的情绪体验，如愤怒、哀怨、忧郁等。

不良情绪可使人的意识变得狭窄，判断力、理解能力降低，甚至理智和自制力丧失，造成正常行为瓦解。动物试验结果十分支持不良情绪的致病作用。把两只同窝生的羊羔放在相同的水分、阳光、食物条件下生活，在其中的一只羊羔旁拴着一只狼，让他总看见狼，结果这只羊羔在恐惧中，不思饮食，逐渐消瘦而死，而另一只羊羔则健康生长起来。有研究报告表明丧偶 6 个月的妇女，其冠心病的发病率为正常妇女的 6 倍。

2. 人格　人格（personality）是人的心理特征的整合统一体，是一个相对稳定的结构组织，在不同的时空背景下影响人的内隐和外显行为模式的心理特征，是影响人的心身健康的关键性因素之一。一个人的人格表现在知、情、意等心理行为的各个方面。因此，认知能力的特征、情绪反应的特征、人际关系的协调程度、态度和信念的体系、道德价值的特征等，构成了一个人的人格。气质和性格是人格的重要部分。

（1）气质（temperament）　是人的典型的、稳定的心理特征，它与人的生物学素质有关，并染上个人独特的色彩。关于气质有人认为与体型有关，也有人认为与体内激素有关。巴甫洛夫根据神经过程的基本特性的不同结合，把高级神经活动分为：活泼型、安静型、强而不均匀型和抑制型等四种类型。与古希腊著名医学家希波克拉底提出的多血质、黏液质、胆汁质和抑郁质基本吻合。

（2）性格（character）　性格的形成更多有赖于后天的环境，因此，性格与气质相比有更大的可塑性。性格的结构包含了对现实和自身的态度特征、情绪特征、理智特征和意志特征。按机能可分为：理智型、情绪型和意志型；按文化—社会分为：理论型、经济型、政治型、社会型、审美型、宗教型等类型。性格在某种程度上反映了家庭、学校和社会生活的影响，通过一个人的已知性格可以预测他的行为。人格是一个人心身健康或疾病的重要心理基础。人格特征影响一个人的发病的概率、患病的种类、病程的长短、愈后的效果等。

3. 人际关系　人与人之间的交往是建立人际关系的基础。人际关系（interpersonal relation）反映了人与人之间的心理距离，因为人与人之间的亲近或疏远、合作或竞争、友好或敌对等，都是心理距离的表现形式。良好的人际关系对一个人具有多种功能：①沟通感情。人的感情需要交流，同时也需要宣泄，这样才能维持心身健康，感受生活的美好。

②鼓舞激励。人与人之间通过了解、比较、影响和刺激会产生一种鼓舞和激励作用,使人奋发向上。③互补功能。所谓"三人行必有我师"这句古语告诫我们在人际交往过程中,一定要善于取他人之长,补自己之短。④合力作用。中国古语中的"三个臭皮匠,顶个诸葛亮",即说明了良好的人际关系会在事业、生活等方面产生合力作用。

然而,在现实生活中,有些人在人际交往过程中不懂得交往技巧,也并非不遵守交往规则,而是不敢交往、不愿交往、不能交往。

4. 大学生常见的心理问题和障碍　大学生作为中国文化层次较高的年轻群体,如果仅仅从躯体疾病的角度看,各种严重躯体疾病的比例并不高。但从心理健康的角度来分析,则其状况并不尽如人意。大学生在心理上的确存在一系列的不良反应和适应障碍,而且有相当数量的在校生存在不同程度的心理障碍,有的甚至到了非常严重的程度。

大学生常见以下心理问题和障碍:强迫观念、人际关系敏感、情绪抑郁、焦虑、敌意、恐怖、偏执、多疑、嫉妒。具体体现在自我意识明显分化,理想我和现实我出现矛盾;情绪控制能力较低;缺乏人际沟通能力;缺乏学习动机和兴趣;社会适应能力差。

(五) 心理健康的促进

1. 正确认识自己　能做到自知之明是很不容易的,正所谓"人贵有自知之明"。需要的是自我认识、自我判定和自我评价。不能自知的人,往往不愿了解自己的真实能力和水平,而盲目从事非力所能及的事情,因此,不仅影响工作效果,而且还可能由于过度紧张、疲劳和心理压力过重而罹患疾病。常见的自我认识问题有如自悲自怜、自暴自弃、自傲自负、自信自强等。德国著名作家约翰.保罗曾说:"一个人真正伟大之处,就在于他能够认识自己"。如果你对自己有一个全面、正确的认识和评价,你就能扬长避短,取长补短,不断完善自己,根据自己的实际情况,选择适合自己的目标,并为之努力和奋斗。以免得最终"欺人一时,欺己一世",害人害己。

2. 充分悦纳自己　悦纳自己是指保护和爱护自己,珍惜自己的品德和荣誉,以此而取得他人的尊敬、爱戴和友情。首先要做到喜欢自己、接受自己,有愉快感、自豪感、价值感和满足感。对生活乐观,对未来充满憧憬,不回避现实生活,更不以虚幻来补偿自我内心的空虚;性情开朗,不断克服消极情绪,冷静对待自己的得与失,不以怨恨或自责来否定自己。

3. 主动适应环境　心理健康者能最大地发挥自己的能力去改造环境,达到与现实的良好接触,从而实现自己的主观愿望。孔子云:"知耻者近乎勇也",生活中既不能随波逐流,也忌我行我素,自以为是。一个人的想法、言谈、举止、嗜好、服饰等,应与环境之中的人有一定程度的相似,如果在这些方面总是与他人格格不入,差别太大,也是很难达到心理平衡,保持心理健康的。

4. 不屈不挠、承受挫折磨砺　在人生道路上,挫折、困境、磨难和失败是不可避免的,但挫折能使人学会思考和分析,困境能使人奋发进取,磨难则使人迅速成长,失败乃成功之母。挫折可以磨炼人的意志、性格,能使人清醒地认识环境、条件的困难,看到自己行为的某些失误和不足,及时修正自己的思想认识、行为目标和处世原则。做到把挫折作为生活的一部分,调动全身心的力量去应对挫折和困境,锻炼自己,从挫折中学会生活;树立正确的人生观,学会科学地分析问题,妥善、冷静正确地处理个人和他人、个人与社会的关系,把自己与祖国的命运联系起来,坚定信念,热爱生活,使自己的心理素质达到一个较高的水平;面对挫折坚强不息、自信乐观,开拓创新,不断进取,从点小细微处严格要求自己,向一切挫折主动进击,而不是被动承受。

5. 与人为善、结交知己 乐于与人交往,与他人建立良好的关系,是一个人心理健康的必备条件。以尊敬、信任、友好、喜悦的情绪和态度与人相处,是有利于心理健康的,但与人相处的原则应该是:"对得起他人、对得起自己"。结识交友肯定有深浅厚薄,对于事实证明不可深交的人,不妨保持适当的距离即可,也不必疾恶如仇。

总之,健康的心理只有在不断地克服和消除不良情绪和行为的前提下,善于总结经验和教训,发现自己的长处与不足,挖掘自身的潜能,磨炼自己的斗志,与时俱进,以创造新的心理平衡打破旧的心理平衡,建立并保持健康的心理。

(于智泉)

第二节 健康促进

一、健康促进的概念

健康促进(health promotion)的概念比健康教育更为广义。WHO认为健康促进是指"促进人们提高和控制自己的健康过程,是协调人类与他们的环境之间关系的战略,规定个人与社会对健康各自所负的责任"。因而,健康促进的含义较健康教育更为广泛,它包括健康教育,即能够促进行为、环境改变的组织、政策、经济支持等各项策略。1995年WHO西太区办事处发表《健康新地平线》(New Horizons in Health)指出"健康促进是指个人与其家庭、社区和国家一起采取措施,鼓励健康的行为,增进人们改进和处理自身健康问题的能力"。其基本含义包括了个人行为改变和政府行为(社会环境)改变两个方面,并重视发挥个人、家庭、社会的健康潜能。

健康促进的核心策略是社会动员,各级政府要把发展卫生事业当作政府的职责,将健康目标作为党的政治经济发展的一部分,倡导建立社会支持环境,以利于公民作出抉择,保证人人参与健康促进活动。要注意发挥家庭成员在健康促进、健康保护中的作用,每个社会成员都积极接受健康教育,改变不良的卫生行为和生活方式,提高自我保健能力,保证社会群体健康处于良好状态。如我国计划免疫的社会动员中,共青团、妇联、工会团体和宗教团体等组织发挥了很大的作用。动员专业卫生人员,自觉参与社会卫生服务项目,在社区中对居民的健康意识和健康行为起楷模作用,加强对专业人员的知识与技能培训,提高其技术水平,确保健康促进工作的顺利进行。

二、健康促进的作用

1. 健康促进是进行三级预防的根本措施 国内外经验表明,三级预防是为贯彻预防为主的卫生工作方针而提出的具体原则,要做好三级预防,尤其是第一级预防(即病因预防),最根本的办法是健康促进,制定保护人民健康的政策,采取有益于健康的保健措施,把健康生活方式作为社区规范,促进个人和群体参与健康行动,创建一个良好的生活环境和社会环境。

2. 健康促进是控制慢性病的重要策略　我国近年来疾病谱发生了变化,正面临着受生活方式影响的慢性病流行时代,必须清醒地认识这种变化,运用现代医学模式指导卫生工作实践,通过健康促进,防止某些不健康行为和生活方式的流行,避免重蹈某些工业发达国家走过的弯路。

3. 健康促进有利于对传染病的预防和控制　通过健康促进,可使大多数传染病得以有效地控制。例如,相对于高血压、糖尿病、冠心病的健康教育而言,对艾滋病进行健康教育显得特别重要。因为高血压、糖尿病、冠心病等疾病的致病原因及其预防,更多地涉及自然和生理因素;而艾滋病的传染、流行和爆发,则更多地涉及社会因素和人的行为因素。艾滋病是一种行为性疾病,虽然目前尚没有完全治愈的药物,但完全可以从行为的控制上予以预防。从某种意义上说,社会因素和人的行为因素是艾滋病传染、流行和暴发的根本原因。而社会因素和人的行为因素受人的思想支配,特别是个人行为因素,更是直接取决于个人的思想意识、人生观和价值观。可以毫不夸张地说,对人们,特别是对青少年进行有关洁身自好方面的思想意识教育、中华民族优秀的传统家庭伦理教育、个人性道德、性伦理教育,是预防艾滋病的首要因素。

4. 健康促进对妇幼保健工作的开展起着重要作用　女性是家庭生活与保健的主角,是幼儿身心健康的最早导师。做好妇女,特别是家庭主妇的健康教育,应当成为健康教育的重点之一。通过健康教育改变引起妇女疾病的行为和生活方式、培养女性自我保健的能力,可提高自身的健康素质;通过健康教育提高女性在社会、家庭的地位与功能,参与社会健康知识的传播,有利于家庭成员的整体素质的提高。

三、健康促进的基本特征

1. 健康促进融客观的支持与主观的参与于一体。健康教育是以健康为中心的全民教育,它需要社会人群自觉参与,通过自身认知态度和价值观念的改变,而采取有利于健康的卫生行为和生活方式。而健康促进是在组织、政治、经济、法律上提供支持环境,它对行为改变的作用持久而带有约束性。

2. 健康促进涉及人们社会生活的各个方面和整个人群,而不仅是针对某一部分人或某一疾病的危险因素。

3. 健康教育实践是健康促进的基础,社区人群的健康知识和观念是主动参与的关键。通过健康教育激发社区人群参与的意愿,营造健康促进的氛围。

4. 健康促进强调疾病一级预防。在疾病三级预防中,健康促进强调避免各种行为、心理、社会环境的危险因素,全面增进健康素质,促进健康。

四、健康促进的领域与基本内容

1986年在加拿大渥太华召开的第一届国际健康促进大会发表的《渥太华宪章》中指出:"健康促进是促使人们提高、维护和改善他们自身健康的过程。"这一定义表达了健康促进的目的和哲理,也强调了范围和方法。

(一)健康促进的研究领域

按照《渥太华宪章》提出的原则,健康促进研究领域应包括三个方面:①预防性健康保护(preventive health protection):即以政策、立法等社会措施保护个人免受环境因素伤害的措施;②预防性卫生服务(preventive health service):即提供预防疾病、保护健康的各种支持和服务;③健康教育。《渥太华宪章》提出了健康促进的五点策略:

1. 制定健康的公共政策　健康促进超越了保健范畴,它把健康问题提到了各个部门、各级领导的议事日程上,使他们了解他们的决策对健康后果的影响并承担健康的责任。健康促进的政策由多样而互补的各方面综合而成,它包括政策、法规、财政、税收和组织改变等。

2. 创造支持性环境　人类与其生存的环境是密不可分的,这是对健康采取社会—生态学方法的基础。健康促进在于创造一种安全、舒适、满意、愉悦的生活和工作条件。任何健康促进策略必须提出:保护自然,创造良好的环境以及保护自然资源。

3. 强化社区性行动　健康促进工作是通过具体和有效的社区行动,包括确定需优先解决的健康问题,做出决策,设计策略及其执行,以达到促进健康的目标。在这一过程中核心问题是赋予社区以当家作主、积极参与和主宰自己命运的权利。

4. 发展个人技能　健康促进通过提供信息、健康教育和提高生活技能以支持个人和社会的发展,这样做的目的是使群众能更有效地维护自身的健康和他们的生存环境,并做出有利于健康的选择。

5. 调整卫生服务方向　卫生部门的作用不仅仅是提供临床与治疗服务而必须坚持健康促进的方向。调整卫生服务方向也要求更重视卫生研究及专业教育与培训的转变,并立足于把一个完整的人的总需求作为服务对象。

综上所述,健康促进的概念要比健康教育更为完整,因为健康促进涵盖了健康教育和生态学因素(环境因素和行政手段)。健康促进是指一切能促使行为和生活条件向有益于健康改变的教育与生态学支持的综合体。健康促进是健康教育发展的结果。健康促进是新的公共卫生方法的精髓,是"人人享有卫生保健"全球战略的关键要素。

(二)健康促进的基本内容

健康促进的内容甚为广泛,至少可以从下列三方面展开。这三方面构成了健康促进的基本内容:

1. 场所健康促进,如社区、学校、工作场所、市场等;
2. 特殊人群健康促进,如贫困人口、儿童与青少年、老年人、妇女等;
3. 问题或事件健康促进,如吸烟、药物滥用、饮食与营养、体育活动、精神卫生、传染病、供水与卫生设施等。

五、健康促进的策略方法

(一)制定健康促进的策略

1. 确定目标人群　目标人群可分为三个层面:一级目标人群,这类人群将实施所建议的健康行为。例如,婴幼儿保健教育计划的一级目标人群是婴幼儿的母亲、祖母、外祖母,其他亲属和婴幼儿实际的监护人;二级目标人群,对一级目标人群有重要影响的人,能够激发、教育和加强一级目标人群行为和信念的人,如从事健康教育、卫生防疫、保健人员及临床医师、全科医师、社区护士等医务工作者,单位领导、亲戚朋友等;三级目标人群,指其他对计划的成功有重要影响的人,如决策者、经济资助者。

在此基础上可根据目标人群内部的一些重要特征分成亚组:如婴幼儿母亲可按城乡、职业、文化程度等的不同分成若干亚组。某些疾病防治项目,又可根据人群的生理指标、遗传倾向及行为危险因素等分成高危人群、重点人群和一般人群等。

2. 制定干预策略　健康促进策略的制定要紧紧围绕目标人群的特征及预期达到的目标来进行,理想的教育策略应该包括健康教育策略、社会策略、环境策略三个方面。

(1)健康教育策略　由于健康教育内容广泛,场所各异,目标人群又有不同的社会特征、心理特点、健康状况以及行为所处的不同阶段等特点,这就决定了教育策略的多样性。常用策略有:①信息交流,如人际传播中的讲课、小组讨论、个别咨询,大众传播中以电子媒介为载体的电视讲座、广播讲座、公益广告、录像带、录音带、影碟等,以及以印刷媒介为载体的各种文字资料、健康日历、挂图等;②技能培训,如技能培训性讲座、组织观摩学习、设计示范家庭和示范学校等;③组织方法,如社区开发、社会运动等。

近年来,国内外健康教育与健康促进的实践均表明不能过于依赖某一种方法。因为任何一种方法都不可能适合于所有的教育场合和教育对象,各种方法都有自己的特点和局限性。关键要根据特定的场合和人群选择,并随人群和环境的变化而不断调整。注意运用易于为教育对象所接受的、简便易行的、经济有效的适宜技术。

(2)社会策略　包括政策、法规,正式和非正式的规定。如吸烟干预计划的社会策略,包括公共场所禁止吸烟、禁止商店向未成年人售烟的政策或地方法律,学校鼓励禁烟和惩罚吸烟的规定等。

(3)环境策略　改变社会环境和物理环境。如一项关于控烟的社区健康促进计划,其环境政策可包括公共场所不设售烟亭,在一定场所设立明显的禁烟区等。

3. 确定干预场所　干预场所是将干预策略付诸实施的有效途径与渠道。一个健康教育和健康促进项目是否得到有效的实施,一定程度上取决于干预场所的确定是否合理。一个较大的、综合的健康促进项目应由多个场所和多种途径共同完成项目目标。

(1)教育机构　包括幼儿园、中小学、职业学校、大专院校等各级各类从事教育的场所。由于儿童青少年可塑性强,他们在年龄范围、社会阅历方面具有同质性,又有群体生活,便于组织教育等特点,加之他们与家庭和社会的关系密切,教育效果能向社会人群辐射。因而,各类学校是开展健康教育和健康促进的理想场所。

(2)医疗卫生机构　居民患病时对健康知识求知若渴,容易接受教育咨询;医院又有人才密集,对象集中等优势,是开展有针对性健康教育的重要场所。

(3)工作场所　是劳动者主要的工作环境和人事环境。尽管他们的年龄、性别、社会背景各不相同,但他们是有组织的人群,有共同的工作目标和领导,因此在工作场所实施行为干预、环境改变和制定有关政策等一系列的教育和社会活动,有便于组织的条件。

(4)公共场所　包括街道、商场、公园、车站、机场、港口等公共场所。这些场所具有社会性、公益性和服务性。因为这类场所人群流动性大、背景复杂、适宜开展对各类人群都有普遍意义的项目。

(5) 居民家庭 家庭是社区的细胞,家庭内部成员间具有特殊的关系,便于互相沟通信息,在观念和行为上容易互相影响,健康教育容易取得良好的效果。

(二) 健康教育和健康促进项目活动的步骤

健康教育和健康促进项目活动,大体可分为四个步骤:

1. 计划设计 包括基线调查、制定项目计划、确定组织网络与执行人员,制定监测和评价计划;
2. 准备 包括制作健康教育材料和预试验、人员培训、物质资源准备等;
3. 执行(干预) 包括争取领导,各种媒介渠道应用,在执行项目时,应同时监测与评价计划的执行,对监测与评价的活动、指标、方法、工具、时间、监测人、评价人、负责人做出明确的计划;
4. 总结 包括整理、分析所收集的材料和数据,撰写项目总结评价报告,规划今后工作等。每一项活动都要认真评估起止时间,安排好详细的工作日程,并以图或表的形式加以表示。

六、促进健康相关行为

健康行为(health behavior)是指人在身体、心理、社会各方面都处于良好状态时的行为表现。它带有明显的理想色彩,即现实生活中像这样十全十美的人几乎没有,人们只能以渐进方式去接近它。健康行为只能当作"导航灯塔",健康相关行为才是重点。健康相关行为(health-related behavior)是指个体或团体与健康和疾病有关的行为。

促进健康行为(health promoted behavior)是个人或群体表现出来的、客观上有利自身和他人健康的一组行为。

(一) 日常生活中各种促进健康行为的判定依据

1. 有利性 行为表现有益于自己、他人和全社会,如不吸烟、不酗酒。
2. 规律性 行为表现有恒常的规律,如定时、定量进食。
3. 和谐性 个体的行为表现有自己的鲜明个性,如自己选择适宜的运动项目,又能根据环境随时调整自身行为。
4. 一致性 行为本身具有表露性,但它与内心的情绪是一致的,没有表里不一致的表现。
5. 适宜性 个体的行为强度有理性控制,无明显的冲突表现,而且该强度对健康有利。

(二) 促进健康行为

1. 日常健康行为 如合理营养、平衡膳食、适宜睡眠、维持正常体重、积极锻炼等。
2. 戒除不良嗜好行为 如戒烟、不酗酒、不随意用药和戒除药物依赖等。
3. 避免有害环境行为 "环境"包括自然环境和紧张生活环境。避免环境污染、主动回避污染场所,积极应对紧张的生活,调适心理状态,消除不良心理反应。
4. 保健行为 如定期体检、预防接种等合理应用医疗保健服务,以维护自身健康的行为。
5. 预警行为 指预防事故发生和发生事故后的正确处理的行为,如乘飞机、汽车先系安全带,发生车祸后能自救和互救等。

6. 求医行为 指人觉察到自己身体有某种病患时寻求科学可靠的医疗帮助的行为,如主动求医、真实提供病史和症状、积极配合医疗护理、保持乐观向上的情绪等。

7. 遵医行为 指已知自己已患疾病后,积极配合医务人员,服从治疗的一系列行为。

8. "病人角色"行为 病人角色有多层含义,如患病后及时解除原有的角色职责,转为接受医疗、护理和社会服务;在身体允许的情况下发挥"余热";伤病致残后,身残志坚,积极康复;以正确的人生价值观和归宿感对待病残和死亡等。

七、人生三阶段的健康促进

1995年WHO西太平洋地区提出了面向21世纪卫生新策略《健康新视野》明确指出:未来工作的根本问题是如何确保健康和环境不被经济发展所破坏,鼓励和帮助人们自己预防疾病和残疾,帮助他们建立有助于健康的生活方式和环境的最好方法,维护健康的行动要从生命开始时做起。按照这一指导思想,工作侧重点应从疾病本身为中心,转向人类发育过程中健康危险因素的干预,在环境支持下最大限度发挥个人的潜能。而实现这一设想的重要措施是人生三阶段的健康促进,即把人生分为生命的培育、生命的保护和晚年生活三个阶段,根据生命各个阶段的健康需要,提出健康目标、内容和策略,实施健康促进。

(一)生命的培育

旨在确保婴幼儿不仅能在生命的开始得以存活,并适当培育,以便在其一生中发挥其潜能。该阶段的目标:确保每位母亲在适当的时间并以适当的间隔怀孕,确保合理的营养以及充分的产前保健,有安全分娩的环境;改善环境、加强免疫接种和传染病的管理,降低婴儿死亡率和发病率;加强对儿童和青少年的健康教育,创造有利于健康安全的环境,支持青少年健康生活方式,从而养成终生受益的良好习惯。

(二)生命的保护

旨在让成年人尽可能以最经济、有效、公平的方式,保护和延长成年期富有创造力的、健康的、没有残疾的生命。该阶段的目标:制定和实施综合的国家健康政策,如控制吸烟、安全生产等,保持健康的生活方式;改善营养状况,特别是母亲和其他弱势人群,提倡适宜而均衡的膳食以及安全的食品;控制主要传染病的传播,降低其发病率和死亡率;预防和延缓包括职业病在内的非传染性疾病的发生,最大限度地使人们在老年阶段免受残疾困扰;促进有利于环境的技术,有效地预防和管理与环境卫生有关的疾病和残疾;预防包括失明、失聪在内的残疾,并为身体缺陷、体弱和残疾者提供康复治疗,提高人们的生活质量。

(三)晚年的生活质量

在此阶段健康促进的目的是使老年人保持充满创造力、有质量生活所必需的身体、精神和社会适应能力。该阶段的目标:改善老年人的健康状况和生活质量;确保卫生系统提供有组织的、持续的、所有人都可获得的并负担得起的卫生服务;提高老年慢性病患者、残疾人及其赡养者利用治疗、保健、康复资源的能力;确保每个人都有权力享受高质量的生活,促进平等拥有达到理想健康状况所必需的资源;提供能改善生活质量的自然环境和社会环境。

（于智泉　史玉香）

复习思考题

1. 健康的概念与标准。
2. 健康教育的概念和意义。
3. 健康教育的基本内容是什么？
4. 影响健康的因素有哪些？
5. 大学生心理健康的标准是什么？如何促进大学生心理健康？
6. 健康促进的概念和作用。
7. 健康促进的基本特征与基本内容。

第六章 预防保健

第一节 社会卫生策略

在当今世界,人类健康已经成为衡量一个国家社会进步的重要标志之一。社会卫生策略是基于对人群健康及其危险因素的基础上,制订相应的卫生政策,确定改善人群健康状况的目标以及实现这些目标的具体措施。社会卫生策略的落实需要世界各国政府和人民共同协调与合作,为全人类的健康事业而共同努力。

一、21世纪人人享有卫生保健

(一)全球卫生策略的提出与含义

1948年WHO成立后,国际间的卫生合作与交流得到了很大的发展,人类健康问题得到各国的普遍重视。WHO的宗旨是使全世界人民达到尽可能高的健康水平,并在其宪章中宣言:"享受最高标准的健康是每个人的基本权利之一"。但是,全球各国的发展相差甚远,贫富之间差距不断扩大,世界人口的大多数尚未从现有的卫生服务和医学科学中受益。WHO从20世纪70年代开始对世界卫生状况及发展趋势进行了广泛的调查分析,逐步明确了以下观点:应从治疗疾病为主转移到预防疾病为主;应从为少数人服务转移到为多数人服务。

1977年在第30届世界卫生大会上,WHO提出了各成员国政府主要卫生目标是:到2000年使全世界的公民都具有过富裕的社会生活与经济生活所需要的健康水平,即"2000年人人享有卫生保健"(health for all by the year 2000, HFA/2000)。1978年在哈萨克斯坦的阿拉木图召开的国际初级卫生保健会议上指出了在全球范围内推行初级卫生保健是实现"2000年人人享有卫生保健"的关键措施,并发表了《阿拉木图宣言》。1979年32届世界卫生大会批准了阿拉木图宣言,开始制定全球卫生策略。1981年第34届世界卫生大会通过了"2000年人人享有卫生保健"的全球卫生策略,并要求各成员国自愿参加这一卫生协议,制订相应策略和指标。

WHO提出的"HFA/2000"全球卫生策略并不是指2000年时世界上每一个人全部疾病均能受到治疗,而是指人们将运用比当时更好的方法去预防疾病,减轻不可避免的疾病和伤残的痛苦,而且通过更好的途径进入成年和老年;能在不同的国家、地区和居民间均匀地分配卫生资源,使人人都能享受到最低限度的卫生保健服务。

自20世纪70年代以来,各国政府和非政府组织日益接受WHO提出的"人人享受卫生保健"策略,并作为努力改善社会健康状况的总目标,大多数国家采纳了初级卫生保健,全球卫生策略在人民生活中都发挥着比以往任何时候具有更大和更多影响力的作用。世界平均期望寿命已从 1950 年的 48 岁上升到 1999 年的 66 岁；到 2000 年大多数国家的卫生保健总支出占 GDP 的 5% 以上；许多国家传染病发病率已经下降，降低了婴儿和儿童死亡率。

但是，在 20 世纪末对"HFA/2000"的评估后发现，由于各国经济发展的不平衡性，原定目标在 2000 年时无法在全球范围内如期实现。如占全球人口 13% 的 53 个国家平均期望寿命低于 60 岁；不发达国家婴儿死亡率仍高于 50‰；传染病、围产期疾病和营养缺乏性疾病的死亡人数仍占总死亡人数的 42.8%；不少国家的卫生保健总支出占 GDP 的 5% 以下等。实施全球卫生策略过程中的主要问题有：不少国家对实施人人享有卫生保健的政治承诺不足；在获得初级卫生保健服务方面未能实现公平，妇女地位继续低微；社会经济发展缓慢；许多国家政府在部门间协调卫生行动方面尚有困难；人力资源分布不平衡及其支持的力度薄弱；健康促进的活动普遍不足；卫生信息系统薄弱和缺乏基线数据；环境污染、食品安全性差，缺乏安全饮用水供应和环境卫生设施；人口老龄化和疾病流行模式迅速变化；昂贵技术的不适当使用和资源分配不合理；自然和人为灾害等。

（二）21 世纪人人享有卫生保健的总目标

面对世界新的政治、经济、社会和环境状况，1998 年 5 月在日内瓦召开的第 51 届世界卫生大会，审议通过了 WHO 提出的"21 世纪人人享有卫生保健"的全球策略。其总目标为：

1. 全体人民增加期望寿命和提高生活质量。
2. 在国家之间和国家内部改进健康的公平程度。
3. 使全体人民能利用可持续发展的卫生系统所提供的服务。

（三）2020 年全球人人享有卫生保健的具体目标

1. 到 2005 年，将在国家内和国家间使用健康公平指数作为促进和监测健康公平的基础。最初将以测定儿童发育为基础来评价公平。

2. 到 2020 年将实现在世界会议上商定的孕产妇死亡率、5 岁以下儿童死亡率和期望寿命的具体目标。

3. 到 2020 年全世界疾病负担将极大减轻，拟将通过实施旨在扭转目前结核、艾滋病、疟疾、烟草相关疾病和暴力/损伤引起的发病率和残疾上升趋势的疾病控制规划予以实现。

4. 到 2010 年恰加斯病（Chagas' disease）的传播将被阻断，麻风病将被消灭；到 2020 年麻疹将被根除，淋巴丝虫病和沙眼将被消灭；此外，维生素 A 和碘缺乏症在 2020 年前也将被消灭。

5. 到 2020 年所有国家将通过部门间行动，在提供安全饮用水、适当的环境卫生、数量充足和质量良好的食物和住房方面取得重大进展。

6. 到 2020 年所有国家将通过管理、经济、教育、组织和以社区为基础的综合规划，采纳并积极管理和监测能巩固促进健康的生活方式或减少有损健康的生活方式的战略。

7. 到 2005 年所有会员国将有制定、实施和监测与"人人享有卫生保健"政策相一致的各项具体政策的运行机制。

8. 到 2010 年全体人民将在其整个一生获得由基本卫生职能支持的综合、基本、优质的卫生保健服务。

9. 到 2010 年将建立起适宜的全球和国家卫生信息、监测和警报系统。

10. 到 2010 年研究政策和体制的机制将在全球、区域和国家各级予以实施。

(四) 现阶段的四项战略行动

为了实现 21 世纪人人享有卫生保健的总目标,现阶段应当实施的战略行动是:

1. 与贫困做斗争,加速人类发展和经济增长,是贫穷的人口和社区摆脱贫困,是实现总目标的基础。

2. 在所有环境中促进健康,积极防治疾病和消除致病因素,提高卫生的公众形象和人民的健康意识,是实现总目标的关键。

3. 使部门卫生政策相一致,通过协调政府各部门间的政策和关系,以期最大可能促进社会健康事业的发展,是实现总目标的保障。

4. 将卫生列入可持续发展计划,使健康成为人类持续发展的中心和优先考虑的问题,是实现总目标的动力。

二、2010 年中国卫生发展的总目标与主要任务

(一) 中国目前卫生状况

建国以来,特别是改革开放以来,在"预防为主"的卫生工作方针指导下,我国卫生事业有了很大的发展,取得了举世瞩目的成就。全国人口健康水平不断提高,死亡率和婴儿死亡率逐渐下降,平均寿命延长,一些健康指标已优于世界平均水平,有的指标已接近发达国家的水平。①在卫生事业发展方面,到 2004 年末,全国每千人医生 3.46 人,每千人护师(士)1.03 人;每千人口医院和卫生院床位 2.4 张。2003 年卫生事业总费占 GDP 的 5.62%;②在居民健康方面,2004 年全国人口出生率为 12.29‰,死亡率为 6.42‰,人口自然增长率为 5.87‰,人口增长继续向低出生、低死亡、低增长模式转变;平均期望寿命已由建国前的 35 岁,提高到 2000 年的 73.3 岁,高于世界平均水平(65 岁);婴儿死亡率由建国前的 200‰,下降到 2003 年的 25.5‰,其中城市为 11.3‰,农村为 28.7‰,明显低于发展中国家的平均水平(106‰);孕产妇死亡率已由建国前的 1 500/10 万,下降到 2003 年的 51.3/10 万,也低于发展中国家的平均水平;③在疾病控制方面,27 种甲、乙类法定报告传染病发病率已由 1985 年的 872.33/10 万,下降到 2004 年的 235.85/10 万,其中死亡率由 2.00/10 万下降到 0.53/10 万。

但是,随着社会的进步与经济发展的加速,人们对健康需求的不断增长,卫生保健工作所面临的挑战仍然是严峻的。在传染病和寄生虫病仍然对国民健康构成威胁的同时,慢性病危害呈明显上升趋势(表 6-1)。我国地方病病种多、分布广,是世界上地方病危害最严重的国家之一。我国环境污染及职业健康危害的问题也仍然十分突出。提高全体国民健康水平的工作在今后较长一个时期仍然是任重道远的。

表 6-1　2003 年城市和农村地区前十位死因顺位(ICD-10)

死因顺位	城市			农村		
	疾病名称	死亡率(1/10万)	构成(%)	疾病名称	死亡率(1/10万)	构成(%)
1	恶性肿瘤	134.54	25.47	恶性肿瘤	95.68	25.28
2	脑血管病	105.40	19.95	脑血管病	89.89	23.75
3	呼吸系病	77.29	14.63	呼吸系病	70.86	18.72
4	心脏病	76.23	14.43	心脏病	45.53	12.03
5	损伤和中毒	32.55	6.16	损伤和中毒	21.54	5.69
6	消化系病	19.31	3.66	内分泌、营养和代谢疾病	14.53	3.56
7	内分泌、营养和代谢疾病	14.05	2.66	消化系病	10.52	2.78
8	泌尿、生殖系病	7.08	1.34	泌尿、生殖系病	7.17	1.89
9	神经系病	4.81	0.91	围生期病*	372.17	1.11
10	围生期病*	162.14	0.89	肺结核	4.17	1.10
	十种死因合计		89.09	十种死因合计		92.91

* 以出生活产数为分母

(二)卫生发展的总目标和新时期卫生工作方针

根据《国民经济和社会发展"九五"计划和 2010 年远景目标纲要》提出的国民经济和社会发展总目标,2010 年卫生发展的总目标是:到 2010 年,在全国建立起适应社会主义市场经济体制和人民健康需求的、比较完善的卫生体系;国民健康的主要指标在经济较发达地区达到或接近世界中等发达国家的平均水平,在欠发达地区达到发展中国家先进水平。

新时期卫生工作方针是:"以农村为重点,预防为主,中西医并重,依靠科技与教育,动员全社会参与,为人民健康服务,为社会主义现代化建设服务"。

(三)主要健康指标

1. 平均期望寿命　2010 年达到 73~74 岁,任何地区不低于 68 岁,并延长人们的健康生活时间。

2. 婴儿及 5 岁以下儿童死亡率　2010 年,婴儿死亡率在 2000 年基础上降低 1/4,任何地区不高于 50‰。5 岁以下儿童死亡率在 2000 年基础上降低 1/40。

3. 孕产妇死亡率　2010 年在 2000 年基础上降低 1/30。

(四)卫生工作的基本任务

1. 积极推行区域卫生规划,改革城市卫生服务体系,发展社区卫生服务,深入开展农村初级卫生保健,逐步形成不同层次、布局合理、具有综合功能的卫生服务网络,缩小地区之间卫生服务的差异。

2. 建立和完善适合我国国情的、多种形式的医疗保险制度。加快公费、劳保医疗制度改革,建立城镇职工基本医疗保险制度;扩大合作医疗和健康保险等多种形式的农村医疗保障制度覆盖面,使绝大多数居民都能得到基本的卫生服务。

3. 基本控制已有有效预防和治疗手段的疾病。进一步降低传染病、寄生虫病、地方病对人民健康的威胁。对慢性非传染性疾病逐步开展针对危险因素的综合防治。

4. 加强妇幼保健工作,提高妇幼保健工作水平,做好婚前保健服务,基本普及妇女和儿童系统保健管理。

5. 建立和完善包括食品、饮用水、化妆品、儿童用品、生活日用化学品、消毒器械、置入人体内的特殊装置(人造器官等)等制品以及生产、生活、学习、娱乐等场所和医疗服务等的综合卫生执法监督体系,保障人民的健康权利。

6. 大力开展健康教育,普及基本卫生知识,使城乡居民逐步养成良好的卫生习惯;继续改善饮水卫生和环卫设备。

7. 积极推进医疗机构的配套改革,严格管理,促进医疗服务质量与效率的提高。

8. 建立起以政府负责、群众参与、部门协调、法制保障为基本特征的卫生工作体系,建立与社会主义市场经济体制相适应的筹资和运行机制。

第二节 初级卫生保健

一、初级卫生保健的概念

初级卫生保健(primary health care,PHC)是最贴近基层的基本卫生保健,是实施"人人享有卫生保健"的关键措施。1978 年阿拉木图国际初级卫生保健会议指出:"初级卫生保健是一种基本的卫生保健,它依靠切实可行、学术可靠又受社会欢迎的方法和技术,是社区的个人和家庭积极参与普遍能够享受的,费用也是社区或国家依靠自力更生精神能够负担的。它是国家卫生系统和社会经济发展的组成部分,是国家卫生系统的中心职能和主要环节。它是个人、家庭和社区同国家卫生系统保持接触,使卫生保健深入人民生产和生活的第一步,也是整个卫生保健工作的第一要素。"概括地说:初级卫生保健,从需要上来说是人们不可缺少的;从受益来说是人人都能得到的;从方法上来说是大家能够接受的;从学术上来说是科学可靠的;从经济上来说是人人能负担得起的;从国家来说是政府的职责;从群众来说既是权力,又是义务;从卫生机构来说是要提供最基本的卫生服务的。

二、初级卫生保健的原则

1. 合理分配卫生资源 初级卫生保健面向社会和全体人民,目的是向全体人民提供必不可少的卫生保健服务。必须从卫生资源的可得性的角度出发,通过医疗卫生保健制度的改革,实现卫生保健制度的公平性。将以往多数卫生资源投入在为少数人口服务的高精尖技术转为投放到为大多数人提供卫生服务或缺医少药地区。

2. 社区和个人参与 应大力宣传和动员社区及人民群众,使他们充分了解初级卫生保健的意义和方法,主动承担起所应负的责任。自力更生、全面参与社区的初级卫生保健活动,为增进自身的健康积极行动起来。改变不利于健康的行为和生活方式,提高自我保健能力,从而为促进社区人民群众的健康水平贡献力量。

3. 部门间协同行动 初级卫生保健作为卫生体制的基础和社会经济发展的组成部分,必将有赖于全社会各个部门的通力合作与协同行动。各部门应承担相应的责任和义务,履行各自的职责。分工明确,指标落实,措施得当。

4. 适宜的医疗方法和综合途径 卫生部门使用的技术、药品和医疗设备应是居民方便、乐于接受且费用低廉。要提高全体人民的健康水平,卫生保健仅是一个方面,还要满足人民生活中最基本和最低的生活需要,如营养、教育、安全饮用水供应和住房等。

三、初级卫生保健的内容和任务

初级卫生保健是一种综合性卫生服务,主要包括四个方面的内容和八项工作任务。

(一)四个方面内容

1. 促进健康 保持良好的生活方式,加强自我保健能力,增强体质,合理营养,饮用安全卫生水和保持心理健康。

2. 预防疾病 研究社会人群健康和疾病的客观规律,采取积极有效的措施,预防各种疾病的发生、发展和流行。

3. 合理治疗 及早发现疾病,及时合理治疗,控制疾病的发生发展,促使早日好转、痊愈。

4. 康复 病人的症状和体征已经出现,要积极采取措施防止并发症和致残。对丧失了正常功能或功能上有缺陷的残疾者,通过医学的、教育的、职业的和社会的综合措施,尽量恢复其功能,使他们重新获得生活、学习和参加社会活动的能力。

(二)八项工作任务

1. 增进必要的营养和供应充足的安全饮用水。
2. 基本的环境卫生。
3. 妇幼保健和计划生育。
4. 主要传染病的预防接种。
5. 地方病的预防和控制。
6. 目前主要卫生问题及其预防控制方法的宣传教育。
7. 常见病和创伤的恰当处理。
8. 基本药物的供应。

四、我国农村初级卫生保健的目标和任务

农村初级卫生保健是农村居民应该人人享有的,与农村经济社会发展相适应的基本卫生保健服务。实施农村初级卫生保健是我国社会经济发展总体目标的组成部分,是各级政府的重要职责。经过努力,我国农村已基本实现了1990~2000年初级卫生保健阶段性的目标。为不断提高初级卫生保健水平,开创新世纪初级卫生保健工作的新局面,卫生

部、国家计委、财政部、农业部、国家环保总局、全国爱卫会、国家中医药局于2002年4月29日下发了《中国农村初级卫生保健发展纲要(2001~2010年)》,制定了新世纪农村初级卫生保健的目标和任务。

（一）总目标

通过深化改革,健全农村卫生服务体系,完善服务功能,实行多种形式的农民医疗保障制度,解决农民基本医疗和预防保健问题,努力控制危害严重的传染病、地方病,使广大农村居民享受到与经济社会发展相适应的基本卫生保健服务,不断提高农民的健康水平和生活质量。到2010年,孕产妇死亡率、婴儿死亡率以2000年为基数分别下降1/4和1/5,平均期望寿命在2000年基础上增加1~2岁。

（二）主要任务

1. 落实疾病预防控制措施,重点控制传染病、地方病、寄生虫病、职业病和其他重大疾病,加强精神卫生工作,防止各种意外伤害。稳定计划免疫接种率,提高现代结核病控制策略的人口覆盖率。预防、管理慢性非传染性疾病,做好老年保健。

2. 提高乡、村卫生机构常见病、多发病的诊疗水平,规范医疗服务行为,为农村居民提供安全有效的基本医疗服务。

3. 加强对孕产妇和儿童的管理,提高农村孕产妇住院分娩率,稳步降低孕产妇死亡率和婴儿死亡率,改善儿童营养状况,不断提高妇女儿童健康水平。

4. 加大农村改水、改厕力度,提高农村自来水及农村卫生厕所普及率,结合小城镇和文明乡镇建设,创建卫生乡镇,改善农村居民的劳动和生活环境。

5. 开展健康教育和健康促进,积极推进"全国亿万农民健康促进行动"（原"全国九亿农民健康教育行动"）,提高农村居民基本卫生知识知晓率和中小学健康教育开课率,倡导文明健康的生活方式,增强农村居民的健康意识和自我保健能力,促进人群健康相关行为的形成。

6. 依法加大对公共卫生、药品和健康相关产品的监督力度,控制危害农村居民健康的主要公共卫生问题,努力抓好食品卫生、公共场所卫生和劳动卫生。

7. 充分利用中医药资源,发挥中医药的特点与优势,不断提高农村中医药服务水平。

8. 完善和发展农村合作医疗,探索实行区域性大病统筹,逐步建立贫困家庭医疗救助制度,积极实行多种形式的农民医疗保障制度。

第三节 社区卫生服务

1997年1月15日《中共中央、国务院关于卫生改革与发展的决定》中指出:"改革城市卫生服务体系,积极发展社区卫生服务,逐步形成功能合理、方便群众的卫生服务网络,基层卫生机构要以社区、家庭为服务对象,开展疾病预防、常见病与多发病的诊治、医疗与伤残康复、健康教育、计划生育服务和妇女儿童与老年人和残疾人保健等工作。要把社区医疗服务纳入职工医疗保险,建立双向转诊制度,有计划地分流医务人员和组织社会上的医务人员,在居民区开设卫生服务网点,并纳入社区卫生服务体系"。这为我国开展社区卫生服务指明了方向。近年来,我国社区卫生服务的组织和机构如雨后春笋般的在全国范围内建立,社区卫生服务已成为社区工作和卫生工作中一种不可替代的服务形式。

一、社区卫生服务的概念与特点

(一)社区的概念

社区(community)概念有着各种不同的内涵。我国社会学家费孝通给社区下的定义为:社区是若干社会群体(家庭、氏族)或社会组织(机关、团体)聚集在某一地域里所形成的一个生活上相关联的大集体,是宏观社会的缩影。WHO提出的社区概念是:一个有代表性的社区,人口数大约在10万~30万之间,面积在5~50平方千米之间。在我国,一般将社区分为城市社区和农村社区。城市社区通常由两部分构成,一部分是功能社区,主要由企业、事业单位或机关、学校等构成;另一部分里生活社区,即由居民家庭构成,一般是指街道或居委会。农村社区一般是指乡(镇)或村。

尽管不同社区的人口规模、地域大小不同,一般都包括五个要素,即人口、地域、生活服务设施、特有的文化背景和生活方式的认同、一定的生活制度和管理机构。

(二)社区卫生服务的概念

1999年7月国家卫生部等10部委联合发布《关于发展城市社区卫生服务的若干意见》的通知中对社区卫生服务(community health care,CHC)的定义为:"社区卫生服务是社区建设的重要组成部分,是在政府领导、社区参与、上级卫生机构指导下,以基层卫生机构为主体,全科医师为骨干,合理使用社区资源和适宜技术,以人的健康为中心、家庭为单位、社区为范围、需求为导向,以妇女、儿童、老年人、慢性病人、残疾人等为重点,以解决社区主要卫生问题、满足基本卫生服务需求为目的,融预防、医疗、保健、康复、健康教育、计划生育技术服务等为一体的,有效、经济、方便、综合、连续的基层卫生服务"。

(三)社区卫生服务的特点

1. 社区卫生服务属于初级卫生保健服务　社区卫生服务作为以门诊为主的初级卫生保健,是社区居民最先接触到的卫生服务,是整个卫生服务体系的门户和基础。所以亦称为第一线服务(primary care)。

2. 以病人为中心,体现全科医学特性的服务　主要包括以下几点:①人格化服务(personalized care):以病人为中心,重视人胜于重视病,医患之间建立亲密的关系,注重研究病人的个性,并针对个性实施诊疗措施。②综合性服务(comprehensive care):社区卫生服务体现了社区全科医生提供的"综合性"或"全方位"服务。服务对象不分年龄、性别和疾病类型;服务内容包括预防、医疗、康复和健康促进;服务层面包括生理、心理和社会文化各个方面;服务范围包括个人、家庭和社区。③持续性服务(continuous care):体现在"从生到死"的全过程服务,人生的各个阶段从围产期保健开始到濒死期的临终关怀;疾病的各个阶段,从健康危险因素潜在期,到机体功能失调、疾病发生、演变、康复等各个时期;各种健康问题,包括新旧问题、急性和慢性问题。④协调性服务(coordinated care):需要掌握各级各类医疗卫生机构和专家的信息,以及家庭社区内、外各种资源的情况,并与之保持经常性的联系,以便为居民提供援助性的保健服务。⑤可及性服务(accessible care):社区全科医生对病人的任何卫生服务要求都要做出应答,并亲自解决其中大部分的问题。这意味着社区居民在需要医疗照顾时都能及时得到服务,包括方便可靠的基本医疗设备、固定的医疗关系,有效的预约系统、下班后的节假日的服务,经济上可接受等。

3. 以家庭为单位的服务　家庭既是提供服务的重要场所,又是可利用的有效资源,通过家庭查询,往往能了解人群的健康状况和病人的病情,尤其是对慢性病人,更需要家庭参与治疗和康复的过程。因此,以家庭为单位的医疗保健服务,是社区卫生服务区别其他形式卫生服务的主要特征。

4. 以社区为范围的服务　社区的健康问题与社区的生物性、文化性及社会性质有关,卫生服务不应局限于疾病和病人,而应注意与社区环境和行动的关系。搜集社区的主要健康问题,寻找社区内相关因素,设计实施可行的解决方案并加以评估,是社区医生的基本职责之一。

5. 以预防为导向的卫生服务　社区卫生服务对个人、家庭和社区健康的整体负责和全程监测,必然要使"预防为主"的思想真正落实,在社区中开展经常性的健康体检、计划免疫、健康教育,将预防工作融入日常医疗服务工作中,实现"有病早医、无病早防",使卫生工作获得更多的主动性。

6. 以团队合作为工作方式的服务　社区卫生服务主要由全科医生和护士为主体,并与社区卫生服务工作的部门、人员联合在一起,发挥集体优势,分工协作、相互支持,从而全面保证社区各项卫生保健任务的实施。

7. 以生物—心理—社会医学模式为基础的服务　专科医疗往往重视机体的生物学特点,注意疾病的生物学原因;而以全科医学为基础的社区卫生服务,从整体论、系统论的观点出发,必须从服务对象的身体、心理、社会和文化等因素来观察、认识和处理健康问题。

二、社区卫生服务的原则与内容

(一)社区卫生服务发展的目标与原则

1. 发展目标　1999年7月国家卫生部等10部委联合发布《关于发展城市社区卫生服务的若干意见》提出:社区卫生服务是政府实行一定福利政策的社会公益事业的具体体现。积极推行社区卫生服务是各级政府和有关部门的重要职责。各级卫生行政部门加强对社区卫生服务的规范化管理,依托现有基层卫生机构,建立社区卫生服务体系。

城市社区卫生服务的目标是:到2000年,基本完成社区卫生服务的试点和扩大试点工作,部分城市应基本建成社区卫生服务的框架;到2005年,各地基本建成社区卫生服务体系的框架,部分城市建成较为完善的社区卫生服务体系;到2010年,在全国范围内,建成较为完善的社区卫生服务体系,成为卫生服务体系的重要组成部分,使城市居民能够享受到与社会经济发展水平相适应的卫生服务,提高人民的健康水平。

2. 基本原则

(1)坚持为人民服务的宗旨,依据社区人群的需求,正确处理社会效益和经济效益的关系,把社会效益放在首位。

(2)坚持政府领导,部门协调,社会参与,多方筹资,公有制为主导。

(3)坚持"预防为主",综合服务,健康促进。

(4)坚持以区域卫生规划为指导,引进竞争机制,合理配置和充分利用现有资源,努力提高卫生服务的可及性,做到成本低,广覆盖,高效益,方便群众。

(5)坚持社区卫生服务与社区发展相结合,保证社区卫生服务可持续发展。

(6)坚持实事求是,积极稳妥,循序渐进,因地制宜,分类指导,以点带面,逐步完善。

(二)社区卫生服务的内容

1. 社区医疗 社区医疗在社区卫生服务中占有重要的地位,它是由社区全科医生向居民及其家庭提供的以门诊和出诊为主要形式的基层医疗服务。主要为社区居民诊治常见病、多发病以及慢性病,开展常规化验项目,设立家庭病床,做好转诊和会诊等工作。

2. 社区预防 它主要包括两大部分:传染病和多发病的预防;卫生监督和管理。主要在社区实施计划免疫,为社区居民提供预防接种服务,发动社区居民群众,定期开展除害灭虫,维护社区环境卫生。

3. 社区保健 社区保健是按生物—心理—社会医学模式,以服务对象和人的健康为中心,以儿童、妇女和老年人为重点,改善社区的自然环境和社会环境,积极促进社区居民的身心健康。其主要任务有:健康检查;疾病的普查普治;优生优育服务;心理与健康咨询;社区卫生管理;肿瘤和慢性病的防治等。

4. 社区康复 社区康复是指患者或残疾者经过临床治疗后,为促进患者或残疾者的身心进一步地康复,由社区继续提供的医疗保健服务。社区康复的宗旨是充分利用社区资源,使患者或残疾者在社区或家庭通过康复训练使患者的疾病好转或痊愈,生理功能得到恢复,心理障碍得到解除;使残疾者能更多地获得生活和劳动能力,重新为社会作贡献,更好地享受社会权利和义务。

5. 健康教育与健康促进 健康教育是通过有组织、有计划、有系统的社会和教育活动,促使他们自觉地采纳有益于健康的行为和生活方式,清除或减轻影响健康的危险因素,预防疾病,促进健康,提高生活质量。主要通过居民开设健康教育课程或讲座,设立健康教育宣传栏,播放健康教育录像,进行生活质量评价等措施开展健康教育。

健康促进是指促进人们控制和改善自身健康能力的过程,它包括了健康教育和其他能促使行为与环境向有益于健康改变的一切支持系统。健康促进不仅需要个人行为的改变,还要求有政府行为和环境条件的改变。

6. 社区计划生育服务 通过宣传指导,使群众正确理解并自觉遵守各项生育政策,掌握优生优育知识,自觉采用适宜的节育措施,实行有计划生育。计划生育宣传指导要推广以避孕为主的综合措施,对已婚育龄夫妇指导和实施安全有效的节育方法,提高避孕效果。

(景学安)

第四节 人口控制与计划生育

一、世界人口发展过程和特点

人类自身的发展过程是个漫长而曲折的过程,纵观古今大约经历了四个阶段,即缓慢发展时期、迅速增长时期、急剧膨胀时期和稳定发展时期。350年以前,也就是17世纪中叶1650年全球还只有5亿人口,当时人口发展非常缓慢,自纪元以来,到公元1000年,年均增长率只有2‰。17世纪中叶以来特别是到了18世纪中期,人口迅速增长,经历一个世纪后,到1750年增加到10亿;自此以后,1930年人口发展到20亿用了80年;1960年人口发展到30亿,增加10亿时间缩短为30年;1975年人口发展到40亿,增加10亿人口所需时间进一步缩短到15年;1986年7月11日,世界人口发展到50亿,增加10亿人口只用11年;1999年已经突破60亿大关。从1650年至1950年300年间人口增长了5倍,这期间人口发展快的主要原因是由于资本主义制度的确立和产业革命的发展刺激了人口的增长。另一方面生产力的发展,社会产品日益丰富,改善了物质生活条件,医疗卫生的进步,大大减小了恶性疾病的死亡威胁,这些都为人口快速增长创造了条件。

二次世界大战以后,世界人口发展速度跃上了历史新高,出现了人口急剧膨胀现象,主要原因是经过二次世界大战,全球政治经济格局大变动,许多资本主义国家的殖民地即国家殖民地、民族殖民地纷纷独立,亚、非、拉、中东国家独立后民族经济有了大的发展,南亚人口增长速度高达50‰,东亚地区达30‰,非洲、中东、拉美都在30‰上下,就是许多发达国家也有高达30‰的"婴儿激增"现象。其原因是许多被压迫的民族独立后,把人丁兴旺看作是一种解放、一种伟大政绩,二是条件改善了,三是出于战争补偿心理。

由于人口大爆炸,许多有识之士对此有了认识,特别是发展中的第三世界国家开始认识到人口问题的严重性,联合国于1974年召开了世界人口会议,制定了"世界人口行动纲领",这以后,许多国家都先后出台了节制生育的政策,并取得了明显的成绩,由于人口的惯性作用,21世纪开始才进入稳定发展时期。然而,当今全球人口发展极不平衡,亚、非、拉、中东国家出现人口大爆炸现象,而欧洲、北美、澳洲等发达国家人口增长缓慢,甚至出现"人口危机"现象。

二、我国的人口现状和发展要求

当前我国的人口状况还是趋于数量多、文化低、素质差的形态,13亿膨大的数量已经成为我们自身发展的最大障碍,主要表现为四个方面社会突出问题:

1. **人口总量将持续增加,劳动力将长期过剩** 据"五普"结果表明,目前我国劳动年龄人口为8.8亿,已占总人口的70.15%,这是迄今为止这个年龄组在世界上最高的比例。据预测,我国的劳动力人口在2020年将达到高峰,达9.5亿。目前有1 000万城镇劳动力处于下岗、失业状态;2亿农村富余劳动力需要寻找就业门路。可见就业形势之严峻。

2. **劳动力的素质与未来社会经济发展要求的不适应** 随着技术的进步,需要的工人越来越少。特别是随着信息时代的到来和知识经济占主导地位,科学技术应用越来越广泛、越来越深入,对高素质的劳动力的需求越巨大,对低素质劳动力的排斥越严重,是社会发展的必然趋向。知识经济时代,知识创造财富。我们不能再寄希望于放宽政策多生孩子来解决养老问题。前30年我们必须直面就业的压力,后30年承担社会老龄化压力,这是不能以人的意志可以改变的客观事实。而控制人口数量,提高人口素质,这是我们可以通过主观努力做到的。通过我们稳定的生育政策,经过一个长期的过程,大约需要再过

50年左右时间,最终优化人口结构,实现人口与资源、环境协调发展。

3. 人均资源相对不足等问题将长期存在 我国号称地大物博,其实人均资源非常可怜,由于人口众多,我国各类资源人均值都低于世界平均水平,矿产资源人均值只及世界人均水平的1/2,人均土地面积为世界平均水平的1/3,草地资源为世界水平的1/3,水资源只及世界人均占有量的1/4,森林资源为世界平均水平的1/6。

4. 环境加速恶化 人口的增长,森林的减少,工业污染的增加,造成了环境的恶化,1970年以前,我国严重自然灾害每10年发生一次,1970年后每3年发生一次;大气污染使我国500多个建制市无一达到国际最低标准,并造成长江下游酸雨面积达到90%。未来社会发展对人口的数量、质量提出了更高的要求,实行计划生育,控制人口增长,提高人口素质,使人口与经济社会发展相适应,与生态平衡、资源利用、环境保护相协调是我国人口发展的长期任务。如果我们不控制人口数量,那么提高人口素质就是一名空话,计划生育是强国富民安天下的大事,所以生育小孩也不仅是个人私事,而更是民族大事。养儿育女不仅是为人父母的责任,更是社会的责任,自觉执行计划生育的政策就是对社会的贡献,做好计生工作是全社会义不容辞的责任。

三、中国的生育政策和发展趋势

中国人口长期以来发展非常缓慢,在明朝时期公元1500年我国人口已经突破1亿,到1949年新中国成立450年间才发展到5亿4千万人。新中国成立后,人民当家作主人,人口也翻身得解放。我国人口膨胀也与生活改善、卫生发展、文化落后、政策失误有关联,新中国成立以来50年增加了接近8个亿,我们首先来回顾新中国的生育政策。

70年代是全面实施计划生育,国务院1971年7月51号文件,"除人口稀少的少数民族地区和其他地区外,都要加强对计划生育的领导,力争在第四个五年计划内做出显著成绩",1975年国务院发出第38号文件指出"国民经济要上去,人口要降下来",1978年3月5日五届人大一次会议通过新宪法,第三十五条规定"国家提倡和推行计划生育",建国以来第一次用法律形式把计划生育肯定下来,保证了它的合法地位,出生率由1971年30‰下降到18‰,出生自然增长率由1971年23‰下降到12‰。

80年代计划生育写入宪法,生育行为由国家的最高法宪法加以确立为国策。1980年1月中共中央发出1号文件,特别指出"计划生育要采取立法的、行政的、经济的措施,鼓励只生一胎",为了遏制人口过快增长的势头,根据政府指导与群众自愿相结合的原则,从实际工作中初步形成了计划生育"三为主"的工作方法,即计划生育工作要以宣传教育为主、避孕为主和经常性工作为主。

90年代,计划生育工作质量显著提高,人口素质不断提高,初步形成了"依法管理、村民自治、优质服务、政策推动、综合治理"的计划生育工作新机制。以帮助农民勤劳致富奔小康为目标开展生产服务;以帮助农民建设文明幸福家庭为目标开展生活服务;以指导农民少生优生为目标开展生育服务。

新世纪的计划生育工作进入了"良性发展"时期,育龄妇女总和生育率从1970年的平均每个育龄妇女生育5.81个下降到2001年的平均1.81个。这意味着新世纪的人口生育率进入更替水平,也就是说独生子女进入婚期后,可以平衡过渡到一对夫妇生育两个子女,育龄妇女总和生育率处于2.15个左右,从而为计划生育立法创造了条件。2002年9月1日《中华人民共和国人口与计划生育法》正式实施,标明计划生育的法制法规已经健全,个人的生育行为由相关法律法规加以调整,也就是说我们个人的生育行为已经法制化。新世纪的计划生育工作,实践以人为本,广泛开展避孕方法"知情选择",全面推进计划生育优质服务,初步实行"出生缺陷干预、避孕节育、生殖道感染干预"三项工程,探索建立适应社会主义市场经济体制、社会制约与利益导向相结合的计划生育工作新机制。

经过30年的计划生育,我们少生了3亿多人,人口控制取得巨大成就,但人口问题依然是制约我国发展的根本因素,所以计划生育政策不能变也不会变。从微观上来说,由于人的生命周期长达75年,而生育周期短,只有25年。所以一代人的过错,就要一代人还债,两代人过渡,这样要经历三代以后才能恢复回落。80年代提倡一对夫妇生一个小孩,这样从80年代算起,还债就要30年,到2010年止,这个债现在已基本还清,随即进入过渡期,过渡期将持续50年。从宏观上看,就中国的人口状况来说,21世纪的中国,特别是未来50年,人口总量将持续增加,劳动力将长期过剩,劳动力的素质与未来社会发展要求的不适应,计划生育工作还将任重道远。

四、计划生育与优生优育

我国是世界人口最多的国家,实行计划生育是我国的一项基本国策,《中华人民共和国宪法》规定:"国家推行计划生育,使人口的增长同经济和社会发展计划相适应。""夫妻双方有实行计划生育的义务"。虽然当前世界人口增长率减缓,但仍然以每年新生8 000万人口的速度增长。现在我国人口已达13亿,必须继续实行以减缓人口增长速度为目标的计划生育,计划生育可简单概括为十个字:晚婚、晚育、少生、优生、优育,也可再概括为"晚、少、优"。当前我们仍然提倡,一对夫妇只生一个孩,实行计划生育,重点放在农村。做好计划生育工作可以有效地控制人口增长,有利于提高人口素质,也有益于保护妇女儿童健康,有利于对儿童的教育培养。这项工作直接关系到民族繁衍和人民健康,关系到国家建设和经济发展。是一项重要的预防性卫生服务工作,其主要内容包括计划生育宣传教育和计划生育技术指导。

(一)计划生育宣传教育

根据我国计划生育工作方针"计划生育为主、避孕为主、经常性工作为主"和计划生育工作"国家指导与群众自愿相结合"的原则,计划生育工作的首要任务是向群众进行广泛深入的宣传教育,使群众自觉实行计划生育,科学选择节育措施。计划生育宣传的内容包括:

1. 计划生育政策和人口政策 宣传控制人口数量、提高人口素质,"晚婚晚育、少生优生"以及当前的计划生育条例等。

2. 人口理论知识 宣传人口对经济发展的影响,人口过快增长与经济发展之间的矛盾等。

3. 避孕节育知识 宣传受孕生理、避孕机制及常用的避孕方法。

4. 优生优育知识 宣传优生的重要作用,宣传近亲结婚的危害以及直系血亲和三代以内旁系血亲禁止结婚的规定,宣传婚前检查的制度、孕前和孕期保健知识以及科学育儿知识等。

(二)计划生育技术指导

计划生育技术指导下使用现代科学知识,指导育龄男女有计划地生育、节育和优生。这是一项科学性技术性社会性很强的卫生保健工作。

1. 普及节育知识、开展技术咨询　向育龄夫妇双方宣传节育知识,详细介绍各种节育措施的适用范围和优缺点,促使他们采用适当的避孕方法。开展各种形式的技术咨询,提高指导的针对性,帮助咨询对象解决因节育而产生的心理、技术等方面的疑问。

2. 避孕药具的发放与管理　避孕药具的发放与管理工作中应做到:①及时供应数量充足、质量可靠、育龄夫妇满意的药具。②发放药具的人员应能熟练掌握各种避孕药具的使用方法、适应症和禁忌症以及一些副反应的处理方法。③注意保管,避孕药具要通风、避高温、避潮湿、避阳光照射,避免药具失效、过期、变质。此外,新药具一定要经国家规定的有关部门鉴定、卫生部批准后方可使用。

3. 避孕原理与避孕方法

(1)避孕原理　避孕是指用人工的方法破坏受孕的基本条件,从而达到不能受孕的目的。主要避孕原理有以下几方面:①阻止精卵相遇。利用机械作用阻止精子进入阴道,如阴茎套;使已经进入阴道的精子不能进入子宫,如阴道隔膜;服用甾体避孕药后,宫颈黏液之黏度增加,不利于精子穿透;外用避孕药膏、药片或栓剂在阴道内形成不能穿透的油膜或薄膜,阻止精子进入宫内。利用化学作用杀死精子或使精子失活,如外用避孕药膏、药片或栓剂可以杀死精子或使精子失去活力。卵子排出后可存活1~2天,如能避免在排卵期前后性交,可使精卵没有相遇的机会,如安全期避孕。利用手术的方法或注射药物的方法,将男性输精管或女性输卵管切断或阻塞,使精子卵子不能相遇,造成永久性不孕——绝育。②抑制排卵。利用外源性激素,如各种甾体类避孕药,作用于下丘脑—腺垂体—性腺轴的不同环节,使卵巢不能排卵。③改变宫腔内环境。利用物理的方法使其不利于受精卵的发育,不适于孕卵着床,如放置宫内节育器、甾体类避孕药等。

(2)避孕方法　避孕的方法很多,目前常用的是工具避孕、药物避孕和安全期避孕等。

1)工具避孕法:常用的为宫内节育器、阴茎套、阴道隔膜等。

2)药物避孕法:避孕药的种类很多,主要成分是孕激素和雌激素。将各种孕激素与雌激素按不同剂量配成各种不同的避孕药片。它是一种比较安全、效果可靠的避孕方法。国内使用的有糖衣片、纸型(避孕药吸附在特制的可以吃的纸上)和滴丸(很小的明胶丸)三种剂型。

3)安全期避孕法:所谓安全期避孕就是在不易受孕的日期内进行性交,以达到避孕的目的。一般月经规律的妇女,排卵是在下次月经来潮前14天,卵子自卵巢排出后可存活1~2天,而精子在女性生殖道内存活时间较长,但超过48~72小时,就失去受精能力。因此,只有在排卵前后四、五天内同房才可能怀孕,而其余日即所谓安全期。安全期避孕虽较为方便,但妇女排卵常受生活环境、情绪、健康因素等影响,可能出现排卵提前或推后,还有可能出现额外排卵,因此安全期避孕法并不十分可靠。

4)其他避孕方法:如皮下埋植避孕、皮下注射微球或微囊缓释药物避孕、阴道避孕环等。

(3)避孕措施的选择 目前国内外节育的方法很多,应当指导育龄夫妇根据具体情况选择节育措施。新婚夫妇最好采取工具避孕,如果女方口服短效避孕药避孕,则必须在停药后半年才可妊娠。停药期间必须用工具避孕。①哺乳期妇女不宜采用口服避孕药避孕,服药后可能引起乳汁减少,同时药物还可能通过乳汁进入婴儿体内,所以最好在断奶后开始服药。因此哺乳期妇女最好采取工具避孕或产后42天放置宫内节育器。②已有一个孩子的夫妇可以选择服药、宫内置器或外用药具等任何一种避孕方法避孕。如果没有禁忌症,以放置节育器比较简单可靠。③已有两个孩子的夫妇,如无禁忌症可以选择服药、宫内节育器、外用药具或绝育手术等任何一种避孕方法避孕。有一方行绝育术最为长期、安全、可靠。④更年期妇女的性生活次数比年轻人减少,月经周期开始紊乱,但仍有受孕的可能。更年期妇女已有月经不调时,不宜用宫内节育器。更年期妇女用避孕药发生高血压、冠心病、血栓症等的机会较多,最好采用避孕套或阴道隔膜。

(4)绝育 绝育术是计划生育重要措施之一,是用人为的方法闭塞输卵管或输精管,阻碍精卵相遇,达到永久不孕的目的。最常采用的绝育手术是女子结扎输卵管或男子结扎输精管。

(5)人工流产术 妊娠10周内使用人工的方法终止妊娠的流产手术,称为人工流产术。常用的为:吸宫术、钳刮术及药物流产等。人工流产只能作为避孕失败的补救措施,而不能用其作为节育方法。

1)吸宫术:吸宫术是目前各国内外应用最多的人工流产方法。其所用的主要器械为电动负压吸引器。适用于妊娠10周以内要求终止妊娠而无禁忌症者或因各种疾病不宜妊娠者。

2)钳刮术:钳刮术一般适用于妊娠11~14周要求终止妊娠的妇女,手术步骤与吸宫术基本相同,但较吸宫术复杂,而且容易发生严重并发症,故应在有条件的医疗单位进行。

3)药物流产:药物流产是一种安全有效简便的非手术流产方法,它避免了宫腔操作可能造成的并发症,因此人们乐于接受。药物流产的方法很多,今年最常用的药物流产方法是用密菲斯通(RU486)配伍米索前列醇进行药物流产。一般用于停经49天以内的孕妇成功率达93%,但有7%左右用药后失败,需要紧急清宫。

(三)女性生殖健康

1994年9月国际人口与发展会议(简称人发大会)将生殖健康的概念写入"行动纲领",已逐步为各国所接受。进入90年代,WHO首先采纳了"生殖健康"这一具有跨世纪意义的名词。根据WHO生殖健康的定义,生殖健康不仅仅是生殖过程没有疾病,而是在身体、心理与社会生活方面的完好状态下完成生殖过程,不仅仅是没有疾病和不适。妇女生殖健康包括整个生命周期的不同生理阶段,从幼女、青春期、生育期到老年期。生殖健康意味着人们能够进行负责、满意和安全的性生活,有生育能力,能自主决定性生活和生育的时间与次数;同时男性和女性有权知道、获得和选择安全、有效、负担得起和可接受的生育调节方法,并获得适当的保健服务,使他们能够安全地妊娠与分娩并得到健康的婴儿。生殖健康也包含了性健康内容、生殖与性传播疾病防治。由此可知生殖健康应包括生育调节、母亲与婴幼儿健康、生殖道疾病防治、性与性传播疾病防治四个方面。

我国完整的妇女保健/计划生育服务网络已遍及全国城乡,妇幼保健事业迅速发展。

开展围产期保健,提高产科质量,防治并发症;推广产前胎儿情况预测,减少先天畸形儿出生,提高人口素质;定期进行妇女常见病多发病普查普治;加强妇女劳动保护,做好妇女各期保健等工作已见明显的效果。我国孕产妇死亡率逐年下降,妇女的平均期望寿命已提高到72岁。随着婚育观的改变,妇女晚育、少生、优生已成为普遍趋势,妇女总和生育率已明显下降。现代避孕技术与方法的普遍应用,使避孕取得良好效果。

(四)婚姻保健与优生优育

婚姻是男女两性结合的一种法律形式,其结果形成了为当时社会制度所确认的夫妻关系。对社会来说,只有夫妻之间的性交关系才合乎规范。按照社会标准,两性之间若未结婚就不应该发生性关系。而在现代社会中,婚姻对性行为的约束力有弱化倾向,现代年轻人逐渐不再把婚姻看得那么重,所以婚前及婚外性行为逐渐增多,这其实是不符合婚姻原则的。

婚姻保健工作是围绕结婚前后,为保障婚配双方及其子代健康所作的一系列保健服务。主要包括婚前体格检查,异常情况分类指导,婚育知识宣传和婚前保健指导。婚育知识教育内容有婚姻道德教育、婚前体检教育、男女生殖系统解剖生理知识和受孕原理,性生理、性心理和性卫生知识,遗传与优生知识,计划生育知识,计划受孕和孕期保健知识,新婚节育知识等。

婚前保健指导是优生的基础。优生是保障民族健康、提高人口素质的大事,优生的范围很广,具体措施也很多,但做好婚前保健却是优生的基础,由于婚前有了良好的基础,对婚后的孕育就有了一定的保障作用。婚前保健就是夫妻双方能在结婚之前得到一定的健康保护,有利于婚后的幸福生活。婚前保健的内容包括三个方面:体格检查、婚前性知识咨询和婚后生育计划的安排。

1. 婚前检查 婚前检查是对男女双方在结婚前进行一次系统全面的健康检查,发现疾病或异常情况,及早诊断,积极矫治。使婚配双方在婚前就能在身心健康方面做好充分准备,为孕育健康的下一代起到初筛作用。

婚前检查在一些发达国家已经成为一条法律规定,双方结婚前要交换健康诊断书,在我国已经执行多年,但仍有个别的新婚夫妇对婚前检查的重要意义不甚了解,表现出不愿接受检查或是希望草率过关。

(1)婚前体检的意义 ①通过婚前体检发现双方如果有疾病或生理缺陷,可以及时治疗,保证婚后生活得幸福美满,如急、慢性传染病,心脏病等。②对某些男女生殖器官的先天性异常得以发现或矫治,以免婚后发生不必要的焦虑与性功能障碍,如处女膜闭锁、子宫发育异常、包茎等。③对某些可影响下一代的疾病如能在婚前发现或明确,在婚后注意避孕,可以避免传给下一代,如痴呆、聋哑、白化病等。

(2)婚前检查的时机 不少青年人在登记结婚前才去做婚前检查,这样做就太迟了,一是结婚前要忙于准备,身体很疲劳,精神又紧张,不宜作全面健康检查;二是一旦检查出患有不宜马上结婚、需治疗后才能结婚的疾病,往往使自己措手不及;三是从优生学的角度不宜婚配的青年男女,如在结婚前才发现,从感情上往往难以接受。因此,婚前检查应早一些为好,可根据具体情况而定,一般在婚前半年左右为宜,以便发现异常可及时进行治疗或矫治。

2. 婚前咨询指导　婚前咨询指导的目的是为了帮助青年进行婚配选择,解决不利于家庭幸福的问题,为婚后性生活和谐、优生优育打下基础。婚前咨询指导包括婚检后异常情况分类指导,常见疾病和生殖器官疾病的婚育指导,合理选择婚期和孕期的指导,以及有关性知识和计划生育知识的介绍等。

(1)异常情况分类指导　①不能结婚类:直系血亲或三代以内旁系血亲之间不能婚配;婚配双方均患有重度智力低下者(如先天愚型、重度克汀病等);男女双方均患有精神分裂症、躁狂抑郁症或双方家系中三代以内患有相同的显性遗传病。②暂缓结婚类:患有精神病、性病、麻风病在未治愈前不能结婚;各种法定报告传染病规定的隔离期、慢性传染病的活动期;可以矫治的生殖器官畸形尚未矫治者。③可以结婚但禁止生育者:任何一方患有严重的常染色体隐性遗传病,如进行性肌营养不良、先天性成骨发育不全等;双方均患有相同的严重常染色体隐性遗传病,如全身白化病、血友病、全色盲、垂体性侏儒症等;婚配的任何一方有下列多基因病的高发家系者:精神分裂症、躁狂抑郁症、原发性癫痫;可以结婚,但限制生育者:伴性染色体遗传病如色盲、血友病者,应控制生育子女的性别。

(2)合理选择婚期和孕期　要指导受检查者按分类指导原则安排婚期。婚期应避开女方月经期,以免造成感染或其他妇科疾病。如果不能避开月经期则必须禁止性生活,或女方提前在月经期前三天开始服用速效探亲避孕药,已推迟月经来潮。婚前咨询时应指导婚配双方合理选择最有利时机受孕,一般认为25~30岁间受孕为宜。应避免高龄(35岁以上)妊娠。新婚时双方均比较疲劳,接触烟酒机会多,对男女生殖细胞均有影响,因此新婚期间应避免受孕。①受孕的最佳年龄:从人类生理、解剖学上讲,男子20岁,女子18岁,性发育已基本成熟,具备了生育的生理基础。然而,人的性成熟并不代表全身各脏器已发育成熟。一些重要脏器如心、肾等都还没有完全发育好,尤其是骨盆及牙齿等,一般要到23岁以后才能完全钙化,各脏器才完全发育健全。因此,最佳结婚、生育年龄:女子24~26岁,男子25~28岁。实行适当的晚婚,适龄生育是一件利己、利子、利国的事情。②受孕最佳季节:受孕季节的选择主要考虑:a.怀孕的前3个月最好不是病毒性感染的流行季节。b.分娩时最好不是三伏或三九天。人类孕育胎儿的时间自末次月经第一天算起共280天,由此推算,在夏末秋初怀孕,在来年春末夏初分娩为最佳。因为秋季不是风疹等病毒性感染的流行季节,可减少孕妇罹患病毒感染的机会,减少畸形胎儿的危险性。分娩时的天气冷暖宜人,有利于婴儿成活,也减少了产妇"坐月子"之苦。c.优选受孕时机:最好的怀孕时机是夫妻双方的生理三节律都运行在高潮期,体内各种功能和代谢也处在最佳状态,即最佳的身体状态、最好的心态和最和谐的性生活的状态下怀胎受孕。所生子女的体质、智力、性格均为理想。

(3)婚前性知识介绍　夫妻性生活的和谐是幸福美满家庭的重要组成部分。在我国,由于卫生知识不够普及,加之几千年来封建礼教的影响,人们对"性"的问题讳莫如深。有些新婚夫妇由于缺乏必要的性科学知识,导致新婚之夜或婚后一段时间性生活难以顺利而又美好地进行,往往影响夫妻双方的性生活和身心健康,因此,在婚前给予适当的性知识指导是很重要的。

1)性生理:人类的性生活是一种自然的本能。一旦到了青春发育期,人体几乎各个系统都处在迅速生长发育的阶段,生殖器官也随之发育成熟。这时无论在生理或心理方面都发生了显著变化,产生了性的要求。无论男性或女性,要完成一系列的性生理活动,必须具备以下四个条件,即健全的神经内分泌调节系统、适量的性激素、正常的生殖器官和必要的性刺激。以上四个条件,如任何一方面发生异常或缺如,就会影响性生理活动的正常进行。性活动期间所发生的变化,可以分为四期:兴奋期、持续期、性高潮期和消退期。但性生理反应因人而异,一个人在不同时间也可以有相当大的差异。

2)性卫生:性生活是男女婚后生活的重要内容。经常保持生殖器的卫生是正常性生活的基本条件,要注意外阴清洁。妇女在月经期和产褥期严禁性生活。月经期宫颈口微开,性交会增加生殖道感染的机会,甚至可影响生育。另外,月经期盆腔充血,性交后会引起月经过多、经期延长、淋漓不尽或腰酸腹胀等情况。产后生殖器官一般需要 6~8 周才能完全恢复,因此产后至少 8 周后才能进行性生活。妊娠期最初 3 个月应避免性生活,性冲动会引起子宫收缩造成流产。妊娠最后 3 个月也必须严禁性生活,因此时子宫口已微微张开,易引起感染,而且容易发生早产、胎膜早破等。

(于智泉　史玉香)

第五节　特殊人群的预防保健

一、儿童保健

儿童保健工作主要根据儿童生长发育的特点,开展儿童群体预防、医疗和保健教育工作,以达到促进儿童身心健康发育,降低儿童疾病的发生率和死亡率,优生、优育、优教,提高人口素质。

1. 胎儿期　主要是针对孕妇进行保健。孕妇如受到感染、药物、心理创伤、理化创伤、缺乏营养等不良因素侵扰时,可使胎儿生长发育发生障碍,导致死胎、流产、早产或先天畸形等不良结果。因此,加强孕期保健和胎儿保健十分重要。

2. 婴幼儿期　从出生到 3 周岁内为婴幼儿期。对于 28 天内的新生儿由于脱离母体独立生活,其生活调适能力不够成熟,故发病率、死亡率都高。1 岁以内的婴儿由于大脑皮层功能不成熟,全身各器官系统的功能不完善,对高热、毒素及其他有害因素的抵抗力弱,容易发生抽搐、呕吐、腹泻、呼吸道感染、营养不良等问题,婴儿期是整个儿童期死亡率较高的时期。1 周岁到 3 周岁内为幼儿期,这一时期由于从母体获得的先天免疫功能已消失,自身的免疫功能尚未完善,幼儿期的儿童容易发生传染病和寄生虫感染;由于活动范围加大,而又缺乏自我照顾的能力,因此容易发生意外事故;喂养不当,可能发生营养不良。

婴幼儿期的卫生保健应根据年龄特点做定期体检,1 岁以内每 3 个月 1 次,2~3 岁每半年 1 次;做好计划免疫工作,预防传染病的发生;对父母进行健康教育,如合理喂养、多做户外活动等;防治佝偻病、缺铁性贫血、腹泻等婴幼儿常见病、多发病。

3. 学龄前期　从满 3 周岁到 6~7 周岁内为学龄前期。本期儿童抵抗力比幼儿期有所增强,但仍然易发生传染病、寄生虫病和意外事故;如果教养不当可能出现行为异常。

对学龄前期儿童要每年进行1次健康检查,观察小儿生长发育的情况,早期发现疾病或缺点,及时矫治并针对其影响因素进行健康教育;计划免疫和传染病管理;采取措施防止交通事故、溺水等伤害事故的发生。

4. 学龄期　从6～7周岁到12～13周岁内为学龄期。本期儿童特点为:身体的生长发育稳步增长,除生殖系统外到本期末已接近成人水平;智能发育也更加成熟,是接受文化科学教育的重要时期。应保证营养,创造良好的生活学习环境,养成良好习惯与正确的坐、立、行走、阅读姿势,加强德、智、体、美全面发展,特别要注意健康人格的形成。

二、妇女保健

妇女保健服务对象,不仅人口多,而且服务周期长,即从青春期直到老年。妇女保健服务是促进民族健康、增强民族素质的基础。加强妇女预防保健服务工作,能有效地降低妇女的发病率,降低孕产妇和婴儿死亡率;提高人群的平均期望寿命;母亲的健康也直接影响到下一代人的健康。因而,妇女保健是提高人口质量的基础。

(一)妇女各期的保健服务

1. 青春期　该时期的保健服务工作以青春期生理和性教育为主,内容包括青春期生理卫生、青春期心理卫生和青春期伦理道德的基本教育。一是注意经期卫生,防止月经异常;二是合理膳食,加强营养;三是培养良好的卫生习惯,加强身体锻炼,促进发育,提高抗病能力;四是正确的心理卫生及健康行为的指导。除做好健康教育、减少危险因素外,可通过体格检查等手段及早发现、及时治疗,使她们健康地度过青春期。

2. 婚前期　主要保健措施是婚前体格检查、异常情况分类指导、婚育知识宣教和保健指导。婚前体检为即将结婚的男女双方提供了一次全面身体检查的机会,对不宜结婚、不宜生育或暂时不宜结婚的疾病患者给予指导和矫治,有利于促进后代优生,提高民族素质。婚育知识宣教和保健指导包括婚育道德教育,男女生殖系统解剖生理和受孕原理、性生理、性心理和性卫生保健,计划生育和孕期保健以及新婚节育指导,有利于主动有效地掌握好受孕时间和避孕方法。

3. 孕产期　该期保健服务工作包括:普及孕期卫生知识,改变不科学、不卫生的风俗习惯;避免孕妇接触危害因子,特别是感染、暴露于辐射线下、吸烟喝酒吃药;开展早孕检查和定期产前检查;普及科学接生,提高接生质量。对妇女因孕育而导致的各种疾病要做到早发现、早治疗,特别是及早发现高危孕产妇,并且提高对高危孕产妇的处理水平,预防产后出血、产褥热、乳腺炎等不正常并发症,以保护母婴安全,降低孕产妇死亡率和围产儿死亡率。

4. 哺乳期　大力提倡母乳喂养是哺乳期保健的主要任务。要通过各种渠道、以各种方式向社会、家庭及群众宣传母乳喂养的重要意义,帮助母亲掌握正确的哺乳方式和哺乳时间,使她们懂得怎样促进乳汁分泌的知识,做好乳头和乳房的护理,促进婴儿健康成长。

5. 更年期　更年期是卵巢功能逐渐衰退到最后消失的一个过渡时期,其中以绝经的表现最为突出。绝经的时间因人而异,一般在45～52岁之间。绝经前往往表现为月经紊乱,经量减少,生殖器结构和功能也发生相应退行性改变。由于卵巢激素分泌减少,身体要经历生理的变化,如更年期综合征,同时伴随着心理上的改变,如焦虑、悲观、抑郁、个性改变、行为怪异。

更年期的卫生保健工作,首先从预防入手,加强宣传教育,使妇女认识到更年期是一个正常的生理过程,消除对更年期的顾虑及精神负担,其次要注意劳逸结合,保持情绪稳定,睡眠充足,适当限制脂类及糖类的摄入,鼓励体育锻炼,增强体质。对于部分症状较重的妇女,可给予一定的药物治疗。对于妇女群体来说,加强健康教育,提供有效的咨询,普遍筛查,可全面地增加保健工作的力度,使她们顺利进入老年期。

(二)妇科常见病的防治

定期开展妇科病的普查普治,及早发现各种妇科常见病,找出致病因素,及时采取防治措施,有利于降低发病率,保护妇女劳动力,提高妇女健康水平。在妇科普查中增加宫颈刮片,能对子宫颈癌做到早期发现、早期诊断、早期治疗,提高治愈率、降低死亡率;定期进行妇科病的普查普治还是及时发现卵巢肿瘤的最好措施。还应加强高危人群的性传播疾病的检查、诊断和治疗。

三、老年保健

老年保健的目的是防止过早衰老,预防和治疗老年疾病,维持老年人身心健康,并为老年人提供充分的社会照顾,使他们健康长寿,为社会作出更多的贡献。

(一)老年人的生理和心理特点

在生理功能方面,老年人出现一系列的退行性改变。脏器功能逐渐衰退,如消化功能下降,导致便秘或腹泻;心肺功能下降,难以承受重体力劳动或剧烈运动等;老年人抵抗力下降,老年性疾病的患病率增加,通常以高血压、糖尿病、慢性支气管炎、冠心病、颈椎病、胆囊炎、胆石症、白内障多见。在感知方面,表现为感觉不灵,随着年龄的增长,老人的听力、视力、感觉和知觉均有不同程度的减弱,感知觉的逐渐变钝和丧失是衰老的起始表现,这必定会影响到老年人同其他人以至整个社会的交往和接触,导致老年人在心理上的孤独感。反应迟钝是衰老的又一表现,在交通拥挤或其他非常情况下,容易发生事故。记忆力和学习能力减退是衰老的一个比较典型的行为表现,老年人对近期记忆减退,喜欢回忆远久的事情。老年人的学习能力往往与老年性疾病有关,如老年性痴呆、中枢神经性疾患等。另外,在行为、情绪、性格方面会有所改变,有的不能顺应衰老的变化转换角色,情绪不稳、嫉妒心重、猜疑、悲观忧郁,这类状况有损于身心健康,易患病。

(二)老年保健服务

1. **心理卫生教育** 老年人精神乐观有利于健康长寿。首先要关心和尊重老年人,给予他们实际的支持和帮助,使他们感到社会和家庭的温暖;要防止老年人离退休后退出社会活动,鼓励老人参加社会公共活动,以充实和调节老年人的精神生活;鼓励老年人继续学习各种知识和技能,促使其热爱生活,保持智能不衰,并能促进心理状态健康。

2. **健康的生活方式** 要提倡老年人养成良好的生活行为习惯。生活起居要有规律,合理安排生活节奏,三餐定时、定量,不要暴饮暴食,按时休息、睡眠充足,保持良好个人卫生,适量饮茶,节制饮酒,戒烟。

3. **合理的营养** 合理的营养,能满足老年人的生活及代谢的需求,可延缓老化,预防老年常见病多发病的发生,并可保持一定的体力及智能。老年人应以高蛋白、低热能、低脂肪、低糖的饮食为合适;多吃新鲜蔬菜和水果,以提供丰富的维生素;低盐饮食,可防止高血压的发病;另外,为防止老年人骨质疏松及贫血等疾病,应注意钙和铁及其他微量元素的摄入。

4. 开展体育锻炼　有规律地、持续地进行体育锻炼,对老年人保持健康水平非常重要。经常参加体育锻炼,可增进身体各先天的功能,推迟体力及脑力的老化,增强体质,提高抗病的能力,还可充实生活内容,使老年人心情舒畅、精神饱满,有助于积极乐观向上的心理状态,从而促进身体健康。老年人参加体育锻炼的运动量因人而异,以适中为宜,通常可由小到大、循序渐进。

5. 老年常见病多发病的防治　老年常见病多发病的特点是病因往往不明确;病程长,恢复慢,有时突然恶化;患者常无明显的症状和体征,初期不易察觉,症状出现后又呈多样化;一个老人可同时患几种疾病,而同一疾病在不同的老人身上表现差异又很大;不少老年病迄今尚无特效的治疗办法。因此,对老年人进行常见病多发病防治知识的教育,应着重使老年人警觉,发现不适应及早就医,让老年人正确认识定期体格检查的重要性,并积极主动地配合,达到早期诊断、早期治疗、早期康复的目的。

6. 注意合理用药　由于老年人对药物的解毒及排毒功能差,对药物的耐受性差,易发生不良反应;而且老年人常同时患多种疾病,用药复杂,应注意药物的协同与拮抗作用;对老年人应强调遵照医嘱用药,切勿自己乱用药或随意停药。

7. 康复医疗　康复医疗的目的是使老年人恢复日常生活的能力,减少或防止卧床不起的患病人数和老年性痴呆,从而减少老年病人对家庭及社会的压力。

(三)临终关怀

临终(dying)是临近死亡的阶段。凡是由于疾病或意外事故而造成人体主要器官的生理功能趋于衰竭,死亡不可避免要发生时;或者现代医学不能彻底医治的疾病,经一段时间维持性治疗仍不能好转,那么自医生宣布无效治疗时至病人临床死亡的这段时间,即可视为临终。对临终病人及其家庭开展一系列综合性、人性化的医疗保健服务,即为临终关怀。对医务人员来说,它不但涉及如何进行医疗服务的问题,更重要的是体现了如何去照顾临终病人的哲学和伦理学方面的问题。临终关怀的目的是:①解除病人的疼痛和痛苦;②探讨生与死的意义,解除病人心理上的恐惧,尽可能使病人安然去世。

(景学安)

复习思考题

1. 21世纪人人享有卫生保健的总目标是什么?
2. 我国新时期卫生工作方针是什么?
3. 我国初级卫生保健的目标和任务是什么?
4. 社区卫生服务的内容是什么?
5. 我国人口状况与发展的趋势有哪些特征?
6. 如何理解计划生育与优生优育?
7. 特殊人群应注意如何保健?

第七章 疾病概论

第一节 疾病的原因与发病学

一、疾病发生的原因与条件

导致疾病发生并赋予该疾病特征性变化的因素称为致病因素,简称病因(etiology),它是引起疾病的必要因素。但机体发生疾病不单纯是病因直接作用的结果,与机体的反应性和诱发疾病的条件也有密切关系。使机体的抵抗力降低或使易感性、敏感性增高,从而使机体在相应病因的作用下易于发病;或使相应的病因能以更多的机会、更大的强度作用于机体而引起疾病的因素称为发病条件,简称条件。主要是指那些能够影响疾病发生的机体内外因素。如年龄、性别、机体状况、免疫功能以及季节、气候、社会因素等。因此,研究疾病的发生,应从病因、条件、机体反应性三个方面来考虑,三者共同作用决定了机体是否发病、病情的轻重和病程的长短。在治疗中也要正确分析病因和条件的作用,采用相应的措施。

应当注意的是,同一因素,对一种疾病来说是条件,而对另一种疾病却可以是原因。例如营养不足使机体抵抗力降低,可以是结核病发生的条件,而长期严重的营养不足本身又是营养不良症的病因。还有许多疾病,尚无确切的原因,而是多种因素作用的结果。因而对"原因"和"条件"应当作具体分析。

病因与条件的关系是:疾病发生发展中原因与条件是相对的,它是针对某个具体的疾病来说的,对于不同疾病,同一个因素可以是某一个疾病发生的原因,也可以是另一个疾病发生的条件。①病因是引起疾病不可缺少的、决定疾病特异性的因素,而条件是病因作用的前提下影响疾病发生的因素。②原因和条件是相对的,同一因素在一种疾病是原因,而在另一种疾病却是条件。③有些疾病(如创伤)只有原因,无条件也可发病。

所谓诱因或诱发因素(precipitating factor)是指能够加强某一病因的作用,从而促进疾病或病理过程发生的因素。诱因也是疾病发生的一种条件。例如,昏迷病人容易发生上呼吸道带菌分泌物的吸入,因而昏迷可以成为肺炎的诱因。

病因种类很多,一般分为以下几类:

(一)生物性因素

生物性因素是最常见的致病因素,包括各种致病性微生物(细菌、病毒、支原体、衣原体、立克次体、真菌等)和寄生虫(原虫、蠕虫等)。

近些年来,由于生态环境的改变,某些原本存在于野生动物体内的病原体也可以感染人类,还会出现某些新的或变异的病原体威胁人类健康。

这类病因的致病特点是:

1. 有一定的入侵门户、传播途径和定位,可通过呼吸道、消化道或皮肤等进入人体,到达机体的某一部位生长、繁殖、播散,具有一定的传染性。例如,流行性感冒病毒等主要通过呼吸道侵入机体;乙型肝炎病毒主要是从血道侵入机体,进入肝细胞内寄生、繁殖。

2. 这些因素致病力量的强弱,除了与其侵入机体的数量有关以外,还取决于它们的侵袭力(invisiveness)和毒力(virulence)。所谓侵袭力是指这些因素穿过机体的屏障以及在体内散布、蔓延的能力。如某些链球菌能产生透明质酸酶(hyaluronidase)水解组织中的透明质酸,破坏结缔组织的完整性,因而都有较强的侵袭力。所谓毒力主要是指致病微生物产生外毒素或内毒素的能力。例如,白喉杆菌的侵袭力虽然不强,但因产生毒性很强的外毒素,故而是致病性很强的细菌。

3. 要有一定的发病条件机体才可发生疾病,如机体的免疫力降低、营养不良等可促进疾病的发生,应当引起足够的重视。

(二)化学性因素

化学性因素指具有毒性的无机和有机化学物质,又称为毒物(poison)。一定剂量的毒物被摄入机体后即可引起中毒或死亡。毒性极强的毒物如氰化物、有机磷农药等,即使剂量很小,也可导致严重的损害或死亡。不少毒物对机体的某些器官系统有选择性的损害作用。例如,一氧化碳与血红蛋白有很强的亲和力,因而能选择性地作用于红细胞,形成碳氧血红蛋白而导致缺氧;升汞主要引起肾损害;四氯化碳主要损害肝细胞;巴比妥类药物主要作用于中枢神经系统等等。熟悉毒物的选择性毒性作用,对于理解中毒性疾病的发病机制和采取正确治疗措施,都有重要的意义。

某些条件对于中毒性疾病的发生发展,也起一定作用。例如,大部分毒物是经肝转化(解毒)或经肾排泄的,当肝肾功能发生障碍时,毒物在体内停留时间就会延长,机体受到的损害也将更为严重。另外,长期食入或吸入极少量的毒性物质,可在体内蓄积导致慢性中毒,如铅中毒等。

(三)物理性因素

物理性因素主要有机械暴力(引起创伤、震荡、骨折、脱臼等)、高温(引起烧伤或中暑)、低温(引起冻伤或全身过冷)、电流(引起电击伤)、激光(高能量激光由于热的作用可引起蛋白质变性和酶失活)、大气压的改变(引起减压病等)、电离辐射(引起放射病)等。

物理因素是否引起疾病以及引起疾病的严重程度,主要取决于这些因素的强度、作用部位和范围、作用的持续时间等。例如,温度愈高、作用面积愈大,则引起的烧伤愈严重;同样强度的交流电通过肢体时,可只引起烧伤,但如通过心、胸,则可引起心室纤维颤动而致死。在有些情况下,某些条件在发病中也起一定作用。例如,在空气干燥、风速较大而利于发汗散热的条件下,人体可以经受得住50~60℃的环境高温;而在空气湿度大、风速小、不利于蒸发对流散热的条件下,30~35℃的气温就可能引起中暑。

(四)营养性因素

营养过剩和营养不良都可引起疾病。长期、过多摄入热量高的食物可引起肥胖病,过多摄入某些维生素可引起中毒,如维生素A和D中毒。营养物质摄入不足或消耗过多可引起营养不良。例如,生长发育旺盛的儿童少年、孕妇和甲状腺功能亢进或长期发热的患者等,营养需要或营养物质的消耗显著增加,如不相应地增补,就易发生营养不良。其他营养素如水和无机物包括钠、钾、钙、镁、磷、氯和微量元素如铁、氟、锌、铜、钼、锰、硒、碘、铬、钴等的缺乏都可以成为疾病的病因或条件。

(五) 遗传性因素

可分为两种情况:①遗传物质的改变包括染色体畸变和基因突变,可以直接引起遗传性疾病,例如第 21 对染色体畸变可以引起先天愚型。②遗传因素的改变也可使机体获得遗传易感性(genetic predisposition),使后代具有易于发生某种疾病的倾向,在一定的环境因素的作用下使机体发生相应的疾病,例如,基因突变可使红细胞葡萄糖-6-磷酸脱氢酶(glucose-6-phosphate dehydrogenase)发生缺陷,以致红细胞还原型谷胱甘肽的含量较低,而还原型谷胱甘肽又为维持红细胞膜的稳定性所必需。这样的个体,在通常情况下还不致发生溶血,但当他们吃了过多的蚕豆或服用伯氨喹、磺胺等具有氧化作用的药物时,就可发生溶血。

(六) 先天性因素

与遗传因素不同,先天性因素是指非遗传物质的改变,但是能够损害正在发育的胎儿的有害因素,出生时即患有疾病。例如,孕妇如患风疹,则风疹病毒可能损害胎儿而引起先天性心脏病。

(七) 免疫性因素

1. 当机体的免疫功能降低时,作为条件可促使疾病的发生。

2. 变态反应 某些个体的免疫系统对一些抗原的刺激常发生异常强烈的反应并从而导致组织、细胞的损害和生理功能的障碍,称为变态反应或超敏反应。如异种血清蛋白、一些致病微生物等都可引起变态反应;某些食物(如虾、牛乳、蛋类等)、某些花粉、某些药物(如青霉素等)在某些个体也可引起诸如荨麻疹、支气管哮喘甚至过敏性休克等变态反应性疾病。

有些个体能对自身抗原发生免疫反应并引起自身组织损害,称为自身免疫性疾病。自身免疫性疾病的发生与遗传因素有密切关系。

3. 免疫缺陷 由于免疫系统先天发育不全或后天受到损害而致免疫功能低下可引起免疫缺陷病(immunodeficiency disease),容易发生致病微生物的感染或恶性肿瘤。

(八) 精神性因素

如前所述,随着社会的发展,生物医学模式向生物—心理—社会医学模式转变,亚健康及由精神心理因素引起的疾病越来越受到重视。长期的忧虑、悲伤、恐惧等不良情绪和强烈的精神创伤在某些疾病的发生中起着重要作用。例如,原发性高血压、消化性溃疡等疾病,与长期的精神过度紧张有密切关系;长期的思想冲突或精神负担可使某些人发生神经衰弱甚至精神异常等等。

(九) 社会因素

社会因素包括社会环境、生活条件、人际关系等,它们对人类健康和疾病的发生发展有着不可忽视的影响。恶劣的环境和生活条件、紧张不和谐的人际关系均可引发疾病或促使某些疾病的发生和发展。另外,季节、气候、地理、生态环境变化等也参与疾病的发生和发展。

二、疾病发生发展的一般规律

病因作用于机体使之发病后,疾病便作为一个运动发展的过程,循一定的规律不断向前演变、推移,经过一定的时间或阶段后,最终趋于结束。虽然不同的疾病各有其自身的特点,但多数疾病在发生发展过程中具有一些共同的基本规律。

(一) 疾病时自稳调节的紊乱

正常机体在不断变动的内外环境中能够维持各器官系统功能和代谢的正常进行,维持内环境的相对动态稳定性,即自稳态(homeostasis)。例如机体的血压、心率、体温、代谢强度、腺体分泌,神经系统和免疫功能状态以及内环境中各种有机物质和无机盐类的含量、体液的pH等保持在一定的波动范围内。机体的这种自稳态主要是在神经和体液因子的调节下,依赖互相拮抗而又互相协调的两方面因素来维持其相对稳定的。

疾病发生发展的基本环节,就是病因通过其对机体的损害性作用而使体内自稳调节的某一个环节发生紊乱,而自稳调节任何一个方面的紊乱,不仅使相应的功能或代谢活动发生障碍,而且往往会通过连锁反应,牵动其他环节也相继发生紊乱,从而引起更为广泛而严重的生命活动障碍。以糖代谢和血糖水平的调节为例,交感神经兴奋、肾上腺素、胰高血糖素、糖皮质激素、生长激素等可间接或直接地通过促进肝糖原分解和糖的异生等使血糖升高,而迷走神经兴奋和胰岛素则可间接或直接地促进肝糖原合成、抑制糖的异生以及促进组织摄取利用糖使血糖降低。正常血糖水平,有赖于上述两方面因素相反相成的作用而得以维持。当某些病因使胰岛受损以致胰岛素分泌不足可使糖代谢发生紊乱,血糖水平显著增高,而糖代谢紊乱的进一步发展将导致脂类代谢自稳调节的紊乱,表现为脂肪酸的分解占优势而发生酮症酸中毒,酸碱平衡的自稳调节也继而发生紊乱。

在自稳态的维持中,反馈调节起着重要作用。例如,当糖皮质激素分泌过多时,可反馈性抑制下丘脑和腺垂体,从而使促肾上腺皮质激素释放激素(CRH)和促肾上腺皮质激素(ACTH)的分泌减少,这样就可使糖皮质激素的分泌降至正常水平。反之,当血浆中糖皮质激素减少时,上述的反馈抑制作用就有所减弱,CRH和ACTH的分泌随即增加而使血浆糖皮质激素又升至正常水平。这样,上述反馈调节就能使正常人血浆中糖皮质激素含量维持在一个相对恒定的水平。当反馈调节发生障碍时,自稳态就会发生紊乱而引起一系列异常变化。例如,肾上腺—性综合征(adreno-genital syndrome)患者可能因遗传缺陷而致肾上腺皮质17-羟化酶缺乏,因而皮质醇(cortisol)和皮质酮(corticosterone)生成不足,故对CRH和ACTH的反馈抑制失效,腺垂体仍不断分泌更多的ACTH,肾上腺皮质性激素的生成就因而增多,故患者血中和组织中ACTH、17-酮类固醇、雄激素明显增多,女性患者可出现男性化症状。

(二) 疾病过程中的因果转化

病因作用于机体后引起某些变化(结果),这些变化又作为新的原因引起另一些新的变化(结果),这种因果转化推动着疾病不断发展。

前述的糖尿病时糖代谢、脂类代谢和酸碱平衡相继发生紊乱,便是疾病时因果转化的一个例子。又如,机械暴力短暂地作用于机体,可使组织受损、血管破裂而导致大出血,大出血使心排出量减少和动脉血压下降,血压下降可反射性地使交感神经兴奋,皮肤、腹腔器官的小动脉、微动脉等收缩,以保证心、脑等重要器官的血液供应;但这种血管收缩可引起外周组织缺血、缺氧,外周组织的缺血缺氧将导致大量血液淤积在毛细血管和微静脉内,其结果是回心血量锐减,心排出量进一步减少和动脉血压进一步降低,组织缺氧更加严重。这种因果循环可使病情不断恶化,称之为恶性循环(vicious circle)。

认识疾病发展过程中的因果转化规律以及某些疾病时可能出现的恶性循环,对于正确地治疗疾病和防止疾病的恶化,具有重要意义。

(三)疾病时的损害和抗损害反应

分析许多疾病中因果转化的连锁反应,可以看出其中两类变化:其一是原始病因的损害作用以及在连锁反应中继发的损害性变化,其二是机体对抗这些损害的各种反应。损害和抗损害反应之间相互依存又相互斗争的复杂关系是推动疾病不断发生发展的基本动力,并贯穿于疾病的全过程。前述的机械暴力作用于机体的例子中,组织损伤、血管破裂、出血、缺氧等属于损害性变化。而动脉血压下降所致的反射性交感神经兴奋、血管收缩,由于可减少出血并在一定时间内有助于维持动脉血压而有利于心、脑的动脉血液供应,故属抗损害反应。此外,同时发生的心率加快、心肌收缩力加强可以增加心排出量,血液凝固过程加速又有利于止血,因而也属抗损害反应。如果损害较轻,则通过上述抗损害反应和适当地及时治疗,机体便可恢复健康;如损害严重,抗损害反应不足以抗衡损害性变化,又无适当的治疗,则病人可因创伤性或失血性休克而死亡。可见,损害和抗损害反应之间力量的对比决定着疾病的发展方向和转归。

某些抗损害反应具有两重性,既有抗损害意义又有损害作用。随着条件的改变和时间的推移,原来以抗损害为主的反应可以转化为损害性作用。例如,上述创伤时的血管收缩有抗损害意义,但血管收缩同时也有使外周组织缺血缺氧的损害性作用,而持续的组织缺血缺氧,将导致微循环障碍而使回心血量锐减,成为更加严重的损害性因素。因而在临床实践中,我们要正确区分疾病过程中的损害和抗损害性反应,尽力排除或减轻损害性作用,保护和增强利于机体的抗损害性反应。

机体的代偿和适应反应是疾病时抗损害反应的重要表现形式。例如一侧肾功能完全丧失后对侧健康肾可加强代偿而维持正常的泌尿功能;组织缺氧时,糖酵解过程加强,氧合血红蛋白释放氧的能力和组织利用氧的能力增强等等。

(四)局部与整体的相互影响

任何疾病都会表现出局部病变和全身反应,在个体的表现中可以是局部为主或全身反应为主。如细菌性肺炎,肺组织有充血、水肿等表现,全身则可表现为发热、白细胞增多等,发热及白细胞增多均可增强机体的免疫功能,有利于消灭细菌,促进肺炎好转。反之,如果患有全身性疾病,机体抵抗力降低,某些局部组织容易受到细菌或其他病害的侵犯。因而机体局部病变和全身反应是密切相关和互相影响的,正确认识疾病过程中局部与整体的关系,对于指导临床治疗具有重要意义。

第二节 疾病的经过与转归

疾病是一个发生发展的过程,大多数疾病发生发展到一定阶段后终将结束,这就是疾病的转归(prognosis)。疾病的经过一般分为四期,这在急性传染病中比较明显。有些疾病(如恶性肿瘤等)的分期不明显。

一、潜伏期

主要是指从病因入侵到该病症状出现的一段时间,潜伏期长短随病因的特异性、疾病的类型和机体的特征而不同。传染病的潜伏期比较明显,有一定的时间,但有些疾病无潜伏期,如创伤等。正确认识疾病的潜伏期是很有重要的意义,如确定或怀疑某些个体已经感染某种传染病时应及早隔离。

二、前驱期

在潜伏期后到开始出现症状前的一段时期。当时主要出现一些非特异性症状,如全身不适、食欲减退、头痛、乏力、发热等一般性临床表现。前驱期的及时发现有利于疾病的早期诊断、早期治疗。

三、症状明显期

这是出现该病特征性临床表现的时期。这个时期的特殊症状和体征往往是疾病诊断的重要依据,此期长短不一,主要取决于疾病的特异性和机体的反应性,临床表现有轻有重,或时轻时重。

四、转归期

疾病过程的结局称为疾病的转归。疾病的转归,主要取决于致病因素作用于机体后发生的损害与抗损害反应的力量对比。疾病过程中诊断和治疗是否及时与正确,对疾病的转归起着极为重要的作用。

疾病的转归有完全恢复健康,不完全恢复健康和死亡三种情况。

(一)完全恢复健康

完全恢复健康(complete recovery)即痊愈,是指致病因素以及疾病时发生的各种损害性变化完全消除,机体的功能、代谢活动完全恢复正常,形态结构得到充分的修复,一切症状、体征均先后消失,机体的自稳调节以及机体对外界环境的适应能力、社会行为包括劳动力也完全恢复正常。完全恢复健康说明机体的防御、代偿等反应取得绝对的优势。完全恢复健康是常见的。不少传染病痊愈以后,机体还能获得特异的免疫性。

(二)不完全恢复健康

不完全恢复健康(incomplete recovery)是指损害性变化得到了控制,主要症状已经消失,但体内仍存在着某些病理变化,通过代偿反应可以维持相对正常的生命活动。如果过分地增加机体的功能负荷,就可因代偿失调而致疾病再现。例如,心瓣膜病引起的心力衰竭经有效治疗后,患者的主要症状可以消失,但心瓣膜的病变依然存在。如果某些因素(感染、缺氧、过度劳累等)增加心负荷,导致代偿失调还可再发生心力衰竭。

因外伤或其他疾病引起的各种伤残,如肢体截除、器官切除、肢体瘫痪等,也归入不完全恢复健康的范畴。

(三)死亡

死亡(death)是个体生命活动的永远终止。按照传统的概念,认为死亡是一个过程,分为濒死期、临床死亡期、生物学死亡期三个阶段。随着医学的发展,由于社会、法律、医学方面的需要,人们对死亡进行了大量研究,对死亡有了新的认识。一般认为死亡是指机体作为一个整体的功能永久性停止,并以脑死亡(brain death)作为死亡的标志。脑死亡是指大脑半球、间脑、脑干各部分在内的全脑功能永久性丧失。判断脑死亡的依据如下:①不可逆昏迷和大脑无反应性。不能逆转的意识丧失,对外界刺激不发生有目的的反应。②自主呼吸停止。进行人工呼吸15分钟后,仍无自主呼吸。③瞳孔散大或固定。个别患者可无瞳孔散大,但瞳孔固定(对光反应消失)是必有的。④颅神经反射消失。包括瞳孔反射、角膜反射、视听反射、咳嗽反射、恶心反射、吞咽反射等的消失。⑤脑电波消失。⑥脑血管造影证明脑血液循环停止。

在没有条件做脑血管造影、脑电图或使用人工呼吸机时,也可根据心跳、呼吸的永久性停止等指标来诊断脑死亡。脑死亡并不意味着各器官组织同时都发生死亡。在整体死亡以后一定时间内,有些器官、系统和某些组织、细胞还能继续进行功能活动。例如,当一个病人作为一个整体的功能停止后,如果继续借助呼吸、循环辅助装置,在一定时间内还可维持器官、组织低水平的血液循环,为器官移植手术提供良好的供者。脑死亡概念的提出不论在理论上或实践上都有重要的意义。

(商战平)

复习思考题

1. 生物性因素的致病特点是什么?
2. 试述疾病和病理过程的相互关系。
3. 举例说明疾病过程中损害与抗损害反应的斗争及其对疾病发生发展的影响。
4. 大脑死亡、皮质死亡和脑死亡之间有何不同?
5. 植物状态和不可逆昏迷有何不同?
6. 脑死亡的判断标准是什么?

第八章 疾病的预防和控制

　　传染病、恶性肿瘤和许多慢性疾病严重影响病人的劳动能力和生命质量,预后较差,诊疗费用高,给国家、社会和家庭带来沉重的经济负担。尤其是随着经济的发展和人民生活水平的提高,诸如心脑血管疾病、糖尿病、恶性肿瘤等的发病率有逐年上升的趋势,这些疾病的病因复杂,发病时间不清楚,多具有较长的潜伏期,发病机制不明确,而且个体差异性较大,常累及多个器官,治疗效果较差。根据世界银行与 WHO1994 年报告,1990 年全球死亡 5000 余万人,前十位的死亡原因是冠心病(630 万)、脑血管疾病(440 万)、下呼吸道感染(430 万)、腹泻(290 万)、围产期疾病(240 万)、慢性阻塞性肺病(220 万)、结核(200 万)、麻疹(100 万)、交通事故(99 万)和支气管肺癌(94 万)。但许多疾病是可以通过改变人们的生活环境、生产环境和生活方式而避免的。

第一节 传染病的预防与控制

　　传染病(infectious disease)是由病原微生物或寄生虫引起,能在人群中相互传播的疾病。因为传染病具有传播特性,在一定外界环境条件下可以造成流行,严重危害人群的生命和健康。所以传染病的流行病学研究、预防和控制在医学领域中占有极为重要的地位。

一、传染病的特征

(一)传染病的基本特征

1. 有病原体　每一种传染病都有其特异的病原体,分离和鉴定病原体在确立传染病的发生、流行和诊断上具有重大的意义。病原体侵入人体后能否引起疾病,取决于病原体的致病能力和机体的免疫功能这两个因素。致病能力包括以下几个方面。

(1)侵袭力(invasiveness)　是指病原体侵入机体并在机体内扩散的能力。有些病原体可直接侵入人体,如钩端螺旋体和钩虫丝状蚴。有些细菌如霍乱弧菌需要先黏附于肠黏膜表面才能定植下来生产肠毒素或引起感染。有些细菌的表面成分(如伤寒杆菌的 Vi 抗原)有抑制吞噬作用的能力而促进病原体的扩散。引起腹泻的大肠杆菌能表达受体和小肠细胞结合,称为定植因子(colonizationfactor)。

(2)毒力(virulence)　毒力由毒素和其他毒力因子所组成。毒素包括外毒素(exotoxin)与内毒素(endotoxin)。前者以白喉、破伤风和肠毒素为代表。后者以革兰阴性杆菌的脂多糖为代表。外毒素通过与靶器官的受体结合,进入细胞内而起作用。内毒素通过激活单核—吞噬细胞释放细胞因子而起作用。其他毒力因子有:穿透能力(钩虫丝状蚴)、侵袭能力(痢疾杆菌)、溶组织能力(溶组织内阿米巴)等。许多细菌能分泌一种针对其他细菌的细菌素(bacteriocin)来保卫自己在正常菌群中的地位。

(3)数量 在同一种传染病中,入侵病原体的数量一般与致病能力成正比。但在不同传染病中,则能引起疾病发生的最低病原体数量差别很大,如在伤寒为 10 万个菌体,志贺菌仅为 10 个。

(4)变异性 病原体可因环境或遗传等因素而产生变异。一般来说,在人工培养多次传代的环境下,可使病原体的致病力减弱,如卡介苗(BCG);在宿主之间反复传播可使致病力增强,如肺鼠疫。病原体的抗原变异可逃避机体的特异性免疫作用而继续引起疾病(如流行性感冒病毒、丙型肝炎病毒和人类免疫缺陷病毒等)。

(5)入侵门户 病原体侵入人体途径也有其特异性。病原体的入侵门户与发病机制有密切关系,入侵门户适当,病原体才能定居、繁殖及引起病变。如痢疾杆菌和霍乱弧菌都必须经口感染,破伤风杆菌必须经伤口感染,才能引起病变。

(6)病原体的特异性定位 病原体入侵成功并取得立足点后,或者在入侵部位直接引起病变(如菌痢及阿米巴痢),或者在入侵部位繁殖,分泌毒素,在远离入侵部位引起病变(如白喉和破伤风),或者进入血循环,再定位于某一脏器(靶器官)引起该脏器的病变(如流行性脑脊髓膜炎和病毒性肝炎),或者经过一系列的生活史阶段,最后在某脏器中定居(如蠕虫病)。每一种传染病都各自有其规律性,不同的病原体在人体内生长繁殖或寄生,都有其特定部位,称特异性定位。这是病原体在人体内长期进化适应的结果。

2. 有传染性 所有传染病都具有一定的传染性,这是传染病的主要特征之一,病原体离开传染源后,通过一定的途径进入其他易感者,造成疾病传播。

3. 有流行性、地方性和季节性 传染病可以在易感人群中造成不同程度的流行。有些传染病在分布上具有明显的地方性。也有些传染病在流行传播上具有明显的季节性。

4. 有感染后免疫 传染病痊愈后,人体产生相应的免疫力。但根据传染病的种类不同,免疫力的持续时间也各异。多数病毒性传染病,感染后免疫持续时间较长,甚至终身免疫,称持久性免疫。而多数细菌性传染病的免疫力通常维持时间较短。寄生蠕虫感染后通常不产生保护性免疫,因而易发生重复感染。

机体的免疫反应对感染过程的表现和转归起着重要的作用,保护性免疫反应分为非特异性免疫和特异性免疫两大类。

(1)非特异性免疫 是机体对进入体内的异物的一种清除机制。是人类在长期进化过程中,不断与病原体斗争而逐步形成且与生俱来,并可遗传给后代。

1)天然屏障:包括外部屏障,即皮肤、黏膜及其分泌物(如溶菌酶、气管黏膜上的纤毛);以及内部屏障,如血—脑脊液屏障和胎盘屏障等。

2)吞噬作用:单核—吞噬细胞系统包括血液中的游走大单核细胞和肝、脾、淋巴及骨髓中固定的吞噬细胞和各种粒细胞(尤其是中性粒细胞)都具有非特异的吞噬功能,可清除体液中的颗粒状病原体。

3)体液因子:包括存在于体液中的补体、溶菌酶(lysozyme)、纤维蛋白(ibronectin)和各种细胞因子(cytokines)。细胞因子是主要由单核—吞噬细胞和淋巴细胞被激活以后释放的激素样肽类物质。这些体液因子能直接或通过免疫调节作用而清除病原体。与非特异性免疫应答有关的细胞因子有:白细胞介素(inter leukin)1~6、肿瘤坏死因子(TNF)、 γ-干扰素、粒细胞—吞噬细胞集落刺激因子(G-MCSF)等。

(2)特异性免疫(specific immunity) 是指由于对抗原特异性识别而产生的免疫。由于不同病原体所具有的抗原绝大多数是不相同的,故特异性免疫通常只针对一种传染病。感染后的免疫都是特异性免疫,而且是主动免疫,通过细胞免疫(cell-mediated immunity)和体液免疫(humoral immunity)的相互作用而产生免疫应答,分别由 T 淋巴细胞与 B 淋巴细胞来介导。

1)细胞免疫:致敏 T 细胞与相应抗原再次相遇时,通过细胞毒性和淋巴因子来杀伤病原体及其所寄生的细胞。在细胞内寄生的细菌(如结核杆菌、伤寒杆菌)、病毒(如麻疹病毒、疱疹病毒)、真菌(如念珠菌、隐球菌)和立克次体等感染中,细胞免疫起重要作用。T 细胞还具有调节体液免疫的功能。

2)体液免疫:致敏 B 细胞受抗原刺激后,即转化为浆细胞并产生能与相应抗原结合的抗体,即免疫球蛋白(immunoglobulin, Ig)。由于不同抗原而产生不同免疫应答,抗体又可分为抗毒素、抗菌性抗体、中和(病毒的)抗体、调理素(opsonin),即促进吞噬作用的抗体、促进天然杀伤细胞(natural llercell)的抗体、抑制黏附作用的抗体等。抗体主要作用于细胞外的微生物。在化学结构上 Ig 可分为 5 类:IgG、IgA、IgM、IgD 和 IgE,各具不同功能。在感染过程中 IgM 首先出现,但持续时间不长,是近期感染的标志。IgG 临近恢复期出现,并持续较长时期。IgA 主要是呼吸道和消化道黏膜上的局部抗体。IgE 则主要作用于原虫和蠕虫。

(3)变态反应 在一定的条件下,抗原与抗体相互作用后,能引起一系列生理功能障碍或组织损伤,产生病理性免疫反应,称变态反应。这是传染病致病机制中常见的方式之一。

(二)临床特点

1. 病程发展的阶段性 传染病的发展过程都有其自身的规律,一般都要经过以下几个阶段。

(1)潜伏期 自病原体侵入机体到最早出现临床症状这段时间称为疾病的潜伏期。大多数的传染病潜伏期病人不排出病原体,即潜伏期不具传染性;有一些疾病潜伏期末期排出病原体,也就是本病的隐伏期比潜伏期短,此类传染病在潜伏期的末期即可作为传染源,如麻疹、水痘、甲肝、伤寒等。这类传染病的潜伏期病人因为不易识别而难以控制,容易造成传染的实现。潜伏期的长短因疾病不同而有差异,但是每一种传染病都有自己相对固定的潜伏期。总体来说,潜伏期的长短主要与疾病病原体在机体内的繁殖时间有关,同时也受感染病原体的数量、定位、及达到定位所经过的途径等因素的影响。潜伏期短的只有数小时,如食物中毒;长的可达数月、数年,甚至数十年,如麻风病、狂犬病、艾滋病等;一般常见的潜伏期为数日至数十日不等,如麻疹、甲肝、伤寒等。对于同一种传染病,其潜伏期可长、可短,但是多数局限于一定的范围。通常每一种传染病都有最短潜伏期、最长潜伏期平均潜伏期,如:流行性腮腺炎的最短潜伏期为 8 天,最长潜伏期为 30 天,平均潜伏期为 18 天左右。潜伏期的流行病学意义主要在于:

1)潜伏期的长短影响疾病的流行特征:潜伏期短,且以显性感染为主的传染病,如出现传染病流行,则流行常呈爆发性流行,来势凶猛,但是平息快,如流行性感冒等。潜伏期长的传染病流行持续时间久。

2)根据潜伏期可以判断病人受感染的时限:从病人发病时间向前推一个最短潜伏期、最长潜伏期,病人可能就在其时间阶段感染。在此时间区间寻找传染源、传播方式等。

3)根据潜伏期的长短确定接触者的留验、检疫、医学观察的时间:一般传染病以常见的潜伏期再增加1~2天为采取措施的时间;烈性传染病或对人群危害较为严重的传染病则按最长潜伏期来确定。

4)根据潜伏期来确定免疫接种的时间:免疫接种有人工自动免疫和人工被动免疫,根据不同的时间阶段,采用不同的免疫方式。如:麻疹的易感接触者只有在潜伏期最初的5天内施行被动免疫才有效。

5)根据潜伏期评价预防措施的效果:从实施预防措施以后,经过一个潜伏期后发病数下降,则认为可能是预防措施的效果。

(2)前驱期 起病后至典型症状出现之前的一段时间。由于临床表现无特异性,不易鉴别。

(3)症状明显期 此期传染病的特有症状和体征相继出现。这一时期的病人是明显的传染源。因为此时期的病人,体内有大量的病原体生长、繁殖,并且病人的症状有利于病原体排出体外。如:呼吸道传染病的咳嗽、喷嚏、吐痰等;消化道传染病的呕吐、腹泻等。此期的病人病情越重,排出的病原体的量越大。但此期病人作为传染源的意义不但取决于排出病原体量的多少,而且与病人的活动范围还密切相关。若病人病情不重,排出的病原体的量不多,但是他照常工作、学习,并且到公共场所,他作为传染源的意义也是非常重大。

(4)恢复期 自症状基本消失至体力完全恢复的一段时间。病人的临床症状已经消失,机体所受损害处于逐步恢复的时期。少数传染病在恢复期也可以出现病情恶化或并发症。此阶段的病人机体免疫力开始出现,病人体内的病原体被迅速清除。此时大多数的传染病病人不再排出病原体,作为传染源的状态已经不存在。但是,还有少数传染病在此期仍然可以排出病原体,如白喉、乙肝、痢疾、伤寒等,此类病人应该继续管理,否则还会造成传染病传播。

2. 病程发展中的特殊表现

(1)发热 发热可以由感染性的原因,也可以由非感染性(如肿瘤、结缔组织疾病、血液病)原因所引起。在感染性发热中,急性传染病占重要地位。传染病的发热过程可分为3个阶段:①体温上升期。体温可骤然上升至39℃以上,通常伴有寒战,见于疟疾、登革热等;亦可缓慢上升,呈梯形曲线,见于伤寒、副伤寒等。②极期。体温上升至一定高度,然后持续数天至数周。③体温下降期。体温可缓慢下降,几天后降至正常,如在伤寒、副伤寒;亦可在一天之内降至正常,如在间日疟和败血症,此时多伴有大量出汗。

热型是传染病重要特征之一,具有诊断和鉴别诊断意义。常见热型有:①稽留热。24小时体温相差不超过1℃,见于伤寒、斑疹伤寒等。②弛张热。24小时体温相差超过2℃,但最低点仍未达正常,见于伤寒缓解期、流行性出血热等。③间歇热。24小时内体温波动于高热与常温之下,见于疟疾、败血症等,又称为败血症型热(septicfever)。④回归热。骤起高热,持续数日,降至正常,数天或数小时后高热重复出现,见于回归热、布氏菌病等。在多次重复出现,并持续数月之久时,称为波状热。⑤马鞍热:发热数日,退热一日,又再发热数日,见于登革热。但由于抗感染药物的及时应用,典型热型现已少见。

(2)皮疹　许多传染病在发热的同时伴有发疹,称为发疹性感染。为很多传染病的特征之一。发疹包括皮疹(外疹)和黏膜疹(内疹)两大类。疹子的出现时间和先后次序对诊断和鉴别诊断有重要参考价值。如水痘、风疹多发生于起病第一日,猩红热于第二日,天花于第三日,斑疹伤寒于第五日,伤寒于第六日等,绝大部分病例比较固定,但部分病例仍有例外。水痘的疹子主要分布于躯干;天花的疹子多分布于面部及四肢;麻疹有黏膜疹(科普利克斑),皮疹先出现于耳后、面部,然后向躯干、四肢蔓延等。疹子的形态可分为4大类:①斑丘疹:多见于麻疹,风疹、柯萨奇及埃可病毒感染、EB病毒感染等病毒性传染病和伤寒、猩红热等。②出血疹:多见于流行性出血热、登革出血热等病毒性传染病,斑疹伤寒、恙虫病等立克次体病和流行性脑脊髓膜炎、败血症等细菌病。③疱疹或脓疱疹:多见于水痘、天花、单纯疱疹、带状疱疹等病毒性传染病,立克次体病及金黄色葡萄球菌败血症等。④荨麻疹:多见于血清病、病毒性肝炎等。

皮疹的特点、分布部位、出疹顺序和出疹时间在不同的传染病都有其各自的规律性,在鉴别诊断上有重要意义。

(3)毒血症　指病原体在人体内生长、繁殖或死亡时产生的代谢或分解产物组成的内毒素或外毒素,不断进入血流,引起全身功能紊乱并产生中毒性临床表现,如发热、头痛、脑膜刺激征、休克等。

(4)菌血症　指细菌或其他病原体侵入血流,在血液中短暂停留,但不繁殖,随后被吞噬细胞吞噬消灭或随血流侵入其他组织器官。由细菌引起的称菌血症,由病毒引起的称病毒血症。

(5)败血症　指病原体在全身防疫功能减弱的情况下,不断侵入血流,并在血液中生长繁殖,产生毒素,引起严重的中毒症状。

(6)脓毒血症　在败血症中,化脓性革兰氏阳性菌在人体抵抗力高度减弱的情况下,可在各组织和脏器中引起转移性、化脓性病灶,成为多发性脓肿。

(7)肝、脾、淋巴结肿大　多由病原体及其代谢产物所致,表现为肝、脾和淋巴结内单核—巨噬细胞系统增生性反应。

3. 临床类型　根据传染病临床过程的长短、轻重及临床特征,可分为急性、亚急性、慢性;轻型、中型、重型、暴发型;典型及非典型等。典型相当于中型或普通型,非典型则可轻可重,极轻者可照常工作,又称逍遥型。

4. 感染过程的表现　感染是人体同入侵的病原体相互作用、相互斗争的过程。病原体侵入人体后,人体做出相应的反应,可以导致以下5种表现:

(1)病原体被清除　当病原体侵入人体后,立即遇到机体特异性或非特异性防御机制如胃酸、吞噬细胞或抗体的抵抗,病原体被清除。

(2)病原携带状态(带菌者、带病毒者、带虫者)　病原体侵入人体后,与人体防御能力处于相持状态,人体不表现出任何临床症状,却能携带并排出病原体,成为传染病流行的传染源。

(3)隐性感染(亚临床感染)　病原体侵入人体后,不出现或仅出现不明显的临床表现,但通过免疫学检测,可发现对入侵病原体产生了特异性免疫。

(4) 潜伏性感染 病原体侵入人体后,在与人体相互作用的过程中保持暂时的平衡状态,人体不出现疾病表现,病原体则潜伏起来。当人体防御功能一旦降低,平衡遭到破坏时,潜伏的病原体乘机活跃,引起疾病。潜伏性感染期间,病原体一般不排出体外,这是与病原携带状态不同之点。

(5) 显性感染(临床感染) 病原体侵入人体后,突破了人体的防御能力,不断生长、繁殖并产生毒素,导致机体损伤,引起疾病发作。

上述 5 种感染表现,可随病程进展不断发生变化,如显性感染治疗不彻底,可转变为病原体携带者等。

二、传染病的传播与流行及其影响因素

(一) 传染病流行的条件

传染病在人群中发生、传播和终止的过程,为传染病的流行过程。流行过程的发生需要如下 3 个基本条件:

1. 传染源 指体内有病原体生存繁殖并能将病原体排出体外的人和动物。

(1) 病人 大多数传染病,病人是重要的传染源,但在不同的病期,其传染性的大小可以不同。

(2) 病原携带者 病原携带者是指没有任何临床症状和体征,却能排出病原体的人。依据携带病原体的种类不同分为:带毒者(携带病毒)、带菌者(携带细菌)、带虫者(携带寄生虫)。依据携带时间又分为:潜伏期病原携带者、恢复期病原携带者和健康病原携带者。

1) 潜伏期病原携带者:是指在潜伏期内即能向体外排出病原体的人。一般仅有少数传染病有这种携带者,如流脑、流感、伤寒、白喉、痢疾、霍乱、麻疹等。因此,当这些疾病流行时,及早发现并加以控制,对防治传染病的流行具有重要意义。

2) 恢复期病原携带者:是指临床症状消失后,在一定时间内仍然向体外排出病原体的人。如伤寒、痢疾、乙肝、白喉等。一般情况下,恢复期病原携带状态持续时间较短。但是少数传染病或少数病人持续时间较长,有的甚至是终身携带,如乙肝、伤寒均存在终身携带的情况。

一般临床症状消失后,三个月内仍能排出病原体的人为暂时性病原携带者;超过三个月的称为慢性病原携带者。慢性病原携带者多具有间歇性排出病原体的现象。因此对于恢复期携带者,尤其是慢性携带者至少持续检查 3 次,均为阴性者,才能确定病原携带状态已经消除。

3) 健康病原携带者:是指未曾患过该传染病,却能排出该传染病病原体的人。健康携带者往往是隐性感染的结果,但是,隐性感染不一定都能成为健康携带者。这种携带者只有通过实验室检查方能发现。如乙肝、脊髓灰质炎、乙脑等。此类携带者一般排出量较少,持续时间短,因而作为传染源的意义有限。但是如果此类携带者众多时,可以成为重要的传染源。

(3) 受感染的动物 某些动物间的传染病也可以传给人类,而引起感染。以动物为传染源传播的疾病,称为动物源性传染病,以野生动物为传染源传播的疾病,称为自然疫源性传染病。

在自然状态下,可从脊椎动物传给人的疾病称为动物病,也称为人畜共患病。这类传染病绝大多数均能在家畜、家禽和野生动物中自然传播。现已证实由细菌、真菌、立克次体、支原体、螺旋体和其他寄生虫引起的人畜共患病约200种以上。

2. 传播途径　病原体离开传染源后,通过一定的方式再侵入其他易感者,所经过的途径称为传播途径。病原体为维护其生物种的存在,必须不断的更换宿主。

传播机制的共同特点是要经历三个过程:病原体自宿主体内排出;病原体停留在外界环境中;通过一定的途经,进入新的易感机体。

病原体从传染源排出后,再侵入新的易感机体前,在外界环境中停留和转移所经的全过程,即为传播途经。概括起来有两大类型:水平传播和垂直传播。水平传播是指病原体在独立个体之间的相互传播。垂直传播是指产前期母子之间的传播。

(1)水平传播的方式主要有以下几种:

1)经空气传播:包括三种方式:经飞沫传播、经飞沫核传播、经尘埃传播。呼吸道传染病病原体存在于呼吸道黏膜表面的黏液中或呼吸道黏膜纤毛上皮细胞的碎片里。

经空气传播的传染病的流行特征有:传播途经易于实现,病例常可连续发生,病人常为传染源周围的易感人群,若易感人群集中,可导致潜伏期短的疾病的爆发或流行;在缺乏有效预防措施时,此类传染病多有周期性和季节性流行的特征,一般以冬、春季节高发;本类疾病儿童高发;发病与居住环境密切相关。

2)经水传播:经水传播有两种方式:经饮用水传播和经疫水传播。经饮用水传播是消化道传染病的最常见的传播途径之一。经饮用水传播的传染病流行强度多取决于病原体在水中存活时间、污染程度、污染频度、供水范围的大小、饮水管理的完善程度以及居民的生活习惯等。经饮用水传播的传染病的流行特征主要有:病例的分布常与供水范围一致;所有饮用者均可发病;对水源净化或处理后,爆发或流行会平息。

经疫水传播是指通过接触含有病原体的疫水所引起的传播。常见的经疫水传播的传染病有血吸虫病、钩端螺旋体病等。此类传播的流行特征有:病人均有接触疫水的历史;发病具有季节性、地方性、职业性等;大量易感者进入疫区后与疫水接触可能造成本病的爆发或流行;对疫水采取措施或加强个人保护后,可控制病例的发生。

3)经食物传播:经食物传播的传染病多见于消化道传染病。此外,寄生虫病、呼吸道传染病及少数人畜共患病(炭疽、布氏杆菌病)等也可经此途经传播。食物传播的方式有两类:①是食物本身含有病原体,如感染绦虫的猪、牛等,患有布氏杆菌病的羊,患炭疽的牛、羊等。②是食物被病原体污染,在食品的加工、储存、运输、烹制过程中遭到污染,造成食用者的传染病发生。经食物传播的传染病其流行特征有:患者有食用被污染食物的历史,不食用者不发病;停止供应该食物,发病可逐渐平息;患者的潜伏期短,症状重,如一次大量人群食用,可造成爆发。

4)经节肢动物传播:是指通过苍蝇、蚊子、虱子、跳蚤以及蜱、螨等节肢动物作为媒介所造成的传播,所以又称其为虫媒传染病。节肢动物传播是通过吸血或机械携带两种方式传播。病原体定位于血液、淋巴系统中的传染病,病原体没有自然排出的途径,必须经吸血节肢动物将其吸出动物体,才能造成传播。此类传播属于生物学传播,当病原体进入节肢动物体内,在其相应器官经过发育、繁殖以后才能感染易感者。且传播具有特异性,即一种传染病只能经过一定种属的节肢动物传播,如蚊子传播疟疾,只有按蚊属的才是重要媒介。

经节肢动物传播的传染病流行特征有:发病具有地方性,病例分布与该节肢动物分布一致;具有季节性发病的特点;有明显的年龄、职业特点;多无人与人之间的传播。

5)经土壤传播:经土壤传播是指易感人群通过各种方式接触了被污染的土壤所致的传播。土壤传播主要传播一些寄生虫病和病原体能形成芽胞的一些传染病(如破伤风、炭疽)。经土壤传播疾病的意义主要取决于病原体在土壤中生存的时间以及易感者与土壤接触的机会和个人的卫生习惯等因素。

6)医源性传播:医源性传播是指在医疗、预防、康复工作中,由于未能严格执行规章制度和操作规程,人为地造成某些传染病的传播。一般可将这种传播归纳为两种类型:一种是易感者接受了不合格的检查、诊疗或预防措施所造成的感染;另一种是由于输血或血制品和药物被污染而引起的传播,如丙肝、HIV 感染等。

(2)垂直传播 是指病原体通过孕妇胎盘血液进入胎儿或经产道导致胎儿和新生儿感染而实现的传播。如风疹、HIV、梅毒、淋病、疱疹病毒感染等。

3. 易感人群 对某一传染病缺乏特异性免疫力而易于感染的人,称为易感者。易感人群是指人群对某种传染病缺乏特异免疫容易感染而言。易感者在某一特定人群中的比例决定该人群的易感性。比例达到一定水平时,传染病很容易流行。外来人口增加,常致人群易感性增高。有计划的预防接种,常致人群易感性降低。

(二)流行过程

传染病的流行,必然有传染源排出病原体的过程。传染源向四周散播病原体所能波及之范围称疫源地。一系列相互联系、相继形成的新旧疫源地,构成流行过程,只有在一定的环境条件影响下,传染源、传播途径和易感人群三个基本环节相互联系、协同作用,才能发生新疫源地,形成传染病的流行过程(epidemic process)。如果缺少其中任何一个环节或阻断它们之间的联系,流行过程就会中断。疫源地是构成流行过程的基本单位,疫源地消灭则流行过程中断;而社会因素和自然因素通过对传染源、传播途径和易感人群的作用,对流行过程发生影响。

1. 疫源地 每个传染源都可单独构成一个疫源地(epidemic focus),但在一个疫源地内可同时存在一个以上的传染病。每个新的疫源地既是由过去的一个疫源地所产生,又是下一个疫源地的根源。若干个疫源地连接成片,且范围较大时称疫区。传染病疫源地的范围,主要取决于传染源的存在时间和活动范围、传染病的传播途径以及周围人群的易感状态。不同传染病的疫源地范围大小不同,同一种传染病在不同条件下,疫源地的范围也不同。

2. 疫源地消灭的条件 传染源已被移走(住院或死亡)或痊愈;用各种措施消灭了传染源排于外环境的病原体;所有易感者度过了该病最长潜伏期而无新病例或新感染发生。

(三)影响流行过程的因素

1. 自然因素对流行过程的影响 不同的地理、气候、生态环境等自然条件,对动物传染源的生长、繁殖、活动分布有显著的影响,使有些传染病具有明显的地方性特点,尤其是自然疫源性疾病和某些寄生虫病，如血吸虫病、疟疾、流行性出血热等。

气温的变化，可使人的生理状态发生一定的变化。冷空气刺激上呼吸道黏膜，使局部血管收缩，抵抗力降低，因此流行性脑脊髓膜炎、流行性感冒等呼吸道传染病容易发生在冬春季节；而夏季气温升高，出汗多，大量饮水后胃酸浓度降低、胃肠道抵抗力降低，有利于霍乱、痢疾等肠道传染病的流行。

温度、湿度和雨量对生物媒介传播途径有显著的作用，如疟疾、流行性乙型脑炎多发于7~9月份，具有明显的季节性升高特点，这主要是该季节气温与雨量的增加，有助于蚊虫生长繁殖、活动吸血所致。

2. 社会因素对流行过程的影响　社会因素较自然因素对流行过程的发生、发展与消失有更重要的作用。社会制度、经济文化、风俗习惯、宗教信仰、卫生设施、人口密度、卫生防疫措施等社会因素，都可影响传染病的流行过程。例如严格执行国境卫生检疫，可以防止检疫传染病传入。反之，也有些社会因素，可促进流行过程，如娱乐聚会和走亲访友等社交活动有助于呼吸道传染病的传播。

社会因素对传播途径的影响最明显，开展群众性爱国卫生运动，通过消毒、杀虫措施，切断传播途径；通过健康促进，克服不良卫生习惯，可防止传染病的发生和传播。社会因素对易感人群最明显的作用是计划免疫，普遍种痘，全球消灭了天花；普遍服用脊髓灰质炎疫苗，我国已控制了该病的流行。

三、传染病的预防与控制

传染病的预防和控制措施包括：传染病未发生流行前采取的预防性措施，以及传染病发生流行后，为防止扩散、平息疫情而采取的防疫措施或控制措施。

（一）预防性措施

预防性措施主要是针对可能存在病原体的环境或可能受病原体威胁的易感人群所采取的措施。

1. 改善环境卫生条件　包括饮水消毒、粪便无害化处理、食品卫生监督、医院及公共场所卫生管理以及预防性环境杀虫、灭鼠等措施。其目的在于消除外界环境中可能存在的疾病传播因素，这是预防传染病的根本措施。

2. 预防接种　即人工免疫，是利用生物制品将抗原或抗体注入机体，使机体获得特异性免疫，以降低人群易感性，是预防传染病的发生和流行的重要措施。

（1）预防接种的种类

1）人工自动免疫：是指以免疫原物质接种人体，使人体自行产生特异性抗体的免疫方法。自动免疫制剂有：①减毒活疫苗，是由无毒或弱毒活菌（病毒）株制成的，它们具有接种剂量小、接种次数少、免疫效果好、维持时间长等优点，如卡介苗、麻疹疫苗、脊髓灰质炎疫苗等；②灭活疫苗，是采用加热或甲醛处理等方法杀死病菌体或灭活病毒制成，它们的抗原刺激时间短，免疫效果差，维持时间一般较短，需要多次注射才能获得较好免疫，如百日咳菌苗、乙脑疫苗、狂犬病疫苗等；③类毒素，细菌外毒素经甲醛处理解毒而保持其免疫原性的制剂，如破伤风类毒素、白喉类毒素等。

2）人工被动免疫：是指以含有抗体的血清或制剂接种人体，使人体获得现成抗体的免疫方法。由于现成抗体半衰期短,难以保持有效的免疫水平,故而只能在有疫情时应用。人工被动免疫制剂包括免疫血清(如白喉抗毒素)和免疫球蛋白(包括丙种球蛋白和胎盘球蛋白)两类。

(2)预防接种对象、剂量和方法 各种预防接种制剂均有说明书,使用时要详细阅读,严格按要求执行。

1)接种对象和禁忌证:要按规定年龄接种,例如6个月以内婴儿接种麻疹疫苗效果较差。接种禁忌证应以疫苗说明书为准,一般禁忌证包括:发热及传染病患者,各种器质性疾病患者,有过敏史者、妊娠期及哺乳期的妇女、年老体弱者。

2)接种剂量和方法:各种预防接种制剂接种剂量、次数、间隔及途径都有明确的规定,不得任意更改。

3)建立冷链系统:各种疫苗从生产单位发出,经过贮存、运输过程,最后到达基层使用的各个环节,要按疫苗保冷规定冷藏,以维持其效价。这种按要求建立的冷藏过程,称冷链(coldchain)系统。建立冷链系统是保证预防接种安全、有效的重要条件。

(3)计划免疫 计划免疫是根据疫情监测和人群免疫状况分析,按规定免疫程序,有计划地对易感人群进行的预防接种。WHO提出的扩大免疫规划(expanded programme on immunization,EPI),要求在全世界对儿童进行麻疹、脊髓灰质炎、百日咳、白喉、破伤风及结核病的预防接种,以减少以上6种儿童传染病的发病率和死亡率;同时不断扩大免疫接种的覆盖面和疫苗种类,我国于1981年参加EPI,并制定了《1982—1990年全国计划免疫工作规则》,其主要内容是"四苗防六病",即对7周岁及7岁以下儿童进行卡介苗、脊髓灰质炎三价糖丸疫苗、百白破混合制剂和麻疹疫苗的儿童基础免疫(包括农村12岁儿童卡介苗加强免疫)。1992年我国卫生部决定将血源性乙型肝炎疫苗纳入计划免疫管理范畴,全国大部分地区已在新生儿中实施预防接种。另外,各地可根据当地疫情流行情况,适当扩大计划免疫的范围,如有些地区将流行性乙型脑炎和流行性脑脊髓膜炎的预防接种也纳入计划免疫范畴。我国现行的儿童基础免疫程序如表8-1所示。

表8-1 我国现行的儿童基础免疫程序

	卡介苗	脊髓灰质炎活疫苗	百白破混合疫苗	麻疹疫苗	乙肝疫苗**
新生儿	初种				第1次
1月龄					第2次
2月龄		第1次			
3月龄		第2次	第1次		
4月龄		第3次	第2次		
5月龄			第3次		
6月龄					第3次
8月龄				初种	
1.5~2周岁		复服*	加强		

(续表)

	卡介苗	脊髓灰质炎活疫苗	百白破混合疫苗	麻疹疫苗	乙肝疫苗**
4岁		复服			
7岁	复种		白(百)破类加强	加强	加强
12岁	复种(农村)				

* 部分地区对18～24月龄儿童作第一次复服,4岁作第二次复服
** 乙肝疫苗接种已纳入计划免疫管理,但尚未纳入计划免疫程序,供参考

3. 健康教育 经常性的健康教育主要是让人们了解传染病的传播和防止传播的知识,消毒、杀虫和灭鼠的知识,预防接种知识等,培养良好的卫生习惯,提高自我保健意识。在传染病流行季节,应针对性宣传相应传染病的症状和防治方法,以便早期发现病人,及时阻止传染病的蔓延。

4. 国境卫生检疫 国境卫生检疫是指国境卫生检疫机关依照有关法规,对出入境人员、交通工具、集装箱、货物、行李等实施医学检查、卫生检查和必要的卫生处理,以防止传染病经由国境传入或传出的综合措施。国际卫生条例规定的检疫传染病有鼠疫、霍乱、黄热病、病毒性流感、麻痹型脊髓灰质炎、斑疹伤寒、回归热和疟疾。我国规定的检疫传染病是鼠疫、霍乱和黄热病三种。

(二)控制措施

控制措施是依据1989年国家颁布的《中华人民共和国传染病防治法》、1991年12月和2003年5月由国务院颁布的《中华人民共和国传染病防治法实施办法》及《突发公共卫生事件应急条例》进行疫情管理和对疫区采取措施,旨在限制传染病发生和流行的强度和范围,防止疫情蔓延。

1. 对传染源的措施

(1)病人 应做到早发现、早诊断、早报告、早隔离、早治疗。医务人员一旦发现传染病,应按规定的时限向卫生行政部门指定的卫生防疫机构报告,并做好疫情登记;《中华人民共和国传染病防治法》规定报告的传染病分甲类、乙类和丙类,共37种。

甲类传染病(2种):鼠疫、霍乱。

乙类传染病(25种):传染性非典型肺炎、艾滋病、病毒性肝炎、脊髓灰质炎、人感染高致病性禽流感、麻疹、流行性出血热、狂犬病、流行性乙型脑炎、登革热、炭疽、细菌性和阿米巴性痢疾、肺结核、伤寒和副伤寒、流行性脑脊髓膜炎、百日咳、白喉、新生儿破伤风、猩红热、布鲁氏菌病、淋病、梅毒、钩端螺旋体病、血吸虫病、疟疾。

丙类传染病(10种):流行性感冒、流行性腮腺炎、风疹、急性出血性结膜炎、麻风病、流行性和地方性斑疹伤寒、黑热病、包虫病、丝虫病,除霍乱、细菌性和阿米巴性痢疾、伤寒和副伤寒以外的感染性腹泻病。

上述规定以外的其他传染病,根据其暴发、流行情况和危害程度,需要列入乙类、丙类传染病的,由国务院卫生行政部门决定并予以公布。

《中华人民共和国传染病防治实施办法》规定,执行职务的医疗保健人员、卫生防疫人

员为责任疫情报告人。责任报告人发现各类传染病的病人、病原携带者和疑似病人,规定报告的时限分别为:①甲类传染病和乙类传染病中的艾滋病、肺炭疽,城镇于 6 小时内、农村于 12 小时内,以最快的通讯方式向发病地的卫生防疫机构报告,并同时报出传染病报告卡;②乙类传染病,城镇于 12 小时内、农村于 24 小时内报出传染病报告卡;③丙类传染病,在 24 小时内报出传染病报告卡。

当传染病暴发、流行时,责任报告人应当以最快的通讯方式向当地卫生防疫机构(疾病预防控制中心)报告疫情。

对传染病病人应根据不同病种,进行住院隔离或单位临时隔离或家庭隔离。隔离是防止传染病蔓延的有效方法。

(2)接触者 接触者是指曾接触传染病或可能受传染并处于潜伏期的人。对接触者可采取以下措施。

1)应急预防接种:潜伏期较长的传染病,可进行自动或被动免疫接种。如麻疹接触者可注射麻疹活疫苗或免疫球蛋白。

2)药物预防:对有特殊防治药物的传染病接触者,可用药物预防。如以乙胺嘧啶预防疟疾,用强力霉素预防霍乱。但要防止滥用,以免产生耐药性。

3)检疫:接触者都应接受检疫,检疫期限从最后接触之日算起,相当于该病的最长潜伏期。对甲类传染病,接触者必须严格加以隔离,在指定地点进行诊察、检验或治疗;对乙类和丙类传染病,接触者可正常工作和学习,但要接受医学检查和必要的处理。

(3)受感染的动物 有经济价值的动物可隔离治疗,无经济价值的动物可杀灭。有些传染病的动物尸体应焚烧或深埋,如患炭疽的动物。

2. 对污染环境的处理措施 各类传染病的传播途径不同,因而采取的措施也各不相同。肠道传染病主要由粪便污染环境,措施的重点是对污染的物品和环境进行消毒,同时要加强粪便的卫生管理和饮用水消毒;呼吸道传染病主要是通过空气污染环境,措施的重点是加强通风与空气消毒。消毒是杀灭或清除外界环境中病原体、切断传播途径、预防传播和流行的重要措施。

消毒方法种类很多,大体可分为两类,即物理消毒法和化学消毒法。对存在或曾经存在传染源的场所进行的消毒称为疫源地消毒,它又分为随时消毒和终末消毒。存在传染源时,对其排泄物、分泌物及其污染的物品进行的消毒称随时消毒。当传染源痊愈、死亡或离开后,对疫源地进行的最后一次彻底消毒称终末消毒。

虫媒传染病由媒介昆虫传播,措施的重点是杀虫。杀虫是指杀灭传播疾病的媒介昆虫。常用杀虫方法包括:①环境预防法,就是消除媒介昆虫生长、繁殖和生存的环境的方法,如排除积水、清除垃圾、粪便处理等消灭蚊蝇孳生地的措施;②物理防治法,即利用机械杀虫(如拍、打、捕杀等)、温热杀虫法(如利用火烧、煮沸、干热等)、光波杀虫法(利用光线或超声波诱杀)等;③生物防治法,包括利用天敌捕杀和病原微生物杀灭昆虫幼虫;④化学杀虫法,用化学杀虫剂,如敌百虫、马拉硫磷、氯菊酯等杀虫。

鼠类是许多疾病的储存宿主,是多种传染病的传染源。消灭老鼠可以有效控制甚至根除这些疾病。灭鼠方法可分为:①机械灭鼠法,包括器械捕鼠、挖洞法、水灌法和翻草垛法等;②化学灭鼠法,常用磷化锌、敌鼠钠盐作为毒饵;③生物灭鼠法,一是利用鼠类天敌,如猫、猫头鹰、蛇等;二是利用对人、畜、禽无害,而对鼠致病的微生物和寄生虫,使鼠得病死亡。

3. 对易感人群的措施　发生传染病时,被动免疫是保护易感者的有效措施,如注射丙种球蛋白预防麻疹。药物预防在特殊条件下也可作为应急措施。同时针对传染病的传播途径进行个人防护,如戴口罩、勤洗手对防止传染病传播也起一定作用。

(孙建国　史玉香)

复习思考题

1. 试述传染病的定义。
2. 试述传染病的基本流行特征。
3. 传染病的发展过程可分为哪几个阶段?
4. 影响传染病流行的因素有哪些?
5. 如何对传染病进行预防和治疗?

第二节　心脑血管疾病的预防与控制

心、脑血管疾病是当今严重威胁人类生命和健康的常见疾病。根据国际疾病分类原则第九版(ICD-9)规定,心脑血管病主要包括风湿热、慢性风湿性心脏病、高血压病、缺血性心脏病、肺源性心脏病、蛛网膜下腔出血、脑内出血、脑血栓形成、脑栓塞、暂时性脑缺血发作等。

随着人类科技的日益进展,经济的逐步发达,以及生活方式的改变,人类疾病谱也发生了很大的变化。根据世界银行与 WHO 1994 年报告,1990 年全球死亡 5000 余万人,前两位的死亡原因是冠心病(630 万)和脑血管疾病(440 万)。预计到 2020 年,许多疾病死因排序将有重大变化,但是冠状动脉粥样硬化性心脏病和脑卒中仍是人类死因的第一位和第二位,致死人数超过任何其他疾病。到 2020 年,估计全球冠心病死亡数将自 1990 年的 630 万增至 1100 万;脑卒中自 440 万增至 770 万。30 年中循环系统死因构成将增高 59.6%,冠心病和脑卒中将分别增高 74.6% 和 75%。由此可见,心、脑血管疾病不仅是今天危害人类健康的主要疾病,更是未来 20 年内人类致死致残的头号杀手。目前,心、脑血管疾病的防治工作已列为国家重点课题之一,因此,重视对心、脑血管疾病的诊断、治疗和预防的实施,是广大医务工作者的一项重要任务。

一、心脑血管疾病的分布和时间趋势

(一)冠心病的分布

通过人群抽样调查获得了一些冠心病患病率和发病率的资料。1991 年全国第三次高血压抽样调查时通过询问方法,得出我国年龄 15 岁以上心肌梗塞患病率男性为 215.63/10 万,女性为 151.07/10 万,男女性平均为 181.60/10 万。

1. 地区分布 世界不同国家、不同地区之间冠心病死亡率有较大的差异。国家间比较发现,工业化国家的患病率和死亡率比发展中国家要高。我国冠心病发病率和死亡率与国际相比较属低水平,冠心病事件发病率和死亡率存在较明显的地区差异。北方省份高于南方省份,发达的沿海地区高于相对落后的内地。城市缺血性心脏病的发病率和死亡率要高于农村。1982年报告MONICA项目人群1974~1980年7年间心肌梗塞平均年发病率为27.9/10万(男性36.1/10万,女性19.0/10万)。1984年北京心脑血管研究中心牵头组织多省市心血管病人群监测协作研究,采用WHO MONICA方案规定的方法和标准,监测总人口约500万,自1987~1993年提供了我国35~64岁人群冠心病发病率和死亡率。在17个不同省市的人群中冠心病发病率和死亡率存在较大的地区差异,北方省市高于南方省市,最高为山东青岛,男性发病率为108.7/10万,最低为安徽滁县发病率为3.3/10万,二者发病率相差32.9倍,死亡率相差17.6倍。另一组报告1991~1994年我国14组有代表性的人群(25~74岁)冠心病事件标化发病率男性1/10万~183/10万,女性0~113/10万,再次表明我国冠心病的发病率存在很大的地区差别。

2. 时间分布

(1)季节性 由于冠心病的病理改变是一种长期的渐进的过程,使得其本身的发生没有明显的时间或季节变化特征,但它的一种重要表现形式——急性心肌梗塞的发生多在冬春季,其原因还有待进一步研究。

(2)长期趋势 20世纪60年代以来,世界各国冠心病死亡率水平有所变化。一部分发达国家冠心病死亡率呈下降趋势。同时,另一部分国家的发病和死亡情况表现为上升趋势。不论城市和农村,近年来我国人群冠心病死亡率均呈上升趋势,1995年与1988年比较城市上升41.78%,农村上升39%,年平均增长率分别为5.11%和4.90%。

(3)人群分布 ①年龄:冠心病的发病率随着年龄的增长而增加,病变的程度也随着年龄的增长而逐渐加重。已经发生冠状动脉粥样硬化的人,在30~40岁之间虽然可见到冠状动脉粥样硬化的斑块,但是大多数人都没有症状出现。一般说来,冠心病的发病率从40岁开始逐渐增多,50岁以上则更见增多。据一些调查资料表明,自40岁开始,每增加10岁,冠心病的发病率约递增一倍。男性50岁以后,女性60岁以后,冠状动脉粥样硬化发展也比较迅速。同样,心肌梗死的危险性也是随着年龄增加而增大。但是冠心病并不是中老年人必然发生的疾病。近年来,在我国的冠心病病例中,45岁以下发生冠心病的不乏其人,甚至20多岁的年轻人患冠心病的也可见到。目前,对于年龄影响冠状动脉粥样硬化发病率的机制了解得非常少。一般都认为动脉粥样硬化是长时间逐渐形成的,年龄越大,各种容易引发冠心病的危险因素作用的时间也就越长,因而发生冠心病的机会就越多,可能性就越大。②性别:冠心病的发病率一般男性高于女性。住院冠心病患者男与女的比例为2.5:1,住院心肌梗塞之比为4.7:1。这种差别主要发生在50岁之前。女性在50岁之前冠状动脉粥样硬化病变较轻,且发展缓慢。而在50岁以后发展加快,并赶上男性。一般认为这种差别主要与女性激素的保护作用有关。给家兔注射大量女性激素,有抑制动脉粥样硬化形成和降低血脂的作用。用女性激素治疗冠心病患者,可改善血清脂质。妇女绝经后这种保护作用明显减少,血清胆固醇含量迅速赶上男性,冠心病的发病率也明显上升而与男性一致。除女性激素的保护作用外,妇女中吸烟、高血压、精神紧张等因素比男性为轻,对其冠心病发病率较低也起一定的作用。③种族:白人男子与黑人男子、白人女子与黑人女子冠心病的死亡率相似;黑人及白人的危险因子相同。④职业:一般情况下,脑力劳动者冠心病患病率高于体力劳动者。我国人群冠心病的分布情况与国外大致相同。

(二)高血压病的分布

1. 地区分布　我国三次全国高血压病抽样调查结果表明,我国高血压病的患病率及人群平均血压水平有明显的地区差异,总的是北高南低,且有自北向南递减的趋势。1982～1984年全国部分地区10组人群的研究结果,以45～49岁男性组为例,哈尔滨工人高血压病患病率(确诊及临界高血压)最高达34.4%;广西武鸣农民及浙江普陀渔民最低,高血压病患病率分别为10.1%及10.9%。

2. 时间分布　近几十年,高血压病的发病率和患病率上升速度是惊人的,我国分别在1959年,1979年和1991年对高血压进行普查,患病率分别为5.11%、7.73%和11.88%。1991年较1959年患病率增长1倍以上。1959～1979年20年间,我国高血压病患病人数平均每年增长140万,而1980～1991年的12年间,现患高血压病人平均每年增加320万,可见其上升势头极为迅猛。估计全国现有临界和确诊高血压病人近1亿,每年新发确诊高血压病人300万～350万。

3. 人群分布　无论从患病率还是发病率来看,高血压病在人群中均有年龄分布差异;并且发病率还有性别差异的趋势。世界上绝大多数的调查均显示,无论男女其血压水平均随年龄的增长而增长,且女性50岁以后血压水平增长更为明显。收缩压随年龄增长的趋势贯穿了人的一生,而舒张压的年龄增长趋势约止于55至60岁左右。但也有人曾在少数保持孤立的生活方式较原始的人群中观察到收缩压很少随年龄增加或不增加的现象,而且这类人群中几乎没有高血压患者。高血压病的发病率男性高于女性。在北京、广州中年工农人群对比研究中,经4年随访观察,确诊高血压病的发病率北京男工为6.8%,女工为4.1%;广州男工为0.7%,女工为2.1%;男女农民北京分别为10.1%和5.0%,广州则为2.3%和0.5%。北京人群高血压病发病率明显高于广州。为与国际资料相比,将北京、广州工农人群合并,以40～49岁组为例,男性4年高血压病发病率为4.4%,年平均为1.1%;女性则分别为2.9%和0.7%。美国Framingham研究相同年龄组经8年随访,男性平均年发病率为1.8%,女性为1.6%。而以色列报道的同年龄组男性5年发病率为3.9%,年平均为0.8%,与我国的结果相似。

(三)脑卒中的分布

1. 地区分布　国内外许多报告指出,脑卒中的分布存在地理上的差异。这种差异不仅存在于国与国之间,也存在于一国之内的不同地区之间。资料表明,欧洲脑卒中高死亡率的报告来自葡萄牙、保加利亚及匈牙利,英国的英格兰与威尔士;北欧斯堪的纳维亚国家(芬兰除外)以及瑞士、荷兰较低,北美(美国和加拿大)脑卒中死亡率则低于欧洲及亚洲国家。在亚洲国家中,众所周知,日本人脑卒中死亡率很高,而泰国、印度尼西亚、菲律宾则较低。在非洲尼日利亚、坦桑尼亚和乌干达则比其他的非洲国家为高。在日本,脑卒中死亡率与发病率均以东北部为高,无论出血性或缺血性卒中,北方秋田县均高于南部的大阪地区。我国脑卒中患病率、发病率、死亡率的地理分布差异:北京及6城市调查中发现脑卒中发病率有一个由北向南的递降梯度,哈尔滨 4.4%、北京 3.7%、长沙 2.3%、广州 1.6%、成都 1.4%。这个由东北向西南的递降分布差异与我国东邻日本的脑卒中分布差异类似。在 21 省农村及少数民族地区调查中,脑卒中地理分布差异似缺乏城市调查中显示的规律性。但从对比分析结果看,城乡比较,农村居民脑卒中的患病率、发病率低于城市,死亡率则略高于城市,这与农村医疗条件差不无关系。各省农村脑卒中分布差异,仍呈现北高南低的梯度分布特点,只是不如城市分布差异那样鲜明。我国脑卒中分布北高南低的特点,与国内高血压病流行病学调查所显示的地理分布差异相吻合。

2. 时间趋势　自 1920 年以来,脑卒中在许多工业发达国家的死亡率一直呈下降趋势,这与其在死因顺位中的前移并不矛盾,因死亡率是强度指标,而死因顺位是构成比,如美国、澳大利亚、日本、新西兰、英国的英格兰和威尔士等,其中美国脑卒中死亡率的下降始于 50 年代,自 70 年代起下降更有加速趋势,1970~1977 年共下降 17%,每年平均下降 3%。学者认为近年来加速下降的趋势与防治高血压的进步有关,日本脑血管病的死亡率近十几年来也有较明显的下降。与上述趋势相反,在一些原来脑血管病死亡率较低的国家,如比利时、葡萄牙、希腊等死亡率近年有上升迹象,其原因尚不清楚。

我国因过去缺乏系统研究,对脑卒中死亡率、发病率的时间变动趋势不清楚。根据几个大城市的历年卫生统计资料,我国城市中脑卒中的死亡率变动并非十分显著,1970~1980 年代初呈上升趋势,以后则趋平衡或略下降。

脑卒中的发病、死亡有较明显的季节性。不少研究的结果表明,脑卒中的高发季节为 1 月份,特别是出血性卒中的季节性表现更为明显。出血性卒中的发生与日平均气温呈负相关,与日平均气压呈正相关,与相对温度呈负相关。因此,在气温低、气候干燥及气压高的冬季出血性卒中较多发生,气候是一个不可忽视的影响因素。

3. 人群特征

(1) 性别特征　从世界各国的资料来看,脑卒中的发病、死亡均为男性高于女性,性别比在 (1.38~1.72):1 之间,这与冠状动脉粥样硬化性心脏病中男性明显占"优势"的性别差异形成鲜明的对照。有人比较 45~54 岁、55~64 岁、65~74 岁 3 个年龄组男女性动脉粥样硬化性脑梗塞 (ABI) 与心肌梗塞 (MI) 的发病率,发现男女性 ABI 发病率几乎相等,而 MI 发病率则男性明显高于女性,男性 ABI 发病率低于 MI 的一半,而女性则二者相近。目前尚不清楚真正的原因,但由此可以说明,脑梗塞与冠心病心肌梗塞,虽然有相似的病理学基础 (动脉粥样硬化),但在病因学与发病机理上都有不同之处,有待进一步研究阐明。

(2) 年龄特征　脑卒中的发病与死亡都与年龄有十分密切的关系。随着年龄的增长,脑卒中的发病率与死亡率都呈指数增加,在半对数线图上,几乎呈直线上升,年龄每增加 5 岁,脑卒中死亡率接近增加 1 倍,老年组的死亡率则逐渐接近该组相应的发病率,这是由于更老的年龄组存活率明显低的缘故。有人估计脑卒中死亡者中 3/4 是在 70 岁以上,15% 在 60 岁左右,因此称脑卒中为老年的伴随者。另外,心血管疾病死亡率在性别上的差异因年龄和疾病种类而不同,差异程度随着年龄增加而减少,中国城市居民脑卒中的男女死亡率比例为 1.3:1,日本为 2.0:1。

二、心脑血管病的主要危险因素

(一)冠心病的主要危险因素

目前认为全人类冠心病的主要危险因素是高血压、高胆固醇血症、吸烟、糖尿病、肥胖、缺少体力活动、行为类型及家族史等,其中高血压、高胆固醇血症和吸烟被认为是最重要的危险因素。

1. 高血压　高血压被认为是冠心病的重要危险因素。Framingham 研究表明高血压患者动脉粥样硬化程度较血压正常者明显,且血压水平越高动脉硬化程度越重;血压升高不仅加速了动脉粥样硬化,也加速了小动脉硬化。我国许多流行病学方面的研究得出了类似的结论。如国内 10 组人群前瞻性研究表明,收缩压升高 1.33 kPa(10 mmHg),冠心病发病的危险性增加 28%,舒张压升高 0.67 kPa(5 mmHg),冠心病发病的危险性增加 24%。

2. 血脂异常　已有大量流行病学资料表明,血脂异常是冠心病的重要独立危险因素。血脂的主要成分胆固醇和甘油三酯升高都伴有冠心病发病率和死亡率的增加。高密度脂蛋白升高,冠心病危险性降低;而高密度脂蛋白降低,冠心病危险性增高。与此相反,低密度脂蛋白胆固醇水平越高,冠心病的危险性越大。总胆固醇中,低密度脂蛋白所占比例很大,而高密度脂蛋白胆固醇所占比例很小。目前已有充分的临床循证医学的证据显示,调节血脂异常,可降低冠心病危险性。总胆固醇每下降 1%,冠心病危险性下降 2%~3%,高密度脂蛋白胆固醇每升高 0.026 mmol/L,男性的冠心病危险性下降 2%,女性的冠心病危险性下降 3%。值得一提的是,我国目前几乎所有医院的血脂检验报告标准将血总胆固醇>5.98 mmol/L 标明为异常。实际上处于"正常"胆固醇水平的许多人或冠心病病人已处于冠心病发生、复发或死亡的高危状态,但医生和病人都没有对总胆固醇<5.98 mmol/L 的不同情况引起足够的重视。中华心血管病学会 1997 年公布的我国血脂异常防治建议中提出:①冠心病,无冠心病危险因素者,总胆固醇应在 5.72 mmol/L 以下,低密度脂蛋白胆固醇<3.64 mmol/L,甘油三酯<1.70 mmol/L。②无冠心病,但有冠心病危险因素者,总胆固醇应<5.98 mmol/L,低密度脂蛋白胆固醇<3.12 mmol/L,甘油三酯<1.70 mmol/L。③有冠心病者,总胆固醇应<4.68 mmol/L,低密度脂蛋白胆固醇<2.60 mmol/L,甘油三酯<1.70 mmol/L。冠心病一级、二级预防的降血脂的目标远低于"正常"的<5.98 mmol/L。

3. 吸烟　吸烟是动脉粥样硬化的一个独立的危险因素。吸烟引起冠心病死亡率的增加主要是由于心肌梗塞和冠心病猝死。由吸烟引起的大动脉的扩展性和顺应性的降低可能在动脉粥样硬化发生中起一定作用。我国流行病学调查资料表明,大量吸烟比不吸烟者的冠心病发病率高 26 倍以上,心绞痛发生率高 36 倍以上。何耀对 90 年代 26 项各类研究所作的 Mata 分析,结果为合并的相对危险度男性为 1.9(1.4~2.5)、女性为 3.45(1.8~6.7),并且发现吸烟量或年限与冠心病的 RR 有剂量反应关系;研究显示吸烟与冠心病的发病和死亡均密切相关。美国、英国、加拿大和瑞典,对 1 200 万人的观察结果表明,男性中吸烟者的总死亡率、心血管病的发病率和死亡率比不吸烟者增加 1.6 倍,吸烟者致死性和非致死性心肌梗塞的相对危险性较不吸烟者高 2.3 倍。吸烟在许多工业化国家被认为是导致冠心病的主要危险因素,这是因为烟草燃烧时释放的烟雾中含有3 800多种已知的化学物质,其中包括一氧化碳、尼古丁等生物碱、胺类、烃类、醇类、酚类、烷类、醛类、重金属元素等,它们有多种生物学作用,对人体造成多种危害。与冠心病有关的化学物质有10余种,能激惹和加重冠心病发病的主要成分是尼古丁和一氧化碳。特别严重的是,吸烟能诱发冠状动脉痉挛,使冠状动脉中的血流减慢,血流量减少,血液的黏稠度增加,导致心肌缺氧,甚至引起心肌梗塞。

4. 糖尿病和糖耐量异常　糖尿病和糖耐量异常使心血管疾病的危险性增加。高血压、肥胖、胰岛素抵抗、高胰岛素血症、高甘油三酯血症、低 HDL-C 经常共同存在,这些因素均会加速动脉粥样硬化。糖尿病或糖耐量异常是心血管事件的独立危险因素。糖尿病患者的冠心病发病率较无糖尿病的患者高约两倍;糖尿病患者并发心肌梗塞较无糖尿病的患者高约4倍。

5. 超重和肥胖　经过大量流行病学研究,目前认为它是冠心病的危险因素,主要是通过影响血压和血清胆固醇水平。肥胖分两种类型。一是中心型(向心性),即脂肪主要沉积于躯干;二是外周型(离心性),即脂肪主要沉积于臀部和大腿。已有前瞻性研究资料表明,中心型肥胖具有较大的冠心病发病危险。中心性肥胖而不伴有高血压、高血脂和糖耐量异常,则较少增加冠心病的危险。但实际上肥胖者往往合并血压升高、脂质和糖代谢的异常,故肥胖尤其是中心性肥胖者,冠心病的发病率明显高于体重正常人群。

6. 缺少体力活动　现在有关运动与冠心病死亡关系的资料大多是观察性研究,未能得出因果关系。体力活动在心血管一级预防中的作用需要一些随机对照研究,由于病人的依从性以及费用等问题,迄今尚未开展过这样的前瞻性试验。

7. 行为类型和精神应激　A性行为具有竞争性,有时间紧迫感,好胜心强,雄心勃勃,努力工作,但易躁易怒,有潜在的嫉妒心。长期的精神紧张、过度的情绪激动、愤怒,均可诱发体内肾上腺素、儿茶酚胺水平升高,造成全身小血管痉挛,心脏射血阻力增大,是诱发心绞痛、心肌梗塞、心衰的重要因素。

8. 遗传　冠心病不是一个明确的遗传性疾病,但具有明显的家族倾向。其遗传机制尚不清楚。有资料说明,双亲中有1人患冠心病,其子女冠心病患病率为双亲正常者的2倍;若双亲均患冠心病,则其子女冠心病的患病率为双亲正常者的4倍;若双亲早年均患冠心病,则子女冠心病的患病率为双亲正常者的5倍。这可能部分是由于冠心病的一些已知危险因素如高血压、某些类型的高脂血症、肥胖特点、性格特征具有遗传倾向。但随着分子生物学研究的进展,已发现 LDL 各亚类、HDL、apoB 和 apoE 有遗传的迹象。调节 LDL 各亚类的一个主基因,可能是多数血脂家庭聚集和冠心病危险的原因。

9. 危险因素研究进展　近几年研究提出一些新的危险因素如凝血危险因子、高半胱氨酸、脂蛋白(a)、致动脉粥样硬化性脂蛋白谱(ALP)、左室肥厚等也对冠心病的发生起一定作用。最近美国哈佛大学公共健康博士 Rimm 一项研究发现体重超重且缺铬者中冠心病发病率(包括致命和非致命性心肌梗塞)增加,二者之间存在显著关系;相反,那些体内铬含量较高者冠心病的发病率则明显较低,提出缺铬会使超重者患冠心病的风险增加。但对这些因素的作用需作大规模的前瞻性研究以进行进一步的评价。

(二)高血压病的主要危险因素

1. 体重 在流行病学研究中常用的与体重有关的人体测量指标有体重指数(body-mass index, BMI)、腰围与臀围的比例(WHR)等。体重指数[BMI=体重(kg)/身高(m^2)]避免了不同身高对体重的影响,WHR则更好地反映了向心性肥胖的程度。肥胖或超重是血压升高的重要危险因素,几乎被所有的研究证实。不论儿童或成人,体重或体重指数均与血压呈显著正相关。在肥胖人群中高血压的患病率也高于正常体重人群。有研究表明,即使在生活较孤立的较原始的瘦体型人群中,其血压虽然不随年龄上升,但BMI与血压之间的正相关依然存在。在前瞻性研究中也证实了在基线时体重指数大者(超重者)更易发生高血压。我国平均体重指数大大低于西方国家(我国中年男性BMI均值为19.6~24.3 kg/m^2,美国为26 kg/m^2,前苏联为26.4 kg/m^2),但BMI仍然与高血压有因果关系,我国10组人群前瞻性研究表明,BMI是一个高血压发病的独立的危险因素。当控制了年龄、性别、基线血压、心率、酗酒、地区等因素后,BMI每增加一个单位(kg/m^2),确诊高血压发病的相对危险增加约10%。北京、广州工农人群的对比研究表明,基线时BMI>24 kg/m^2者高血压发病率为BMI<24者的2~3倍。国外某些研究显示了WHR与收缩压、舒张压两者均有正相关。已有前瞻性研究表明WHR与心血管病发病率和死亡率呈显著正相关。

2. 膳食因素 膳食因素在高血压的发病机理上起着十分重要的作用。食物成分中不仅有升压的因素,也有对抗升压的因素,因此膳食因素对血压的影响是多种因素综合作用的结果。目前研究中较肯定的结果是认为高盐摄入、大量饮酒、膳食中过多的饱和脂肪酸及不饱和脂肪酸与饱和脂肪酸的比值(P/S比值)低均可使血压升高,而膳食中有充足的钾、钙、优质蛋白质可以对抗血压升高。我国膳食存在的问题是高钠、低钾、低钙和蛋白质质量差,对血压的有利因素是P/S比值较高。周北凡等开展的14组人群心脑血管病流行病学调查研究表明:人群平均每日食盐摄入量与血压水平显著正相关,膳食的Na/K比值与血压的相关系数达到0.607 2,脂质分值(Keys分值)与血清TC水平相关系数达到0.670 8,而人群膳食中平均动物蛋白质热量百分比与血压均值呈负相关。长期高钠摄入对中国人群血压的显著不良作用与中国膳食结构有关。中国的膳食与西方膳食相比虽然是低脂肪、低饱和脂肪和低胆固醇,有利于保持血清胆固醇和体重指数在较低水平,但同时中国低钙、低钾、低动物蛋白质膳食,又促进了钠的升血压作用。10组人群研究显示,在控制了年龄、性别和体重指数后,人群平均每人每天膳食钙摄入量(mg/1 000 kcal)以及动物蛋白质摄入量(%kcal)与收缩压均值呈显著负关联。以上研究显示,以植物性食物为主的中国膳食结构有诸多促进血压升高的因素,而缺少保护因素,这可能是长期高钠摄入的中国人群血压随年龄增长的斜率大于其他人群的原因。

3. 饮酒 大量饮酒与高血压的关联已在苏格兰、瑞典和英国得到证实。1990年报道的一组英国白人与日本人的酒精摄入和血压关系的比较结果表明,在控制年龄、BMI、吸烟、心率、血糖、血尿酸、尿钠/钾比值等因素之后,酒精与血压的正相关依然存在,而且饮酒与高血压的患病率也相关。说明酒精是一个独立的高血压的危险因素。在我国10组人群及北京、广州对比研究中,均发现了酒精与血压水平及与高血压发病的正相关。我国女性饮酒率很低,多在8%以下,而男性饮酒率较高达到40%~80%。我国10组人群研究的多元 logistic 回归分析表明,酒精饮入量每增加 10 g/日,工人和渔民中确诊高血压发病相对危险增加 12%～14%。在北京、广州对比研究中,饮酒者高血压发病的相对危险比不饮酒者高 40%。

4. 遗传因素　遗传因素是高血压的一个重要的危险因素。精确的遗传模式尚未被证实,但目前多倾向于它是多基因遗传。遗传因素在高血压发病中的作用可从下列几方面得到证实。①血压的家族聚集性,在一级亲属间(双亲、子女、同胞兄弟姐妹)均可见明显的相关。②在单卵双生子(MZ)间收缩压或舒张压相关的程度比双卵双生子(DZ)之间的相关程度更为明显。③一起生活的收养子女间或收养子女和其养父母之间(或与养父母的亲生子女之间)血压没有明显关联,但养父母与其亲生子女之间血压明显相关。④人群种族研究显示不同种族之间不同的血压分布和不同的高血压患病率,如流行病学调查发现,美国黑人高血压患病率比白人高,高血压死亡率平均高于白人 2 倍,最大的种族差异发生在佛罗里达州。美国黑人与非洲黑人相比,血压分布曲线右移(血压水平偏高)。

5. 社会心理因素　许多调查研究资料表明,不同的社会结构和不同的经济条件、职业分工及各种社会生活事件的影响均与高血压的发生有关。心理因素对高血压的发病起一定作用。长时间的情绪紧张,如各种负性(消极)的精神状态(焦虑、恐惧、愤怒、抑郁等)都能导致血压升高,这可能与精神紧张使大脑皮层及血管运动中枢兴奋性增高、儿茶酚胺分泌过多有关。此外,高血压和人的性格特征也有关。社会和心理因素常是联系在一起的。近期在美国加州进行的一项调查研究发现失业男性的高血压发生率较未失业的提高 130%。即使那些有工作的男人,如果觉得工作无保障,则提高 50%,而如果感觉不愉快,会提高 130%。一般说来,工业发达国家比发展中国家的高血压患病率高,城市患病率高于农村,脑力劳动者高于体力劳动者,工作紧张的职业如司机、机场调度员患病率高。

(三)脑卒中的主要危险因素

近年来,围绕着脑卒中的危险因素开展了大量的流行病学研究,积累了丰富的资料。在脑卒中的危险因素中,大致有两大类:一类是机体方面的,难以或不能加以改变的因素,如年龄、性别;另一类则是环境性的,是有可能改变的,如膳食结构、吸烟等个人生活习惯。有些因素是机体因素与环境因素综合的结果,如高血压,它不单独取决于某一方面,而是内因与外因综合作用的结果。通常这类因素也是有预防的可能。有些因素是带有普遍性的,无论是哪个国家、地区,用什么研究方法所得,都显示出了一致的结果,如高血压。也有些因素各地区研究的结论并不一致。现将与脑卒中发生可能有关的主要因素作一概括介绍。

1. 高血压　许多研究均已证实高血压是脑卒中最重要的危险因素,并且为国内外学者所接受。收缩压或(和)舒张压增高均是各类脑中风的危险因素。Langer 等对 100 名脑动静脉畸形并导致出血的患者进行观察,发现小细动静脉畸形、深层静脉引流可致脑出血,高血压是主要因素。高血压的危险性是其导致脑血管发生脂质透明变性的结果,高盐饮食亦是通过高血压而发生作用。因此,有效地控制血压升高可减少脑中风的发生。国内外实验性研究的结果进一步证实高血压与脑卒中的关系。美国 1972 年开始实行高血压教育方案,在以后 10 年中高血压患病率相对稳定,病人就诊增加,脑卒中死亡率下降了 40%左右。我国汉中农村,通过健康教育等措施,干预组对象在 4 年内收缩压平均下降了

2.1 kPa,舒张压下降 1.1 kPa,同期脑卒中死亡率降低了 31.6%。

2. **高血脂** 高血脂与脑卒中的关系仍不很明确。有些研究结果表明,血脂水平与脑卒中的发生有一定的联系。北京首都钢铁公司的研究结果表明,血清胆固醇浓度高与脑血栓形成有关,而浓度低与脑出血有关,但都无显著差异。我国包括10组队列人群的研究中,人群血清胆固醇水平较低,男性平均为 4.30 mmol/L(166.2 mg/dl),女性平均4.33 mmol/L(167.6 mg/dl),但将血清胆固醇水平在正常范围内划成几个等级后,仍显示随其浓度增高发生出血性、缺血性脑卒中的相对危险度似均有逐步降低的现象。进一步的研究显示,脑卒中患者血清高密度脂蛋白胆固醇(HDL-C)水平低下。

血脂水平,尤其是低密度脂蛋白胆固醇(LDL-C)水平升高本身是动脉硬化的重要危险因素。Mural 等研究发现,脑梗塞患者 HDL-C 和 HDL-C/DL-C 比值均低于健康对照组。上海15 885人队列研究结果表明,在平衡了年龄、性别、心脏病、糖尿病、高血压史和实测血压后,HDL-C 大于等于 1.55 mmol/L(60 mg/dl)者发生脑出血的危险性为小于等于 1.03 mmol/L(40 mg/dl)者的 8.46 倍,反之发生缺血性脑卒中的相对危险度为 6.13,都有统计学意义。

3. **心脏病** 除年龄和高血压之外,各种原因所致的心脏病(如风湿性心脏病、冠心病、心力衰竭、房颤等),特别是伴心律失常或心肌梗塞者,为缺血性脑中风的危险因素。Framingham 的研究提示左心室肥厚是脑卒中的危险因素之一。心脏栓子当然是脑栓塞的危险因素,这在有房颤类的心律失常者中多见,相对危险度为 5。Amarenco 等认为 60 岁以上的缺血性脑中风病人中 1/3 是原因不明的,除心房颤和周围血管病及其他危险因素存在外,主动脉粥样硬化斑块大于或等于 4 mm,并伴颈动脉狭窄会使再发脑中风及其他血管病的危险性增高。国内 21 省农村研究表明,有心脏病者患缺血性脑卒中的危险度增加 15.5 倍,有心率不齐及心脏扩大者,其危险度增加 7~8 倍。

4. **吸烟** 多项研究表明,吸烟亦是脑卒中重要的危险因素,特别是对缺血性卒中。Framingham 研究中,重度吸烟者脑卒中的相对危险度为 3。Fukuda 对颈内动脉颅内段和颅外段发生严重动脉粥样硬化及颈动脉斑块厚度最有显著意义的危险因素都是烟龄。因颅内动脉瘤而发生的蛛网膜下腔出血,重烟瘾(>1 包/天)与从不吸烟发生率的比值为 11.1。吸烟可提高血浆纤维蛋白含量,也可引起脑血管瘤等,脑中风危险性与吸烟数量相关,但吸烟对不同原因所致的脑中风影响不同。有研究表明,吸烟能增加动脉瘤破裂所致的蛛网膜下腔出血的发生率,但对由于动静脉畸形所致的出血影响甚小。吸烟作为脑卒中的独立危险因素,及时戒烟对脑中风有预防作用,尤其是对 60 岁以下的高血压患者,或伴有心肌病、糖尿病及高脂血症等其他合并症的患者,更应该进行切实有效的戒烟。

5. **糖尿病和血糖浓度** 北美与欧洲国家的研究证实糖尿病和高血糖浓度为脑卒中尤其是缺血性卒中的危险因素,且常合并高血压和心脏病。薛广波等报道,糖尿病患者脑中风发病率为 1 549.05/10 万,非糖尿病患者发病率 333.00/10 万,两者差别非常显著($P<0.01$,$RR=4.64$),说明糖尿病是中风的危险因素。Lehto 等对 105 例非胰岛素依赖型糖尿病(NIDDM)患者进行观察,发现 2 型糖尿病病人脑中风危险度显著增高,其中男性患者脑中风危险度比非糖尿病对照组高 2~3 倍,女性患者高 5 倍。先前中风史、高血压、高胆固醇、高甘油三酯和高密度脂蛋白降低是预测 2 型糖尿病病人脑中风的重要指征。

6. 饮酒　酒精能促使血小板凝集,促发凝血反应和引起脑血管痉挛,但适量的饮酒又可通过升高前列环素、HDL_0和降低 LDL 而减少血栓形成。Kim 等的研究认为饮酒和高血压关系密切,且为中风主要危险因素。瑞典研究所的研究表明中、重度饮酒可增加中年人缺血性中风的发病率及死亡率。又有研究指出,对于中老年男性,不常饮酒者或有时感到酒醉的缺血性中风致死的危险性上升;对于中、老年女性则呈现不同的形式,女性停饮酒者缺血性中风致死危险性最高,3 倍于终身戒酒者。以上的研究均未发现饮酒与出血性脑中风的关系。

7. 妊娠和避孕药　普遍认为妊娠可增加中风的危险性,但资料不多。Kittner 等研究了中部马里兰和华盛顿 46 家医院出院的所有 15~44 岁的女性患者,同时观察了妊娠后的自然流产、人工流产及分娩与中风的关系,结果发现妊娠妇女中 17 例发生脑梗塞,14 例发生脑出血,而另 175 例脑梗塞和 48 例脑出血与妊娠无关。年龄和种族匹配后,发现脑梗塞和脑出血均是产后期的相对危险性明显高于妊娠期间(8.7%＞0.7%;28.3%＞2.5%),其危险性在产后 6 周内增加,而不是在妊娠期间增加,即产后状态是中风的危险因素。高浓度的雌激素可促进血小板的黏附和增殖,导致某些凝血因子如内皮素及血管壁的改变,可能是导致中风的主要原因。Carolei 发现其观察的 333 例年轻脑梗塞患者中,12.5% 的女性患者在服用避孕药后发生中风,且多发生在 35 岁以下。60~70 年代,认为口服避孕药(雌激素含量＞50mg)是缺血性中风的危险因素,但最近的研究显示,口服小剂量避孕药(雌激素含量＜50mg)不会增加中风的危险。

8. 其他因素

(1) 脂肪酸　Simon 等的研究发现,饱和脂肪酸硬脂酸每增加一个标准差,中风危险度升高 35%;ω-3 脂肪酸、α-亚麻油酸每增加一个标准差,中风危险度下降 30%;经校正吸烟因素后,显著相关性消失,但多变量分析仍表明胆固醇、ω-3 不饱和脂肪酸、α-亚麻油酸仍与中风危险度相关,其含量每增加一个标准差,中风危险度下降 37%。

(2) 抗心肌磷脂抗体　Camerlingo 等前瞻性研究了 IgG 型抗心肌磷脂抗体(IgG-aCL)在急性非出血性中风患者中的流行情况。研究表明,IgG-aCL 在缺血性中风患者中明显升高,且在发作前已升高,因此可作为影响中风的独立因素。Nagaraja 等的研究认为 IgG-aCL 亦可影响中风的发生。

(3) 半胱氨酸血症　Brattstrom 等认为血浆高浓度的半胱氨酸是中风的危险因素,且与高血压、吸烟等其他危险因素无相关性。但最近的研究表明,半胱氨酸血症合并高血压及其他危险因素,将会大大增加中风的危险度。维生素 B_{12} 和叶酸可降低血中半胱氨酸的含量,从而有助于预防中风的发生。

(4) 感染　某些病毒及细菌的近期感染可增加中风的危险度,在青年人群中可能更高一些,这种现象尚需进一步证实。

(5) 某些药物　与中风相关的常见药物有:鸦片制剂、苯丙胺、可卡因等,中风可能是药物的直接作用或用药的并发症所致。

(6) 放射性物质　在口腔癌、咽癌和喉癌的治疗过程中,发现全面的放疗可加速脑动脉壁内的脂质沉积,从而成为脑出血的一个危险因素。

除上述危险因素外,血中红细胞比积、血小板浓度、血液动力学改变和血红蛋白水平、镰形细胞病、阿朴脂蛋白、类胰岛素生长因子、纤维蛋白原、狼疮抗体等均逐渐被证实为中风的危险因素。

三、心脑血管疾病的预防与控制

心、脑血管疾病的防治是一项艰巨而繁重的任务,需要政府及全社会的力量共同进行。目前对心、脑血管疾病的预防主要通过三种途径来实现:①以人群策略型的一级预防为主;②根据所掌握的流行病学情况和社区的条件,尽量在人群范围内开展对高危险者的干预的二级预防;③以医务工作者为主,以医疗、康复为中心的三级预防。

(一)一级预防

一级预防针对未患心、脑血管疾病的群体,开展健康知识的宣传和教育。政府、社会团体可利用电视、电台、报纸、宣传画、开办讲座等形式,社区医生可以通过日常的卫生保健服务,向病人及其家属、同事及邻居开展防病教育。已有客观依据证明,经过防治心、脑血管疾病,病情可得到控制,病变可能部分消退,患者可维持一定的生活和工作能力,要指导人们改变不良的生活方式,防止危险因素的加重,提高人们对预防心、脑血管疾病的自觉性。其宣传内容可包括:

1. 合理膳食 膳食与心、脑血管疾病,尤其与高血压、冠状动脉粥样硬化性心脏病及脑卒中的关系尤为重要。减少膳食脂肪,增加蛋白质、纤维素的摄入量。年过40岁者即使血脂无异常,也应避免经常食用过多的动物性脂肪和含胆固醇较高的食物,如肥肉、肝、肾、肺等内脏,牡蛎、鱿鱼、墨鱼、猪油、蛋黄、奶油及其制成品、可可油等。如血清胆固醇、甘油三酯等升高,应食用低胆固醇、低动物性脂肪食物,如鱼肉、鸡肉、各种瘦肉、蛋白、豆制品等。

2. 控制体重 众所周知,减肥主要通过限制热量摄入和增加热量消耗来实现。后者主要靠有规律的运动,而限制热量摄入应遵循以下原则:食用低脂(脂肪摄入量不超过总热量的30%,其中动物性脂肪不超过10%)、低胆固醇(每日不超过300mg)膳食,并限制酒、蔗糖及含糖食物的摄入。

3. 限钠补钾 提倡适量钠盐摄入和足够含钾食物,高盐易引起血压升高及其他健康问题。WHO建议每人每天食盐摄入量不超过5g。钾补充在高血压防治中具有明显作用,补钾的最佳方案是依赖食物来源维持正常血钾浓度,如新鲜水果、蔬菜等。

4. 适量运动 参加一定的体力劳动和体育运动,对预防肥胖、锻炼循环系统的功能和调整血脂代谢均有裨益,是预防心、脑血管疾病的一项积极措施。

5. 严格戒烟 吸烟有害健康。研究表明,吸烟与冠心病、脑卒中发病和死亡之间存在量反应关系,因此提倡不吸烟和戒烟,减少人群中吸烟比例,尤其是在青少年中提倡戒烟,是预防心、脑血管疾病的重要措施。

6. 消除心理社会因素 随着医学模式的转化,生物—心理—社会模式要求,对心、脑血管疾病(如急性冠脉综合征、脑卒中等)的预防不仅仅是生物学指标的干预,心理社会因素的干预同样重要。职业性紧张是引起心、脑血管疾病的危险因素。紧张和压力引起的焦虑、烦恼、惊恐、敌意和易怒等不良情绪,可导致神经内分泌功能紊乱,血液黏滞度增加,小动脉痉挛、血压升高,累积至一定程度时就会产生更严重的健康问题,不但对老年人危害极大,也是导致许多中青年英年早逝的重要原因。突然的心理应激、情绪剧变,可造成血压骤升或心脏电生理紊乱,引起严重的心律失常,甚至猝死;对已有缺血性心脏病患者和脑动脉硬化患者易诱发急性心肌梗死和脑卒中。因此,对于心、脑血管疾病患者应加强预防教育。

7. 积极治疗相关的疾病　积极治疗与本病有关的一些疾病,如高血压、高脂血症、糖尿病、各种心脏病等,是减少脑卒中发生的重要途径。

冠心病病变开始于儿童,动脉粥样硬化病变的形成是一个漫长的过程,因此,必须从小养成良好的生活习惯、健康的生活方式。膳食结构要合理,避免摄入过多的脂肪和大量的甜食,加强体育锻炼,预防肥胖、高脂血症、高血压和糖尿病的发生。超重和肥胖者更应主动减少热量摄入,并加强运动量。高血压、高脂血症和糖尿病患者,除重视危险因素干预外,更要积极控制好血压、血糖和血脂。大力宣传戒烟活动,特别是要阻止儿童成为新一代烟民。

(二)二级预防

二级预防指对已患心、脑血管疾病的病人,强调早发现、早诊断和早治疗(三早),及时处理疾病和早期症状或症候,防止或减缓疾病的进展,落实"三早"的主要方法和措施有:

一方面要加强对全社会人群的卫生宣传和教育,增加群众自我检查、早期发现疾病和早期诊疗的意识;另一方面提高社区医师自身的诊断水平,定期进行筛检,正确指导社区居民自我防病意识,及时转送有关病人至专科医师处进一步诊治。具体做法:

1. 筛检疾病　有计划地对心、脑血管疾病的主要危险因素高血压、血脂异常、糖尿病的患者进行筛检,对高危人群定期监测血压,检测血脂血糖水平,以便早期采用药物和非药物治疗,可使脑血管疾病、缺血性心脏病的发生和死亡率明显下降。

建议 3~20 岁的儿童和青少年应每年测量 1 次血压,25 岁以上的成年人每次就诊时,都应测量血压,舒张压在 11 kPa(86 mmHg)、收缩压在 19 kPa(140 mmHg)以上的人,至少每两个月测量 1 次血压。舒张压在 11~12 kPa(85~89 mmHg)的人,每月至少要测量 1 次血压。有高血压病的病人要经常测量血压,有高血压家族史或其他危险因素的人,每年至少测量 2~4 次血压。

胆固醇的测定应使用可靠性和准确性符合标准的仪器,以测定静脉血为准,中年男性定期检测血清总胆固醇含量极为必要,无症状的中年男性应每隔 5 年检测 1 次,而有心脏病危险因素的高危人群应每年检查一次,血清总胆固醇在 6.20 mmol/L 以上的中年男性应每年检测 2~4 次,以便观察防治效果。糖尿病患者的早期检测方法主要是测定无症状人群血中的葡萄糖含量。血糖测定有随机测定、空腹测定、饭后测定,或口服一定的葡萄糖后,每间隔一段时间测定 1 次(即葡萄糖耐量试验,简称 OGTT)。

另外,静止和运动后心电图检查,可显示出潜在的心肌梗死迹象,对预测冠状动脉疾病的长期危险因素有帮助,但无证据表明,对 EKG 异常的人进行早期治疗可降低冠状动脉疾病的发病率和死亡率。

2. 警惕先兆症状　高血压患者凡出现偏身麻木或无力,或突然出现的失眠、黑朦、眩晕等症状,虽然症状立即恢复,仍应及时就医,明确有否短暂性脑缺血发作。对频发心绞痛,较原来的心绞痛加重或频繁,药物不能缓解或突然出现胸闷不适、气短心慌、烦躁不安者,都应警惕心肌梗死的发生。

3. 进一步确诊的检查方法 心电图运动试验,超声心动图、ECT 等均有助于对冠心病、心绞痛的诊断。心肌梗死的诊断依靠心电图、血清酶的动态变化,冠状动脉造影被确认为冠心病的"金指标",脑 CT 和颅脑磁共振成像(MRI)是诊断脑血管病的最有效、安全和精确检查,可直接、精确地显示病变部位、范围和数量。经颅多普勒超声(TCD)能了解颅内各动脉分支血流的速度、流量。二维超声描记可直接检查颈总、颈内和颈外动脉,且无创伤性。

4. 防治措施 针对不稳定心绞痛和心肌梗死患者伴有血脂异常或高血压者,分别开展药物血脂调控和降压治疗,可提高患者的生活质量,延长寿命。对急性心肌梗死和急性缺血性脑卒中患者,发病后及早开展静脉内或动脉内溶栓治疗,能显著防止梗死面积的扩大,逆转或延缓病情,改善预后。对于冠心病和缺血性脑卒中患者长期使用小剂量阿司匹林或抵克力得等药物抗凝和抗血小板聚集治疗,可分别减少心肌梗死和脑卒中复发,预防性服用 β 受体阻滞剂如美多心安、氨酰心安类药物,能明显减低高血压、冠心病患者的心律失常和猝死的发生率。

(三)三级预防

又称为临床预防,主要是指借助各种临床治疗方法,使疾病早日康复,减少疾病所造成的不良后果和致残,例如引导高血压病患者坚持良好的卫生习惯,注意饮食,坚持服药,定期查体,并持之以恒等,对脑卒中病人实施康复治疗,可以降低残疾程度,有利于病人康复和提高生活质量。

(孙建国)

复习思考题

1. 冠心病的主要危险因素有那些?
2. 高血压的主要危险因素有那些?
3. 脑卒中的主要危险因素有那些?
4. 何为三级预防?应包括那些内容?

第三节 糖尿病的预防与控制

糖尿病(diabetes mellitus)是一组常见的代谢内分泌病,是由多种原因引起以慢性高血糖为特征的代谢紊乱。世界卫生组织将糖尿病列为三大疑难病之一,并把每年的 11 月 14 日定为"世界糖尿病日"。2004 年"世界糖尿病日"主题为"糖尿病与肥胖"。高血糖是由于胰岛素分泌或作用的缺陷,或两者同时存在而引起。除碳水化合物外,尚有蛋白质、脂肪代谢异常。久病可引起多系统损害,导致眼、肾、神经、心脏、血管等组织的慢性进行性病变,引起功能缺陷及衰竭。病情严重或应激时可发生急性代谢紊乱,例如酮症酸中毒、高渗性昏迷等。临床分为 1 型糖尿病(胰岛素依赖型)和 2 型糖尿病(非胰岛素依赖型)两种类型。糖尿病在全世界的发病率有逐年增高的趋势,已成为发达国家继心脑血管病和肿瘤之后的第三大非传染病,也是仅次于心脑血管病和恶性肿瘤的第三大死亡原因。据估计目前世界糖尿病患者约1.6亿,我国的糖尿病患者已达4 000万。预计到2010年我国患糖尿病人数将达6 300万,总数将居世界各国之首位。预测到2025年,全球糖尿病患者的数量将达到2.99亿。

一、糖尿病的流行特征

(一)1型糖尿病

1. 地区分布 目前认为全世界不同地区的1型糖尿病发病率有数十倍差异,最高的是芬兰白人,达36.0/10万人年,而东南亚地区则较低,报告的结果为2.0/10万人年左右。中国预防医学科学院WHO DiaMond项目中国协调中心在全国16个省、市和自治区的20个地区建立了登记网络并对1988~1996年诊断的<15岁的1型糖尿病病例进行了回顾性的登记,得出了我国1988~1996年。0~14岁儿童1型糖尿病的平均确定发病率为0.59/10万人年,按全国人口年龄构成的标化发病率为0.57/10万人年,是世界上已报道的1型糖尿病发病率最低的国家,显著低于香港华人和日本人的发病率(均为2.0/10万人年)。儿童糖尿病发病率呈南低北高趋势。7个地区中心的资料显示城市市区儿童的发病率显著高于郊县和农村。

2. 时间趋势 1988~1996年我国1型糖尿病的确定校正发病率逐年上升,表明我国儿童糖尿病的疾病负担在不断增加。欧洲的研究也发现了同样的趋势。进一步研究导致儿童1型糖尿病不断上升的主要原因,对于预防和控制糖尿病意义重大。

3. 人群分布

(1)性别 女孩的1型糖尿病的确定校正发病率明显高于男孩。

(2)年龄 统计学资料表明,发病率分别为:0~4岁组0.26/10万人年;5~9岁组0.59/10万人年;10~14岁组0.93/10万人年。不同年龄组的发病率显示10~14岁年龄段的发病率最高;并且发病率随年龄增长而持续增加,至10岁时达最高峰(0.99/10万人年),随后略有下降。本次结果与其他国家的研究相吻合。一般认为这与10~14岁处于青春发育期,生长激素分泌增加有关。从预防的角度看,10~14岁儿童是1型糖尿病发生的高危人群。

(3)民族 我国是一个多民族的国家,研究显示八个民族的1型糖尿病发病率存在有10倍以上的差距。总体上看,我国白人(如维吾尔族、哈萨克族和回族)的发病率较高,尽管这三个种族之间的发病率仍有差别。与此同时,环境因素对1型糖尿病发生的影响也不可忽视。

(二)2型糖尿病

1. 世界流行情况 2型糖尿病占糖尿病病人的80%~90%。20世纪末至本世纪初,糖尿病患病率在世界各国迅速增长,已成为一个全球性疾病。据世界卫生组织报告,全球糖尿病估测:1994年约1.20亿;1997年约1.35亿;2000年约1.75亿,预测2010年约2.39亿;2025年达到3.0亿。特别要指出的是,21世纪糖尿病在中国、印度、非洲等发展中国家流行将比发达国家更为严重,从现在到2025年,发达国家的糖尿病病人数将上升

45%,而发展中国家将上升200%。按照目前的趋势,原先预测的2025年糖尿病患者达3.0亿的数字将大大提前,故 IDF 主席 CeorgeAlberti 教授说:"21世纪将是糖尿病的世纪,糖尿病对人类健康的威胁将超过20世纪 AIDS 对人类健康的威胁"。全球性糖尿病患病人数迅速增加,主要原因是2型糖尿病患病人数大幅度增加。主要有以下三方面因素:

(1)发病有明显的种族差异 各国糖尿病主要是2型糖尿病患病率不一样,美国人群糖尿病患病率为8%,几乎两倍于澳大利亚白种人的患病率;原东德为4.21%;日本为3.2%。在同一国家内,由于不同种族和不同文化、饮食习惯及经济状况,2型糖尿病患病率也有很大差别,如美国白种人2型糖尿病患病率为6%~8%,美国西南部的印第安人2型糖尿病患病率居世界之首,高达30%~50%。

(2)发病与后天环境变化有关 除上述种族间遗传差异外,后天生活环境改变如高糖、高脂肪的摄入,体力活动减少等因素,也会影响2型糖尿病的发生。有人分析表明,2型糖尿病患病率增加与肉、蛋、糖和热量摄入有明显关系。同一民族在不同生活环境和条件下,2型糖尿病患病率也不相同,如日本2型糖尿病患病率为3.2%,而日本人的夏威夷移民2型糖尿病患病率明显高于日本本土人。

(3)发病与人口年龄老化有关 美国一项统计发现,2型糖尿病发病率在15岁组为15/10万,在65岁组则上升为613/10万。随着世界人均寿命的延长,2型糖尿病发病率呈现上升趋势。

以上事实说明,随着人们社会经济生活水平的提高和人均寿命的延长,糖尿病、特别是2型糖尿病患病率迅速增加的势头不容忽视。面对这一严峻事实,积极开展对糖尿病及其并发症的防治,减少其发生,是当今世界卫生保健工作中的一项刻不容缓的任务。

2. 中国流行情况

(1)流行趋势 中国糖尿病病人有90%~95%属于2型糖尿病,仅有不超过5%属于I型糖尿病。我国原属于糖尿病低患病率国家,据1980~1981年对全国30万人口的流行病学调查,糖尿病的患病率为0.67%。但近10多年来,糖尿病的患病率正以每年0.1%的速度递增。据1994~1995年全国23个地区25万人口的调查,全国大部分地区糖尿病患病率为2%~3%,全国平均患病为3.2%,较之1980年的全国总患病率0.67%上升了约4.8倍,在不到20年的时间里,就从小于3%的低患病率国家,迅速跨入糖尿病中等患病率国家的行列。初步估算我国现有糖尿病人约4 500万,而从上升的情况看,农村上升快于城市,全国每年新发现糖尿病约135万。专家预测到2025年,中国糖尿病人将达6 000万。因此中国不仅是世界人口大国,也将是糖尿病大国。

(2)地区分布 在地区分布上,由于调查方法、调查对象等原因,致各地患病率相差很大,大陆中国人糖尿病患病率以北部的辽宁、北京,西部的宁夏、甘肃,南部的云南、福建较高,而以中部的山西、西部的新疆、西南的贵州较低,患病率最高的辽宁、云南与最低的新疆、贵州之间可相差10倍。尽管如此,目前尚看不出地理位置与糖尿病分布的相关性。同一地区城市糖尿病患病率远高于农村,前者可为后者的1~4倍,二者有显著性差异。

(3)人群分布 ①年龄:所有调查均表明,糖尿病患病率随年龄的增长而增加,40岁以下者少见,40岁以后急剧上升,60~70岁达高峰,40岁以上糖尿病患者占糖尿病总数的87%,但近年来40岁以下的患者有增多趋势。②性别:多数报道男性患病率高于女性,但男:女接近1:1。③职业:不同职业人群中患病率分布存在着显著差异,一般认为体力劳动者低于脑力劳动者,学生及学龄前儿童及农民、牧民较低,而干部、知识分子、家庭妇女、退休人员较高。

(4)其他 大多数研究发现,无论男女及不同年龄组,超重者糖尿病患病率都非常显著地高于非超重者,前者为后者的3~5倍。遗传在糖尿病的发病过程中具有重要作用,调查发现,有糖尿病家族史的人群糖尿病患病率为无糖尿病家族史人群的3~40倍,二者有非常显著的差异。各种族间的患病率差异不明显。海外华侨、港台华人患病率普遍高于中国内地人群。

二、糖尿病的主要危险因素

到目前为止,糖尿病的病因及发病机理还没有完全弄清楚,只是找到了一些与糖尿病有关的发病因素,但是确切机理尚未阐明,目前知道1型糖尿病和2型糖尿病的病因是完全不同的。

(一)1型糖尿病

1. 自身免疫系统缺陷 因为在1型糖尿病患者的血液中可查出多种自身免疫抗体,如谷氨酸脱羧酶抗体(GAD抗体)、胰岛细胞抗体(ICA抗体)等。这些异常的自身抗体可以损伤人体胰岛分泌胰岛素的B细胞,使之不能正常分泌胰岛素。

2. 遗传因素 目前研究提示遗传缺陷是1型糖尿病的发病基础,这种遗传缺陷表现在人第六对染色体的HLA抗原异常上。人类白细胞抗原系统(HLA)亦称主要组织相容性抗原系统(MHC)。人类HLA抗原系统的控制基因在第六对染色体短臂上。HLA系统包括三大类抗原:第一类抗原是HLA-A,-B,-C抗原,广泛分布于真核细胞表面,参与细胞介导免疫,主要与器官移植的免疫排斥反应相关。第二类抗原是D抗原系列,即HLA-DP,-DQ,-DR抗原为主,分布于B淋巴细胞、巨噬细胞、内皮细胞及活化的T淋巴细胞表面,主要与自身免疫疾病的发病机制相关。第三类抗原是C2,Bf,C4A及C4B等补体系统。分离血液中的淋巴细胞,采用免疫学方法可以对B淋巴细胞进行HLA第二类抗原分析。研究表明:1型糖尿病与HLA密切关联,HLA-DR3、-DR4抗原频率显著增高,HLA-DR2抗原频率显著减少。从家系分析来看,兄弟姐妹中的HLA单倍型,若两个单倍型都与病人相同,则发生糖尿病的机会是1/5;若只有一个单倍型与病人相同,则发生糖尿病的机会是1/20;若两个单倍型都与病人不同,则发生糖尿病的机会是1/100。HLA的特异改变,说明1型糖尿病属于自身免疫性疾病。2型糖尿病病人的HLA分型与普通人群相同,无特异性。

3. 病毒感染 早在1864年,挪威医生发现一例腮腺炎病人,不久发生糖尿病。之后有关病毒感染引起糖尿病的报告络绎不绝。与糖尿病有关的病毒有腮腺炎病毒、风疹病毒,病毒进入B细胞内,部分B细胞发生急性坏死,继之细胞溶解。病毒通过易感个体的胰岛B细胞膜上的病毒受体进入B细胞后,长期滞留,使细胞生长速度减慢,细胞寿命缩短,B细胞数量逐渐减少,并且激发自身免疫系统,若干年后出现糖尿病。如风疹病毒可在胎儿期入侵,经数年或10余年后出现临床糖尿病。病毒经B细胞膜病毒受体进入B

细胞后,病毒核酸编入宿主 B 细胞基因,使 B 细胞中胰岛素基因发生变异,合成异常胰岛素。尽管病毒感染是青少年发生 1 型糖尿病的重要环境因素,但尚须有遗传易感性的基础及病毒感染后引起自身免疫反应等因素,才可发病。

(二)2 型糖尿病

2 型糖尿病有更强的遗传基础,多见于成年人,主要由胰岛素抵抗和胰岛素分泌缺陷引起。其危险因素包括老龄化、体力活动减少以及肥胖等。

1. 遗传因素　早在 60 余年前,国际医学界就发现糖尿病病人的亲属中,糖尿病的发生率显著高于普通人群。遗传使某种特性通过细胞染色体基因遗传给子代。单卵双胞具有相同的染色体,因此对单卵双胞进行遗传性疾病的观察是很有意义的。最近的调查研究表明 2 型糖尿病一级亲属的遗传度为 36.2,分离比为 0.085,符合多基因遗传的特征;多因素 Logistic 回归分析表明,在调整其他主要危险因素后,糖尿病家族史的比值比 OR 为 2.74,说明遗传因素在 2 型糖尿病的发病中占有重要地位。

2. 肥胖　肥胖是 2 型糖尿病发生与发展的一个重要环境因素。肥胖系指体重超过标准体重 20%;或按体重指数计算,体重指数(BMI)=体重(kg)/身高(m^2),男性 BMI≥25,女性 BMI≥27,为肥胖。据美国报道 30 岁以上发病的糖尿病约 80%~90% 体重超过理想体重 15%。我国 14 省市的调查表明,肥胖者罹患糖尿病的相对危险度为非肥胖者的 2.91 倍。肥胖者易患糖尿病,以腹型肥胖者尤为显著。肥胖者易导致胰岛素抵抗,肥大的脂肪细胞上胰岛素受体数目减少,从而增加胰岛素的分泌,久而久之就能导致胰岛 B 细胞功能疲劳、衰竭,这样就会发生糖尿病。18 岁以后体重增加是 2 型糖尿病的主要决定因素,体重增加 20 kg 以上者,其患糖尿病的危险度随体重增加而增加。糖尿病的发生不但与肥胖程度有关,也与肥胖的持续时间有关。有研究发现肥胖时间小于 5 年者,糖尿病的年发病率为 2.48,5~10 年者为 3.52,大于 10 年者可达 5.98。近年来的研究也证明肥胖患者减轻体重可改善糖尿病病情,减少糖尿病及其并发症的发生率。

3. 营养因素　高脂肪饮食、低碳水化合物、低纤维饮食的摄入可降低胰岛素敏感性,增加胰岛素抵抗,是 2 型糖尿病发病的重要危险因素。另外,摄取大量精制蔗糖与/或精面粉以及肉类、牛奶等食物与 2 型糖尿病的发病有关。相反,高膳食纤维的摄取可降低糖尿病的危险性。1994 年 WHO 指出,控制饮食,如减少饱和脂肪酸摄入,增加食物中可吸收的纤维成分,减少日常食物中的能量摄入,尤其是减少淀粉、精炼糖的摄入,可降低糖尿病的发生率。

4. 体力活动不足　体力活动可提高胰岛素敏感性,降低血浆葡萄糖水平,从而对 2 型糖尿病有保护作用。

5. 胰岛素抵抗　胰岛素是人体胰腺 B 细胞分泌的身体内惟一的降血糖激素。胰岛素抵抗是指体内周围组织对胰岛素的敏感性降低,组织对胰岛素不敏感,外周组织如肌肉、脂肪对胰岛素促进葡萄糖摄取的作用发生了抵抗。研究发现胰岛素抵抗普遍存在于 2 型糖尿病中,几乎占 90% 以上,可能是 2 型糖尿病的发病主要因素之一。目前发现,肥胖、2 型糖尿病、高脂血症、高血压、冠心病及脑血管疾病等常合并存在胰岛素抵抗,提示这些疾病可能存在共同的病理生理机制,即胰岛素抵抗,这就是所谓"共同土壤学说"。

6. 其他　重度吸烟、酗酒、心理压力大或过度心理压抑,使用苯妥英钠、噻嗪类利尿剂、皮质类固醇、β-受体阻滞剂等均可对糖耐量及胰岛素敏感性造成损害;另外,多次妊娠、母亲年龄大、妊娠期肥胖也是易患糖尿病的危险因素。

三、糖尿病对人体的危害

1. 化脓性感染　反复发生疖、痈、脓肿及体癣、甲癣、足癣等,严重时常引起败血症。女性患者常因白色念珠菌感染而致阴道炎及外阴瘙痒感。糖尿病合并肺结核的发生率约占20%,较非糖尿病者高3～5倍,且病变活动,扩散迅速,易致空洞。其他如尿路、胆道及牙周感染等。

2. 心脑血管病变　最为常见,多数累及大、中动脉,形成动脉粥样硬化性病变,引起心肌梗塞、缺血性中风及肢体坏疽等。这些并发症占糖尿病死因的70%以上。

3. 糖尿病性肾病变　糖尿病可致肾小球硬化、肾动脉硬化及肾盂肾炎等病变。典型者临床上有蛋白尿、水肿和高血压,检验尿中有血细胞及管型。血浆总蛋白和白蛋白降低,血脂升高,呈肾病综合征表现。晚期可出现氮质血症或肾功能衰竭。

4. 神经系统病变　以多发性外周神经病变最为常见。早期常以感觉神经受累为主,如皮肤、肌肉和肢体感觉异常、疼痛和灼热感等。后期则有运动神经受累的表现,如肌张力减低、肌力减弱以及肌萎缩、瘫痪等。植物神经也可受累,表现为瞳孔改变,泌汗异常,心动过速,胃肠功能紊乱,尿潴留和尿失禁等。

5. 眼部病变　视网膜病变是糖尿病微血管病变的表现之一,发生率约50%。早期病变为视网膜小静脉扩张和微血管瘤,以后有视网膜渗出、水肿、微血栓形成及出血等;后期可见新生血管增殖。可出现白内障、青光眼、屈光不正、虹膜睫状体炎、视网膜剥离,甚至失明。

6. 酮症酸中毒与非酮症高渗性昏迷。

四、糖尿病的预防与控制

(一) 糖尿病的三级预防

一级预防是指最大限度地减少发生。糖尿病是一种非传染性疾病,虽有一定的遗传因素在起作用,但起关键作用的是后天性的生活因素和环境因素。目前普遍认为糖尿病是一种生活方式性疾病,是多种因素综合作用的结果,包括遗传、环境、饮食、精神及运行等。因此要预防糖尿病的发生也必须采取综合措施。

1. 糖尿病具有遗传倾向　2型糖尿病的遗传倾向较1型更为显著。研究发现,糖尿病是多基因突变,遗传的不是糖尿病本身,而是糖尿病的易感性。在遗传易感性的基础上,又有某些环境因素影响,就可能发生糖尿病。因此有糖尿病家族史者更要重视糖尿病的预防。

2. 饮食结构及饮食习惯的不合理是导致2型糖尿病发生的主要环境因素　调查发现在那些生活刚刚脱贫、达到温饱程度者,一味追求精细、高脂肪、高蛋白、高热量饮食,而且早晨不吃、中午凑合、晚饭猛吃,造成白天能量不足,夜间营养过剩,再加上活动减少,糖尿病发病的危险性则显著增高。因此,要预防糖尿病就必须改变这种不良饮食结构及习惯,做到粗细粮、肉蛋奶、蔬菜合理搭配,平衡膳食,早晨吃好、中午吃饱、晚上吃少且宜清淡。饮食中一定要注意热量摄入适当、低糖、低盐、低脂、高纤维、维生素充足。

3. 精神紧张是糖尿病发生的重要因素　研究表明,长期过度的精神紧张,可引起体内内分泌代谢的紊乱,引起糖尿病症群,甚至导致原有糖尿病加重。人们生活在现实的社会环境中,就有喜怒哀乐,不顺心的事不能避免,关键是要培养自己良好的心理素质,胜不骄、败不馁,保持心情舒畅、情绪稳定。

4. 防治病毒感染　病毒感染后引起变态反应损伤了胰腺 B 细胞,出现糖尿病症候群,是 1 型糖尿病的主要病因。在感冒及各种炎症时,要积极治疗。此外,科学运动,积极参加体育锻炼和体力劳动,增强体质,提高免疫力,戒烟、少饮酒对预防糖尿病的发生都是重要的措施。

二级预防是早期发现糖尿病并进行积极的治疗。应该将血糖测定列入中老年人常规的体检项目,即使正常者,仍要定期测定。如有皮肤感觉异常、性功能减退、视力不佳、多尿、白内障等异常感觉,一定要仔细检查,以期尽早诊断,争取早期治疗。

三级预防的目的是延缓糖尿病慢性并发症的发生和发展,减少其伤残和死亡率。要对糖尿病慢性并发症加强监测,做到早期发现。早期预防和治疗是其要点。早期并发症在一定程度上是可以治疗的,甚至可被消除,功能恢复正常。中、晚期疗效不佳,乃至不可逆转。有效的防治能使病人长期过接近正常人的生活。

(二)糖尿病的治疗原则

糖尿病是一种病因尚不十分明确的慢性终身性疾病,故糖尿病的治疗应是综合治疗。它包括:

1. 糖尿病宣传教育　目的是使糖尿病病人了解糖尿病的有关知识,学会自我治疗所需的技能,并能以乐观积极的心态接受治疗。

2. 糖尿病饮食治疗　是糖尿病治疗的一项最重要的基本措施,无论病情轻重,无论使用何种药物治疗,均应长期坚持饮食控制。

3. 运动疗法　也是糖尿病的一项基本治疗措施,要求糖尿病患者坚持适当的体育锻炼,有利于病情控制。

4. 药物治疗　是指在饮食和运动治疗基础上选用合适的降糖药物,使血糖维持在基本正常水平,应根据病人的具体情况进行全面、个体化处理。

5. 糖尿病自我监测　糖尿病是一种慢性病,应长期进行监测,及时了解病情,早期发现和防治并发症。

以上五个方面的综合治疗,我们把它形象地称为是糖尿病治疗的"五架马车"。

(孙建国　于智泉)

复习思考题

1. 简述糖尿病的主要危险因素?
2. 糖尿病对人体主要有哪些危害?
3. 如何对糖尿病进行预防与控制?
4. 糖尿病的治疗原则包含那些内容?

第四节 恶性肿瘤的预防与控制

肿瘤(tumor)是一大类常见病、多发病。按其形态学特征和对机体的影响,大致上分为良性和恶性,恶性肿瘤泛称为癌症(cancer),是目前严重危害人类健康的主要疾病。

一、恶性肿瘤的流行状况

就全球而言,20世纪后期近20年癌症的发病率一直呈逐年上升之势。发病数以年均3%~5%的速度递增。1975年全球癌症新病例数为582万,而到1990年癌症的新病例数已达807万人,与1975年相比上升了37.48%;1975~1980年男性癌症新病例数仅增长了9.42%,年均增长率不足2%,而到1990年新病例数增长则高达44.44%。女性癌症新病例数增长亦十分迅速,较之1975年,1990年女性癌症新病例数增加了近90万例。就总体发病率而言,1975年~1980年增长似乎较平缓(1.21%);而1985年后则开始较大幅度上升,到1990年全球癌症年龄标化发病率增长了20.47%。1990年,我国癌症新病例数约139万,占世界癌发病总数(807万)的17.20%,其中男性癌症新病例数86.6万,女性52.8万,分别占全球男、女性癌症发病总数的20.19%和13.97%。自1975年以来,我国男女癌症新病例总数基本达到或接近全球发病总数的1/5。1975年,我国男性癌症发病率为137.5/10万,1990年则上升至179.2/10万,在四个统计年度均较接近世界平均发病率;女性癌症发病率只在1985年出现一个高峰,而1990年与1985年相比,女性癌症发病率下降到23.58%。据WHO报告,1997年全球癌症死亡数约620余万,居全球人类主要死因第三位。在欧美一些国家,恶性肿瘤的死亡率仅次于心血管疾病而居第二位。在我国,每年恶性肿瘤的发病人数约200万,死亡人数约140万。在农村,可居当地居民各种死亡原因的第二位,城市地区则居死亡原因的第一位。其中肺癌、鼻咽癌、食管癌、胃癌、结肠癌、肝癌、乳腺癌、子宫颈癌、白血病、淋巴瘤等对人类造成的危害最为严重。

二、肿瘤的概念和一般特性

(一)肿瘤的概念

肿瘤是机体在各种致瘤因素的作用下,局部组织细胞在基因水平上失去对其生长的正常调控,导致异常增生而形成的新生物,这种新生物通常表现为局部肿块,称为肿瘤。

肿瘤虽有局部肿块形成,但并不过分强调局部肿块,因为肿块形成并不全是肿瘤,而有些肿瘤也并不形成肿块,因而有必要对肿瘤的概念进行以下说明。

1. 肿瘤细胞是由正常细胞变来的,但绝不是正常细胞的量变。即肿瘤细胞来源于正常细胞,又有别于正常细胞,因为正常细胞在致瘤因素的作用下转变为瘤细胞后,就已与正常细胞根本不同了。其主要改变为:肿瘤细胞的遗传物质DNA已经在分子结构上发生改变,导致瘤细胞在增生和分化方面获得了独特的性质,表现为细胞的形态、结构、功能及生物学行为方面的异常,因此肿瘤细胞不是正常细胞的量变。

2. 肿瘤细胞具有旺盛的增殖能力,并呈相对的无限制性生长。表现在:①在致瘤因素停止作用后,瘤细胞的生长特点和代谢特点仍能维持。②表现为过度的、不适应机体需要的异常增生。这是由于体内某些细胞的调控基因突变和过量表达,以致使瘤细胞的分裂增殖能力增强,而瘤细胞的这些特点又仍能按遗传法则传给子代细胞并继续生长,且分裂增殖的能力增强。③肿瘤细胞不受机体内分泌激素的调节,失去对激素的依赖性,呈自主性生长。而正常细胞的生长发育须依赖激素的调节。④肿瘤细胞不受细胞增生接触抑制的影响而呈相对无限制性。正常细胞在损伤后的增生过程中,均受细胞增生接触抑制的影响。

3. 肿瘤细胞具有侵袭与转移的能力。这是恶性肿瘤最重要的生物学特性之一,指恶性瘤细胞向周围组织内呈侵犯性生长,也称侵袭,可破坏周围组织;瘤细胞也侵入血管和淋巴管,被带到远隔器官继续生长,形成与原发瘤性质相同的肿瘤,称为转移。肿瘤的这一生物学特性给人类带来极大的危害。

4. 肿瘤细胞分化成熟的程度降低。由于肿瘤细胞DNA分子结构的改变,细胞分化可能停留于某一阶段,并在此阶段按遗传法则将遗传特性传给子代细胞,使瘤细胞大量的生长繁殖,这些瘤细胞的形态、结构和功能均表现出不成熟的特点,甚至有些细胞接近幼稚胚胎细胞,其中恶性瘤细胞尤为明显。

(二)肿瘤的一般特性

1. 肿瘤的眼观形态　肿瘤的眼观形态与肿瘤的性质、发生部位和生长时间等因素有关,了解其大体形态对肿瘤的诊断有重要意义。

(1)肿瘤的形状　肿瘤的形状多种多样,常与发生部位、组织来源、生长方式及肿瘤的良恶性有关。一般表现为息肉状、乳头状、菜花状、绒毛状、蕈状、结节状、分叶状、浸润性包块或弥漫性肥厚状,有时也表现为溃疡状和囊状

(2)肿瘤的数目　多为一个,称单发性。少数也可为多发性,如子宫平滑肌瘤。有的数目多达无法计数。一般良性瘤多发者常见,恶性瘤多发者少见。

(3)肿瘤的大小　肿瘤的大小与其良恶性、发生部位、生长时间等因素有关,且相差悬殊;小者仅在显微镜下才能看见,大者可达数千克乃至数十千克。一般发生在体表和较大体腔的肿瘤体积可较大,生长于狭小腔道的肿瘤则体积较小。另外,良性瘤由于生长时间较长,常体积较大;而恶性瘤生长速度快,短期内已造成危害,故体积较小。

(4)肿瘤的颜色　一般情况下,肿瘤与其起源组织的颜色大致相同,多呈灰白色或灰红色,但也可因含血量多少、有无变性坏死、出血及色素沉着而呈现不同颜色。如脂肪瘤呈黄色,血管瘤呈暗红色,黑色素瘤多呈黑色等。

(5)肿瘤的质地　肿瘤的质地与肿瘤的组织来源有密切关系,另外与肿瘤内间质的多少也有密切关系,如脂肪瘤质地较软,骨瘤质地较硬,髓样癌由于瘤细胞丰富、间质较少而质地较软,硬癌则因瘤细胞少而间质丰富表现为质地坚硬。

2. 肿瘤的组织结构　肿瘤的组织结构基本上可分为实质和间质两部分。

(1)实质(parenchyma)　肿瘤的实质即肿瘤细胞的总称,是肿瘤的主要成分,肿瘤的各种生物学特性都是由肿瘤实质决定的。通常我们根据肿瘤实质的形态来辨别肿瘤的组织来源、进行分类、命名及组织学诊断,并根据其分化程度判断肿瘤的良恶性。

不同组织来源的肿瘤具有不同的实质,如脂肪瘤的瘤细胞为发生异常增生和分化的

脂肪细胞;鳞状细胞癌的癌细胞则为发生异常增生和分化的复层扁平上皮细胞。

通常一种肿瘤内只有一种实质成分,但少数肿瘤也可含有两种或两种以上的实质成分,如乳腺的纤维腺瘤含有纤维组织和腺体组织两种成分;畸胎瘤则含有三个胚层来源的异常增生和分化的多种成分。

(2)肿瘤的间质(stroma)　肿瘤的间质即指肿瘤内的结缔组织和血管成分,也可有淋巴管和少量神经纤维,可对肿瘤的实质起重要的支持营养作用,间质在肿瘤内不具有特异性,大部分是在肿瘤的刺激下新生的,少部分是原有组织残存的,他们在一定程度上有限制肿瘤生长的作用。在间质中,往往可见到数量不等的淋巴细胞、浆细胞和巨噬细胞浸润,是机体抗肿瘤免疫反应的表现,临床观察证明,此类病例预后一般较好。

通常间质内血管稀疏的肿瘤生长缓慢,发生转移较晚,病人存活时间长,预后较好;间质内血管丰富的肿瘤,发生转移较早,病人存活时间相对短,预后较差。肿瘤间质血管的疏密程度,已成为目前判定某些肿瘤,如乳腺癌、前列腺癌等恶性肿瘤预后的指标。

3. 肿瘤的异型性　不论何种肿瘤,其细胞形态及组织结构均与其起源的正常组织有不同程度的差异,这种差异称为异型性(atypia)。所谓分化(differentiation),系指在胚胎学中幼稚细胞在形态、功能等方面向既定方向演变而渐趋成熟的过程。在病理学中,则用于描述由某种正常细胞起源的肿瘤细胞"发育""成熟"的过程;或理解为肿瘤细胞与其起源的正常细胞的相似程度。故一般认为,分化多指二者之间的相似性,而异型性多指差异性。肿瘤的异型性是肿瘤异常分化程度在形态学上的表现。异型性不明显的肿瘤,其形态结构与起源的正常组织相似,恶性程度较低。反之,异型性明显的肿瘤,形态上与其起源的正常组织差别较大,恶性程度相对较高。所以,肿瘤的异型性是诊断肿瘤和区别良恶性肿瘤的主要组织学依据。

间变性肿瘤是指由未分化细胞构成的恶性肿瘤。间变(anaplasia)一词的含义是指"退性发育"或"去分化",也即指已分化的细胞和组织呈现倒退分化,返回到原始的幼稚状态。一般来讲,间变的肿瘤瘤细胞具有明显的多形性,彼此之间在大小、细胞形状、细胞核的改变等方面都存在较大的变异,有时难以确定组织来源。但大多数肿瘤仍可显示不同程度的分化。

4. 肿瘤的生长与扩散　正常细胞演变为肿瘤细胞,意味着肿瘤的发生。肿瘤的生长是肿瘤细胞不断分裂增殖的结果。

(1)肿瘤的生长方式

1)膨胀性生长:是大多数良性瘤的生长方式,肿瘤的生长像逐渐膨胀的气球向周围均匀地扩展,可以排挤周围组织,但不侵入周围组织,因有纤维包膜形成而界限清楚。肿瘤往往呈结节状、分叶状、囊状,手术容易切除,术后较少复发。

2)浸润性生长:是大多数恶性瘤的生长方式,恶性瘤细胞在生长过程中可直接侵入和破坏周围组织,像树根样不规则向外伸展,使得肿瘤与周围组织分界不清,也无包膜形成。此种生长方式的肿瘤,在局部较为固定,手术切除的范围比肉眼所见的范围要大,以避免肿瘤细胞残留,导致日后复发。

3)外生性生长:发生于体表、体腔表面或空腔器官的肿瘤,向外呈突起的乳头状、息肉状或蕈状、菜花状肿物,这种生长方式称为外生性生长。良性肿瘤与恶性肿瘤均可呈此种生长方式,但恶性肿瘤在呈外生性生长的同时,还向深部呈浸润性生长。

(2)肿瘤的扩散 具有浸润性生长特性的恶性肿瘤,不仅可以在原发部位继续生长、蔓延,而且还可以通过多种途径扩散到身体其他部位。常见的扩散途径有:

1)直接蔓延:指恶性肿瘤的瘤细胞连续不断的沿着组织间隙、淋巴管、血管或神经束衣侵入并破坏邻近正常器官或组织,继续生长,称为蔓延。如晚期宫颈癌可直接侵入直肠与膀胱,晚期乳腺癌可穿透胸壁进入胸腔。

2)转移:恶性瘤的瘤细胞从原发部位侵入血管、淋巴管或体腔,被带至他处继续生长,形成与原发瘤同类型的肿瘤,此过程称为转移。常见的转移途径有以下三种。

淋巴道转移:是癌肿最常见的转移途径,癌细胞侵入淋巴管并随淋巴液流动,到达局部淋巴结,然后进入淋巴结皮质窦生长,形成最早的转移灶,癌细胞继续向深部浸润,使转移灶不断扩大,甚至可破坏和占据整个淋巴结。

血道转移:是肉瘤常见的转移途径,癌的晚期也可发生血道转移。由于肉瘤内血管丰富,瘤细胞易侵入毛细血管和小静脉,进入血流的瘤细胞,随着血流方向运行,当被栓塞于局部血管后,可穿出血管壁,在此处生长繁殖形成转移瘤。血道转移瘤发生的部位和血液循环的途径有关,血道转移的病灶往往是多灶性散在分布于器官表面。

种植性转移:体腔内器官发生的肿瘤,如果穿破浆膜,瘤细胞可脱落下来并像播种一样,种植于其他脏器的表面或体腔的浆膜面,形成许多转移性结节,此种转移方式称为种植性转移。

三、肿瘤对机体的影响

(一)良性肿瘤对机体的影响

1. 压迫、阻塞症状 发生于某些重要部位的良性肿瘤,有时可引起严重后果,如颅内和椎管内的良性肿瘤,可因压迫脑组织或脊髓而引起相应的神经系统症状,如颅神经功能障碍、不完全性或完全性截瘫等。发生于消化道的良性肿瘤,可引起消化道的阻塞、扭转甚至梗阻。

2. 内分泌紊乱 发生于内分泌腺的良性肿瘤,可因肿瘤分泌激素而发生内分泌紊乱症状,如垂体前叶的嗜酸性腺瘤,可引起巨人症或肢端肥大症;胰腺发生的胰岛细胞瘤,可因胰岛素分泌过多,引起阵发性低血糖;肾上腺的嗜铬细胞瘤可引起阵发性高血压。

3. 出血、感染、坏死 某些良性肿瘤也可发生某些并发症,如感染、出血、坏死。常见者如卵巢囊腺瘤蒂扭转导致瘤体出血、坏死,子宫黏膜下肌瘤脱出后发生感染、出血、坏死等。

(二)恶性肿瘤对机体的影响

1. 压迫、阻塞症状 恶性肿瘤同样会引起压迫、阻塞症状,尤其在管道器官表现明显,如食管癌病人出现的进行性吞咽困难。

2. 破坏组织器官的结构与功能 由于恶性瘤呈浸润性生长而造成,如骨肉瘤病人发生的病理性骨折,肝癌病人表现的肝功能损害等。

3. 出血、感染、坏死 比良性肿瘤更为严重,如宫颈癌,除常发生感染外,还可伴有大出血,肝癌可因肝破裂而发生致命性大出血等。

4. 疼痛　由于压迫和侵犯神经引起严重的疼痛，也可因肿瘤的膨胀性生长牵拉包膜而出现剧烈疼痛，如晚期肝癌。

5. 发热　由于肿瘤的代谢产物或坏死分解产物等致热源被机体吸收而引起发热。

6. 副肿瘤综合征　某些非内分泌腺发生的恶性肿瘤，可分泌激素或激素类物质，病人可表现内分泌紊乱的临床症状，也可表现神经肌肉、骨与关节、皮肤、肾脏、血液等系统的症状和异常，由于以上临床表现无法用肿瘤的侵袭与转移或以肿瘤起源组织分泌激素来解释，故称为副肿瘤综合征(paraneoplastic syndrome)。引起副肿瘤综合征的肿瘤可见于肺癌的某些类型，如肺小细胞癌，还见于胃癌、肝癌、胰腺癌、结肠癌及某些肉瘤等。这些肿瘤被称为异位内分泌肿瘤。这类激素包括促肾上腺皮质激素、甲状旁腺素、胰岛素、生长激素、降钙素等。认识上述副肿瘤综合征的临床意义在于：提示医生和病人发现一些早期隐匿性肿瘤，勿认为肿瘤已发生转移而放弃治疗，相反，如对此类肿瘤进行早期治疗，会收到较好的效果。

7. 恶病质　某些恶性肿瘤病人的晚期，病人可出现进行性消瘦、贫血、无力、全身衰竭等表现，称为恶病质。恶病质的产生与多种因素有关。此外，某些慢性消耗性疾病的晚期，病人也可出现恶病质。

四、引起恶性肿瘤的主要危险因素

引起肿瘤发生的危险因素很多，恶性肿瘤的形成是内外多种因素之间相互作用的最终结果。

(一)外环境致癌因素

1. 化学致癌因素　化学致癌因素是癌症的主要病因，目前已知有1 000多种化学物质可以致癌。化学致癌物质的作用，一般都要有一定的剂量和作用的时间(反复接触)。环境中存在的致癌物质，大多要在体内代谢转化使之活化，才能具有直接的致癌作用。

(1)多环芳烃化合物　煤焦油中具有致癌作用的物质是多环碳氢化合物，如3,4-苯并芘和甲基胆蒽等。这些物质小剂量即可使实验动物发生恶性肿瘤(如皮肤癌)，工厂排出的煤烟，汽车排出的废气，燃烧的纸烟均含有这些物质。另外，熏制的鱼肉等食品中也可含有上述物质，胃癌的发生可能与此有关。

(2)氨基偶氮染料　这是一类具有颜色的化合物，曾用作纺织品、食品与饮料的染料，它可引起实验性肝癌。

(3)芳香胺类　多存在于染料中，有致癌作用，苯胺(阿尼林)印染厂工人的膀胱癌发病率高即与此有关。

(4)亚硝胺类化合物　近代对亚硝胺类化合物的强烈致癌作用引起了广泛的重视，它的致癌谱很广，如在实验动物中，可引起肝癌、胃癌、食管癌、肺癌和鼻咽癌等。亚硝胺是由亚硝酸盐和次级胺合成的(可在胃内进行)，这些前驱物质广存于肉类、蔬菜、谷物及烟草中，特别在腌制的鱼肉和变质的蔬菜中含量更高。

(5)霉菌毒素　对人类有致癌作用的霉菌毒素，主要是黄曲霉菌产生的黄曲霉毒素，它广存于污染的食品中，特别是霉变的花生、玉米及谷类含量最多。这种毒素有强烈的致癌作用，实验研究和流行病学调查均证实可诱发肝癌。

(6)氯乙烯　为目前使用最广的一种塑料聚氯乙烯,塑料工厂工人肝血管肉瘤、肺癌、白血病和脑瘤等发病率高与此有关。

(7)无机致癌物质　铬、镍、砷和石棉等均有致癌作用,如砷可引起皮肤癌、肝癌等。

2. 物理致癌因素

(1)γ射线　这是具有电离作用的射线,能使细胞核内 DNA 结构改变而致细胞突变,故能诱发多种肿瘤,如铀矿工人肺癌发病率高出一般人群 10 倍,广岛因受原子弹爆炸影响,居民中白血病、甲状腺癌等发病率增高。

(2)X 射线　放射工作者,长期接触 X 射线,如缺少必要的防护措施时,常引起放射性皮炎,并可进一步发展为皮肤癌。

(3)紫外线　紫外线虽无电离作用,但长期暴露于日光下,可诱发皮肤癌、黑色素瘤等。

(4)慢性刺激　慢性机械性和炎症性非特异性刺激,均可刺激细胞增生,少数在此种增生基础上发生癌变,如慢性胃溃疡的癌变、皮肤慢性溃疡的癌变等。

3. 生物致癌因素

(1)病毒　近代已确认,肿瘤的发生与病毒有关。许多研究指出,人类的伯基特(Burkitt)淋巴瘤、白血病、鼻咽癌、宫颈癌等与病毒有关,如鼻咽癌患者血清中的抗病毒抗体的检出率很高;宫颈癌的癌细胞,通过电子显微镜观察可见病毒或病毒样颗粒。近年从人类 T 细胞白血病/淋巴瘤中分离出 RNA 病毒。

(2)寄生虫　有些寄生虫与肿瘤发生有关,如日本血吸虫病可并发结肠癌,华枝睾吸虫在肝小胆管内寄生可并发胆管癌。虽然如此,但寄生虫与癌发生的确切关系尚难以肯定。

(二)机体内在因素

1. 遗传因素　现代认为,肿瘤的遗传性是存在的,动物实验已证明,有一种纯系高乳腺癌率小鼠,其乳腺癌发生率很高,显然系遗传因素所致。人类肿瘤虽然有 80%~90% 是由于环境因素所引起,但仍有一些肿瘤其发生与遗传因素有关。这些肿瘤有遗传因素的影响,但环境因素可能起到更主要的作用。

2. 免疫因素　实验和临床观察均证明,肿瘤的发生和发展、疗效和预后都与机体免疫状态有关。机体免疫功能低下时,肿瘤则易于发生,如先天性免疫缺陷患者和长期接受免疫抑制治疗的器官移植患者的肿瘤发生率都较一般人群高许多倍。

3. 激素因素　内分泌紊乱与某些器官肿瘤的发生有重要关系。有致癌作用的激素,指那些能促进组织细胞生长的激素,如卵巢雌激素、垂体促性腺激素和促甲状腺激素等。这些激素对靶器官细胞的慢性刺激,可导致细胞的增生与癌变,如乳腺癌的发生可能与雌激素的过多有关,这种乳腺癌属激素依赖型,在妊娠和哺乳期发展更快,在治疗中采取切除卵巢的措施,可收到一定疗效。另外,患卵巢颗粒细胞瘤和卵泡膜细胞瘤的妇女,其子宫体癌的发病率明显增高。

4. 性别和年龄因素

(1)性别方面　生殖器官癌瘤和乳腺癌女性明显高于男性(100∶1),这和女性内分泌的特点有关。而肺癌、食管癌、肝癌、胃癌、鼻咽癌等则男性高于女性,其原因可能与男性较多接受某种刺激有关。

(2)年龄方面　一般肿瘤的发生率是随年龄增长而升高的,如癌瘤多见于40岁以上的成年人,更多见于老年人,这可能和肿瘤的发生需要较长的潜伏期有关,并可部分解释现代肿瘤发生率增高的原因(人的平均寿命延长致发生癌的机会多了)。

5. 种族因素　肿瘤发生中的种族差别相当明显,如欧美国家乳腺癌发生率高,亚洲地区(如日本和中国)胃癌发生率高。我国广东省鼻咽癌发生率高,甚至移居国外的广东华侨其鼻咽癌发生率也明显高于当地人。以上说明,种族与鼻咽癌的发生有一定关系,但也不能排除与生活习惯和环境的关系,因为移民在第三代以后,鼻咽癌的发病率则有明显下降。

综上所述,可见肿瘤病因的复杂性,肿瘤的发生不能用单一病因来解释,特别是外因和内因的关系更是复杂的,外因(致癌物质)的作用是要受到机体内在因素制约的,这种制约作用,可影响着肿瘤的发生与否。

外因中的多种因素,它们的作用机理也是不同的,有些是致癌所用,而有些是促癌作用。因此,在肿瘤的病因研究中,必须注意多种因素的综合作用。

五、恶性肿瘤的预防与控制

(一)恶性肿瘤的一级预防

我国恶性肿瘤的主要危险因素依次为吸烟、乙肝病毒感染、膳食不合理及职业危害等。从长远讲,控制及消除危险因素是癌症预防与控制最根本的措施。

1. 控烟　控烟可减少大约80%以上的肺癌和30%恶性肿瘤的死亡,应是我国癌症预防与控制的主要策略,其有效性已为一些国家及地区的实践所证实。同时控烟还可减少慢性肺病、脑卒中、缺血性心脏病和肺结核等,对减轻我国总的疾病负担举足轻重。我国已经签署了"国际烟草控制框架公约",应积极制定并实施"国家烟草控制行动计划"。其主要内容包括:加强烟草控制中的综合性立法建设,如提高烟草制品的税率,禁止各种直接或间接的烟草广告及赞助、促销活动,提高烟草警示程度,扩大禁烟的公共场所,禁止向未成年人销售香烟等;制定完整的传播策略,通过媒体开展强有力的控烟健康教育;开展综合性社区干预活动,控制烟草流行,如创建无烟家庭、无烟学校及无烟单位,开展戒烟竞赛活动,开展社区健康促进项目等。

2. 控制乙肝病毒感染　我国乙肝病毒的感染率达60%,乙肝病毒的携带率大于10%,是造成慢性肝炎、肝硬化及肝癌的主要原因。最有效的预防措施就是新生儿接种乙肝病毒疫苗,切断母婴传播。国家已经将乙肝病毒疫苗接种纳入儿童计划免疫,并有专项资金保证。应认真落实各项措施,提高全程接种率。

3. 营养干预　从世界范围看,饮食不合理是仅次于吸烟的第二个重要的、可避免的恶性肿瘤发生原因。人类癌症中约有1/3与膳食不当有关。如超重和肥胖与乳腺癌、结直肠癌等有关,蔬菜和水果摄入不足与结直肠癌、胃癌、乳腺癌及食管癌等有关。近二十年来,随着经济发展和人民生活的改善,居民的膳食结构及生活方式发生了明显的"西方化"趋势,城市和富裕农村中超重和肥胖已成为重要的公共卫生问题,同时也是结直肠癌及乳腺癌上升的重要原因。而在贫困地区,一些营养素的缺乏仍然与某些恶性肿瘤的高发密切相关(如硒的缺乏与食管癌有关)。此外,饮食因素也是其他慢性疾病(如心脑血管病、糖尿病及慢性呼吸道疾病等)的共同危险因素,营养干预具有综合防病效益。1997年卫生部已经发布"中国居民膳食指南",应大力宣传,并倡导健康生活方式。如控制体重和适当体力活动;食物多样化,多吃蔬菜和水果;少吃腌制食品和食盐等。应特别注意对少儿及青少年的教育,养成良好的饮食习惯。

4. 消除职业危害　随着经济的发展,我国职业危害及由此所致恶性肿瘤呈严重态势。为此,国家于2001年颁布"中华人民共和国职业病防治法",并于2002年印发的"职业病目录"中,将石棉所致肺癌、间皮瘤,联苯胺所致膀胱癌,苯所致白血病,氯甲醚所致肺癌,砷所致肺癌、皮肤癌等明确为职业性恶性肿瘤。卫生部还于2002年发布了国家职业卫生标准,对已确认的致癌物质规定了职业接触限值。当前应禁止和控制致癌性物质的生产和使用;尽力将致癌物质代之以非致癌物质或危害较少的物质;加强卫生监督和监测,使生产环境的暴露浓度控制在法定卫生标准以下。

(二)恶性肿瘤的二级预防

即肿瘤的早期筛查与发现。

1. 早期筛查的必要性。进展性肿瘤治疗疗效不确定。在过去的数十年中虽然进行了大量的肿瘤研究,但在肿瘤治疗和改善预后方面的进展甚微,大多数的肿瘤患者在确诊时就已经有不同程度的局部或远处转移,患者的生存率提高不明显,尤其是那些诊断时就有远处转移者;而早期被诊断的肿瘤患者生存率相对较好。早期筛查是肿瘤早期发现的重要途径。恶性肿瘤有明显的异质性,即便是在同一个瘤体内,生物学行为表现和预后也极为不同,研究观察发现,当肿瘤局限于原发器官之内时,其导致死亡的可能性大大小于进展期肿瘤。

早期筛查有两个方面的重要意义:一是对于进展期才被发现的那部分患者来说,早期发现无疑使他们收益;二是早期发现能够影响整个人群的肿瘤死亡率及社会经济负担。那些能够发现癌前病变或原位癌的探查方法有可能避免肿瘤的浸润进展,成功的例子如宫颈癌的早期发现。

2. 确保早期筛查行之有效的标准。世界卫生组织认为以下疾病需要早期筛查:发病率和死亡率均较高的常见疾病;其次是经筛查能够准确早期发现的病变;第三,与常规诊断相比,筛查后进行的治疗能够改善预后;最后,必须有证据表明,筛查潜在的收益必须大于其现在的危害和花费。

确保早期筛查行之有效的标准为:首先,筛查能够准确地将肿瘤患者与健康人群区分开来,并具有低的假阳性和假阴性;第二,必须在病变进展到治疗收效不大之前,有可能进行筛查;第三,筛查的确能够区别真正需要治疗的进展性肿瘤与无大碍的病变,避免诊断过度;第四,筛查实验不应收费过高,以便目标人群能够接受。目前应用的筛查实验没有一个能够全部满足上述条件。如诊断卵巢癌的CA125,存在假阳性导致不必要的手术,而又不能发现早期病变。螺旋CT对于肺癌的早期发现有重要意义,但该检查花费较高;诊断前列腺癌的PSA存在过度诊断的问题,它不能区分缓慢进展的和快速进展的前列腺肿瘤。新技术的出现,如基因表达分析,涌现出大量的肿瘤标记物,能够弥补现有筛查方法的一些不足。食管的拉网检查对于食管癌、AFP测定对于原发性肝癌的早期发现作出了

3. 有计划地进行健康体检,也是对肿瘤早期发现的一个重要措施。X线、B超的检查对于肿瘤的早期诊断具有重要的意义。

(三)恶性肿瘤的三级预防

癌症的三级预防要求规范化诊治方案,为患者提供康复指导。对癌症病人要进行生理、心理、营养和锻炼指导。对慢性病人开展姑息止痛疗法,注意临终关怀,提高晚期癌症病人的生活质量。

癌症病人的治疗应以手术为主,配合放疗、化疗、生物疗法、中医中药治疗,加强支持疗法。教育病人增强战胜疾病的信心,配合医务工作者的努力,共同抗击癌肿,提高生活质量,延长生存时间。

(孙建国)

复习思考题

1. 简述肿瘤的概念。
2. 肿瘤细胞与正常细胞有哪些不同?
3. 简述肿瘤的生长与扩散。
4. 肿瘤对人体有哪些危害?
5. 引起肿瘤发生的主要危险因素有哪些?

第五节 心身疾病的预防与控制

一、心身疾病的概念

心理生理障碍(psychophysiological disorders)又称心身疾病,是指与心理、社会因素密切相关,但以躯体症状表现为主的疾病,主要为情绪引起的躯体生理变化并伴有器质性变化的疾病。

心身医学就是专门研究心理和社会因素与人体健康和疾病的相互关系的学科,是一门跨学科的边缘科学。某些医学科普文章及有的临床医生,常将"心身疾病"与"身心疾病"混为一谈,以致普通老百姓或病人也把这两个名词当成了一回事。一位患原发性痛经的少女,每逢月经来潮就紧张、害怕,越紧张越害怕痛经就越厉害。当这位患者向医生询问是咋回事时,那医生信口开河,说属于心身疾病。其实,这应属于身心疾病。

心身疾病,是指人的精神受到某些刺激,或在生活、学习和工作中,面对突如其来的变化,致使自身的认识发生了改变,心理状态出现不平衡;心理失衡又影响到生理的改变,导致心身转换,典型的例子就是癔病。患者受到刺激后,会胡言乱语,失魂落魄,哭笑无常,装神弄鬼。还有心因性阳痿、社交恐怖症、强迫症等等,都属心身疾病。

身心疾病,是指人的身体因生理改变而导致心理和行为上发生的变化。如妇女更年期综合征,由于卵巢逐渐老化,功能衰退,分泌雌激素减少,进而引发心理行为的变化,出现心烦易怒、潮热出汗、血压升高等症状。还有常见的老年性痴呆、脑血管病后遗症患者出现的好动怒、时哭时笑、焦虑抑郁等精神现象。患身心疾病的人,其心理行为的变化,往往不受自我意识的控制。

近年来,国外又发展成立一个新的分支——联络会诊精神病学(liaison-consultation psychiatry),专门在综合医院为临床各科提供有关心身疾病及其他有关情况的咨询和指导。这一领域的发展十分迅速。虽然人们很早就认识到心理因素与疾病的关系,但直至本世纪30年代,才从实验的基础上提出了心身医学和心身疾病的科学概念。心身医学的形成和发展,意味着对人类健康和疾病的认识有了重要变化,这是从过去的"生物医学模式"向现代的"生物—心理—社会医学模式"转变的明显标志,也是医学科学伴随着人类社会的进步而发展的结果。心身相互关系是医学和哲学中早已开始研究的课题。但是真正作为一门学科进行研究,是本世纪初才开始的,1920年美国著名生理学家卡侬(Cannon)经实验证明了化学物质在情绪与器官功能的联系上担任了媒介,并称之为交感神经素(即肾上腺素)。心身医学综合了医学、心理学、社会学等发展的成果,在更广泛的范围内被人们所接受,并被认为是处理各种疾病的基础。

二、心身疾病的心理、生理因素

心身疾病是社会、心理、生理等致病因素在不同程度和不同时间上相互作用的结果。

(一)社会因素

社会因素对心身疾病的致病作用,也可以归因为人的社会属性。因为生活在社会环境中的人们,必须按照一定的社会规范约束自己的行为,不断地增强自身的社会适应性,调整自己的不适行为。社会适应良好的个体,大多能保持身心健康;社会适应不良的个体,则较易罹患心身疾病。

心身疾病与心理社会刺激有关。社会生活的变化不以人的主观意志为转移,人对社会的适应,不是主动适应就是被动适应。个体某种适应行为的失败,特别是面对一些重大社会生活情景改变,如战争、灾害、丧偶等,引起心理上的剧烈冲突,或较短时期内连续面对多起社会生活事件,如工作紧张疲劳、人际冲突久未解决、居住拥挤改善无望等,心理压力累加,均可能导致心身疾病。生活在高度工业化和现代化城市的人,不可避免地要面对交通拥挤、环境污染、人口高度密集、生活节奏快、竞争激烈等问题,这些社会因素有使心身疾病的发生增加的趋势。

(二)心理因素

心理因素导致心身疾病,可以从消极情绪的致病作用、人格特征与心身疾病的关系得到证实。

消极情绪的致病作用主要有两种情况:一是突然超强紧张刺激,通常人面对突如其来的超强刺激所发生的情绪反应十分强烈,伴随的生理变化也十分剧烈,若超过人的承受能力,机体就会丧失适应能力,罹患心身疾病。二是持久的劣性刺激,使压抑的情绪长期得不到疏导和宣泄,也会使机体的自身调节能力受到损害,继而引发心身疾病。

人格特征的致病作用主要包括两方面:

一方面,人格特征是许多疾病的发病基础,不同的人格特征可以诱发不同的心身疾病。

另一方面,人格特征又可以对许多疾病的发展过程产生重要影响,具有不同人格特征的人在患同类疾病时,其病情轻重、病程长短、转归等,都可能不同。

(三)生理因素

社会、心理因素之所以能导致心身疾病,从根本上讲,是由于这些刺激引起了体内相应的生理变化,对心身疾病生理因素的研究,主要集中在生理始基和生理中介机制两方面。

生理始基指心身疾病患者在患病前所具有的机体生理学特点。一般认为,人们是否罹患心身疾病,与其自身的生理始基有密切关系。不同的生理始基使人对相应的心理生理疾患具有一定的易感性,其中,社会生活事件在心身疾病的发病过程中起着"扳机"作用。导致心身疾病比较重要的生理中介机制包括:神经内分泌系统,中枢神经递质和免疫系统。这三种生理中介机制相互影响,相互制约,共同发挥致病作用。

1. 神经内分泌系统同时接受大脑皮质、下丘脑、垂体的调节,支配着靶器官的活动。心理社会因素总是通过各种信息形式影响大脑皮质的功能,继而影响机体内环境的平衡,并使各靶器官发生病变。故构成了心身疾病发病机制假说,社会心理因素—大脑皮质功能变化—自主神经功能变化—内脏器官功能变化—内脏器官形态改变。个体的情绪状态与其神经内分泌系统的功能是相互作用的,心理因素或负性情绪状态可引起内分泌功能障碍,内分泌功能障碍及紊乱又可导致个体的负性情绪反应。

2. 中枢神经递质的变化是心身疾病发生过程中的重要中介机制。主要有两方面依据,一是中枢神经系统的神经功能传递是以神经递质为媒介,心理社会应激可使中枢神经递质出现改变,继而影响大脑皮质功能并由此导致心身疾病的发生。二是中枢神经递质与自主神经功能及内分泌系统的活动相互影响,相互制约。中枢神经递质的改变可继发引起自主神经和内分泌系统的变化,其对心身疾病的发生发展的作用不可忽视。

3. 心理应激等强烈的情绪变化可以影响 T 细胞的正常功能,导致免疫系统功能紊乱或低下,易引起自身免疫性疾病、变态反应性疾病。

三、心身疾病的分类

心身疾病目前所包括的范围是很广的,主要包括由情绪因素所引起的、以躯体症状为主要表现、受植物神经所支配的系统或器官的疾病。由于世界各国对心身疾病分类方法不同,包括的疾病种类很不一致。根据美国心理生理障碍学会所制订的较为详细的分类,结合其他有关资料阐述如下:

1. 皮肤系统的心身疾病 神经性皮炎、瘙痒症、斑秃、牛皮癣、多汗症、慢性荨麻疹、湿疹等。

2. 肌肉骨骼系统的心身疾病 腰背疼、肌肉疼痛、痉挛性斜颈、书写痉挛。

3. 呼吸系统的心身疾病 支气管哮喘、过度换气综合征、神经性咳嗽。

4. 心血管系统的心身疾病 冠状动脉粥样硬化性心脏病、阵发性心动过速、心律不齐、高血压、偏头痛、低血压、雷诺病(Raynaud isease)。

其他按学科分类,属于耳鼻喉科的心身疾病有:美尼尔综合征、咽部异物感等;眼科的心身疾病有:原发性青光眼、眼睑痉挛、弱视等;口腔科的心身疾病有:特发性舌痛症、口腔溃疡、咀嚼肌痉挛等;其他与心理因素有关的疾病有癌症和肥胖症等。以上各类疾病,均可在心理应激后起病,情绪影响下恶化。心理治疗有助于病情的康复。这种对疾病的整体观念有助于正确评价生物、心理和社会因素之间的联系,已成为临床上认识和处理疾病的方向。另外,某些常见病有的也与心身关系密切。

四、心身疾病的预防与控制

(一)心身疾病的诊断和治疗

1. 心身疾病的诊断标准 主要有如下几方面。①根据临床症状、体征、特殊检查和实验室检查已证明有器质性病变,如胃溃疡、动脉硬化、糖尿病等;②疾病的发生有明确的心理社会因素,如情绪障碍、生活事件、A型行为、心理紧张等,且与疾病发生、发展与心理应激相平行;③排除神经症、精神病、心因性精神障碍;④用单纯的生物医学的治疗措施收效甚微。

2. 心身疾病的治疗原则 要坚持心身兼顾的原则。包括:①通过心理诊断测验与量表评定、谈话,详细调查了解与疾病、病情有关的心理因素;②有针对性地进行心理治疗与心理护理;③矫正不良行为习惯;④教会和训练病人自我放松、自我心理调节;⑤药物解除症状。

(二)心身疾病的预防

心身疾病的发生是心理社会因素和生物因素综合作用的结果,因而心身疾病的预防也应同时兼顾这两方面。加强预防工作是最有经济效益和社会效益的策略,应该从生物、心理、社会等各方面采取综合预防措施。相对于改善环境条件来说,改变个体行为、生活方式要容易得多。有资料表明,在影响健康的诸因素中,行为、生活方式问题所占比重较为突出,因此加强这方面的预防,具有更强的针对性。一般来说,在心身疾病的预防工作中,心理因素和心理学方法起更重要的作用。预防主要包括以下几个方面:

1. 健全人格 培养健全人格,调整个体认知结构,正确认知各种生活事件。人格具有稳定性,其形成和发展需要一个长期的过程;但同时它也具有可塑性,可以进行培养。培养健全的人格应注意以下几点:人格的核心是在人生早期形成的;家庭是人格形成的摇篮;人格类型是可以改变的,剧烈的生活事件(家庭情况的急剧变化,社会的重大变革,个人生活经历的转折)常可引起人格类型的急剧改变。

2. 心境乐观、心胸宽大,减少负性情绪对健康的不利影响 锻炼应对能力,丰富自己的生活经历,提高自身适应环境的能力,包括应付紧急事件的能力。学会缓解心理压力的技巧,如自制能力,自我安慰能力和自我解脱能力等。广泛的兴趣爱好可以帮助缓冲应激引起的焦虑与抑郁。在现实生活中,应回避激烈竞争和过度紧张,要学会"一张一弛",学会运用各种方法进行自我放松,以维护心身健康。采取积极的认知方式,提高挫折容忍力。

3. 建立良好的人际关系 人际关系的恶化往往成为心身疾病的一个发病因素,而良好的人际关系则有助于减轻心身障碍。亲朋好友是重要的社会支持力量,能缓解紧张的情绪,预防心身疾病的发生。

4. 养成健康行为习惯与生活方式,矫正各种不良行为。

5. 劳逸结合,不超负荷工作,学会心身放松技术。

(于智泉　史玉香)

复习思考题

1. 心身疾病的概念。
2. 导致心身疾病的因素有哪些?
3. 如何区别心身疾病与身心疾病?
4. 如何预防心身疾病?

第六节　中毒的预防与控制

一、中毒概述

任何进入体内对人体产生危害的物质称为毒物(poison)。有毒物质进入人体,达到中毒量而产生损害的全身性疾病称中毒。毒物与非毒物之间并无截然的界限,例如人们赖以生存的氧气如吸入浓度过高会造成氧中毒,而毒性很强的砒霜却可用来除疾治病。地球上存在许多种类的化学物质,人们为了各种目的还在不断地发现和合成新的物质。物质的种类在迅速增长,截止到 2000 年 8 月 30 日,已登记的化学物 26 049 516 种。我们日常能够接触到的化学物也达到近 10 万种。这 10 万种化学物质构成我们周围的环境,也给我们带来了毒害。有关资料显示,每年总人口的 1‰ 受到毒物的侵害。

(一)中毒的分类

1. 根据中毒发生的急缓可分为急性和慢性两大类。

(1)急性中毒　短时间内吸收大量毒物可引起急性中毒,主要由接触毒物的剂量和时间决定。发病急骤,症状严重,变化迅速,如不积极治疗,可危及生命。

(2)慢性中毒　长时间吸收小量毒物可引起慢性中毒,起病较缓,病程较长,缺乏中毒的特异性诊断指标,容易误诊和漏诊。

2. 根据中毒的病因一般可分为两类。

(1)职业性中毒　有些原料、中间产物和成品是有毒的,在生产、运输、储藏、使用过程中,如果不注意劳动保护,与有毒物质密切接触发生的中毒。

(2)生活性中毒　在误食、意外接触有毒物质;用药过量、自杀或谋害等情况下,过量毒物进入人体引起的中毒。

(二)常见中毒与毒物

1. 药物中毒　阿片类药物、巴比妥类药物、苯二氮䓬类抗焦虑药物、吩噻嗪类抗精神病药物、三环类抗忧郁药物、抗胆碱能类(阿托品、颠茄、莨菪等)药物、苯丙胺、对乙酰氨基酚类药物及某些中药(曼陀罗、砒石、生马钱子、生巴豆、苦杏仁、砒霜等)等。

2. 农药中毒　有机磷农药、氨基甲酸类农药、溴氰菊酯类农药及杀鼠剂。

3. 有害气体中毒　一氧化碳气体、硫化氢气体、氰化物气体及刺激性气体(酸类、氨、氟化氢等)。

4. 有机溶剂中毒　苯、汽油、四氯化碳、二硫化碳、甲醇、乙醇。

5. 金属中毒　铅、汞、砷、锰、镉、镍、铍。

6. 动物性中毒　蜂类、毒蜘蛛、蜈蚣、蟾蜍、河豚鱼及各类毒蛇。

7. 植物中毒　毒蕈、乌头碱类植物、发芽马铃薯、亚硝酸盐、夹竹桃、木薯、白果等。

8. 细菌性中毒　沙门菌属、副溶血性弧菌、大肠杆菌、金黄色葡萄球菌、蜡样芽胞杆菌。

二、毒物对机体的危害

(一)急性中毒的各种表现

急性中毒可产生严重的发绀、昏迷、惊厥、呼吸困难、休克、少尿等。

1. 皮肤黏膜　①皮肤及口腔黏膜灼伤:见于强酸、强碱、甲醛、苯酚、甲酚皂溶液(来苏儿)等腐蚀性毒物灼伤。硝酸可使皮肤黏膜痂皮呈黄色,盐酸痂皮呈棕色,硫酸痂皮呈黑色。②发绀:引起氧合血红蛋白不足的毒物可产生发绀。麻醉药、有机溶剂抑制呼吸中枢,刺激性气体引起肺水肿等可产生发绀。亚硝酸盐和苯胺、硝基苯等中毒能产生高铁血红蛋白血症而出现发绀。③黄疸:四氯化碳、毒蕈、鱼胆等中毒损害肝脏可致黄疸。

2. 眼　①瞳孔扩大:见于阿托品和莨菪碱类中毒。②瞳孔缩小:见于有机磷类杀虫药和氨基甲酸酯类杀虫药中毒。③视神经炎:见于甲醇中毒。

3. 神经系统　①昏迷:见于麻醉药、催眠药、安定药等中毒;有机溶剂中毒;窒息性毒物中毒(如一氧化碳、硫化氢、氰化物等);高铁血红蛋白生成性毒物中毒;农药中毒(如有机磷杀虫药、有机汞杀虫药、拟除虫菊酯杀虫药、溴甲烷等)。②谵妄:见于阿托品、乙醇和抗组胺药中毒。③肌纤维颤动:见于有机磷杀虫药和氨基甲酸酯杀虫药中毒。④惊厥:见于窒息性毒物中毒、有机氯杀虫药、拟除虫菊酯类杀虫药中毒以及异烟肼中毒。⑤瘫痪:见于可溶性钡盐、三氧化二砷、磷酸三邻甲苯酯、正己烷、蛇毒等中毒。⑥精神失常:见于二硫化碳、一氧化碳、有机溶剂、乙醇、阿托品、抗组胺药等中毒。

4. 呼吸系统　①呼吸气味:有机溶剂挥发性强,而且有特殊气味,如酒味。氰化物有苦杏仁味;有机磷杀虫药、黄磷、铊等有蒜味;苯酚和甲酚皂溶液有苯酚味。②呼吸加快:引起酸中毒的毒物如水杨酸类、甲醇等可兴奋呼吸中枢,使呼吸加快。刺激性气体引起脑水肿时,呼吸加快。③呼吸减慢:见于催眠药和吗啡中毒,也见于中毒性脑水肿。呼吸中枢过度抑制可导致呼吸麻痹。④肺水肿:刺激性气体、安妥、磷化锌、有机磷杀虫药、百草枯等中毒可引起肺水肿。

5. 循环系统　①心律失常:洋地黄、夹竹桃、乌头、蟾蜍等兴奋迷走神经,拟肾上腺素药、三环类抗抑郁药等兴奋交感神经,以及氨茶碱等中毒,均可引起心律失常。②休克:见于三氧化二砷中毒,强酸、强碱等中毒,巴比妥类等中毒,吐根碱、锑、砷等中毒。③心脏骤停:见于洋地黄、奎尼丁、氨茶碱、吐根碱、窒息性毒物中毒,可溶性钡盐、棉酚、排钾性利尿剂等中毒。

6. 消化系统 可表现为恶心、呕吐、腹痛、腹泻、肠鸣音亢进,大便可呈水样,多见于细菌感染或食物中毒;也可见于腹痛、腹胀、肠鸣音减弱或消失,大便秘结,多见于抗胆碱能类(阿托品等)药物中毒。

7. 泌尿系统 急性肾衰竭,出现少尿以至无尿。见于升汞、四氯化碳、砷化氢、头孢菌素类、氨基糖甙类抗生素、磺胺结晶、毒蕈、蛇毒、生鱼胆、斑蝥等中毒。

8. 血液系统 ①溶血性贫血:中毒后红细胞破坏增速,量多时发生贫血和黄疸。急性血管内溶血,如砷化氢中毒,严重者可发生血红蛋白尿和急性肾衰竭。中毒性溶血见于砷化氢、苯胺、硝基苯等中毒。②白细胞减少和再生障碍性贫血:见于氯霉素、抗肿瘤药、苯等中毒以及放射病。③出血:见于血小板量或质的异常,由阿司匹林、氯霉素、氢氯噻嗪、抗肿瘤药等引起。④血液凝固障碍:如由肝素、香豆素类、水杨酸类、敌鼠、蛇毒等引起。

9. 发热 见于细菌感染引起的食物中毒,抗胆碱能药(阿托品等)、二硝基酚、棉酚等中毒,以及金属烟热。

(二)慢性中毒的各种表现

长期接触较小剂量的毒物,可引起慢性中毒。慢性中毒多见于职业中毒和地方病。

1. 神经系统 ①痴呆:见于四乙铅、一氧化碳等中毒。②震颤麻痹综合征:见于锰、一氧化碳、吩噻嗪等中毒。③周围神经病:见于铅、砷、铊、二硫化碳、正己烷、氯丙烯、丙烯酰胺、有机磷杀虫药等中毒。

2. 消化系统 中毒性肝病:见于砷、四氯化碳、三硝基甲苯、氯乙烯等中毒。

3. 泌尿系统 中毒性肾病:见于镉、汞、铅等中毒。

4. 血液系统 白细胞减少和再生障碍性贫血:见于苯、三硝基甲苯等中毒。

5. 骨骼系统 氟可引起氟骨症;黄磷可引起下颌骨坏死。

三、中毒的预防与控制

(一)职业性中毒的预防和控制

1. 职业中毒的预防 预防职业中毒必须采取综合措施,分清主次,从根本上解决预防中毒问题。具体措施包括:根除毒物、降低毒物浓度、加强个体防护、增强体质、安全卫生管理以及环境监测与健康监护。

(1)根除毒物源 用无毒或低毒物质代替有毒物质,如用无汞仪表代替汞仪表,禁止使用对人畜具有高毒性和高残留性的农药等。

(2)降低毒物浓度 为降低空气中毒物浓度使之达到或低于最高容许浓度,首先要控制毒物的逸散或消除工人接触毒物的机会;其次,要加强通风排毒;第三,缩小毒物波及的范围,以便于控制排出和减少受毒危害的人数。

(3)安全卫生管理 生产设备的维修和管理,特别是化工生产中防止跑、冒、滴、漏,以及建立健全安全生产的各项规章制度,对预防职业中毒具有重要意义。

(4)个人防护 在预防职业中毒中,个人防护与个人卫生虽不是根本措施,但在许多情况下起着重要作用。常用的个人防护用品有防护服装、防护面具。

(5) 增强体质　合理实施有毒作业保健待遇制度,加强锻炼,做好季节性多发病的预防等,对提高机体抗病能力有重要意义。

(6) 环境监测与健康监护　要按规定定期监测作业场所空气中毒物的浓度。做好就业前健康检查和定期健康检查工作,以便早期发现工人健康受损害情况,并作及时处理。

2. 职业性有害因素的控制

(1) 生产环境的控制措施　主要有:①生产工艺过程要符合卫生要求,正确选择厂址,合理安排车间布局等;②消除和控制产生职业性有害因素的操作环节;③隔离、密闭及合理通风;④加强设备维修,做到洁净生产;⑤安全贮运。

(2) 个人防护措施　包括:①严格遵守安全操作规程;②正确选择和使用个人防护用品;③限制接触时间;④主动采纳良好的行为生活方式。

(3) 职业人群健康促进(health promotion for working)　又称作业场所健康促进(workplace health promotion),是职业卫生的重要内容,指通过健康教育和企业管理政策、支持性环境、职业人群参与、卫生服务等有关综合措施,改善劳动条件,提高自我保健意识,改变不健康的生活方式,从而达到促进健康,提高生命质量(quality of working life)的目的。

通过职业人群健康促进,可以使广大职工认识职业危害因素,提高自觉防护意识,并选择有益于健康的行为和生活方式;可以提高决策和管理人员的劳动保护观念及执行政策水平;还可以促进文明生产,消除或减少三废污染,保护人们的生存环境。

(4) 劳动卫生法规与监督管理

1) 劳动卫生法规:它是保障工人在安全、卫生条件下进行生产劳动的行政管理和立法依据。目前具有重要意义的现行劳动卫生法规有:1987年12月3日国务院颁布的《中华人民共和国尘肺病防治条例》;卫生部、劳动人事部、财政部、中华全国总工会1988年联合颁发的《职业病范围和职业病患者处理办法的规定》;卫生部颁发的《职业病诊断管理办法》(1984)和《职业病报告办法》(1989);1988年中华人民共和国国务院发布的《女职工劳动保护规定》;1987年卫生部、农牧渔业部颁发的《乡镇企业劳动卫生管理办法》和同年国务院发布的《化学危险物品安全管理条例》。

2) 劳动卫生监督管理:目前,我国劳动卫生管理工作由工业主管部门和厂矿企业负责。劳动卫生监督工作由劳动卫生职业病防治院(所)或卫生防疫机构(简称卫生监督机构)承担,执行既管又帮的原则。其基本工作方式是对厂、矿企业实施劳动卫生监督管理。监督机构的改革将会更有利于职业性有害因素的控制工作。

卫生监督按其性质可分为预防性卫生监督和经常性卫生监督。预防性卫生监督系指地方劳动卫生机构对新建、改建、扩建企业的建设项目中的劳动卫生防护设施,是否与主体工程同时设计、同时施工、同时投产所进行的劳动卫生监督。经常性卫生监督是指地方劳动卫生监督机构对现有企业贯彻执行卫生法规和卫生标准的情况,随时或定时进行的劳动卫生监督,并根据监督检查的结果作出相应处理。

(二) 食源性中毒的预防和控制

世界卫生组织认为:"凡是通过摄食而进入人体的病原体,使人体患感染性或中毒性疾病,统称为食源性疾病。"其中的中毒性疾病就是我们常说的食物中毒。我国将食物中毒的概念作了更详细的解释,即"摄入了含有生物性、化学性有毒有害物质的食品或把有毒有害物质当作食品摄入后出现的非传染性(不属于传染病)的急性、亚急性疾病"称为食物中毒。因暴饮暴食而引起的急性胃肠炎、食源性肠道传染病(如甲肝)、寄生虫病(如旋毛虫病)以及摄入某些有毒、有害物质引起的以慢性毒害为主要特征(如致癌)的疾病则不属于食物中毒的范畴。

1997年世界卫生组织指出,全世界每年大约有数亿人因食物污染而患病,发病率为5%～10%。1996年日本发生了世界上规模最大、涉及上万人的出血性埃希氏菌(大肠杆菌)O157:H7暴发流行,引起全世界的震惊。

据全国各地上报的数据,我国平均每年有近5万人因食物中毒而使健康受到损害,每年因食物中毒死亡300多人。特别是由于一些非法食品生产经营者的违法行为,多次造成严重的食物中毒事故。尽管现有科学技术的发展已到了相当的水平,但在保证食品的安全性问题上,不管是发展中国家还是发达国家,食物中毒仍然是一个严重危害着人们健康的疾病,是当今世界最关注的卫生问题之一。

1. 食物中毒的分类 能够引起食物中毒的有毒有害物质我们称之为病原体或致病因素。根据病原体的不同性质,常将食物中毒分为以下四类:细菌性食物中毒、真菌毒素食物中毒、有毒动植物中毒和化学性食物中毒。

2. 能引起中毒的食品 中毒食品是指含有有毒物质并引起食物中毒的食品,主要有以下几个方面:①被致病菌或其毒素污染的食品;②被有毒化学品污染的食品;③外观与食物相似而本身含有有毒成分的物质,如毒蘑菇;④本身含有有毒物质,而加工、烹调不当未能将毒物去除的食品,如河豚鱼;⑤由于贮存条件不当,在贮存过程中产生有毒物质的食品,如发芽的马铃薯、霉变粮食等。

需要指出的是,含有毒有害物质的食品经常在外观上与正常的食物没有明显的区别,仅凭感官不易判别。除了投毒和误食有毒有害物质以外,中毒食品有其自身的特点,食物中毒的发生也有其自身的规律,认识这些特点和规律并在实际生活中加以注意,食物中毒是完全可以预防的。

一般来说,大部分食物中毒是由动物来源的食品引起的,如肉、禽、蛋、乳等,根据以往的食物中毒情况分析,动物性食品发生食物中毒的致病因素主要有:沙门氏菌、金黄色葡萄球菌、产气荚膜梭菌、肉毒梭菌等细菌性病原。与鱼贝类食品中毒有关的主要病原菌多为副溶血性弧菌,中毒常常发生在有生吃鱼贝类习惯的地区或因食用加工不当的该类食品造成。部分非细菌性食物中毒也与鱼贝类有密切的关系,如河豚鱼中毒、有毒贝类中毒、组胺中毒等。蛋和蛋制品、奶及奶制品是造成沙门氏菌食物中毒暴发的主要食品。

非动物来源的食品虽然不如动物性食品引起的食物中毒那么常见,但危险性并不比动物性食品低。蔬菜、水果被农药污染或被肠道致病菌,如志贺氏菌、致病性大肠杆菌所造成的食物中毒也是不可忽视的因素。粮谷类食品,如米饭、米糕,容易被蜡样芽胞杆菌和葡萄球菌污染,从而造成蜡样芽胞杆菌或葡萄球菌肠毒素食物中毒。毒蘑菇、霉变甘蔗、未加热透的豆浆、菜豆和发芽的马铃薯都是我国食物中毒的常见因素。

3. 发生食物中毒后的紧急处理

(1)一旦发生食物中毒,可以根据具体情况,分别采取下列紧急措施:①立即停止食用可疑中毒食品。②可使用紧急催吐方法尽快排除毒物,如用筷子或手指刺激咽部帮助催吐。③尽快将中毒病人送往就近医院诊治。

(2)为查明发病原因和正确抢救病人,防止和控制中毒的扩散,尽快查明中毒原因是非常重要的。因此,应注意保留导致中毒的可疑食品以及病人吐泻物,保护好现场,并及时向当地卫生行政部门报告并协助卫生行政部门的调查处理。

(3)根据不同的中毒食品,在卫生部门的指导下对中毒场所采取相应的消毒处理。

4. 食物中毒的预防

(1)选择新鲜和安全的食品 新鲜是指食品要具有相应的色、香、味、形等感官性状,没有发生腐败变质和其他感官性状的异常变化,其中定型包装食品应在其保质期内。不要购买和食用来源不明的食品。

(2)彻底加热食品 许多生的食品如家禽、肉类以及未经消毒的牛奶常被病原体污染,彻底加热可杀灭病原体。要牢记食品所有部位的温度都必须达到70℃以上。

(3)尽快吃掉做熟的食品 烹调过的食品冷却至室温时,微生物已开始繁殖。放置的时间越长,危险性越大。从安全角度考虑,食品出锅后应立即吃掉,夏秋季节在室温下存放不应超过4小时。

(4)妥善贮存食品 当必须提前做好食品或需要保留剩余食品时,应把这些食品贮存在60℃以上或10℃以下的条件下。尤其是在贮存4小时以上时必须采用此种方法贮存,婴幼儿食品要现吃现做,不要贮存。应注意生和熟的食物分开用不同的容器贮存,也不要把新鲜食物与剩余食物混在一起。

(5)避免生食品与熟食品接触 经过安全加工的熟食品一旦接触生食品就可能被由于昆虫、鼠类和其他动物常常携带引起食源性疾病的病原微生物污染,最好的保护方法还是将食品贮藏于密闭容器里,防止受到污染。

(6)熟食品要再加热后方可食用 这是消除致病微生物的最好办法。因为微生物在食品的贮存过程中也许已经生长繁殖(适宜的贮存仅能减慢微生物的生长,但并不能杀灭它们),食用前必须进行回锅加热处理,回锅加热的温度至少要达到70℃以上。

(7)保持厨房的卫生 厨房应当有相应的通风、冷藏、洗涤、消毒、污水排放等设施,且布局合理,防止加工过程交叉污染。这种交叉污染可能是直接的,即当生的畜禽肉接触熟食时即可发生。交叉污染还可能是更隐蔽的,因此,要把生的和熟的食物分开存放,生食品用具与熟食品用具分开使用。

由于任何食品的残渣、碎屑或残余物都可能变成一个潜在的细菌库,所以用来制备食品的所有用具的表面都必须保持干净。接触餐具和厨房用具的抹布应该在下次使用之前彻底清洗,必要时煮沸消毒。千万注意,不要在厨房内存放任何有毒物质及其容器,以避免误用、误食。

(8)养成良好的卫生习惯 进行食品加工的人员加工制作食品时应当讲究个人卫生,在加工和进食时要注意反复和经常洗手。当收拾生鱼、生肉、生禽之后,必须再次洗手,然后方能开始处理其他食品。假如手受伤感染了,最好不要参加直接接触食品的工作,要参加则必须包上绷带或带上手套。

(9)增强防范意识,防止病从口入 大学生应树立正确的食品卫生安全意识,养成良好的饮食卫生习惯,增强防病能力。在日常饮食中,应做到不暴饮暴食,不吃不洁、腐败、变质食物,不买街头无照(证)商贩出售的盒饭及食品,不食用来历不明的可疑食物,以防病从口入。

总之,每个人都应学会一些食品卫生知识,养成良好的卫生习惯,时刻牢记讲究卫生,防止病从口入。为了帮助世界各国搞好食品卫生,预防食物中毒,世界卫生组织发布了安全制备食品十原则,这就是:①选择经过安全处理的食品。②彻底加热食品。③立即吃掉做熟的食品。④妥善贮存熟食品。⑤彻底再加热熟食品。⑥避免生食与熟食接触。⑦反复洗手。⑧必须精心保持厨房所有表面的清洁。⑨避免昆虫、鼠类和其他动物接触食品。⑩使用符合卫生要求的饮用水。

(10)妥善保管家用化学品、家庭常备的药物、卫生杀虫剂、粘合剂等,要在专用的地方存放并上锁,避免接触。家中不要存放毒性较大的灭鼠剂、杀虫剂等,以免误用。

(孙建国 于智泉)

复习思考题

1. 何为中毒?常见哪几类中毒?
2. 急性中毒对机体有哪些危害?
3. 如何防治工业性中毒?
4. 引起食源性中毒的种类有哪些?如何进行预防?
5. 如何处理食物中毒?

第七节 性传播疾病的预防与控制

一、性传播疾病概念

性传播疾病是通过性生活接触为主要传播方式而感染上的疾病(STD)。过去我国发生的性病只有梅毒、淋病、软下疳和性病性淋巴肉芽肿四种,又称"第一代"STD。至20世纪60年代STD的范围有所扩大,把与性行为有关的各种传染病如非淋菌性尿道炎、生殖器疱疹、尖锐湿疣、滴虫性阴道炎、疥疮、阴虱病、腹股沟肉芽肿、乙型肝炎、艾滋病等均属性传播疾病范围,称为"第二代"STD。近年来,随着医学的发展和社会的变化,国际上列为性病的病种不断增加,1976年世界卫生组织(WHO)常任理事会决定以性传播疾病代替旧的性病概念。STD属世界性传染病,并有逐渐上升的趋势,危害人类健康,对家庭、社会构成严重威胁。我们必须提高认识,以预防为主,防治结合,控制和杜绝STD的发生和蔓延。

我国感染性病的人口近年急剧上升,卫生防疫部门所公布的数字显示,内地的性病患者总数已达六百万人,过去十年每年以平均15%的速度递增。在患者当中,以感染淋病最常见,而以梅毒的增长比例最高,每年达四成。卫生部全国性病控制中心的资料指出,

2002年全国各地上报的感染性病个案数字比前年大幅上升,高达三成二。其中,江苏、广东、浙江、四川及上海居前五位,是目前全国感染性病人数最多的地区。据专家分析,目前国内性病个案迅速增加,原因主要是由于在管理上缺乏相应的法规,监察方面又欠缺了积极性,性健康教育和公共卫生宣传严重不足。

二、性传播疾病的传播方式

根据有关调查资料证明,性病的传染源主要是患有性病的人,她(他)们之间通过皮肤黏膜、口腔、生殖器、肛门等部位的接触,由于接触而产生的温度最适于性病原体的活动,因而给对方造成感染。据专家介绍,性病传播主要通过以下方式:性传播疾病的传染途径主要通过性行为传染,接吻性性行为,触摸性性行为和交媾性性行为均可传播;也可以通过血液与血制品、胎盘及产道途径间接接触传播。

1. 性乱感染　卖淫、嫖娼是传染性病的主要途径。健康人与患有性病的人发生性行为时,由于性器官摩擦,把病原体传给对方。

性接触可分为同性性接触和异性性接触,例如梅毒、淋病、滴虫病、念珠菌病、Ⅱ型单纯疱疹、艾滋病等主要通过性生活直接接触传染。

2. 经接触感染　健康人接触患者被损伤的皮肤、病变黏膜及分泌物等造成感染。健康人使用患者用过的衣物、用具、毛巾、便盆、浴池、注射器等造成感染。

少数人可因间接接触性病患者的衣物、被褥、物品、用具、便器等传染上性病,例如淋病患者的尿道分泌物沾在被褥、衣服、毛巾、马桶等物品上,健康人接触后也会被传染上;患滴虫病、念珠菌病的病人不少是通过浴盆传染上的。

另外,医务人员在检查和处置性病病人时如防护不严格,可因医源性感染而传染上性病。

3. 经血液与血制品传播　由静脉注射或输血造成的感染。血友病患者常需不断地接受血制品,可因接受被污染的血制品而感染上艾滋病、乙型肝炎。

4. 母—婴传播　女患者在妊娠或分娩中把病原体传染给胎儿或婴儿。怀孕的母亲患有梅毒病可通过胎盘感染传染给胎儿。如母亲有淋病,新生儿也会通过产道传染上淋病。母亲患有艾滋病、乙型肝炎或母亲体内携带病毒也可以通过胎盘或产道传染给胎儿或新生儿。

三、性传播疾病的危害

1. 性传播疾病对患者本身的危害　性传播疾病的直接受害者是患者本人,如染上梅毒的患者,先是阴部生疮发生硬结,接着病原体进入血液中,全身起皮疹,最后累及内脏,引起心血管、神经梅毒,严重者危及生命。男性急性淋病的患者,常有尿频、尿急、尿痛、尿道外口红肿,尿道有脓性分泌物,痛苦异常。患上滴虫性阴道炎,患者常有外阴剧烈瘙痒难忍,白带呈泡沫状且有臭味。就是感染上疥疮,轻者奇痒难忍,影响睡眠,重者继发感染,流脓发热。所以不论感染上那种性病,都给患者带来极大的痛苦。

2. 传染他人、危及家庭　不论哪一种性病首先在夫妻间传播,有的可通过间接接触传染给小孩,如梅毒可通过胎盘传给胎儿,引起胎儿身体瘦弱和畸形(眼睑缺损、塌鼻、兔唇、咽缺损、智力低下等);多数梅毒的女性患者常常流产,难以生育。疥疮常见的是全家发病等。

3. 导致生殖器癌的发生　近年来的研究发现,患尖锐湿疣、Ⅱ型单纯疱疹的病人,可以导致宫颈癌、阴茎癌,因而应特别引起重视。据统计患宫颈癌的妇女中,83%有Ⅱ型单纯疱疹病毒抗体,而无癌的妇女则低于20%,这说明宫颈癌与Ⅱ型单纯疱疹病毒有明显关系。还发现尖锐湿疣病毒的致癌性较Ⅱ型单纯疱疹病毒尤甚。

从以上可以看出,性传播疾病对个人、家庭和社会都有极大的危害性。

四、性传播疾病的预防与控制

(一)性传播疾病的防治原则

1. 性传播疾病要以预防为主,应注意以下几个方面:

(1)加强思想道德教育,使每个公民都做到自尊、自爱、自重,自觉抵制不合法的婚前性关系和婚外性关系。

(2)打击性犯罪活动,坚决取缔娼妓和卖淫活动,杜绝传染源。

(3)饮食起居要注意卫生,不与性病患者同床睡眠,对性病患者用过的衣物要注意消毒。

(4)讲究性生活卫生,保持生殖器官的卫生,男性应经常擦洗阴茎、阴茎头及阴囊表面;女性应注意外阴部清洁。

(5)对孕妇,婚前男子,新招收的工作人员,特别是饮食业、托幼机构、浴室、理发行业、旅馆等从业人员,都要进行梅毒血清检查。

(6)公共浴池,旅馆的床铺、被褥等做到每位客人用后都要彻底消毒。

(7)做好海关检疫工作,防止性传播疾病从国外传入。

2. 性病三级预防　许多传染病如麻疹、水痘、天花、脊髓灰质炎等都可以通过接种疫苗而得到有效的预防,然而性病到目前为止尚无有效的人工免疫方法。在全社会普及防治性传播疾病的卫生知识,使民众充分认识到不正当的性接触可能带来的危害,认真做好性病的三级预防,是性传播疾病的主要预防对策。

(1)性病的一级预防是指通过个人与社会的努力,保护健康人群不受性病病原体感染,达到降低性病发病率和增进健康的目的。防止不洁性交是减少感染机会和降低性病发病率的关键所在。在性病的控制上,道德品质教育具有特殊意义。

目前在西方国家中居民对艾滋病的传播十分恐惧与不安,连上街坐车、进浴室、下饭馆、拥抱和握手都提心吊胆,戒心重重,给社会生活和居民心理带来极大威胁。另一方面仍有些人对性传播疾病默然处之,他们的性生活放荡,甚至嫖宿卖淫。成了严重的社会问题。美国公共卫生署长在向美国人民做关于艾滋病的报告中提出:夫妻共同信守一夫一妻制关系,则可以避免艾滋病通过性传染。如果你和你的对象至少五年互相守信,则你们均无危险。如果一方不守信,则双方均处于危险之中。

(2)性病的二级预防是指早期发现个体及人群的性病,迅速采取有效措施,达到控制性病,缩短病程,降低患病率的目的。早期发现与彻底治疗病人,是防止性传播疾病扩散蔓延的主要环节。如何使性病患者在出现症状之后即时接受治疗,以及如何在暴露于高危情况之后(即发生不洁性交或已明确与高危人群发生性接触之后)尽快接受检查,是性病宣传教育工作必须注意的问题。

性病传播主要是通过性关系,但是还有其他或是间接的因素,不能一概而论地强调性关系的问题。把性病和人的思想意识,或是把性病和性道德联系得太紧,往往会造成一些病人得思想顾虑,不愿找医生诊治,或不到正规的大医院诊治。

由于寻求街头巷尾游医暗中治疗,导致误诊误治,治疗不彻底。给病人带来沉重的经济负担和心理负担。诚然,社会对性病病人的态度是性病病人能否正确对待自己的一个客观因素。社会上对性病患者的歧视,家庭的责难,个别医院的医生把病人当作"罪人"来审讯,这些都只能产生对病人的消极作用。

(3)性病的三级预防旨在减少性病所造成的损伤及残废,减少并发症,改善病人适应生活的能力。性病所造成的不良后果,如晚期梅毒造成的骨骼、心血管及神经系统的损害;艾滋病由于细胞免疫缺陷所造成的条件感染或选择性恶性肿瘤等;由性病引起的盆腔炎,宫外孕围产期疾病,死胎及不孕症等严重的并发症;某些感染的慢性迁延与反复发作;垂直传播和致畸等对后代的影响;部分病毒所引起的性传播疾病的致癌可能性等,都是性传播疾病三级预防的内容。

此外,一些性病还可以通过输血、静脉药瘾者共用的注射器及生活当中的密切接触传播。因而,性病患者不能作为供血者。同理作为受血者也必须审慎接受输血,尽量避免使用境外血液制品。戒除毒瘾、隔离病人也是预防性病所必须的。

3. 性传播疾病的治疗　做到早诊断、早治疗和彻底治疗是非常重要的。应遵循以下原则:

(1)确诊前不应随意治疗;确诊后立即治疗,切勿错过时机。

(2)正确选择药物、足量规则治疗,治疗务必彻底。

(3)选择各种有效方法,夫妻同时治疗。

(4)认真进行疗效观察,坚持治愈标准,做好随访复查。

随着病原学、免疫学、药物学的进展,性传播疾病的治疗学也有了许多进展,最突出的是对很多性传播疾病有了特效治疗药物。如梅毒、淋病可用青霉素治疗;尖锐湿疣和Ⅱ型疱疹可外涂酞丁胺膏或无环鸟苷或r666霜等外用治疗;念珠菌病可用克霉唑霜或制霉菌素药物治疗等。

五、我国艾滋病的控制策略

(一)艾滋病的概念

艾滋病又称获得性免疫缺陷综合征(AIDS),是人免疫缺陷病毒或艾滋病病毒(HIV)所引起的严重传染病。病毒特异性地侵犯辅助性T淋巴细胞(CD4+),造成机体细胞免疫损伤。感染后经过一段无症状期,逐步发展为持续性全身淋巴结肿大综合征,呈症状显现期,直到免疫系统被严重破坏而出现各种机会性感染和恶性肿瘤,称为艾滋病。艾滋病发源于非洲,自1978年在海地发现本病以后,近几年蔓延迅速,患病率剧增。1981年首先在美国报告该病病人,1982年才正式命名。据世界卫生组织公布的资料,截止到1988年10月底,全世界已有138个国家和地区发现艾滋病,几乎遍及全球,据估计,到2004年全世界有 4200 万人感染艾滋病病毒,艾滋病已成为全球性公共卫生问题。

HIV 是一种逆转录酶病毒,为慢病毒属病毒,病毒对外界抵抗力较弱,加热 56℃ 30min 和一般消毒剂均可灭活,但对紫外线不甚敏感。目前发现 HIV 有 HIV-1 和 HIV-2 两型,两者在基因结构上有部分同源性,但 HIV-2 主要分布在西非,可致病,致病性较 HIV-1 型弱。HIV-1 是引起全球艾滋病流行的病原。HIV-1 主要有 A,B,C,D,E,F,G,H,O 等 9 种亚型,以 B 型最常见。

艾滋病是性传播疾病之一,主要是通过性接触传染的。艾滋病病人、艾滋病相关综合征、艾滋病病毒感染者,都是传染艾滋病的传染源,体内的病毒均可通过破损的皮肤和黏膜传染给别人。世界各国实验室已从病人的血液、唾液、眼泪、乳汁、尿液和脑脊液中,分离出艾滋病病毒,但从流行病学证据来看,只证明血液和精液有传播作用。

人感染上艾滋病病毒,不会立即发病,需要经过一定的潜伏期。潜伏期的长短与感染的量、重复感染机会及传播方式有关。一般认为病毒感染 1.5~3 个月后可出现抗体阳性,而从感染发展到出现艾滋病症状的潜伏期,约为 0.5~12 年,因此潜伏期的时间长短很不一致,也有报道可长达 14 年以上。

根据艾滋病的临床症状,可分为 3 个时期或 3 个阶段。最初是艾滋病病毒感染,之后发展为艾滋病相关综合征,最后发展为艾滋病。艾滋病突出的表现为条件性感染,其中包括原虫、真菌、病毒、细菌感染和恶性肿瘤的发生,如卡波西肉瘤、淋巴瘤等,以及找不到原因的细胞免疫缺陷。

(二)艾滋病的流行形势

1. 世界艾滋病流行形势严峻　自 1981 年在美国发现首例艾滋病,20 年来,艾滋病迅速传播蔓延,席卷全球,无一国家(地区)能够幸免。艾滋病的迅猛发展,给社会、经济、家庭和个人健康都带来了灾难性的后果。当前,艾滋病在世界流行主要有以下特点:

(1)蔓延速度快。全球每天约有 1.6 万新的 HIV 感染者。

(2)疫情已从城镇蔓延到农村。例如在印度有 73% 的 HIV 感染者生活在农村,在全球不少地区农村 HIV 传播速度明显高于城镇。

(3)发展中国家疫情严重。全世界约 90% 的 HIV 感染者发生于防治能力非常有限的发展中国家,撒哈拉以南非洲是艾滋病的重灾区,该地区有些国家成人 HIV 感染率已高达 20%。

(4)亚洲 HIV 疫情呈快速增长趋势。

(5)流行病学和行为的多样性、复杂性。

(6)艾滋病已成为严重威胁人类社会可持续发展的突出问题。每年全球因艾滋病耗资 5 000 亿美元。

2. 亚洲艾滋病疫情快速上升　亚洲艾滋病流行开始较晚,目前疫情呈现快速上升趋势,现有 HIV 感染者 700 万。主要传播方式:静脉吸毒、异性间性传播。疫情数较多的国家:印度(400 万)、泰国(85 万)、中国(60 万)。HIV 感染率情况:高的(HIV 成人感染率 2%~3%)国家有柬埔寨、泰国、缅甸;中等度的国家(0.1%~1%)有印度、越南等;其他较低的国家(0.1%以下),包括中国在内。印度和中国目前 HIV 感染率虽较低,但由于其人口基数大,且存在严重流行的流行因素,如果这两个国家的 HIV 感染率达到成人人口的

1‰的话,那么亚洲 HIV 感染者总数就将超过非洲,成为全球之冠。亚洲艾滋病流行主要特点:

(1) HIV 感染传播集中在高危人群如静脉吸毒、性工作者和嫖客。

(2) HIV 的性传播与性工作者密切有关。

(3) 艾滋病流行病学在不同国家、不同地区有所不同。

(4) 艾滋病病例数不断增加。

(5) 监测性行为将有助于了解传播方式以及有针对性地开展干预工作。

3. 我国艾滋病面临大流行的威胁　我国自 1985 年发现首例艾滋病以来,艾滋病已从沿边、沿海向广大内陆地区蔓延,现在已遍及全国 31 个省(直辖市、自治区)。HIV 感染者从开始阶段的吸毒人员等高危人群向社会各阶层发展。到 2002 年底,估计全国有 HIV 感染者 100 万。近几年艾滋病疫情每年以 30% 左右的幅度增长,说明疫情已进入快速增长期。我国艾滋病流行的特点主要有以下几点:

(1) 目前我国艾滋病疫情大多数地区尚处低水平流行期,但疫情仍在继续发展蔓延。且由于我国人口基数大,流行因素有增无减,加上疫情存在漏检漏报,有些地区疫情不清等,发展趋势不容乐观。

(2) 呈簇状分布。到 1998 年全国 31 个省均有检出 HIV 感染者,但疫情仍相对集中在一些省的某些地区的某类人群。

(3) 农村为主。尤其是边、少、穷地区。

(4) 三种传播途径都有发生。吸毒传播问题至今未能有效控制;采供血传播问题控制得不理想;经性传播和母婴传播在增加。从长远看,我国将会与世界艾滋病传播情况一样,经性传播不断增加,最后成为艾滋病传播的最危险和最主要的传播方式。

(5) 青壮年为主。我国 HIV 感染者以男性 20~39 岁为最多。

(6) 高危人群、高危行为有增无减。周边国家又多是艾滋病高发国家,相互影响很大。

(7) 艾滋病疫情与性病疫情并驾齐驱,相互促进。

当前,我国艾滋病控制工作存在三个严重不足,对艾滋病出现大流行的估计不足,对艾滋病的严重危害性认识不足,对艾滋病的投入不足。如果不迅速解决这些问题,控制我国艾滋病大流行的局面就难以实现。

(三) 中国政府有关艾滋病防治政策

我国自 1985 年 6 月发现第一例艾滋病以来,艾滋病以迅猛之势在全国广泛流行,到 2001 年底全国共报告艾滋病病毒感染者 30 736 例,其中艾滋病病例 1 594。据专家估计 2002 年全国实际艾滋病病毒感染人数超过 100 万人。

2002 年江泽民主席给世界银行行长的信中指出:我完全同意您关于艾滋病不仅仅是一个健康问题的说法,艾滋病的蔓延对家庭、社区和整个社会的影响是不容低估的。中国政府高度重视艾滋病的预防和控制,并在全国范围内加大了工作力度。我们已经制定了一项预防和控制艾滋病的中长期规划。力争在今后 10 年中有效地遏制艾滋病的蔓延,党中央、国务院一直高度重视艾滋病、性病防治工作,建立了国务院防治艾滋病性病协调会议制度,成立了国家预防与控制艾滋病、性病专家咨询组织和协会。从 1990 年开始,我国曾先后制定了 3 个艾滋病预防控制规划。

第一个艾滋病的预防控制中期规划(1991～1993年):是1990年2月在世界卫生组织的协助下,根据我国当时艾滋病流行的实际情况,由卫生部组织有关专家和13个省、市、自治区卫生部门共同制定的。该规划包括国家的综合规划和13个省、市、自治区的分规划,概述了我国对艾滋病的8项基本预防控制策略和国家组防治活动的基本措施。

第二个艾滋病预防控制中期规划:1993年10月,世界卫生组织和卫生部共同对第一个规划的执行结果进行验收。1994年在总结的基础上,在世界卫生组织协调下,卫生部会同有关部委组织专家共同讨论、制定了第二个艾滋病预防控制中期规划。除完善第一个规划的基本内容外,增加了性病的防治与管理、多部门参与、全社会动员等措施。但由于一些原因,这一规划没有实施。

第三个艾滋病预防与控制中长期规划:根据国务院制定国家预防与控制艾滋病中长期规划的要求,为促进我国地方各级人民政府及有关部门不失时机地加强艾滋病防治工作,增强全社会抵御艾滋病的能力,减轻艾滋病给人民健康及国民经济和社会发展带来的危害,1996年卫生部会同国家计委、国家科委和财政部,在征求各地及有关部委意见的基础上共同制定了《中国预防与控制艾滋病中长期规划(1998～2010年)》(以下略称《中长期规划》)。该规划经国务院批准,于1998年11月12日正式下发,是我国今后一个时期艾滋病预防控制工作的主要政策依据。在《中长期规划》中,我国艾滋病控制总目标是:

1. 建立政府领导,多部门合作和全社会参与的艾滋病防治体系,普及艾滋病、性病防治工作。

2. 到2000年,阻断艾滋病经采供血途径传播;遏制艾滋病在吸毒人群中蔓延的势头;控制性病增长幅度在15%以下。

3. 到2010年,实现性病发病率稳中有降;将我国艾滋病病毒感染数控制在150万人以下。

为保证《中长期规划》目标和任务的如期完成,根据当前我国艾滋病防治工作情况,卫生部、国家计委、教育部、科技部、公安部、司法部、财政部、广电总局等八部委于2001年1月5日印发了《〈中长期规划〉实施指导意见》。同年5月国务院办公厅又印发了《中国遏制与防治艾滋病行动计划(2001-2005年)》。

《行动计划》确定的实施原则是:①政府负责,加强部门合作与社会参与,齐抓共管。②预防为主,加强宣传教育为主,标本兼治,综合治理。③突出重点,加强健康教育与行为干预,注重实效。④分类指导,加强督导,严格执法,综合估计。

(四)我国预防控制艾滋病流行的策略

1. 《中国预防与控制艾滋病中长期规划(1998～2010年)》 国务院于1998年11月12日印发了《中国预防与控制艾滋病中长期规划(1998～2010年)》(简称《规划》,下同)。《规划》明确指明我国预防与控制艾滋病的指导原则:加强社会主义精神文明建设,根据社会发展"九五"计划和2010年远景目标纲要和卫生改革与发展的决定,强化预防控制措施,减少艾滋病流行。在具体做法方面指明,要加强政治领导,督促部门合作,动员全社会参与,加强宣传教育,改变人群危险行为。严格控制艾滋病病毒三种传播途径,营造有利于艾滋病防治的社会环境,减少艾滋病对个人、家庭、社区和社会的影响;在措施方面,立足本国实际、借鉴国外成功经验,综合防治,分类指导,分级管理和分级负责。坚持在预防上以宣传教育为主,在控制上以预防为主,在实施上以经常性工作为主和在研究上以应用研究为主的方针。

我国艾滋病防治策略有以下 4 个方面:①加强宣传教育,全民普及艾滋病、性病知识,营造有利于艾滋病防治的社会环境,减少艾滋病对个人、家庭、社区和社会的影响。②针对高危人群(吸毒、卖淫、嫖娼和同性恋者)开展健康教育和行为干预,减少人群中的相关危险行为,控制艾滋病经性接触和经吸毒途径传播。③依法监督,阻断艾滋病病毒经血液、血液制品等医源性、非医源性途径传播。④规范艾滋病、性病防治管理,控制艾滋病在性病人群中的传播,改善艾滋病感染者的医疗保健服务质量。

各级卫生主管部门是艾滋病性病预防控制工作的主管部门,在当地政府领导下,在落实《规划》中负责提供管理服务和技术支持,会同有关部门对当地艾滋病流行情况及危险因素和防治对策等进行调研,定期向政府报告,根据实际情况向政府提出制定有关政策和法规的建议,并负责督导、检查和评价《规划》实施状况。

2. 与艾滋病斗争的"121"联合行动宣言 2002 年底,中国艾滋病病毒感染者人数已超过 100 万。中国已经进入艾滋病快速增长期,估计到 2010 年,艾滋病感染者将达到 1 000 万。艾滋病在威胁着我们每一个人和每一个家庭。作为一个万分紧迫的公共卫生问题和社会问题,艾滋病所引起的影响,已渗透到了社会各个阶层,伴随而来的是对科学、经济、道德、伦理和文明的考验,是对人的生命和尊严的挑战。艾滋病的迅速发展态势明显表明需要全社会共同努力来控制艾滋病在我国的流行。面对严峻的考验与挑战,一个在政府领导下,多部门、多组织、多团体和社会各种力量共同协作和参与的与艾滋病斗争的"121"联合行动已经启动并开始行动。

"121"联合行动将最大限度整合和利用现有的社会各种资源和力量,以"联合、责任、互助、关爱"为信念,为中国预防和控制艾滋病的事业做出不懈的努力。我们将以形式多样的公益活动面向社会广泛开展预防艾滋病的宣传教育,让更多的人了解艾滋病的严重危害,掌握预防艾滋病的知识,最大限度地动员社会公众参与预防艾滋病的活动。我们将特别注重对农村地区的人群以及流动人口和青少年普及预防艾滋病的知识,以减少艾滋病的传播蔓延。

我们将努力救助那些生活贫困、缺医少药的艾滋病感染者和艾滋病人及其孤儿,给予他们治疗和关怀。我们认为对艾滋病人及感染者的歧视,不仅不利于预防和控制艾滋病,还会成为社会不安定因素。艾滋病病毒感染者和病人是疾病的受害者,应该得到人道主义的同情和帮助。

我们将积极鼓励和扶持那些旨在降低艾滋病病毒传播速度,改善艾滋病病毒感染者生活质量的新方法、新药品和改革性措施的研究,奖励在预防艾滋病工作中作出特殊贡献者。

我们将积极发展与国际机构、民间组织以及中外企业和慈善人士的联系,积极争取更多的支持和更大的帮助。

艾滋病的预防和控制是一个社会系统工程,是一项着眼未来的事业,是全社会的共同责任。如果通过"121"联合行动,通过我们的共同努力能改变艾滋病的流行进程,减缓艾滋病的蔓延,拯救成千上万的生命,那么,这正是"121"联合行动的全部意义。

3. 国家对学校预防艾滋病教育的要求

(1)《中国预防与控制艾滋病中长期规划(1999~2010年)》对学校预防艾滋病健康教育提出了具体工作目标,即"到2002年,普通高等学校和中等职业学校新生入学预防艾滋病、性病健康教育处方发放率达100%;普通初级中学要将艾滋病、性病预防知识纳入健康教育课程,各直辖市、省会城市、计划单列市的学校开课率为100%,县(市)或以上学校的开课率为85%以上,乡(镇)或以下学校的开课率为70%以上"。

(2)《中国遏制与防治艾滋病行动计划(2001~2005年)》进一步强调"要特别注重在青少年中开展青春期和性健康知识、艾滋病性病知识和无偿献血知识、禁毒知识的普及教育,高等院校、中等职业学校、高级中学要对入学新生发放预防艾滋病性病健康教育处方、宣传材料(品),开设专题讲座;普通初级中学要将上述有关知识纳入健康教育课程"。

(3)国务院预防艾滋病性病协调会议制度明确了教育部门在预防与控制艾滋病性病工作中的职责:即负责在全国各类大、中专院校开展艾滋病、性病防治知识及性教育,并纳入教师培训课程和大学、中学健康教育计划,在大学生中适当开展性安全知识的教育;支持配合卫生部门做好外国留学生艾滋病的监测管理和出国留学人员宣传教育工作。

(五)预防艾滋病宣传教育知识要点

根据国务院批准、卫生部下发的《关于加强预防和控制艾滋病工作的意见》和中宣部、卫生部等九部委共同下发的《预防艾滋病性病宣传教育原则》的精神和要求,开展预防艾滋病、性病宣传教育工作,是目前预防与控制艾滋病的主要措施,也是大众媒介、宣传教育部门和全社会的共同责任。为向大众媒介和宣教工作者提供准确的信息和基本的知识内容,特邀国内专家反复研讨,制订了向全民普及艾滋病预防知识的要点,包括十条基本知识和与这十条知识相关的重要信息,要使十条基本知识家喻户晓,人人皆知。同时,十条基本知识也将作为考核宣教措施落实情况和评价宣传教育效果的依据。重要信息是为编写制作有关宣传教育资料和节目提供的相关信息,可根据不同的传播对象参考使用。

1. 基本知识

(1)艾滋病是一种病死率极高的严重传染病,目前还没有治愈的药物和方法,但可以预防。

(2)艾滋病主要通过性接触、血液和母婴三种途径传播。

(3)与艾滋病病人及艾滋病病毒感染者的日常生活和工作接触不会感染艾滋病。

(4)洁身自爱、遵守性道德是预防经性途径传染艾滋病的根本措施。

(5)正确使用避孕套不仅能避孕,还能减少感染艾滋病、性病的危险。

(6)及早治疗并治愈性病可减少感染艾滋病的危险。

(7)共用注射器吸毒是传播艾滋病的重要途径,因此要拒绝毒品,珍爱生命。

(8)避免不必要的输血和注射,使用经艾滋病病毒抗体检测的血液和血液制品。

(9)关心、帮助和不歧视艾滋病病人及艾滋病病毒感染者是预防与控制艾滋病的重要方面。

(10)艾滋病威胁着每一个人和每一个家庭,预防艾滋病是全社会的责任。

2. 重要信息

(1)艾滋病是一种病死率极高的严重传染病,目前还没有治愈的药物和方法,但可以预防。艾滋病的医学全名为"获得性免疫缺陷综合征"(英文缩写 AIDS),是由艾滋病病毒(人类免疫缺陷病毒或 HIV)引起的一种严重传染病。艾滋病病毒侵入人体后破坏人体的免疫功能,使人体发生多种难以治愈的感染和肿瘤,最终导致死亡。

艾滋病病毒对外界环境抵抗力较弱,离开人体后,常温下只可生存数小时至数天。高温、干燥以及常用消毒药品都可以杀灭这种病毒。感染艾滋病病毒 4~8 周后才能从血液中检测出来艾滋病病毒抗体,但在能测出抗体之前已具有传染性。艾滋病病毒感染的血液、精液、阴道分泌液、乳汁、伤口渗出液中含有大量艾滋病病毒,具有很强的传染性。

已感染艾滋病病毒的人平均经过 7~10 年的时间(潜伏期)才发展为艾滋病病人。在发展成艾滋病病人以前外表看上去正常,他们可以没有任何症状地生活和工作很多年,但能够将病毒传染给其他人。

当艾滋病病毒感染者的免疫系统受到病毒的严重破坏、以至不能维持最低的抗病能力时,感染者便发展成为艾滋病病人,出现有原因不明的长期低热、体重下降、盗汗、慢性腹泻、咳嗽等症状。

目前还没有能够治愈艾滋病的药物,已经研制出的一些药物只能在某种程度上缓解艾滋病病人的症状和延长患者的生命;积极接受医学指导和治疗,可以帮助艾滋病病人缓解症状、改善生活质量。至今还没有研制出可以有效预防艾滋病的疫苗。

(2)艾滋病主要通过性接触、血液和母婴三种途径传播。在世界范围内,性接触是艾滋病最主要的传播途径。艾滋病可通过性交的方式在男性之间、男女之间传播,性接触者越多,感染艾滋病的危险越大;共用注射器吸毒是经血液传播艾滋病的重要危险行为。

输入或注射被艾滋病病毒污染的血液或血液制品就会感染艾滋病;使用被艾滋病病毒污染而又未经消毒的注射器、针灸针或其他侵入人体的器械会传播艾滋病。

1/3 的感染了艾滋病病毒的妇女会通过妊娠、分娩和哺乳把艾滋病传染给婴幼儿;大部分感染了艾滋病病毒的婴幼儿,会在 3 岁以前死亡;因艾滋病而失去父母的孤儿身心发育会受到影响,还将增加社会的负担。

怀疑自己有可能感染艾滋病病毒的孕妇应在孕前到有条件的医疗机构作艾滋病病毒抗体检查和咨询;怀疑或发现感染艾滋病病毒的孕妇应到有关医疗机构进行咨询,接受医务人员的指导和治疗。

(3)与艾滋病病人及艾滋病病毒感染者的日常生活和工作接触不会感染艾滋病。在工作和生活中与艾滋病病人和艾滋病病毒感染者的一般接触(如握手、拥抱、共同进餐、共用工具、办公用具等)不会感染艾滋病;艾滋病不会经马桶圈、电话机、餐饮具、卧具、游泳池或公共浴池等公共设施传播;咳嗽和打喷嚏不传播艾滋病;蚊虫叮咬不传播艾滋病。

(4)洁身自爱、遵守性道德是预防经性途径传染艾滋病的根本措施。建设精神文明、提倡遵纪守法,树立健康积极的恋爱、婚姻、家庭及性观念是预防和控制艾滋病、性病传播的根本之路,性自由的生活方式、婚前和婚外性行为是艾滋病、性病得以迅速传播的温床;卖淫、嫖娼等活动是艾滋病、性病传播的重要危险行为;有多个性接触者的人应停止高危行为,以免感染艾滋病或性病而葬送自己的健康和生命;青年人要学会克制性冲动,过早的性关系不仅会损害友情,也会对身心健康产生不良影响;夫妻之间彼此忠诚可以保护双方免于感染艾滋病和性病。

(5)正确使用避孕套不仅能避孕,还能减少感染艾滋病、性病的危险。每次性交都应该使用避孕套。避孕套预防艾滋病、性病的效果并不是100%,但远比不使用避孕套安全。除了正确使用避孕套,其他避孕措施都不能预防艾滋病、性病。男性感染者将艾滋病传给女性的危险明显高于女性传给男性的危险,妇女有权主动要求对方在性交时使用避孕套。

(6)及早治疗并治愈性病可减少感染艾滋病的危险。性病患者比没有性病的人容易感染艾滋病。患有生殖器脓疮、溃疡、炎症的人更容易感染艾滋病,并且也容易将病毒传染给别人。因此,迅速治愈各种生殖器感染可以减少感染和传播艾滋病。如怀疑自己患有性病或生殖器感染要及时到正规医院或性病防治所检查、咨询和治疗,还要动员与自己有性接触的人也去接受检查。部分女性感染性病后无明显症状,不易察觉,如有高危行为,应及时去医院检查和治疗。正规医院能提供正规、保密的检查、诊断、治疗和咨询服务。切不可找游医药贩求治,也不要购药自治,以免误诊误治,延长病程,增加感染艾滋病的机会。怀疑自己感染了艾滋病病毒时,应尽早到有条件的医疗卫生单位去做艾滋病病毒抗体检查和咨询。

(7)共用注射器吸毒是传播艾滋病的重要途径,因此要拒绝毒品,珍爱生命。吸毒是一种违法行为,不仅严重危害吸毒者自己的健康和生命,也危害家庭和社会。远离毒品可以最大限度地避免因吸毒感染艾滋病。与他人共用注射器吸毒的人感染艾滋病的危险特别大。不共用注射器、使用清洁注射器或对使用过的注射器进行消毒,可以有效地减少吸毒传播艾滋病的危害;与注射毒品的人性交容易感染艾滋病。

(8)避免不必要的输血和注射,使用经艾滋病病毒抗体检测的血液和血液制品。依法无偿献血,杜绝贩血卖血,加强血液检测是保证用血安全的重要措施。对血液和血液制品进行严格的艾滋病病毒抗体检测,确保用血安全,是防止艾滋病经采供血途径传播的关键措施。应尽量避免不必要的输血和注射,使用血浆代用品和自身血液是安全用血的措施之一。必须输血时要使用经过艾滋病病毒抗体检测的血液和一次性或经过严格消毒的输液器。严格执行各项有关消毒的规章制度是防止艾滋病经血液传播的重要环节。儿童预防注射要使用一次性注射器,如没有条件,则必须做到一人一针一管一用一消毒。

医务人员和特种行业(酒店、旅馆、澡堂、理发店、美容院、洗脚房等)服务人员所用的刀、针和其他易刺破或擦伤皮肤的器具必须经过严格消毒。

(9)关心、帮助和不歧视艾滋病病人及艾滋病病毒感染者是预防与控制艾滋病的重要方面。艾滋病病人及感染者的参与和合作是艾滋病预防与控制工作的一个重要组成部分。对艾滋病病人及感染者的歧视不仅不利于预防和控制艾滋病,还会成为社会的不安定因素。艾滋病病毒感染者是疾病的受害者,应该得到人道主义的同情和帮助。

家庭和社区要为艾滋病病人及感染者营造一个友善、理解、健康的生活和工作环境,鼓励他们采取积极的生活态度、改变高危行为、配合治疗,有利于提高病人及感染者的生命质量、延长生命,也有利于艾滋病的预防与控制工作和维护社会安定。

(10)艾滋病威胁着每一个人和每一个家庭,预防艾滋病是全社会的责任。艾滋病在全世界,特别是在发展中国家迅速蔓延,我国艾滋病流行已进入快速增长期。如不能及时、有效地控制艾滋病的流行,将会对社会的安定和社会的经济发展造成严重影响。建立政府领导、多部门合作和全社会共同参与的艾滋病预防与控制体系,形成有利于艾滋病防治的社会环境是控制艾滋病流行的重要成功经验。我国预防控制艾滋病的策略是预防为主、宣传教育为主、动员全社会参与、实行综合治理。宣传教育和改变危险行为的艾滋病预防措施已被证明是有效的。每个人都有权且必须懂得预防艾滋病的基本知识,避免危险行为,加强自我保护。

向青少年宣传预防艾滋病、性病的知识,开展学校性教育、保护青少年免受艾滋病、性病的危害,是每个家庭、每个学校、每个社区和全社会的共同责任。人人都应该把懂得的艾滋病预防知识告诉其他人。

红丝带的含义　红丝带的由来:20世纪80年代末,人们视艾滋病为一种可怕的疾病。美国的一些艺术家们就用红丝带来默默悼念身边死于艾滋病的同伴们。在一次世界艾滋病大会上,艾滋病病毒感染者和艾滋病病人齐声呼吁人们的理解。此时,一条长长的红丝带被抛在会场的上空,支持者将红丝带剪成小段,并用别针将折叠好的红丝带标志别在胸前。红丝带标志:象征着我们对艾滋病患者和感染者的关心与支持;象征着我们对生命的热爱和对和平的渴望;象征着我们要用"心"来参与预防艾滋病的工作。

(于智泉)

复习思考题

1. 何为性传播疾病?主要包括哪些疾病?
2. 性传播疾病是如何传播的?
3. 性传播疾病对人体有哪些危害?
4. 为了预防性传播疾病的发生,我们应做好哪些方面的工作?
5. 性传播疾病的三级预防包含哪些内容?
6. 性传播疾病的治疗中应注意哪些问题?
7. 何为艾滋病?艾滋病是如何传播的?
8. 我国预防控制艾滋病流行的策略主要表现在哪些方面?

第九章 医学分子生物学基础

分子生物学是探讨生命科学的最重要的学科,它为现代医学的发展带来了革命性的变化,它澄清了很多疾病的本质,也为疾病的诊断、基因工程制药等领域提供了技术支撑。可以预料,在今后的相当长的时间内,分子生物学将成为现代医学科学的前沿学科。

第一节 DNA 的生物合成

脱氧核糖核酸(deoxynucleic acid,DNA)的生物合成,即 DNA 复制,是指以亲代 DNA 为模板,按碱基配对的规律合成新的 DNA 分子的过程。

一、DNA 复制的特点

1. 半保留复制　DNA 复制最主要的特点,即 DNA 复制时亲代 DNA 的两条链均作为模板,各自合成其互补链,结果两个子代 DNA 分别保留了一条亲代 DNA 单链,各自与一条新合成的链构成 DNA 双螺旋分子。

2. 半不连续复制　即 DNA 复制时一条链是连续合成的,另一条链是不连续的分段合成,只是在最后才连接成长链。由于 DNA 双链方向相反,当双链以复制的起点解开形成复制叉(replication fork)时,3'端位于复制起点的模板链合成新链是从 5'向 3'发展,是 DNA 聚合酶前进的方向,故可连续合成,而 5'端位于复制起始点的模板链,由于缺乏 3'→5'走向的 DNA 聚合酶,不可能合成连续的新链,只能以不连续的方式分段进行。连续合成的新链,由于其合成方向与复制酶前进方向一致,称为引导链(leading strand),分段合成的短链称为冈崎片段(okazaki fragment),其合成方向与复制叉前进方向相反,称为随从链(lagging strand)。

二、DNA 复制的主要步骤

1. 解链酶在起点解开 DNA 双链,形成复制叉。
2. 复制叉前进,由拓扑异构酶随时调整 DNA 超螺旋的松紧度,释放螺旋内部张力。
3. 由多种蛋白质及引物酶组成引发体,识别引发开始部位并与 DNA 链结合,由引物酶催化合成 RNA 引物(其长度一般少于 10 个核糖核苷酸)。
4. DNA 聚合酶阅读模板,从引物的 3'-OH 端开始,按 5'→3'方向合成 DNA 新链(每个片段约含 1~2 千个脱氧核糖核苷酸)。
5. 原核生物由 DNA 聚合酶 I 利用其 5'→3'外切活性切除 RNA 引物,并利用其聚合活性延长冈崎片段填补前一冈崎片断的 RNA 引物被水解后留下的缺口;真核生物亦

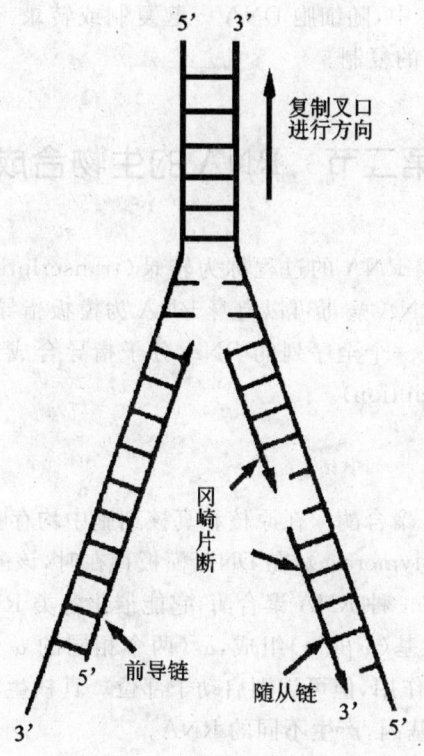

图 9-1 DNA 复制时的主要步骤

完成同样过程,所需酶尚未确定。

6. DNA 连接酶催化冈崎片段以 3'→5'磷酸二酯键相连,成为完整的新生链。至此,一个分子亲代 DNA 经上述过程复制生成两个分子的 DNA(图 9-1)。

三、DNA 复制的特殊规律

1. 真核生物 DNA 复制的特点 真核 DNA 较原核 DNA 长得多,而其复制速度要慢得多,真核生物要在短时间内完成 DNA 复制,必有其特殊规律:①电镜观察发现,真核生物每个 DNA 分子复制时有多个起始部位,产生很多复制泡,由于多点双向复制,必形成许多复制单位或复制子(replication),每个复制单位大小不等,一般说来,增殖愈快的细胞,复制单位愈短,活化的起始部位愈快,故复制愈快,细胞 S 期愈短;②由于真核生物同步合成组蛋白,并形成核小体结构,导致其 DNA 延伸速度很慢,但由于多点双向复制,其总复制速度仍很快;③原核生物 DNA 在起始点复制后,尚未延伸到终止,仍可再由起始点开始新的复制,而真核 DNA 在一次复制完成前,不可能由起始点开始新的复制。

2. 逆转录合成 DNA 1970 年,在逆转病毒颗粒发现了逆转录酶(reverse transcriptase),该酶可在宿主细胞内以病毒 RNA 为模板,以 dNTP 为底物,以色氨酸 tRNA 或脯氨酸 tRNA 为引物,催化合成与病毒 RNA 互补的 DNA 链(complementary DNA, cDNA),同时水解病毒 RNA 链,再以 cDNA 为模板催化合成 DNA 双链,该 DNA 双链可整合插入到宿主细胞 DNA 中,随细胞 DNA 一起复制或转录,其转录产物即为新的病毒 RNA,从而完成病毒 RNA 的复制。

第二节 RNA 的生物合成

以 DNA 作为模板合成 RNA 的过程称为转录(transcription),这是生物界 RNA 生物合成的主要方式,某些 RNA 病毒可以自身 RNA 为模板指导合成 RNA,称为 RNA 复制(RNA replication),如果一个全序列的 RNA 分子指导合成几个较短序列的 RNA,称为 RNA 转录(RNA transcription)。

一、转录的基础

1. DNA 指导的 RNA 聚合酶 在原核和真核细胞中均存在 DNA 指导的 RNA 聚合酶(DNA directed RNA polymerase),在 DNA 模板存在时,该酶催化 NTP 合成与模板互补的 RNA。原核生物只有一种 RNA 聚合酶,它能催化各类 RNA 的生物合成,大肠杆菌 RNA 聚合酶全酶由 5 个亚基($\alpha_2\beta\beta'\sigma$)组成,$\alpha_2$(两个相同的 α 亚基)构成核心酶,具有催化聚合功能,σ 亚基无催化作用,但可识别启动子部位。真核生物有 3 种 RNA 聚合酶,能选择性地转录不同类型的基因,产生不同的 RNA。

2. 启动子 启动子(promoter)亦称启动基因,是 DNA 链上 RNA 聚合酶识别、结合和启动转录的部位,其本身并不被转录。原核生物启动子包括 3 个功能区:①识别部位:为 RNA 聚合酶识别位点;②结合部位:RNA 聚合酶与启动子牢固结合的位点,含 TATATAATG 顺序,称为 TATA 盒;③启始部位:是与转录合成的 RNA 链中第一个核苷酸互补的碱基对。真核生物启动子有一富含 AT 碱基对的区域,称为 Hogness 盒,是 RNA 聚合酶Ⅱ与启动子结合的部位,其上游有一同源顺序,称为 CAAT 盒,其作用尚不清楚。真核生物启动子的上游或下游还有一类核苷酸顺序,能增强邻近基因的转录速度,故称为增强子(enhancer)或活化子(activator)。

3. 转录单位与转录子 转录单位(transcription unit)是 RNA 聚合酶作用的起始位点与终止位点之间的 DNA 顺序。原核和真核生物均有转录单位,原核生物的基因表达就是以操纵子为转录单位。真核生物中 28S、18S、5.8S rRNA 的基因处在同一转录单位中。转录子(transcriptor)是指由 2 个或 2 个以上紧密链锁并共同转录一种 mRNA 分子的结构基因组成的复合单位,以转录子为模板转录生成的 mRNA 同时编码 2 种或 2 种以上的蛋白质。转录子只存在于原核生物中,转录产物是多顺反子 mRNA;而真核 mRNA 均为单一结构基因的转录产物,故无转录子。

4. 终止子 终止子(terminator)为 DNA 模板上的终止转录的信号。终止子有两类,一类需 ρ 因子的帮助,ρ 因子是分子量为 46kD 的亚基组成的六聚体蛋白质,它能与 RNA 聚合酶结合,阻止 RNA 聚合酶越过终止子而使转录终止,并与 RNA 自 DNA 模板上解离有关;另一类则不依赖于 ρ 因子,这类终止子常含对称的回文顺序,使转录生成的 RNA 可形成双链茎环结构,此结构后约有 6 个尿嘧啶核苷酸残基,正好处于 RNA3'端的上游,这种结构阻碍 RNA 聚合酶进一步发挥作用,使转录终止。真核 mRNA3'端终止区与 5'AAUAAA3'有类似结构,显然该顺序与模板 DNA 链相应的 3'TTATTT5'区之间的相互作用力较弱,易使 RNA 从转录复合物上释放出来而终止转录。

5. 转录的特点　转录合成 RNA 与 DNA 的复制,从化学反应角度讲是相似的,合成方向均为 5'→3',聚合反应均形成磷酸二酯键,但由于各自目的不同,转录有其独特的特点:①转录是不对称的,即 DNA 双链仅有一条链或其中某区段可作为模板,有时是这条链的某区段,有时是另一条链的另一些区段具有模板作用,通常将模板链称为有意义链(sense strand),将其互补链称为反意义链(antisense strand);②对于一个基因组来讲,转录只发生在一部分基因,而且每个基因的转录都受到相对独立的控制;③转录过程不需要引物,而且链的合成是连续的。④转录后 DNA 模板的成分无改变。⑤除原核 mRNA 外,其余 RNA 在转录后都需经过一定的加工处理(如剪接、修饰、帽的形成和尾巴的附加等),才能成为成熟的 RNA 分子。

二、原核生物的转录过程

1. 识别与起始　RNA 聚合酶全酶识别 DNA 启动子并与之结合,使模板 DNA 解链,按启动子起始位点结合第一个互补核苷酸(通常为 ATP 或 GTP),并与第 2 个核苷酸形成磷酸二酯键,σ 亚基从全酶解离,它可重新参加新的转录过程。

2. 链的延长　核心酶在有意义链上滑行,按碱基互补配对原则以 4 种 NTP 为底物沿 5'→3'方向延长 RNA 链,当 RNA 聚合酶滑行时,其所在部位的 DNA 解链,转录后又重新形成双螺旋。

3. 链的终止　当转录进行到终止信号时,RNA 聚合酶识别终止信号或滑行受阻,有时还需 ρ 因子帮助,此时新合成 RNA 链与模板解离,RNA 聚合酶和 ρ 因子脱离 DNA,再次参加新的转录过程。

三、真核生物与原核生物转录过程的比较

真核生物与原核生物的转录过程基本类似,除前述的 RNA 聚合酶、转录子等区别外,还有以下区别:

1. 原核生物无核膜,故转录与翻译同时进行,即一边合成 mRNA,一边进行蛋白质合成,而且只要一小段 mRNA,蛋白质合成即可开始;真核生物由于核膜的分隔,首先在细胞核内转录合成 RNA,然后在胞质中指导和参与蛋白质合成。

2. 真核生物 DNA 与组蛋白形成核小体结构,能转录的 DNA 只是极少的一部分,一般认为非组蛋白可通过影响 DNA 的结构或 DNA 分子不同部位的活性,使具有转录活性的区域暴露,以利于转录的启动。

3. 真核生物转录过程中尚未发现与 σ 因子相当的亚基和与 ρ 因子相当的终止子。

四、RNA 复制和 RNA 转录

RNA 复制是指以 RNA 作为模板,在 RNA 指导的 RNA 聚合酶(亦称 RNA 复制酶,RNA replicase)催化下合成互补 RNA 链的过程。多种 RNA 病毒的繁殖就是以 RNA 复

制方式完成的。病毒 RNA 有正链 RNA 和负链 RNA 之分,前者以(+)RNA 表示,后者以(一)RNA 表示,(+)即病毒 mRNA,可翻译出蛋白质;(一)RNA 必须先复制出(+)RNA。RNA 转录是以一条全序列(一)RNA 为模板指导合成几条较短的(+)RNA(即 mRNA)的过程。

第三节 蛋白质的合成

贮存于结构基因中的遗传信息先从 DNA 转录到 mRNA,后者在蛋白质的生物合成过程作为直接模板,在核糖体、tRNA,以及多种蛋白质因子共同参与下,把 mRNA 中的核苷酸序列转换成蛋白质中的顺序,因为 mRNA 的核苷酸序列与蛋白质的氨基酸序列是两种不同的分子语言,所以常把 mRNA 中的遗传信息转换成为蛋白质氨基酸序列的过程称为翻译(translation)。

原核生物和真核生物蛋白质生物合成过程基本相同,但也有各自不同的特点。此节主要介绍原核生物蛋白质生物合成的机制。

一、蛋白质的生物合成

(一)蛋白质生物合成体系

1. mRNA　mRNA 中含有从 DNA 中转录得到的遗传信息,是蛋白质生物合成的模板。mRNA 上有一段是编码区,在这一区段内,每 3 个核苷酸组成一个密码子(codon),编码多肽链上的一个氨基酸。4 种核苷酸通过不同排列组合,可以组成 64 个密码子。在 mRNA 中,从起始密码子开始,连续读取密码子,一直到终止密码子,即为编码区,如果这一段密码子序列编码一条有功能活性的多肽链,这一段密码子就称为一个开放阅读框(open reading frame,ORF)。ORF 之外的核苷酸序列实际上并不组成特定的密码子,因而称为非编码区,或称为非翻译区。

遗传密码(genetic code)具有如下特点:

(1)起始密码子(initiation codon)和终止密码子(termination codon):AUG 除代表蛋氨酸外,在 mRNA5'端出现的第一个 AUG 还兼作肽链合成的起始密码,细胞内肽链合成一般由此起始。UAG,UAA 和 UGA 三个密码子不代表任何氨基酸,是肽链合成的终止密码子。在 mRNA 的起始密码子与终止密码子之间的序列即为开放阅读框。

(2)方向性(direction):mRNA 中密码子的排列具有方向性,即起始密码子总是位于编码区 5'末端,而终止密码子位于 3'末端,每个密码子的三个核苷酸也是 5'→3'方向阅读,不能倒读。这种方向性决定了翻译过程从 5'→3'方向阅读密码。

(3)连续性(commaless):两个密码子之间没有任何核苷酸加以分隔,即密码是无标点的。翻译密码是从起始密码子开始,按顺序由一个密码子挨着一个密码子连续阅读,直到终止密码子为止。若在 RNA 中插入或删去一个碱基,就会导致其后密码子阅读框架改变,造成移码误译,产生异常多肽链。

(4)简并性(degeneracy):密码子共有 64 个,除了 3 个终止密码子外,其余 61 个密码子代表20种氨基酸,除了 Trp 和 Met 各有1个密码子外,其他18种氨基酸均有2个或多个密码子,这称为密码子的简并性。密码子的简并性不是随机的,主要是由第三位的碱基摆动造成的,如脯氨酸的4个同义密码子(CCU,CCC,CCA 和 CCG)。

(5)通用性(universal):从最简单的病毒、原核生物、直至人类,都使用同一套遗传密码。但近年来的研究发现,密码子的通用性在线粒体内有例外。

(6)摆动性(wobble):密码子与反密码子配对辨认时,有时不完全遵照碱基互补规律,尤其是密码子的第三位碱基对反密码子的第一位碱基,这种不严格互补也能辨认配对的现象称为摆动性。常见的摆动现象有:①反密码子的第一位常出现稀有碱基次黄嘌呤,它可以与密码子的第三位的 A、C 或 U 配对;②反密码子中的 U 可以与密码子中的 A 或 G 配对;③反密码子中的 C 可以与密码子中的 C、G 或 U 配对。

2. 核糖体　核糖体(ribosome)是与蛋白质组成的复合物,是蛋白质合成的场所。大、小亚基结合时,其间形成腔,像隧道一样贯穿整个核糖体,是翻译过程中 mRNA 结合 tRNA 的空穴,分别称为受位(acceptor site,又称为 A 位,aminoacyl site)和给位(donor site,又称 P 位,peptide site)。

3. tRNA　tRNA 既能识别 mRNA 分子上的遗传密码,又能与相应的氨基酸结合,按 mRNA 序列的指示,将氨基酸逐个携带进入核糖体,以合成多肽链。因此,在蛋白质生物合成过程中 tRNA 起接合器(adaptor)作用,也可简单理解为是氨基酸的转运工具。

(二)氨基酸的活化与搬运

在氨基酸-tRNA 合成酶催化下,氨基酸与 ATP 反应,脱去1分子焦磷酸而生成氨酰基-AMP,此过程中,由于 ATP 提供能量,氨基酸被活化。然后,在同一个氨基酸-tRNA 合成酶催化下,活化的氨基酸被转移到 tRNA 分子上。所有 tRNA 的3'端具有同样的3个核苷酸序列(CCA)。活化的氨基酸即与 tRNA3'末端的腺苷酸的2'或3'位的-OH 以酯键相结合,形成相应的氨酰基-tRNA,并被转运参与多肽链的合成。

(三)多肽链的合成过程

核糖体是蛋白质生物合成的场所。合成开始时,小亚基结合于 mRNA 起始密码子部位,随 fMet-tRNA 以及大亚基先后与之结合,形成起始复合物。再按照 mRNA 上的密码顺序,氨基酸依次进入核糖体并聚合成多肽链。多肽链合成后,核糖体的大小亚基解聚,并开始另一条多肽链的合成,这一翻译过程可以分为起始(initiation)、延长(elongation)和终止(termination)三个阶段(图9-2)。

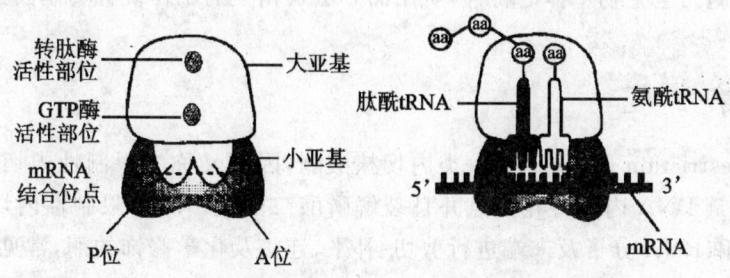

图9-2　核糖体的活性部位及多肽链合成过程示意图

1. 起始阶段 原核生物翻译起始阶段包括以下几个步骤。
(1) 在 IF 的作用下,核糖体的大小亚基解离。
(2) mRNA 与 30S 小亚基结合,并使 AUG 密码子正确置于肽链合成的起始部位。
(3) fMet-tRNA 以及大亚基先后与之结合,形成 70S 起始复合物,此时 fMet-tRNA 占据 P 位。

2. 延长阶段 在 70S 起始复合物中,fMet-tRNA 占据 P 位,A 位则空着,有待于 mRNA 中第二个密码子所对应的氨酰基-tRNA 进入,从而进入延长阶段,肽链延伸过程是一个循环过程,每个循环包括进位、转肽和移位三个步骤。

3. 终止阶段 随着 mRNA 与核糖体相对移位,肽链不断延长。当 mRNA 分子中的终止密码子进入核糖体的 A 位上时,各种氨酰基-tRNA 均不能进入 A 位与其结合,而释放因子(RF)在 GTP 存在下能识别终止密码并进入 A 位。当释放因子与 A 位结合后,使核糖体转肽酶活性转变为水解酶活性,水解 P 位上 tRNA 与肽链之间的酯键,使肽链从核糖体上脱落下来。随后,mRNA 与核糖体分离,tRNA 脱落,核糖体解离成大小亚基,并重新开始多肽链的合成。

二、肽链的翻译后加工

多数蛋白质肽链合成后,需要经过一定的加工或修饰,才能成为具有一定构象和功能的蛋白质。加工包括:肽链折叠、二硫键生成、亚基聚合、肽段水解切除以及某些氨基酸残基侧链基团的化学修饰等。新生肽链的折叠:新合成的多肽链经过折叠形成一定空间结构才能有生物学活性。肽链的折叠是在折叠酶(foldase)或分子伴侣(molecular chaperone)参与下完成。分子伴侣广泛存在于原核生物和真核生物细胞中,是一个结构上互不相同的蛋白质家族,它们能识别肽链的非天然构象,促进蛋白质正确折叠。

第四节 DNA 重组及基因工程

在体外对 DNA 分子按照既定的目的和方案,对 DNA 进行剪切和重新连接,构成重组 DNA 分子,然后把它导入宿主细胞,从而让宿主细胞能够复制并扩增有关 DNA 片段。除了对基因分子进行克隆外,还可以控制外源基因的表达、制备特定的蛋白或多肽产物,或定向改造细胞乃至生物个体的特性,所用的方法及相关的工作统称为基因工程(genetic engineering)。

一、工具酶

限制酶(restriction enzyme)是一类内切核酸酶,因而又称为限制性内切核酸酶。这类酶能识别双链 DNA 内部特异位点并且裂解磷酸二酯键。除了限制性内切酶外,还有很多对 DNA 和 RNA 分子及末端进行剪切、补平、连接及化学修饰的酶,常见的有以下几种:DNA 聚合酶 I、逆转录酶(reverse transcriptase)、T_4 DNA 连接酶(T_4 DNA ligase)、末端脱氧核苷酸转移酶(terminal deoxmuchtidyl transferase,TdT),简称末端转移酶以及

RNA 聚合酶、核酸酶等。

二、载体

载体实际上也是 DNA。外源 DNA 片段与载体在体外连接，构成 DNA 重组体，然后导入宿主细胞，使之进行扩增或表达。以大肠杆菌为宿主细胞的载体主要有：质粒、噬菌体、黏粒。

(一)常用的克隆载体

质粒(plasmid)有许多类型，作为克隆载体的质粒应具备下列特点：

1. 分子量相对较小，能在细菌内稳定存在，有较高的拷贝数。
2. 具有一个以上的遗传标志，便于对宿主细胞进行选择，如抗生素的抗性基因等。
3. 具有多个限制酶的单一切点，称为多克隆位点(multiple cloning sites, MCS)。便于外源基因的插入。

目前，已有一系列符合上述要求的质粒作为商品供应，被广泛用于 DNA 分子克隆。如 pBR322 质粒，长度为 4.3kb，含有氨苄青霉素和四环素的抗性基因，在氨苄青霉素和四环素的抗性基因中间有限制酶位点，便于外源基因的插入和筛选。

噬菌体(bacteriophage, phage)是感染细菌的病毒，噬菌体感染细菌后，可将自身的 DNA 整合到细菌的染色体中去，和细菌的染色体一起复制。

(二)表达载体

表达载体(expressing vector)是用来在受体细胞中表达(转录和翻译)外源基因的载体。这类载体除具有克隆载体所具备的性质以外，还带有转录和翻译所必需的 DNA 序列。根据受体细胞不同，表达载体多种多样，如大肠杆菌、分枝杆菌、放线菌、酵母、哺乳动物细胞等，各有相应的表达载体。

三、重组 DNA 技术的基本过程

(一)目的基因的制备

目的基因是指所要研究或应用的基因，也就是需要克隆或表达的基因。目的基因的制备依据构建 DNA 重组体的目的可采用不同的方法。

1. 制备基因组 DNA 采用限制酶将基因组 DNA 切成片段，每一 DNA 片段都与一个载体分子拼接成重组 DNA。将所有的重组 DNA 分子都引入宿主细胞并进行扩增，得到分子克隆的混合体，这样一个混合体称为基因文库(genomic library)。完成 DNA 重组后可通过杂交筛选获得特定的基因片段。

2. 制备 cDNA 将 cDNA 的混合体与载体进行连接，使每一个 cDNA 分子都与一个载体分子拼接成重组 DNA。将所有的重组 DNA 分子都引入宿主细胞并进行扩增，得到分子克隆的混合体，这样一个混合体就称为 cDNA 文库(cDNA library)。完成 DNA 重组后可通过杂交筛选获得特定的 cDNA 克隆。

3. 制备用于表达的基因片段

(1)直接用限制酶切取 对一些物理图谱已经确定，背景资料清楚的原核生物、细菌病毒(噬菌体)及动物 DNA 病毒等基因组，可直接用限制酶消化后，电泳分离获得目的基因片段。

(2) 用PCR技术体外扩增 有关DNA片段用PCR(聚合酶链反应)技术可以在体外有效而且特异地扩增目的基因片段。在已知序列的前提下，可以采用RT-PCR方法直接从mRNA获得特定基因的cDNA。也可以从已有的cDNA克隆中扩增出编码区的DNA片段，用于构建表达载体。

(3) 化学合成 如果知道肽链的氨基酸顺序，则可按照对应的密码子推导出DNA的碱基序列，然后用化学方法将这段序列合成出来。目前使用DNA合成仪合成的片段长度有限，较长的链则须分段合成，然后用连接酶进行连接。

(二) 载体的选择和制备

选择载体主要依据构建的目的，同时要考虑载体中应有合适的限制酶切位点。获得载体后，采用适当的限制酶将载体DNA进行切割，获得线性分子，以便于与目的基因片段进行连接。

(三) DNA分子的体外连接

不同来源的DNA片段通过限制酶切断或机械力剪切后，可以在体外重新连接起来，形成人工重组体。体外连接的方法主要有黏性末端连接和人工接头(linker)连接两种。

(四) 将外源DNA导入宿主细胞

将重组DNA或其他外源DNA导入宿主细胞，常用的方法有转化和感染两种。转化(transformation)是指将质粒或其他外源DNA导入处于感受态的宿主细胞，并使其获得新的表型的过程。转化常用的宿主细胞是大肠杆菌。感染(infection)是以噬菌体、黏性质粒和真核细胞病毒为载体的重组DNA分子，在体外经过包装成具有感染能力的病毒或噬菌体颗粒，才能感染适当的细胞，并在细胞内扩增。由噬菌体和细胞病毒介导的遗传信息转移过程也称为转导(transduction)。

(五) 目的基因的筛选和鉴定

将外源基因导入宿主细胞以后，首要任务就是要筛选含有目的基因的转化菌并加以扩增。其步骤是：首先筛选出转化菌；然后筛选出带有重组体的克隆；最后是对DNA重组体进行鉴定。所用的方法主要有遗传学方法、免疫学方法、核酸杂交法、PCR等。

四、克隆基因的表达

基因工程的主要目的之一，就是要制备大量有用的蛋白质和多肽，尤其是人体蛋白。得到了克隆的基因或cDNA后，按照正确的方向插入表达载体，连在启动子的后面，导入相应的宿主细胞，就可进行表达。在不同的表达系统中，其表达方式不尽相同，这里介绍几种主要的表达系统。

(一) 克隆基因在大肠杆菌中的表达

目的基因如果来自真核细胞必须是cDNA，因为大肠杆菌没有剪切内含子的功能。真核基因缺乏结合细菌核糖体的SD序列，因此，cDNA的起始密码子(ATG)上游部分(5'端非编码区)是无用的，必须除去。对于一些分泌性蛋白，还应除去信号肽部分，否则将影响蛋白质的结构。

所用表达载体必须是大肠杆菌表达载体，含有大肠杆菌DNA聚合酶所能识别的启动子和 SD 序列。大肠杆菌 RNA 聚合酶不能识别真核基因的启动子，载体上只能用大肠杆菌启动子。商用表达载体都含有启动子和 SD 序列，无需自己构建。

在表达融合蛋白时，为得到正确编码的表达蛋白，在插入外源基因时，其阅读框架应与原核 DNA 片段的阅读框架一致，这样，插入的外源基因在翻译时才不致产生移码突变。

(二) 克隆基因在哺乳动物细胞中的表达

很多真核蛋白由于其结构复杂，或其需要特殊的加工修饰过程，而由于原核细胞无法进行复杂的加工修饰过程，即使原核细胞表达出了该蛋白，这种蛋白也可能由于进行了不正确的折叠或加工修饰而无生物学活性。

(三) 克隆基因在其他表达系统中的表达

1. 昆虫表达系统　昆虫表达系统是一个理想的重组真核蛋白表达系统。由于昆虫是高等真核生物，与哺乳动物类似，能进行翻译后加工和修饰，昆虫细胞常用于真核蛋白质的生产。其生长速度很快，不需要 CO_2 培养箱，易于悬浮培养，可用于大规模表达蛋白质。

2. 酵母表达系统　酵母菌是一种单细胞真核生物，各种不同酵母菌株对表达和分析真核蛋白是非常有用的。这些酵母菌株的遗传背景都很清楚，都能像哺乳动物细胞那样进行翻译后加工和修饰。酵母菌在特定的培养基中生长迅速，与哺乳动物细胞相比，易于操作和价格便宜。因此，酵母表达系统是大规模表达真核重组蛋白的理想工具。

(宗传龙)

复习思考题

1. 什么是冈崎片段、引导链和随从链？
2. 什么是启动子、增强子和终止子，在转录的过程中，其各自的作用是什么？
3. 什么是多顺反子 mRNA，它是哪种细胞所特有的基因转录物？
4. 终止子有哪两类，各自作用的机理如何？
5. 什么是意义链和反意义链，对于不同的基因，它们是否是一条固定的 DNA 双链中的一条？
6. 重点理解什么是密码子的摆动性。
7. 了解原核细胞的多肽链合成过程的几个步骤。
8. 了解限制酶的来源和作用。
9. 克隆质粒载体和表达质粒载体在使用目的上有何本质上的区别？
10. 了解重组 DNA 技术的基本步骤。
11. 大肠杆菌、昆虫和酵母表达系统各有何优缺点。

附 英汉基础医学概论词汇

A

absorption	吸收
acceptor site	受位
accessible care	可及性服务
accommodation of the eye	眼的调节
acellular organism	非细胞型微生物
acquiredimmunodeficiency syndrome AIDS	艾滋病又称获得性免疫缺
activator	活化子
adaptability	适应性
adaptor	接合器
adenosine triphosphate, ATP	三磷酸腺苷
adrenocorticortropic hormone, ACTH	促肾上腺皮质激素
adreno-genital syndrome	肾上腺—性腺综合征
agraphia	失写症
alexia	失读症
alimentary canal	消化管
alimentary gland	消化腺
amnesia	遗忘
anabolism	合成代谢
anaplasia	间变
angiology	脉管系统
anterior horn	前角
anterior root	前根
antisense strand	反意义链
aorta	主动脉
apex of lung	肺尖
apocrine gland	大汗腺
aqueous humor	房水
arginine vasopressin, AVP	精氨酸加压素
arrestin	阻抑蛋白
arterial blood pressure	动脉血压
arteries	动脉
atrial natriuretic peptide, ANP	心房钠尿肽
atypia	异型性
auditory tube	咽鼓管
autocrine	自分泌
autonomic nerve	自主神经
autonomic thermoregulation	自主神经性体温调节
autoregulation	自身调节
autosome	常染色体
axon	轴突

B

bacillus	杆菌
bacitracin	杆菌肽
bacteriocin	细菌素
bacteriophage, phage	噬菌体
bacterium	细菌
basal body temperature	基础体温
basal metabolic rate, BMR	基础代谢率
basal metabolism	基础代谢
base of lung	肺底
behavior modification	行为矫正
behavioral thermoregulation	行为性体温调节
bile	胆汁
bile salt	胆盐
binary fission	二分裂方式
binocular vision	双眼视觉
biofilm	生物膜
blood	血液
blood cells	血细胞

blood circulation	血液循环	central thermoreceptor	中枢温度感受器
blood group	血型	centrosome	中心体
body mass index	体重指数	cerebellum	小脑
body temperature	体温	cerebral gyrus	大脑回
BodyMass Idex,BMI	体重指数	cerebral hypophysis,pituitary gland	
bone	骨		垂体
bone marrow	骨髓	cerebral sulcus	大脑沟
bony nasal cavity	骨性鼻腔	cerebrum	端脑
bony substance	骨质	Chagas' disease	恰加斯病
Borrelia burgdorfiri	伯氏疏螺旋体	character	性格
brain death	脑死亡	choroid	脉络膜
brain stem	脑干	chromatin	染色质
Brick-shape	砖块形	chromosome	染色体
bronchi	主支气管	chromosome disease	染色体病
brown fat tissue,BFT	褐色脂肪组织	chymotrypsinogen	糜蛋白酶原
bulb of vestibule	前庭球	ciliary body	睫状体
bulbourethral gland	尿道球腺	circadian rhythm	昼夜节律
bullet-shape	子弹形	clavicle	锁骨
		clitoris	阴蒂

C

		coccus	球菌
		codon	密码子
cancer	癌症	coldchain	冷链
capacitation	精子获能	cold-sensitive neuron	冷敏神经元
capillaries	毛细血管	colicin	大肠菌素
capsid	衣壳	commaless	连续性
capsomere	壳粒	community	社区
capsule	荚膜	community health care ,CHC	
carbohydrate	糖		社区卫生服务
cardiac cycle	心动周期	complementary DNA,cDNA	互补的 DNA 链
cardiac muscle	心肌	complete recovery	完全恢复健康
cardiac reserve	心力储备	complex symmetry	复合对称型
cardiovascular center	心血管中枢	comprehensive care	综合性服务
cartilage	软骨	conditioned pathogen	条件致病菌
cat cry syndrome	5P—综合征（猫叫综合征）	conditioned reflect	条件反射
		cone of light	光锥
catabolism	分解代谢	cones	视锥细胞
cDNA library	cDNA 文库	conjunctiva	结膜
cell loss factor,φ	细胞丢失因素	connective tissue	结缔组织
cell membrane	细胞膜	consensual light reflex	互感性瞳孔对光反射
cell wall	细胞壁	continuous care	持续性服务
cell-mediatedimmunity	细胞免疫	convergence reflex	辐辏反射
central nervous system	中枢神经系统	coordinated care	协调性服务

core temperature	深部温度	dorsal thalamus	背侧丘脑
cornea	角膜	Down's syndrome	唐氏综合征
corticosterone	皮质酮	drug abuse	药物滥用
corticotrophin releasing hormone,CRH	促肾上腺皮质激素释放素	ductus deferens	输精管
		dying	临终
cortisol	皮质醇		
costal surface	肋面		

E

cranial nerve	脑神经	eccrine gland	小汗腺
cranial nerves	脑神经	ejaculatory duct	射精管
creatine phosphate,CP	磷酸肌酸	elbow joint	肘关节
cross-match test	交叉配血试验	elongation	延长
cubic symmetry	20面体立体对称型	emotion	情绪
cyclic adenosine monophosphate,cAMP	环磷酸腺苷	endocrine gland	内分泌腺
		endogenous pyrogen,EP	内生致热原
cytokines	细胞因子	endoplasmic reticulum	内质网
cytoplasm	细胞质	endotoxin	内毒素
cytoplasmic membrane	胞质膜	energy metabolism	能量代谢
cytoskeleton	细胞骨架	enhancer	增强子
		envelope	包膜
		epidemic focus	疫源地
		epidemic process	流行过程

D

dark adaptation	暗适应	epithelial tissue	上皮组织
death	死亡	epithelium	上皮
degeneracy	简并性	erythropoietin,EPO	促红细胞生成素
deglutition	吞咽	ethmoid bone	筛骨
dehydroisoandrosterone,DHTA	脱氢异雄酮	ethmoidal sinus	筛窦
		etiology	病因
dendrite	树突	eukaryote organism	真核细胞型微生物
deoxynucleic acid,DNA	脱氧核糖核酸	evaporation	蒸发散热
diabetes mellitus	糖尿病	excitability	兴奋性
diastole	舒张期	excitation	兴奋
differentiation	分化	exocrine gland	外分泌腺
digestion	消化	exotoxin	外毒素
dihydrotestosterone,DHT	双氢睾酮	expanded programme on immunization,EPI	扩大免疫规划
diplococcus	双球菌		
direct calorimetry	直接测热法	expressing vector	表达载体
direction	方向性	external ear	外耳
DNA directed RNA polymerase	DNA指导的RNA聚合酶	external environment	外环境
		external nose	外鼻
		extrinsic nervous system	外来神经系统
donor site	给位	eyeball	眼球

eyelids	眼睑	growth hormone, GH	生长激素
		gustatory organ	味器

F

H

fat	脂肪		
feed forward	前馈	health behavior	健康行为
feedback	反馈	health for all by the year 2000, HFA/2000	
femur	股骨		2000年人人享有卫
fertility factor, F factor	致育因子		生保健
fertilization	受精	health promotion	健康促进
fever	发热	health promotion for working	职业人群健康促进
fibula	腓骨	health promoted behavior	促进健康行为
Filament	丝形	health-related behavior	健康相关行为
flagellum	鞭毛	hearing threshold	听阈
foldase	折叠酶	heart	心
follicle stimulating hormone, FSH		helical symmetry	螺旋对称型
	促卵泡激素	helicobacterium	螺杆菌
fossa ovalis	卵圆窝	hemog lobin, Hb	血红蛋白
fovea centralis	中央凹	heredity	遗传
frontal bone	额骨	hilum of lung	肺门
frontal sinus	额窦	hip bone	髋骨
		hip joint	髋关节

G

		homeostasis	稳态
		homeostasis	自稳态
gastric emptying	胃排空	homeothermic animal	恒温动物
gene	基因	hormone	激素
gene mutation	基因突变	host	宿主
generation time	代时	human chorionic gonadotropin, HCG	
genetic predisposition	遗传易感性		人绒毛膜促性腺激素
genetic code	遗传密码	human placental lactogen, HPL	
genetic engineering	基因工程		人胎盘催乳素
genetic recombination	基因重组	human growth hormone, hGH	
genomic library	基因文库		人生长激素
genonme	基因组	humerus	肱骨
glucose-6-phosphate dehydrogenase		humoral regulation	体液调节
	葡萄糖-6-磷酸脱	humoralimmunity	体液免疫
	氢酶	hyaluronidase	透明质酸酶
glumerular filtration rate, GFR		hyoid bone	舌骨
	肾小球滤过率	hyperthermia	过热
golgi complex	高尔基复合体	hypothalamus	下丘脑
greater lips of pudendum	大阴唇	hypothalamus-adenohypophysis-adrenocortical axis	
greater vestibular gland	前庭大腺		下丘脑—腺垂体—

	肾上腺轴	**K**	
hypothalamus-adenohypophysis-gonadal axis			
	下丘脑—腺垂体—性腺轴	klinefelter's syndrome	先天性睾丸发育不全症
hypothalamus-adenohypophysis-thyroid axis		knee joint	膝关节
	下丘脑—腺垂体—甲状腺轴	knowledge, attitude, belief, practice KABP	知信行模式

I

ibronectin	纤维蛋白	**L**	
immunodeficiency disease	免疫缺陷病		
immunoglobulin, Ig	免疫球蛋白	lacrimal bone	泪骨
incomplete recovery	不完全恢复健康	lacrimal gland	泪腺
indirect calorimetry	间接测热法	lagging strand	随从链
infectiousdisease	传染病	laryngeal cavity	喉腔
infective stage	感染阶段	laryngopharynx	喉咽部
inferior nasal concha	下鼻甲骨	larynx	喉
inferior parathyroid gland	下甲状旁腺	leading strand	引导链
inhibin	分泌抑制素	lens	晶状体
inhibition	抑制	lesser lips of pudendum	小阴唇
initiation	起始	liaison-consultation? psychiatry	联络会诊精神病学
initiation codon	起始密码子	life cycle	生活史
insensible perspiration	不感蒸发	light adaptation	明适应
interbrain	间脑	linker	人工接头
interferon, IFN	干扰素	lipid A	脂质 A
interleukin-1, IL-1	白细胞介素-1	lipocortin-1	脂皮质蛋白-1
interleukin-6, IL-6	白细胞介素-6	lipopolysaccharide, LPS	脂多糖
internal capsule	内囊	locomotor system	运动系统
internal ear	内耳	lung	肺
internal environment	内环境	luteinizing hormone, LH	黄体生成素
interpersonal relation	人际关系	Lyme	莱姆
intervertebral disc	椎间盘	lysosome	溶酶体
intramural plexus	壁内神经丛	lysozyme	溶菌酶
intrapleural pressure	胸膜腔内压		
intrapulmonary pressure	肺内压	**M**	
intrinsic factor	内因子		
intrinsic nervous system	内在神经系统	making decision	抉择
intron	内含子	mamma, breast	乳房
invisiveness	侵袭力	mandible	下颌骨
iris	虹膜	maxilla	上颌骨
		maxillary sinus	上颌窦

mediastinal surface	纵隔面	nerve tissue	神经组织
mediastinum	纵隔	nervous regulation	神经调节
medulla oblongata	延髓	neurocrine	神经分泌
melanophore stimulating hormone, MSH	促黑(素细胞)激素	neuro-humoral regulation	神经一体液调节
		neuron	神经元
menstrual cycle	月经周期	New Horizons in Health	健康新地平线
menstruation	月经	nidation	着床
messenger	信使	nitric oxide, NO	一氧化氮
metabolism	新陈代谢	non-protein respiratory quotient, NPRQ	非蛋白呼吸商
metatarsal bones	跖骨		
metathalamus	下丘脑	non-proteinnitrogen, NPN	非蛋白氮
microbody	微体	non-shivering thermogenesis	非战栗产热
microcirculation	微循环	normal flora	正常菌群
microorganism	微生物	nose	鼻
middle ear	中耳	nuclear	细胞核
mitochondria	线粒体	nuclear material	核质
molecular chaperone	分子伴侣	nuclear membrane	核膜
mons pubis	阴阜	nucleoid	拟核
motor aphasia	运动性失语症	nucleolus	核仁
mucopeptide	黏肽	nyctalopia	夜盲症
mucus-bicarbonate barrier	黏液—碳酸氢盐屏障		

O

multiple cloning sites, MCS	多克隆位点		
muscle	肌	occipital bone	枕骨
muscle belly	肌腹	okazaki fragment	冈崎片段
muscle tissue	肌组织	olfactory organ	嗅器
mutation	突变	open reading frame, ORF	开放阅读框
myenteric plexus	肌间神经丛	opportunistic parasite	机会致病寄生虫
myocardial contractility	心肌收缩能力	opsin	视蛋白
myxedema	黏液性水肿	opsinkinase	视蛋白激酶
		opsonin	调理素
		orbit	眶
		ordinary pilus	普通菌毛

N

		organum vasculosum laminae terminalis, OVLT	下丘脑终板血管器
nasal bone	鼻骨		
nasal cavity	鼻腔		
nasopharynx	鼻咽部	oropharynx	口咽部
natural llercell	天然杀伤细胞	osmotic pressure	渗透压
near point of vision	近点	outer membrane	外膜
negative feedback	负反馈	outer membrane protein, OMP	外膜蛋白
nerve cell	神经细胞		
nerve ending	神经末梢	ovary	卵巢
nerve fiber	神经纤维	ovulation	排卵

P

palatine	腭骨	phalanges of toes	趾骨
pancreatic amylase	胰淀粉酶	pharynx	咽
pancreatic islets	胰岛	pilus 或 fimbriae	菌毛
pancreatic juice	胰液	plasma	血浆
pancreatic lipase	胰脂肪酶	plasmid	质粒
panting	热喘呼吸	pleura	胸膜
papillary near reflex	瞳孔近反射	pleural cavity	胸膜腔
paracrine	旁分泌	poikilothermic animal	变温动物
paranasal sinuses	鼻旁窦	poison	毒物
paraneoplastic syndrome	副肿瘤综合征	polymyxin	多黏菌素
parasite	寄生虫	polyploid	多倍体
parasympathetic nerve	副交感神经	positive feedback	正反馈
parathyroid gland	甲状旁腺	posterior horn	后角
parenchyma	实质	posterior root	后根
parietal bone	顶骨	precipitating factor	诱发因素
parotid gland	腮腺	pregnancy	妊娠
parturition	分娩	preoptic anterior hypothalamus, POAH	体温调节中枢——脑视前
patella	髌骨	preoptic-anterior hypothalamus area, PO/AH	视前区—下丘脑前部
pathobiology	病原生物学		
pathogenic organism	病原生物	preventive health protection	预防性健康保护
pathogenic organism	病原微生物	preventive health service	预防性卫生服务
pelvis	骨盆	primary health care, PHC	初级卫生保健
penis	阴茎	prognosis	疾病的转归
peplomere	包膜子粒	prokaryotae	原核生物界
pepsin	胃蛋白酶	prokaryote organism	原核细胞型微生物
pepsinogen	胃蛋白酶原	prolactin, PRL	催乳素
peptidoglycan	肽聚糖	promoter	启动子
perceived barriers	知觉到障碍	prostaglandin E, PGE	前列腺素 E
perceived benefits	知觉到益处	prostate	前列腺
perceived severity	知觉到严重性	protein	蛋白质
perceived susceptibility	知觉到易感性	protoplasm	原生质
perietal bone	顶骨	psychophysiological disorders	心理生理障碍
perineum	会阴	pulmonary circulation	肺循环
periosteum	骨膜	pulmonary stretch reflex	肺牵张反射
peripheral nervous system	周围神经系统	pulmonary ventilation	肺通气
peripheral thermoreceptor	外周温度感受器	pupil	瞳孔
permissive action	允许作用	pupillary light reflex	瞳孔对光反射
personality	人格	pyrogenic activator	发热激活物
personalized care	人格化服务		

R

radius	桡骨
reaction	反应
receptive relaxation	容受性舒张
receptor	感受器
red blood cell，RBC	红细胞
reduced eye	简化眼
reflex	反射
reflex arc	反射弧
replication	复制单位或复制子
replication fork	复制叉
replicon	复制子
reproduction	生殖
respiration	呼吸
respiratory quotient，RQ	呼吸商
respiratory system	呼吸系统
restriction enzyme	限制酶
retina	视网膜
retinene	视黄醛
reverse transcriptase	逆转录酶
rhodopsin	视紫红质
ribitol	核糖醇
ribosome	核糖体
ribs	肋骨
RNA replication	RNA 复制
RNA transcription	RNA 转录
rods	视杆细胞
root of lung	肺根

S

saliva	唾液
salivary amylase	唾液淀粉酶
salivary gland	唾液腺
sarcina	八叠球菌
scapula	肩胛骨
school of health promotion	健康促进学校
sclera	巩膜
scrotum	阴囊
secretory phase	分泌期
segmentation contraction	分节运动
self-efficacy	自我效能
sense strand	有意义链
sensible evaporation	可感蒸发
sensory aphasia	感觉性失语症
sensory organs	感觉器
septicfever	败血症型热
set point	调定点
sex chromosome	性染色体
sex pilus	性菌毛
sexually transmitted diseases，STD	性传播疾病
shell temperature	表层温度
shivering thermogenesis	战栗产热
shoulder joint	肩关节
Shwartzman	施瓦茨曼现象
skeletal muscle	骨骼肌
skeleton	骨骼
skin	皮肤
skull	颅骨
smooth muscle	平滑肌
somatomedin，SM	生长素介质
somatotropin	躯体刺激素
specific dynamic effect	食物的特殊动力效应
specificimmunity	特异性免疫
spermatic fluid	精液
sphenoid bone	蝶骨
sphenoidal sinus	蝶窦
spike	刺突
spinal cord	脊髓
spinal nerves	脊神经
spiral bacterium	螺形菌
spirillum	螺菌
spleen	脾
split gene	断裂基因
spore	芽胞
staphylococcus	葡萄球菌
sternum	胸骨
stimulus	刺激
streptococcus	链球菌
stress	应激
striated muscle	横纹肌

stroma	间质
sublingual gland	舌下腺
submandibular gland	下颌下腺
submucosal plexus	黏膜下神经丛
superior parathyroid gland	上甲状旁腺
suprarenal gland	肾上腺
suspension stability	悬浮稳定性
sweating	发汗
sympathetic nerve	交感神经
synapse	突触
synovial joint	滑膜关节
system circulation	体循环
systole	收缩期

T

T4DNA ligase	T4DNA 连接酶
tadpole-shape	蝌蚪形
target cell	靶细胞
target organ	靶器官
target tissue	靶组织
tarsal bones	跗骨
taste bud	味蕾
teeth	牙
teichoic acid	磷壁酸
teichuroic acid	磷壁醛酸
telecrine	远距分泌
temperament	气质
Temperature-sensitive conditional lethalmutant	温度敏感条件致死突变株
temporal bone	颞骨
tendon	肌腱
terminal deoxmuchtidyl transferase, TdT	末端脱氧核苷酸转移酶
termination	终止
termination codon	终止密码子
terminator	终止子
testosterone, T	睾酮
tetrads	四联球菌
tetraploid	四倍体
the cardiovascular system	心血管系统
lymphatic system	淋巴系统
thermal conduction	传导散热
thermal convection	对流散热
thermal equivalent of food	食物的热价
thermal equivalent of oxygen	食物的氧热价
thermal radiation	辐射散热
thorax	胸廓
thorax	胸腔
thyroid gland	甲状腺
thyroid stimulating hormone, TSH	促甲状腺激素
tibia	胫骨
tonic centration	紧张性收缩
trachea	气管
transcription	转录
transcription Unit	转录单位
transcriptor	转录子
transduction	转导
transformation	转化
translation	翻译
trichromacy theory	三原色学说
tripoid	三倍体
tropic hormones	促激素
trypsinogen	胰蛋白酶原
tumor	肿瘤
tumor necrosis factor, TNF	肿瘤坏死因子
tympanic cavity	鼓室
tympanic membrane	鼓膜

U

ulna	尺骨
ultra-short-loop feedback	超短反馈
universal	通用性
urinary system	泌尿系统
uterine tube	输卵管

V

vagina	阴道
vaginal vestibule	阴道前庭

variation	变异	vocal cord	声带
vegetative nerve	植物神经	vomer	犁骨
veins	静脉		
vertebral column	椎骨		

W

vestibulocochlear organ	前庭蜗器		
vibrio	弧菌	warm-sensitive neuron	热敏神经元
vicious circle	恶性循环	Wild-type virus	野生型病毒
virion	病毒体	wobble	摆动性
virulence	毒力	workplace health promotion	作业场所健康促进
visceral nerves	内脏神经		

Z

visceral sensory nerve	内脏感觉神经		
visual acuity	视敏度		
visual field	视野	zygomatic bone	颧骨
vitreous body	玻璃体		

参考文献

1. 黄吉武.预防医学.第3版.北京:人民卫生出版社,2004
2. 钟国隆.生理学.第4版.北京:人民卫生出版社,2000
3. 刘玲爱.生理学.第5版.北京:人民卫生出版社,2003
4. 樊小力.基础医学概论.北京:科学出版社,2004
5. 姚泰.生理学.第6版.北京:人民卫生出版社,2003
6. 龚茜玲.人体解剖生理学.第4版.北京:人民卫生出版社,2004
7. 严明仁.基础医学概论.济南:山东大学出版社,1989
8. 李伯勤等.医学超微结构基础.济南:科学技术出版社,2003
9. 曾园山等.组织学与胚胎学.北京:科学出版社,2004
10. 吴江声等.组织学与胚胎学.北京:北京医科大学出版社,中国协和医科大学出版社联合出版,1994
11. 刘慧雯等.组织学与胚胎学.北京:科学出版社,2002
12. 高英茂.组织学与胚胎学.北京:高等教育出版社,2004
13. 柏树令.系统解剖学.第6版.北京:人民卫生出版社,2004
14. 吕伯实等.人体解剖与组织胚胎学.青岛:中国海洋大学出版社,2004
15. 郭光文.解剖学图谱.北京:人民卫生出版社,1995
16. 吴其夏等.新编病理生理学.北京:中国协和医科大学出版社,1999
17. 杨惠玲等.高级病理生理学.北京:科学出版社,1998
18. 王迪浔.病理生理学.北京:人民卫生出版社,1994
19. 苏静怡.病理生理学.北京:北京大学出版社,1991
20. 和瑞芝.病理学.第4版.北京:人民卫生出版社,1999
21. 唐朝枢.病理生理学.北京:北京大学医学出版社,2003
22. 周正任.医学微生物学.第6版.北京:人民卫生出版社,2003
22. 金奇.医学分子病毒学.北京:科学出版社,2001
23. 闻玉梅.现代医学微生物学.上海:上海医科大学出版社,1999
24. 张卓然.医学微生物学.第4版.北京:人民卫生出版社,2001
25. 李振林.微生物学及检验技术.广州:广东科技出版社,2000
26. 肖运本.免疫学基础与病原生物学.北京:人民卫生出版社,1999
27. 唐珊熙.微生物学.北京:人民卫生出版社,2002
28. 钱海伦.微生物学.北京:中国医药科技出版社,1992
29. 李雍龙.人体寄生虫学.第6版.北京:人民卫生出版,2004
30. 仇锦波.寄生虫学检验.第2版.北京:人民卫生出版社,2003

31. 肖运本. 免疫学基础与病原生物学. 第三版. 北京:人民卫生出版社,1999
32. 詹希美. 人体寄生虫学. 第5版. 北京:人民卫生出版社,2001
33. 汪堃仁等. 细胞生物学. 北京:北京师范大学出版社,2000
34. 左汲. 细胞生物学. 第5版. 北京:人民卫生出版社,2001
35. 凌诒萍. 细胞生物学. 北京:人民卫生出版社,2001
36. 吕姿之. 健康教育与健康促进. 第5版. 北京:北京医科大学、中国协和医科大学联合出版社,2002
37. 刘竹凤等. 大学生健康教育. 北京:中国科学文化出版社、香港教科文出版有限公司,2001
38. 左月燃等. 预防医学. 北京:人民卫生出版社,2000
39. 彭文伟. 传染病学. 第5版. 北京:人民卫生出版社,2001
40. 杨秉辉. 全科医学概论. 北京:人民卫生出版社,2001
41. 陈灏珠. 实用内科学. 第11版. 北京:人民卫生出版社,1997
42. 陈敏章. 中华内科学. 北京:人民卫生出版社,1999
43. 吴多文等. 现代流行病学. 济南:山东科学技术出版社,2004
44. Emma Jones, Anna Morris. Cell Biology and Genetics. London: Mosby International Ltd,1998